临床医师处方手册丛书　　　　　总主编　陈长青

五官科医师处方手册

WUGUANKE YISHI CHUFANG SHOUCE

主　编　张敬一　邹媛媛　崔兵杰　程昭琳
　　　　宁美英
副主编　侯四清　范洪雨　许利娟
编　者　（以姓氏笔画为序）
　　　　王钦艺　邓　雪　任　媛　李立萍
　　　　吴　青　张　月　张　颖　陈甜甜
　　　　郭　晶　韩晨彤

河南科学技术出版社
·郑州·

内容提要

《临床医师处方手册丛书》是解放军总医院协作医院——沧州市中心医院的临床专家、教授及科室主任为提高基层医师、住院医师、医学院校实习生处方治疗效果及书写质量而编写的。本册内容分为53章,根据指南及临床工作经验汇编总结了五官科常见疾病的诊断要点、治疗要点、药物处方及注意事项等,可方便五官科医师迅速抓住用药重点,制订最佳治疗方案。

图书在版编目(CIP)数据

五官科医师处方手册/张敬一等主编. —郑州:河南科学技术出版社,2020.4

ISBN 978-7-5349-9798-3

Ⅰ.①五… Ⅱ.①张… Ⅲ.①五官科学—疾病—处方—手册 Ⅳ.①R760.5-62

中国版本图书馆 CIP 数据核字(2019)第 285133 号

出版发行: 河南科学技术出版社
北京名医世纪文化传媒有限公司
地址:北京市丰台区万丰路 316 号万开基地 B 座 1-114 邮编:100161
电话:010-63863186 010-63863168
策划编辑: 欣 逸
文字编辑: 王 敏
责任审读: 周晓洲
责任校对: 龚利霞
封面设计: 中通世奥
版式设计: 崔刚工作室
责任印制: 陈震财
印 刷: 河南省环发印务有限公司
经 销: 全国新华书店、医学书店、网店
开 本: 850 mm×1168 mm 1/32 **印张:** 18.5 **字数:** 465 千字
版 次: 2020 年 4 月第 1 版 2020 年 4 月第 1 次印刷
定 价: 78.00 元

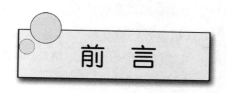

前　言

　　开具处方是每个临床医师都应具备的能力，唯有正确选择与合理用药，方能使药物发挥最大的治疗作用，且不产生或少产生不良反应。对部分住院医师、医学院校实习生而言，他们虽然掌握了临床疾病的治疗原则，却由于临床经验不足，还不能熟练掌握药物的选择及精确的用药剂量，因此，我们组织了解放军总医院协作医院——沧州市中心医院的临床专家、教授及科室主任编写了这套《临床医师处方手册丛书》。本丛书包括大内科、外科、呼吸科、消化科、神经内科、内分泌科、肾病科、泌尿科、妇产科、五官科共 10 个分册，内容涉及各科常见疾病的诊断要点、治疗要点、药物处方及注意事项等，结合目前国内外的新理论和新技术，力求做到立足于临床、服务于临床，指导临床医师开出合理、有效的处方。

　　这套丛书有以下几个鲜明的特点。

　　1. 实用性强　　每种疾病在明确诊断要点后，以临床处方为中心，不仅介绍治疗原则及治疗要点，列出具体的治疗方案（处方），而且对每种疾病诊断及治疗过程中的特殊问题提出注意事项，有利于读者参考应用。

　　2. 针对性强　　在编写过程中关注疾病的分型及分期，有利于读者根据临床具体情况选择合理的治疗方法。

3. 重点明确　主要介绍以药物治疗为主的常见疾病,基本解决了门急诊和一般住院患者的治疗问题。

4. 编排新颖　编写过程中力求文字精练、编排合理,临床实践占主要部分,基础理论内容较少,使读者一目了然,适合住院医师、医学院校实习生阅读。

本册为《五官科医师处方手册》,内容分为 53 章,根据指南及临床工作经验汇编总结了五官科常见疾病的诊断要点、治疗要点、药物处方及注意事项等,可方便五官科医师迅速抓住用药重点,制订最佳治疗方案。

在临床实际工作中,患者的具体情况及病情千变万化,且个体差异性很大,因此临床治疗及处方的选择既要有原则性,也要有灵活性,个体化治疗是重要原则之一,读者对本套丛书的参考和使用要依据病情而定,切勿生搬硬套。

医学知识在不断发展中逐步完善提高,由于编者学识水平所限,书中可能有不成熟的见解、遗漏和不当之处,恳请同行及专家批评指正。

编　者

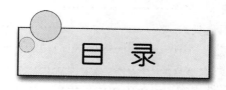

目　录

第1章

眼 睑 病

一、睑腺炎

睑腺炎,又称麦粒肿,系眼睑腺体及睫毛毛囊的急性化脓性炎症,是常见的眼睑腺体的细菌性、化脓性感染,多数由葡萄球菌感染所致。根据发病部位不同,可分为:外睑腺炎或外麦粒肿,为化脓性细菌(以葡萄球菌多见)感染引起睫毛毛囊皮脂腺或汗腺的急性化脓性炎症;内睑腺炎或内麦粒肿,为睑板腺急性化脓性炎症。其发病可能与眼睑局部感染、用眼不卫生、机体免疫力下降等因素有关。外麦粒肿的炎症反应集中在睫毛根部附近的睑缘处,起病初红肿范围弥散;内麦粒肿受睑板限制,肿胀范围较局限。两者均有硬结、疼痛和压痛等症状。由于儿童、老人及患有糖尿病等慢性消耗性疾病而免疫力减退的患者,或者由于致病菌毒素强烈,可导致睑腺炎反应剧烈而发展为眼睑蜂窝织炎。另外,少数人因睑腺炎处理不当,可引起败血症、海绵窦栓塞及颅内感染而危及生命。

【诊断要点】

1. **外睑腺炎** 睫毛根部的睑缘处可触及硬结,有触痛,当病灶位于外眦角附近时,疼痛明显,可伴同侧耳前淋巴结肿大,随病情发展,可形成黄白色脓点,部分向皮肤面破溃。

2. **内睑腺炎** 由于被局限于睑板腺内,肿胀比较局限,疼痛明显,相应睑结膜面充血,脓肿形成后一般向结膜面破溃。

【治疗要点】

1. 早期,局部应给予热敷,每次热敷 10～15 分钟,每日 3～4 次,以促进血液循环,有助于炎症消散,缓解症状。口服或肌内注射抗生素,结膜囊内滴抗生素眼液,超短波治疗,可促使浸润和硬结迅速吸收或化脓。

2. 当皮下或结膜下出现脓头时则切开引流。外麦粒肿在皮肤面切开,切口与睑缘平行。内麦粒肿在结膜面切开,切口与睑缘垂直。切开排脓后一般 1～2 天即可痊愈。

【处方】

处方 1　常用于睑腺炎未化脓前

(1)0.3%妥布霉素滴眼液	滴眼	每日 3～4 次
或 0.3%洛美沙星滴眼液	滴眼	每日 3～4 次
或 0.3%氧氟沙星滴眼液	滴眼	每日 3～4 次
或 0.5%左氧氟沙星滴眼液	滴眼	每日 3～4 次
或 0.3%加替沙星滴眼液	滴眼	每日 3～4 次
(2)0.3%氧氟沙星眼膏	涂眼	临睡前 1 次
或 0.5%红霉素眼膏	涂眼	临睡前 1 次
或 0.3%加替沙星眼用凝胶	涂眼	临睡前 1 次
或 0.3%盐酸左氧氟沙星眼用凝胶	涂眼	临睡前 1 次

(3)牛黄解毒丸　4 粒　口服　每日 4 次

警示:儿童、孕妇宜用妥布霉素滴眼液。

处方 2　用于局部炎症较重、伴有耳前淋巴结肿大或全身症状明显者可加口服或肌注药物

罗红霉素	0.25g	口服	每日 4 次
或 头孢拉定	0.5g	口服	每日 3 次
或 青霉素 G 80 万 U		肌内注射	每日 2 次

警示:①红霉素、罗红霉素可有胃肠道反应,少数人使用后出现恶心、呕吐、腹痛;②使用青霉素必须做皮试。

【注意事项】

1. 无论是内睑腺炎还是外睑腺炎,切忌挤压病灶,以防炎症扩散,引起眼睑蜂窝织炎、败血症及颅内感染等严重并发症。

2. 脓肿一旦形成应切开排脓。外睑腺炎由皮肤面切开,其切口与睑缘平行;内睑腺炎由睑结膜面切开,其切口与睑缘垂直。

二、睑板腺囊肿

睑板腺囊肿,又称霰粒肿,是睑板腺排出管阻塞、腺体分泌物潴留,刺激管壁引起的睑板腺无菌性慢性炎性肉芽肿。多见于青少年或中壮年,可能与该年龄阶段睑板腺分泌功能旺盛有关。上、下睑均可发生,以上睑居多。表现为眼睑皮下圆形的肿块,大小不一。小的霰粒肿可以没有任何症状,触摸眼睑时才被发现。较大的霰粒肿可使局部皮肤隆起,但与皮肤无粘连,触之不痛,略有弹性,翻转眼睑,可在相应结膜面上见到紫红色或灰白色的圆形病灶,微隆起。更大的囊肿可压迫眼球,产生散光及视力下降。霰粒肿也可多发,在同一眼睑上有 2～3 个,或两侧眼睑上各有1～2 个。囊肿偶可自行破溃,排出脂肪样内容物后在结膜面上形成一堆肉芽,外观呈息肉状。

【诊断要点】

1. 多偶然发现,一般无显著症状。囊肿较大时,可有沉重不适感,部分则有异物感。

2. 单发或多发,上睑尤多。眼睑皮下可扪及圆形、边界清楚、与皮肤不粘连的肿块,无压痛。相应的睑结膜充血,呈紫红或紫蓝色。如有继发感染,则其表现类似睑腺炎。反复发作的老年患者,应警惕睑板腺癌和横纹肌肉瘤之可能。

3. 切开后可见黏稠的灰黄色胶样内容物。

符合前两项条件即可诊断睑板腺囊肿,第三项可加强诊断。若切开后内容物不是黏稠的胶样物质,而是脆碎的组织,必须进行病理检查。

【治疗要点】

1. 小而无症状的霰粒肿可以不必治疗,有可能自行消退。

2. 大而伴有自觉症状的霰粒肿,可以热敷或囊内注射糖皮质激素促进其吸收。

3. 如不消退,可以局部麻醉下手术,用睑板腺囊肿镊子夹住囊肿部位的眼睑后,在睑结膜面做垂直于睑缘的切口,切开睑结膜排出内容物并剥离囊膜壁,将囊肿完整摘除。术毕用拇指与示指压迫 3～5 分钟,结膜囊涂抗生素眼膏,无菌敷料包扎,次日去除。

4. 有混合感染时,应先按内麦粒肿治疗。炎症消退后仍有包块者,再按上述方法切除。

5. 对于睑板腺囊肿破溃后形成的肉芽肿,需将肉芽组织连同囊肿内容物及囊壁一起清除干净,并行病理检查。

【处方】 如有继发感染,用药同睑腺炎。

三、睑缘炎

睑缘炎是睑缘皮肤、睫毛毛囊及其腺体的亚急性、慢性炎症。睑缘部位富于腺体组织和脂肪性分泌物,易沾染尘垢和病菌致感染。临床上分三型:鳞屑性、溃疡性、眦角性睑缘炎。

【诊断要点】

1. 鳞屑性睑缘炎　①自觉症状:刺痛、干燥感、奇痒。②体征:睑缘充血,睫毛及睑缘表面附着上皮鳞屑,睑缘表面可有点状皮脂溢出、皮脂集于睫毛根端,形成黄色蜡样分泌物,干后结痂,鳞屑与痂皮除去后,露出充血之睑缘表面,但无溃疡及脓点,睫毛易脱落,且能复生。如果炎症长期不愈,可致睑缘肥厚、钝圆,而不能与眼球紧密接触,如果伴有结膜炎,尚可出现泪小点肿胀及向外翻转现象而致溢泪。由溢泪导致下睑湿疹,迫使患者经常擦泪而使下睑外翻,溢泪加剧。

2. **溃疡性睑缘炎** 睑缘皮脂腺分泌很多,干后结痂,并将睫毛粘着成束,痂皮除去后,睫毛根部可见出血性溃疡及小脓包。因病变深达皮脂腺及毛囊,毛囊被破坏,睫毛易脱落,不易再生,形成秃睫,即使再生位置也不正。附近瘢痕收缩,形成倒睫或睫毛乱生,刺激角膜;病变长期拖延,可使睑缘肥厚变形。伴发慢性结膜炎、溢泪,周围皮肤湿疹,甚至下睑外翻等,导致溢泪加重,溢泪又促使外翻和慢性结膜炎。

3. **眦角性睑缘炎** 睑缘及附近皮肤显著充血糜烂,自觉干燥刺痒和异物感,常合并慢性结膜炎,称眦角性睑缘结膜炎。

【治疗要点】

1. **鳞屑性睑缘炎** 首先祛除病因,避免一切刺激因素,矫正屈光不正,注意营养,锻炼身体,治疗全身其他慢性病,借以提高机体素质。局部用棉签蘸3%～4%碳酸氢钠溶液或温生理盐水,除去痂皮使睑皮脂腺及睑板腺的过剩分泌排泄通畅。然后于睑缘涂药。

2. **溃疡性睑缘炎** 较为难治,每日应清除痂皮,并拔除受累的睫毛,用各种抗生素或者磺胺眼膏搽涂。治疗务求彻底,不可中断。对屡发和长期不愈的患者,应做细菌培养与药物试验,以选择有效药物。

3. **眦角性睑缘炎** 改善健康状况,增强体质锻炼。眼局部用药。

【处方】

处方 1　常用于鳞屑性睑缘炎

1:5000 氧氰化汞软膏	涂睑缘	每日2～3次
或 0.3%氧氟沙星眼膏	涂睑缘	每日2～3次
或 0.5%红霉素眼膏	涂睑缘	每日2～3次
或 0.3%加替沙星眼用凝胶	涂睑缘	每日2～3次
或 0.3%盐酸左氧氟沙星眼用凝胶	涂睑缘	每日2～3次
或 5%磺胺眼药膏	涂睑缘	每日2～3次

警示:用药需至痊愈后两周,以防复发。如同时伴有结膜炎,则应滴用抗生素眼药水。

处方 2　常用于溃疡性睑缘炎

1:5000 氧氰化汞软膏	涂睑缘	每日 2～3 次
或 0.3%氧氟沙星眼膏	涂睑缘	每日 2～3 次
或 0.5%红霉素眼膏	涂睑缘	每日 2～3 次
或 0.3%加替沙星眼用凝胶	涂睑缘	每日 2～3 次
或 0.3%盐酸左氧氟沙星眼用凝胶	涂睑缘	每日 2～3 次
或 5%磺胺眼药膏	涂睑缘	每日 2～3 次

严重者

可用 1%硝酸银	涂睑缘	每日 2～3 次加
生理盐水	冲洗	每日 1 次

处方 3　常用于眦角性睑缘炎

0.25%～0.5%硫酸锌溶液	滴眼	每日 3 次
或 0.3%氧氟沙星眼膏	涂睑缘	每日 2～3 次
或 0.5%红霉素眼膏	涂睑缘	每日 2～3 次
或 0.3%加替沙星眼用凝胶	涂睑缘	每日 2～3 次
或 0.3%盐酸左氧氟沙星眼用凝胶	涂睑缘	每日 2～3 次
同时　维生素 B_2 10mg	口服	每日 3 次

四、睑外翻

睑外翻是指睑缘向外翻转离开眼球,睑结膜不同程度地暴露在外,常合并睑裂闭合不全。

分类:

1. **瘢痕性睑外翻**　临床最常见,眼睑皮肤瘢痕性收缩所致。睑部皮肤瘢痕可由创伤、烧伤、化学伤、眼睑溃疡、眶缘骨髓炎或睑部手术等引起。

2. **老年性睑外翻**　仅限于下睑部。由于老年人的眼轮匝肌功能减退,眼睑皮肤及外眦韧带松弛,使睑缘不能紧贴眼球,并因下睑本身的重量使之下坠而引起下睑外翻。

3. 麻痹性睑外翻 也仅限于下睑。因面神经麻痹，眼轮匝肌收缩功能丧失，由于下睑本身的重量而发生下垂，造成睑外翻。

4. 痉挛性睑外翻 多见于儿童及青少年。眼轮匝肌痉挛时，或角膜、结膜病变(如湿疹性角膜结膜炎)，由于睑板上缘或下缘受到压力，引起外翻。

5. 先天性睑外翻 极为少见。可见于新生儿，常伴有睑部其他先天异常，一般多见于单侧下睑，也可为双侧。往往有结膜水肿，水肿之结膜甚至可脱垂于睑裂外。

【诊断要点】

临床表现：轻重程度不一，溢泪为主要表现。轻者仅睑缘后唇稍离开眼球，睑结膜并无外露(又名睑缘外旋)。重者可使泪点外翻，局部皮肤湿疹。更重者整个眼睑完全向外翻转，睑结膜完全暴露于外，结膜干燥、充血、肥厚，角膜上皮干燥、脱落，甚至引起暴露性角膜溃疡。

【治疗要点】

1. 瘢痕性睑外翻 应手术清除和松解瘢痕的牵引作用，增加眼睑前层的垂直长度，以游离植皮覆盖创面。

2. 老年性睑外翻 症状轻者，可涂抹油膏加以保护。外翻伴流泪者，擦泪时不要将下睑向下牵拉，否则会加重病情。外翻重者，做"Z"形皮瓣矫正或"V-Y"成形术。

3. 麻痹性睑外翻 应积极治疗面瘫。病因一时无法祛除者，为保护角膜，应做上、下睑暂时缝合。

4. 痉挛性睑外翻 应积极治疗原发病。

5. 先天性睑外翻 少数病例可于生后3～4周内自行消失。

无论何种原因造成的睑外翻，在未行矫正外翻手术前均应注意保护角膜，涂眼膏，睡前可将患眼遮盖。

【处方】

0.3%氧氟沙星眼膏　　　　　　　　涂眼　每日3～4次

或 0.5%红霉素眼膏	涂眼	每日 3～4 次
或 0.3%加替沙星眼用凝胶	涂眼	每日 3～4 次
或 0.3%盐酸左氧氟沙星眼用凝胶	涂眼	每日 3～4 次
或 小牛血去蛋白提取物眼用凝胶	涂眼	每日 3～4 次

【注意事项】

不建议长期使用抗生素眼膏,建议选择非抗生素眼用凝胶。

五、睑内翻

睑缘向眼球方向内卷,睫毛部分或全部倒向眼球的反常状态,称为眼睑内翻。内翻和倒睫常同时存在。

按病因分类,睑内翻可分为 3 类:

1. 先天性睑内翻 多因内眦赘皮的牵拉,体质肥胖而鼻根部发育不饱满所致。此处皮肤过剩隆起,移动性大。也有因眼轮匝肌睑缘部过度发育或睑板发育不良引起。其他如无眼球或小眼球可使眼睑失去应有的依附,在眼轮匝肌的影响下可形成先天性睑内翻。先天性睑内翻多见于下睑。

2. 痉挛性睑内翻

(1)急性痉挛性睑内翻:是由于炎症刺激引起近睑缘的眼轮匝肌反射性痉挛,使睑缘内卷形成睑内翻。这种情况是暂时的,炎症消退,痉挛即消除,眼睑本身无病变。

(2)慢性痉挛性睑内翻:多发于下睑。主要由于眼睑组织的老年性退变引起,也称为退变性睑内翻和老年性睑内翻。老年人下睑缩肌无力,囊睑筋膜(相当于上睑的上睑提肌肌腱)变性松弛,眶隔和下睑皮肤松弛而失去牵制眼轮匝肌的收缩作用,以及老年人眶隔脂肪减少,眼睑后面缺少足够的支撑,导致睑内翻。

3. 瘢痕性睑内翻 由于睑结膜及睑板瘢痕性收缩所致。最主要是沙眼引起严重瘢痕。此外,睑结膜烧伤、结膜天疱疮及白喉性结膜炎等疾病之后均可引起。上、下睑均可发生。

【诊断要点】 异物感、疼痛、流泪明显。睑缘内翻,部分或全部睫毛倒向眼球,直接摩擦角膜、结膜。结膜充血明显。检查可见角膜上皮脱落、粗糙、荧光素弥散性着色。严重者可形成角膜溃疡,引起剧烈疼痛。长期慢性刺激,可使角膜表层有新生血管,浑浊,失去透明性,引起视力障碍。

【治疗要点】 在病因治疗基础上,根据不同病情选择矫正方法。

1. 对先天性睑内翻,轻度者可随年龄增长趋向自愈,不急于手术。也可用短小橡皮胶布粘贴于下睑内侧皮肤,以起牵拉作用。重症者可用眼睑皮肤-穹隆部穿线法矫正。

2. 对老年人的痉挛性睑内翻可行下睑皮肤切除术。重症者可加眼轮匝肌部分切除术。

3. 瘢痕性睑内翻的矫正方法,常用的有睑板楔形切除术、睑板切断术、睑板切除术。

【处方】 适用于检查可见角膜上皮脱落、粗糙、荧光素弥散性着色患者。

0.3%氧氟沙星眼膏	涂眼	每日3～4次
或 0.5%红霉素眼膏	涂眼	每日3～4次
或 0.3%加替沙星眼用凝胶	涂眼	每日3～4次
或 0.3%盐酸左氧氟沙星眼用凝胶	涂眼	每日3～4次
或 小牛血去蛋白提取物眼用凝胶	涂眼	每日3～4次

严重者可形成角膜溃疡,处方见第四章"十七、角膜溃疡"。

六、倒睫与乱睫

倒睫是指睫毛向后生长倒向眼球,乱睫是指睫毛不规则生长,两者都致睫毛刺激角膜和球结膜的不正常状况。能引起睑内翻的各种原因,均可造成倒睫。其中以沙眼最为常见。其他睑缘炎、睑外伤、睑腺炎、睑烧伤等,通过瘢痕的形成,瘢痕挛缩牵引睫毛倒向角膜。

【诊断要点】

1. 患者可有异物感、疼痛、畏光、流泪等不适感觉。多表现为眼睑痉挛,局部结膜充血,角膜浅层混浊,新生血管形成,甚至出现角膜溃疡。

2. 发生在内眦角者自觉症状较轻,而眼睑中部的倒睫可引起明显刺激症状。做荧光素染色常可见角膜上皮有点状损伤。

【治疗要点】

1. 仅有 1～2 根倒睫,可拔除睫毛,或用电解法破坏毛囊。电解时应将毫针刺入倒睫的毛囊中约 2mm,通电约 10 秒,如毛囊已破坏,则用镊子轻轻一拉,睫毛即可连根拔出。也可用氧化氮低温冷冻治疗。温度不应高于 −20℃,时间应小于 30 秒,毛囊即可破坏。或者显微镜下切开倒睫部位直接除去毛囊。

2. 若倒睫较多,由睑内翻引起,应手术矫正,按睑内翻治疗原则处理。

【处方】 同睑内翻。

七、上睑下垂

上睑下垂是指提上睑的肌肉——上睑提肌(动眼神经支配)和 Müller 平滑肌(颈交感神经支配)的功能不全或丧失。当两眼平视前方时,上睑缘的位置不在角膜上缘和瞳孔之间,呈部分或全部下垂,瞳孔被部分或完全遮盖,有碍美观且影响视力。

【诊断要点】

1. 先天性上睑下垂者,双侧居多,可伴有眼睑其他先天异常或眼外肌麻痹;后天性上睑下垂者,则常有原发病的相应症状。

2. 自然睁眼向前平视时,双眼或单眼上睑遮盖角膜上缘超过 2mm。若双眼瞳孔被遮,则患者视物呈仰头姿态或眉弓抬高,额部皮肤出现较深横皱纹。有时可伴有内眦赘皮、小睑裂等畸形。严重的先天性上睑下垂者可影响视功能发育,日久则发生弱视。后天性上睑下垂多有相关病史或伴有其他症状,如动眼神经麻痹可能伴有其他眼外肌麻痹,眼球向内、向上、向下运动受限,常伴有瞳孔散大并复视;上睑提肌损伤有外伤史;交感神经损害有Horner 综合征,其上睑皱褶存在说明上睑提肌功能健全,上睑的上举运动亦与眼球的上转运动协调一致;重症肌无力所致的上睑下垂有晨轻暮重的特点,注射新斯的明后明显减轻。

【治疗要点】

1. 先天性上睑下垂　以手术治疗为主。如果遮盖瞳孔,为避免弱视应尽早手术,尤其是单眼患儿。上睑提肌功能尚未完全丧失的轻、中度上睑下垂,可行上睑提肌腱膜缩短术、上睑提肌缩短术,术后眼睑和眼球之间的相互关系接近生理状态,比较自然。如果上睑提肌功能完全丧失,可行上睑下垂额肌瓣悬吊术,术后额部的深皱纹可自然消失。单纯性上睑下垂伴上直肌功能障碍者,应先手术改善眼球上转功能后,再做上睑下垂矫正,避免先矫正下垂发生暴露性角膜炎的严重并发症。

2. 后天性上睑下垂　因神经系统疾病、其他眼部或全身性疾病所致的上睑下垂,应先行病因治疗或药物治疗,无效时再考虑手术治疗。注意:重症肌无力和下颌-瞬目综合征者,均不宜用上睑下垂矫正术纠正。

【处方】　适用于重症肌无力患者

(1)溴吡斯的明　60mg　口服　每日 2～3 次(成人用量,儿童适当减量)

(2)泼尼松片　45～80mg　口服　每日 1 次(晨起饭后顿服)需逐渐减量,用药需持续数个月。

【注意事项】

1. 使用嗅吡斯的明片时注意:心绞痛、支气管哮喘、机械性肠梗阻及尿路梗阻患者禁用。心律失常、房室传导阻滞、术后肺不张或肺炎及孕妇慎用。本品吸收、代谢、排泄存在明显的个体差异,其药量和用药时间应根据服药后效应而定。嗅吡斯的明片的不良反应常见的有腹泻、恶心、呕吐、胃痉挛、汗及唾液增多等。

较少见的有尿频、缩瞳等。接受大剂量治疗的重症肌无力患者，常出现精神异常。

2. 泼尼松片使用剂量及方法为笔者个人经验。

八、眼睑皮肤松弛综合征

眼睑皮肤松弛综合征又称眼睑松解症、萎缩性眼睑下垂，是一种少见的眼睑疾病，以青少年反复发作性眼睑水肿为特征，有眼睑皮肤变薄，弹性消失，皱纹增多，色泽改变，可并发泪腺脱垂、上睑下垂和睑裂横径缩短等临床表现。目前认为各种因素协同导致本病发作，既有先天眶隔、筋膜悬韧带发育薄弱因素，又有后天炎症激发史。弹性结合蛋白基因的先天缺陷或后天因素对该蛋白的破坏是造成本病发病的重要因素。

【诊断要点】 目前为大多数学者接受的是按临床表现将其分成 2 型，即肥厚型和萎缩型。肥厚型主要由于眶隔发育不良，反复炎症刺激下引起脂肪疝出，以上睑饱满肥厚为主要特征，多伴发泪腺脱垂，手术治疗以加固眶隔为主；萎缩型是由于长期慢性炎症刺激导致软组织萎缩、皮肤病变菲薄松弛，以上睑凹陷、皱纹增多为主要特征，手术治疗以切除多余皮肤为主，不主张打开眶隔，去除脂肪。根据本病特征性的临床表现，诊断一般不困难。

【治疗要点】 眼睑松弛综合征一般保守治疗无效，针对病情及发病机制，手术治疗多能收到良好的预期效果。眼睑松弛症的临床病程经历三期，反复水肿期、继续性张力减弱期和并发症期。后期眼睑组织结构受到破坏，会出现泪腺脱垂、上睑下垂和睑裂横径缩短等并发症，需进行手术治疗。目前多数学者认为手术应避开反复水肿期，建议在停止发作并维持静止 1 年以上进行手术。手术方式多采用上睑成形术，既解除眼睑松弛下垂，又形成对称的双重睑，取得美容和恢复功能的双重效果。其中肥厚型以切除脱垂脂肪、加固眶隔为主，注意术中勿过度切除脂肪，因该病后期可能有脂肪萎缩；萎缩型以切除多余皮肤为主，国外有移植真皮下脂肪以矫正凹陷的眼睑的报道。

九、眼睑痉挛

眼睑痉挛是一种不明原因的、不自主的面神经支配区肌肉的痉挛和眼睑痉挛,多发于中老年人,是眼科常见的疾病之一,给患者带来极大的痛苦,也极其影响美观。

分类:

1. 原发性眼睑痉挛 由于眼轮匝肌痉挛性收缩引起的眼睑不随意的闭合。常为双侧病变,呈进行性进展。2/3 为女性,多在 60 岁以上发病。其病因未明。偶见有脑干病变者。痉挛的频率和时间不等,严重者可引起患者功能性的失明。大多数患者的症状在 3～5 年稳定。1/3 的患者有相关的运动异常,如:Meige 综合征、原发性震颤或帕金森病。诊断时应除外角、结膜炎,倒睫和睑缘炎引起的继发性眼睑痉挛。

Meige 综合征为双侧的口、面、颈的张力障碍性疾病,患者除眼睑痉挛外,还有眉,下面部如口唇、下颌、颈部、软腭的运动障碍。这种患者常有噘嘴、咀嚼、开龁、构音障碍和发音障碍等症状。有人认为良性原发性眼睑痉挛是一种小块发作的 Meige 综合征。

2. 眼病性睑痉挛 系正常保护反射的过激。见于倒睫、结膜炎(瘢疫性)、角膜炎、眼外伤、电光性眼炎、急性虹膜睫状体炎等。视网膜受强光刺激亦为短暂睑痉挛的原因。

3. 脑炎后睑痉挛 亦常系双侧性,可十分严重。虽也是一种非意志性睑痉挛,但可由于意志性闭眼引起。病理变化主要在黑质,支配眼轮匝肌的神经核无异常,提示睑痉挛是锥体外系对闭眼运动施加异常影响的结果。

4. 反射性睑痉挛 由 Fisher 提出,故称为 Fisher 征。主要见于近期的严重偏瘫患者。睑痉挛通常见于非瘫痪侧,表现为分开眼睑的动作激发睑痉挛,分开的力量越大,痉挛愈剧,显然是一种原始反射,系皮质脑干束损害的释放现象。

5. 周围性面神经刺激性眼睑痉挛　分原发性和继发性两种。①原发性:病初眼睑(眼轮匝肌)微细抽动。重者一侧全部面肌阵挛性和强直性收缩,常致眼睑闭合而影响视物。多见于中老年女性,原因不明。部分患者系硬化血管襻对神经干的交叉压迫引起。②继发性:临床表现与原发性类似,一般较轻,常见病因为基底动脉瘤、岩骨锥部肿瘤及面神经管内的上皮细胞瘤或神经纤维瘤等。面神经麻痹后的眼轮匝肌和面肌痉挛多为强直性。

【诊断要点】　原发性眼睑痉挛表现为频繁而不自主地瞬目、双眼紧皱、双眼睑阵挛性或强直性的闭睑,同时由于眼轮匝肌长期、剧烈地痉挛又会导致下列继发性病理改变:①眉下垂。②上睑下垂。③睑裂横径的缩小、外眦向内移位。④眼睑皮肤松弛。

【治疗要点】　肉毒杆菌毒素局部注射。

【处方】

肉毒杆菌毒素　　每眼 5～25U,每睑 5～75U　　皮下或肌内注射

以上为推荐的剂量范围。使用 TB 针头在距睑缘 2～3mm 处做皮下或肌内注射,分别于上、下眼睑中内 1/3 和中外 1/3 处及外眦颞侧皮下眼轮匝肌注射共 4～5 个位点。

十、睑裂闭合不全

上、下睑不能闭合或闭合不全,使眼球暴露在外的一种体征,俗称"兔眼"。以下原因可引起眼睑闭合不全:①引起严重睑外翻的各种因素。②面神经麻痹,眼轮匝肌失去功能。③先天性眼睑缺损。④眼球增大或眶内容增加,如先天性青光眼、角膜葡萄肿、眶内炎症、眶内肿瘤及甲状腺功能亢进等。⑤全身麻醉、昏迷或衰竭的患者,角膜失去知觉,瞬目的反射消失,也可出现功能性睑闭合不全。

【诊断要点】　轻者用力闭眼尚能闭合,睡眠时因眼球上转

(Bell现象),仅下部球结膜外露,故不会造成严重损害;较重者,结角膜长期暴露,结膜充血肥厚,角膜干燥混浊,上皮脱落,出现角膜溃疡,称暴露性角膜炎,重者可失明。另外因泪点不能与泪湖接触而溢泪。

【治疗要点】　祛除病因,保护角膜,轻者点人工泪液或涂抗生素眼药膏包扎,或戴亲水软性角膜接触镜,严重者可做眦部睑缘缝合术,缩短睑裂;或行睑缘缝合术,保护角膜。

【处方】

常用于轻度眼睑闭合不全者:

0.3%氧氟沙星眼膏　涂眼　每日3~4次或包扎患眼

或 0.5%红霉素眼膏　涂眼　每日3~4次或包扎患眼

或 0.3%加替沙星眼用凝胶　涂眼　每日3~4次或包扎患眼

或 0.3%盐酸左氧氟沙星眼用凝胶　涂眼　每日3~4次或包扎患眼

或 小牛血去蛋白提取物眼用凝胶　涂眼　每日3~4次或包扎患眼

或 0.3%玻璃酸钠滴眼液　滴眼　每日3~4次

或 聚乙二醇滴眼液　滴眼　每日3~4次

或 0.2%卡波姆滴眼液　滴眼　每日3~4次

或 重组人表皮生长因子滴眼液　滴眼　每日3~4次

十一、内眦赘皮

内眦赘皮是在内眦角前方自上而下呈顺向性或自下而上呈反向性的遮盖内眦部垂直的半月状、蹼状皮肤皱褶,在所有种族3—6月龄的胎儿是常见的。根据病因,可分为先天性内眦赘皮和后天性内眦赘皮两类。

【诊断要点】　内眦赘皮经常是双侧的,皮肤皱褶起于上睑,呈新月状绕内眦部走行,至下睑消失。少数患者由下睑向上伸延。例外的可以是单侧的。皱褶亦可以很宽,有时遮蔽内眦部,偶有遮盖鼻侧眼球影响一部分视野者;亦可以很窄,仅留下一痕迹。患者两眼距离较近、鼻子低平常被误认为是内斜视。有些无精打采的外貌,在鼻梁上皱褶中捏起皮肤,内眦赘皮可暂时消失。

本症常合并上睑下垂、睑裂缩小、内斜视及向上运动障碍及先天性睑缘内翻。少数病例泪阜发育不全。

【治疗要点】 通常无需治疗,面部骨骼发育完成后如内眦赘皮仍不改善,为美容要求,轻者可通过隆鼻抬高鼻梁改善。重者须在内眦部行"Z"成形术或四瓣法成形术矫正,这些手术是用皮瓣转位的方法来减轻赘皮轴上的皮肤张力,达到矫正赘皮的目的。

【处方】 必要时手术治疗,无特殊用药。

十二、先天性睑裂狭小综合征

先天性睑裂狭小综合征的特征为睑裂较小。系胚胎 3 个月前后由于上颌突起发育抑制因子量的增加与外鼻突起发育促进因子间平衡失调,故两眼内眦间距离扩大、下泪点外方偏位。本病为常染色体显性遗传。

【诊断要点】

1. 临床表现 本综合征之睑裂横径及上、下径均较正常明显变小。有的横径仅 13mm,上、下径仅 1mm。常伴有内眦角之异常。

2. 本症合并的其他先天异常 合并鼻梁低、鼻根部宽者较多。有合并内眦赘皮及上睑下垂者。亦有合并小眼球、小角膜、泪小管延长及泪小点向外偏位者。有的合并不同程度之智力缺陷。

【治疗要点】 本病需分期进行整容手术。术者须对眼部美学标准十分熟悉,即正常成人的睑裂左、右径为 30～34mm,两眼内眦距离为 30～36mm,睑裂上、下径为 10～12.5mm,上睑缘与眉毛间距为 15～20mm。通常先行内眦赘皮矫正术、外眦松解术、眦角移位术,数个月后再行上睑下垂矫正术,如上睑较短,可采用延长上睑的 Blaskovics 手术,切口周围的结膜应充分游离,减少缝合时的张力。必要时修整新形成的睑缘,如新形成的睑缘过长,可考虑睫毛再造。术后功能及仪容的改善仍有一定的限度。

【处方】 必要时手术治疗,无特殊用药。

十三、病毒性睑皮炎

病毒性睑皮炎种类较多,常见单纯疱疹病毒性睑皮炎和带状疱疹病毒性睑皮炎。本病可单独发生于眼睑,也可由邻近部位蔓延而来。单纯疱疹病毒性睑皮炎由单纯疱疹病毒-Ⅰ型感染引起。带状疱疹病毒性睑皮炎是由于水痘-带状疱疹病毒感染了三叉神经的半月神经节或三叉神经第一支所致。

【诊断要点】

1. 单纯疱疹病毒性睑皮炎 病变部位多在下眼睑,疼痛较轻,疱疹容易破溃,愈后不留瘢痕。

2. 带状疱疹病毒性睑皮炎 常发生于老年体弱者,三叉神经第一分支分布区域剧烈疼痛,皮肤潮红、肿胀、知觉减退或消失,出现成群分布的透明水疱,疱群之间皮肤正常,病变局限于单侧,以颜面正中为分界。

【治疗要点】 眼部保持清洁,防止继发感染,不宜揉眼。

【处方】 适当休息,提高机体免疫力,必要时给予镇痛药和镇静药。病变较轻局部用药,防止角膜受累,重症患者须全身用药。

1. 病因治疗

(1)初期,疱疹未破

局部皮肤用药:

甲紫(龙胆紫)溶液　　　涂局部皮肤　每日 5～6 次

或 氧化锌糊剂　　　　　涂局部皮肤　每日 5～6 次

或 0.1%阿昔洛韦眼膏　　涂局部皮肤　　每日5～6次

或 碘苷(疱疹净)眼膏　　涂局部皮肤　　每日5～6次

可加结膜囊用药防止角膜受累：

0.1%阿昔洛韦滴眼液　　　　　　滴眼　　每日3～4次

或 0.1%碘苷(疱疹净)滴眼液　　滴眼　　每日3～4次

或 2%三氮唑核苷(病毒唑)滴眼液　滴眼　　每日3～4次

(2)疱疹溃破,但无感染

局部皮肤用药：

0.1%阿昔洛韦眼膏　　涂局部皮肤　　每日5～6次

或 碘苷(疱疹净)眼膏　　涂局部皮肤　　每日5～6次

可加结膜囊用药防止角膜受累(同上)

(3)继发感染

局部皮肤用药：

　　0.3%氧氟沙星眼膏　　涂局部皮肤　　每日3～4次

或 0.5%红霉素眼膏　　涂局部皮肤　　每日3～4次

或 0.3%加替沙星眼用凝胶　　涂局部皮肤　　每日3～4次

或 0.3%盐酸左氧氟沙星眼用凝胶　　涂局部皮肤　　每日3～
4次

可加结膜囊用药防止角膜受累(同上)

(4)病变范围大及反应严重者

阿昔洛韦片　5～20mg/(kg·d)　　分5次口服

或 5%葡萄糖　　500ml　　　　　｜静脉滴注,每8小时1次

阿昔洛韦注射液　5mg/(kg·d)　｜(连续7天)

2.对症治疗

(1)止痛

阿司匹林　每次0.5g　口服　每日3次

(2)激素疗法(病变在3～5日可用)

醋酸泼尼松片　30～40mg/d　晨起顿服(逐渐递减,10天内
撤完)

3. 营养神经

维生素 B_1 注射液　100mg　肌内注射　每日 1 次

维生素 B_{12} 注射液　500μg　肌内注射　每日 1 次

（10 日为 1 个疗程）

4. 治疗并发症　若同时伴有角膜炎或虹膜炎者,应及时使用抗病毒眼液及眼膏,并及时散瞳(具体详见角膜炎及虹膜炎章节)。

十四、眼睑色素痣

色素痣多发生于眼睑或睑缘,出生时即有,婴儿期生长较快,成年期渐趋静止。少数在青春期出现。包括一组临床表现不尽相同的病变,起源于痣细胞、表皮的黑色素细胞和真皮的黑色素细胞。组织学上,痣可分 5 种类型。①交界痣:起源于表皮深层和真皮的交界部位,外观扁平,略呈棕色,边界清楚。此型可进展为恶性黑色素瘤。②皮内痣:临床上最为常见,痣细胞完全在真皮内,病变隆起于皮肤表面,有时呈乳头状瘤,很少有色素,如有色素则为棕或黑色。此型恶变可能性小。③复合痣:具有交界痣和皮内痣的特点,痣细胞从表皮深入真皮。该痣比交界痣多见,有恶变可能。有时病变同时累及上、下睑相对应部位,称为睑分裂痣。④蓝痣:痣细胞在真皮内,为细长梭形,其分支突起比其他痣细胞大,位置较其他痣更深。一般为出生时即有,扁平状,呈蓝或石板灰色,无恶性趋势。⑤先天性眼皮肤黑色素细胞增多症:又称太田痣,围绕眼眶、眼睑和眉部皮肤的一种蓝痣。好发于有色人种,发生于白种人的有恶变趋势。

【诊断要点】

1. 临床表现　多见于外眦部睑缘,表面扁平或稍隆起,色泽及大小不一。表面平滑、不隆起、没有毛发生长者称斑痣;高出皮肤表面,其上有毛发生长者称毛痣;在睑缘上突起,呈乳头状,色较黑,呈米粒或豆大者称乳头状痣;分占上、下睑各半,闭眼时合二为一者称分裂痣。在外来刺激下也可恶变。

2. 检查 仔细检查眼睑局部情况。必要时活组织病理检查以助确诊。

【治疗要点】 一般不需治疗。一旦近期增长迅速,色素加重、表面粗糙,兼有出血倾向时,应警惕恶变可能。尽早手术切除,另做病理检查。切除范围应包括其周围部分的正常皮肤。

【处方】 必要时手术治疗,无特殊用药。

十五、眼睑黄色瘤

黄色瘤是指发生于眼睑的黄色扁平斑瘤。原因不明,病理证实为脂质物质沉积在眼睑皮下。多见于原发性及继发性高脂血症。常见于中老年人上睑内侧,双侧对称,呈蝶样分布,病变区皮肤呈软的扁平黄色斑,微隆起,与正常皮肤境界清楚。

【诊断要点】

1. 临床表现 老年妇女上睑内侧多见,呈对称性分布。淡黄色、圆形或椭圆形、质软、扁平,稍隆起于皮肤面。生长缓慢,有的是静止性的,但并不自行吸收消失,无任何不适。

2. 检查 仔细检查上、下睑内侧皮肤。显微镜下可见皮肤浅层内有灶状含脂组织细胞聚集,主要围绕血管和乳头网状真皮附件结构,蔓延至皮下。

【治疗要点】 无需治疗。为美观,可手术切除或用二氧化碳冷凝,但有复发可能。

【处方】 必要时手术治疗,无特殊用药。

十六、眼睑血管瘤

眼睑血管瘤系先天性血管组织发育异常,可分为毛细血管瘤、葡萄状血管瘤和海绵状血管瘤3种类型。

【诊断要点】

1. 临床表现

(1)毛细血管瘤:最多见。出生时或生后不久发生,迅速生长,至 7 岁时常自行退缩。扁平或稍隆起,无痛,边界清楚。发生在浅表皮肤者,呈鲜红色,称为草莓痣。深部者为浅蓝色或暗紫色,有海绵质感,用玻璃片压之均可褪色。

(2)葡萄状血管瘤:又称火焰痣,为扁平、紫红色的血管病变,常见于单侧三叉神经第一或第二支的分布区域。先天性,与生俱有,无自发性退化,用玻璃片压之不褪色,常与 Sturge-Weber 综合征有联系。此综合征具有以下特点:①单侧广泛的面部皮肤及黏膜毛细血管瘤,其范围常遍及三叉神经第一、第二支分布区域。②结膜及脉络膜也有血管瘤,视网膜静脉迂曲、扩张,同侧眼为青光眼。③同侧脑膜血管瘤。

(3)海绵状血管瘤:见于青年人,此种血管瘤是发育性的,而不是先天性的,不会自行退缩。位于皮下或真皮深层。境界清楚、球状突起、色蓝紫、质软、有包膜。头低位时,肿块增大,颜色加深。

2. 检查 常规检查视力,仔细检查眼睑局部情况。必要时做裂隙灯显微镜、检眼镜及眼压检查,甚至 CT 摄片。

【治疗要点】

1. 儿童毛细血管瘤有自行消退趋向,因此可观察一段时间,一般到 5 岁以后治疗。瘤体迅速增大,尤其遮盖瞳孔引起弱视或反复出血、感染者需进行治疗,首选为肿瘤内注射长效糖皮质激素,注意勿将药液注入全身血液循环。如治疗无效,可改用冷冻或部分手术切除。

2. 葡萄状血管瘤可选择激光治疗,如合并青光眼则需抗青光眼治疗。

3. 海绵状血管瘤连同包膜一并手术切除。

【处方】 适用于儿童毛细血管瘤瘤体迅速增大者

(1)曲安奈德注射液 0.5~0.8ml 肿瘤内注射(先注射 1 次观察术后瘤体变化,可重复多次注射)

(2)平阳霉素注射液 0.5~0.8ml 肿瘤内注射(先注射 1

次观察术后瘤体变化,可重复多次注射)

十七、眼睑皮样囊肿

皮样囊肿属先天发育异常,儿童多见。

【诊断要点】

1. 临床表现　多见于上睑外侧皮下,大小不一、圆形或椭圆形、表面光滑、边界清楚、质软的肿块。与皮肤无粘连,但可与骨膜黏附。内含软骨、毛发、牙齿、腺体及脱落上皮等,周围有囊膜。

2. 检查　局部检查为主,生长于上睑内侧的囊肿,需与脑膜膨出相鉴别。

【治疗要点】　手术切除。

【处方】　必要时手术治疗,无特殊用药。

十八、眼睑恶性肿瘤

(一)基底细胞癌

基底细胞癌是一种由表皮基底细胞不能以正常形式成熟及角化而引起的上皮癌。好发于下睑近内眦部。在眼睑恶性肿瘤中基底细胞癌的发病率占第 1 位。50－60 岁多见,男性稍多于女性。

【诊断要点】

1. 临床表现　多发于中老年人。肿瘤多发于下睑内眦部。结节溃疡型基底细胞癌临床最常见,外观呈坚硬的珍珠样结节,表面毛细血管扩张,结节渐长大,中央发生溃疡,周围边缘隆起,形似火山口。色素型基底细胞癌形态学上与前者相似,但有黑色素沉着,癌可沿结膜侵犯泪道,并向眼眶和鼻腔发展。

2. 检查　常规检查视力,用放大镜、裂隙灯显微镜检查眼前节情况。活体组织病理检查可协助诊断。怀疑肿瘤细胞扩散时,应做 X 线检查及必要的特殊检查(如 CT、脑部 MRI 等),以明确范围及程度。

【治疗要点】

1. **手术切除**　范围应足够大,最好应用冷冻切片检查切除标本的边缘。

2. **放射治疗**　大多数基底细胞癌对放射治疗有效,放射量为40～70Gy。硬化性基底细胞癌对放射治疗不敏感。

3. **冷冻治疗**　适用于有凝血功能障碍或全身疾病而不能手术者。冷冻治疗的优点为冷冻对病变组织和周围正常组织有一定区别,因此冷冻后肿瘤消失,眼睑不变形或轻微畸形。由于冷冻阻塞瘤体周围血管,可防止癌细胞扩散和转移。

4. **光化学疗法**　是利用光敏剂血卟啉衍生物对癌细胞有特殊亲和力,在激光照射下,经过一系列化学反应发生氧化作用,破坏癌细胞膜,使癌细胞坏死。

(二)鳞状细胞癌

鳞状细胞癌指起自皮肤或黏膜上皮层的恶性肿瘤。好发于皮肤与黏膜交界处的睑缘。

【诊断要点】

1. **临床表现**　①50岁以上男性多见。②睑缘皮肤与结膜交界处先出现局限性隆起,渐成乳头状或菜花状。③中央发展成溃疡,基底硬而不平,边缘坚实并隆起、外翻。④进展缓慢,全身淋巴转移少见,但可向周围蔓延或向深部发展,甚至累及颅腔,出现相应症状及体征。⑤患者死亡原因多为出血、继发脑膜炎或恶病质。

2. **检查**　常规检查视力,用放大镜、裂隙灯显微镜检查眼前节情况。活体组织病理检查可助诊断。怀疑肿瘤细胞扩散时,应做X线检查、全身检查及必要的特殊检查(如骨ECT、脑部MRI等),以明确范围及程度。

3. **鉴别诊断**　本病与基底细胞癌在临床上有时不易区分,鳞状细胞癌较少见,发展快,恶性度较高,对X线敏感度不及基底细胞癌。如果在眼睑皮肤上有一生长较快的肿块,在一年内即达蚕豆大者应怀疑为鳞状细胞癌。

【治疗要点】 尽早局部手术切除并整复眼睑,预后良好,广泛切除肿瘤组织,可以治愈。晚期应做眶内容摘除术,术后辅以放射治疗和化学治疗。

(三)恶性黑色素瘤

眼睑恶性黑色素瘤是一种恶性黑色素细胞侵袭、增生性病变,占眼睑所有恶性肿瘤的 1%。虽然发病率相当低,但几乎所有皮肤癌死亡中,2/3 是黑色素瘤所致。可起自原先存在的交界痣、复合痣或罕见的起自细胞性蓝痣,也可自行发生。其复发、转移、病死率较高。

【诊断要点】

1. 临床表现 最初黑色素细胞增生是向水平方向延伸(非侵犯性水平性生长期),随之为侵犯(垂直方向生长)期。提示色素痣恶性转变的一系列预兆性体征:见如下临床表现中。

2. 病理检查 可确诊。

(1)小痣恶性黑色素瘤:主要发生于老年人下睑及眦角部,恶性小痣呈扁平斑块,边界不清,有不同程度的色素沉着。病期长,可持续多年,在此期内色素可向周围蔓延 6~7cm(直径)。病变向真皮侵犯时可隆起,形成深棕色至黑色结节。

(2)表浅扩散性黑色素瘤:此型主要发生于中年人,病变较小,平均直径 2.5cm,表现为播散性色素斑块,颜色不一,边界不清,但可触及。病变发展为侵犯期时出现丘疹和结节,有不同程度色素沉着。

(3)结节性黑色素瘤:常见于中年男性,病变呈蓝黑色或无色素性的小的有蒂结节,可迅速发展至 1~3cm,常伴有溃疡和出血。

(4)起自痣的黑色素瘤:各种类型恶性黑色素瘤的发生均与先前存在的痣有关,特别是那些完全位于表皮内者。色素痣向恶性黑色素瘤转化可有以下表现:①颜色改变,特别是红、白和蓝色,以及突然变暗。②大小改变。③表面特征改变,如结痂、渗出、出血或溃疡。④质地改变,尤其是变软和脆。⑤症状改变,如痛、痒或压痛。⑥形状改变,如扁平病变迅速隆起。⑦四周皮肤改变,如红、肿或出现卫星病变。

【治疗要点】 恶性黑色素瘤恶性程度极高,应大面积广泛切除。切除范围与肿瘤的高度有关,肿瘤高度<2mm 时,切除肿瘤及周边 5mm 正常皮肤,高度≥2mm 时,切除周边 10mm 以上。肿瘤深度超过 1.5mm,有淋巴或血流播散可能者,应行区域淋巴结清扫。累及睑结膜或眶内者,应行眶内容物摘除术,并辅以化疗。冷冻治疗对结膜黑色素瘤治疗有辅助作用。

(四)睑板腺癌

原发于睑板腺的恶性肿瘤称为睑板腺癌,占眼睑恶性肿瘤的第 2 位,多发于中老年女性,上睑多见。

【诊断要点】

1. 临床表现 多见于中老年女性。上睑多于下睑,发展慢,自觉症状少见。早期表现类似睑板腺囊肿,眼睑肥厚变形,皮肤和结膜完整不破。当肿瘤细胞突破睑板组织后,则呈现黄白色结节,并迅速形成溃疡,基底硬、易出血。可蔓延至邻近组织,也可发生淋巴转移。

2. 检查 常规检查视力,用放大镜、裂隙灯显微镜检查眼前节情况。活组织病理检查可助诊断。怀疑肿瘤细胞扩散时,应做X 线检查、全身检查,以及必要的特殊检查以明确范围及程度。

【治疗要点】 早期广泛手术切除,晚期应做眶内容摘除术。肿瘤细胞对放射治疗不敏感,只能做辅助治疗。

【处方】 必要时手术治疗,无特殊用药。

十九、接触性睑皮炎

接触性睑皮炎是眼睑皮肤对某种致敏原的过敏反应,也可以是头面部皮肤过敏反应的一部分。接触变应原所致。常见的变应原为眼局部应用的抗生素、局部麻醉药、阿托品、毛果芸香碱、碘、汞等制剂。与眼睑接触的许多化学物质,如化妆染料、染发剂、绊创膏和眼镜架等,也可能为变应原。全身接触某些致敏物质或某种食物也可发生。有时接触变应原一段时间后才发病,如长期应用阿托品或毛果芸香碱后。

【诊断要点】 患者自觉眼痒和烧灼感。急性者眼睑突发红肿,皮肤出现丘疹、水疱或脓疱,伴有微黄黏稠渗液。不久糜烂结痂,脱屑。有时睑结膜肥厚充血。亚急性者,症状发生较慢,但常迁延不愈。慢性者,可由急性或亚急性湿疹转变而来,睑皮肤肥厚粗糙,表面有鳞屑脱落,呈苔藓状。

【治疗要点】 立即停止接触或清除变应原,抗过敏及防止继发感染。

【处方】

(1)4%色甘酸钠滴眼液　滴眼　每日4次

　　或 吡嘧司特钾滴眼液　滴眼　每日2次

　　或 奥洛他定滴眼液　滴眼　每日2次

　　或 氟米龙滴眼液　滴眼　每日4～6次;2日后改为每日2次;2日后改为每日1次,再连用3日,然后停药

　　或 氯替泼诺滴眼液　滴眼　每日4～6次;2日后改为每日2次;2日后改为每日1次,再连用3日,然后停药

　　或 0.1%地塞米松滴眼液　滴眼　每日4～6次;2日后改为每日2次;2日后改为每日1次,再连用3日,然后停药

　　或 妥布霉素地塞米松滴眼液　滴眼　每日4～6次;2日后改为每日2次;2日后改为每日1次,再连用3日,然后停药

(2)妥布霉素地塞米松眼膏　涂眼　每日2～3次(需在眼睑皮肤渗液停止后)

(3)氯苯那敏(扑尔敏)　4mg　口服　每日2次

　　或 异丙嗪(非那根)　25mg　口服　每日2次

　　或 阿司咪唑(息斯敏)　3mg　口服　每日3次

或　地氯雷他定片　　　　　　5mg　口服　每日1次

（4）病情严重时加用

泼尼松片　30mg　口服　晨起顿服

警示：①长期使用激素滴眼液可引起激素性青光眼、白内障。②抗组胺药有嗜睡、乏力等不良反应，故驾驶车、船和高空作业者在服药期间应避免。③妊娠及哺乳期妇女、儿童慎用吡嘧司特钾滴眼液、双氯芬酸钠滴眼液。④同时使用多种药物而难以辨认变应原时，应暂停所有药物。⑤眼睑有渗液或合并过敏性结膜炎时，不宜包扎患眼。

第2章

泪器病

一、泪小管炎

泪小管炎为泪小管的慢性炎症，主要由细菌、真菌或病毒等从结膜囊下行或泪囊炎上行感染所致。

【诊断要点】 泪小管炎患者流泪或有分泌物、眼红、上睑或下睑鼻侧轻触痛。泪小点发红、突起，环绕泪小点，周围皮肤发红。当压迫位于下睑鼻侧皮肤的泪囊区时，有黏液脓性分泌物或结石自泪小点溢出。有时鼻侧结膜局限性充血。用探针探测泪小点时可有沙砾感。

【治疗要点】

1. 去除堵塞的结石，但若彻底清除结石，尚需手术切开泪小管（合并泪小管成形术）。结石去除后，给予 0.05％聚维酮碘（碘伏）冲洗泪小管，冲洗时令患者头取直立位，使液体从鼻腔引流出来。

2. 热敷泪小点，每日 4 次。

3. 有时需要更广泛的手术治疗。

【处方】

处方 1　用于细菌性泪小管炎

0.3％妥布霉素滴眼液	滴眼	每日 3～4 次
或 0.3％洛美沙星滴眼液	滴眼	每日 3～4 次
或 0.3％氧氟沙星滴眼液	滴眼	每日 3～4 次

或 0.5％左氧氟沙星滴眼液　　滴眼　每日 3～4 次

或 0.3％加替沙星滴眼液　　　滴眼　每日 3～4 次

处方 2　用于涂片或者培养有真菌的患者

配制的 0.2％两性霉素 B 滴眼液　滴眼　每日 5～6 次

氟康唑滴眼液　　　　　　　　　滴眼　每日 5～6 次

那他霉素滴眼液　　　　　　　　滴眼　每日 5～6 次

处方 3　用于涂片发现有病毒的患者

阿昔洛韦滴眼液　　　　滴眼　每日 5～6 次

或更昔洛韦眼用凝胶　　涂眼　每日 4 次

当发现有真菌或者病毒感染时,应同时给予相同浓度的滴眼液冲洗泪小管,一周数次。

二、急性泪囊炎

急性泪囊炎是泪囊急性化脓性炎症。大多在慢性泪囊炎基础上发展而来,受毒力较强的细菌侵入或泪囊区受损伤或身体抵抗力降低时发病。常见细菌有肺炎球菌、金黄色葡萄球菌、溶血性链球菌、流感嗜血杆菌。

【诊断要点】临床表现:①初期局部红肿、疼痛,颌下淋巴结肿大、压痛。②数日后红肿局限,泪囊区出现脓点并自皮肤面破溃,炎症减轻。有的可形成泪囊瘘管。③严重时有畏寒、发热及外周血白细胞增多。

【治疗要点】　初期积极全身抗生素治疗,局部热敷及抗生素液滴眼。脓肿一旦形成则宜切开引流,待伤口愈合后按慢性泪囊炎处理。

【处方】

处方 1　对于无全身症状者,可试用本方

(1)0.3％妥布霉素滴眼液　　滴眼　每日 3～4 次

或 0.3％洛美沙星滴眼液　　滴眼　每日 3～4 次

或 0.3％氧氟沙星滴眼液　　滴眼　每日 3～4 次

或 0.5%左氧氟沙星滴眼液　　滴眼　　每日3～4次

或 0.3%加替沙星滴眼液　　　滴眼　　每日3～4次

（2）0.3%氧氟沙星眼膏　　　　　涂眼　临睡前1次

或 0.5%红霉素眼膏　　　　　　　涂眼　临睡前1次

或 0.3%加替沙星眼用凝胶　　　　涂眼　临睡前1次

或 0.3%盐酸左氧氟沙星眼用凝胶　涂眼　临睡前1次

（3）鱼腥草滴眼液　滴眼　每日4～6次

（4）牛黄解毒丸　　4粒　　口服　每日4次

或 罗红霉素　　　0.25g　　口服　每日4次

或 红霉素　　　　0.5g　　口服　每日4次

或 头孢拉定　　　0.5g　　口服　每日3次

（5）青霉素G　80万U　肌内注射　每日2次（皮试阴性）

警示：儿童、孕妇宜用妥布霉素滴眼液。

处方2　伴有耳前淋巴结肿大或全身症状者可用以下处方

滴眼液的选用参见处方1，加用抗菌药静脉滴注

5%葡萄糖注射液500ml

青霉素G　480U（皮试阴性）　静脉滴注　每日2次

或 5%葡萄糖注射液　500ml

　头孢拉定　2g　静脉滴注　每日1次

警示：①红霉素、罗红霉素可有胃肠道反应，少数人使用后出现恶心、呕吐、腹痛；②使用青霉素必须做皮试。

【注意事项】

1. 急性泪囊炎禁止挤压、泪道冲洗或者泪道探通，以免导致感染扩散。

2. 一旦病情缓解应适时行鼻腔泪囊吻合等手术。

三、慢性泪囊炎

慢性泪囊炎是由于鼻泪管狭窄或阻塞，泪液滞留于泪囊，伴发细菌感染导致的泪囊慢性炎症。本病若不及时处理，可成为感

染病灶,引起结膜炎、角膜溃疡、急性泪囊炎等并发症。

【诊断要点】 临床表现为溢泪,内眦部皮肤有湿疹;从泪点自行溢出或泪囊区受挤压时排出黏液性或脓性分泌物;泪道冲洗时,有黏性或脓性液被冲出。

【治疗要点】

1. 泪道探通术 用探针探通阻塞部位,置管或注入眼膏或黏弹剂,重复2～3次不成功则宜放弃。注意探通前泪囊应处于无活动性炎症状态,探通时应熟悉解剖,避免假道形成。

2. 激光泪道成形术 探通失败者可考虑本术式。用激光切除阻塞或狭窄区的瘢痕组织,置管3～6个月,成功率较低。

3. 鼻腔泪囊吻合术 本术式常用,成功率90%以上,缺点是术中较为痛苦,出血较多,创伤较大。

4. 泪囊摘除术 无条件行鼻腔泪囊吻合术时可考虑本术式。

5. 药物治疗 不愿手术或全身情况不能耐受手术者,眼部滴抗生素眼药水,滴药之前将泪囊分泌物挤出。

【处方】

适用于无并发症的患者或者不愿手术或全身情况不能耐受手术者

(1)0.3%妥布霉素滴眼液　　　　滴眼　每日3～4次

或 0.3%洛美沙星滴眼液　　　　滴眼　每日3～4次

或 0.3%氧氟沙星滴眼液　　　　滴眼　每日3～4次

或 0.5%左氧氟沙星滴眼液　　　滴眼　每日3～4次

或 0.3%加替沙星滴眼液　　　　滴眼　每日3～4次

(2)0.3%氧氟沙星眼膏　　　　　　　涂眼　临睡前1次

或 0.5%红霉素眼膏　　　　　　　　涂眼　临睡前1次

或 0.3%加替沙星眼用凝胶　　　　　涂眼　临睡前1次

或 0.3%盐酸左氧氟沙星眼用凝胶　　涂眼　临睡前1次

(3)鱼腥草滴眼液　滴眼　每日4～6次

(4) 罗红霉素　0.25g　口服　每日4次

　或　红霉素　　　0.5g　　口服　每日 4 次

　或　头孢拉定　　0.5g　　口服　每日 3 次

【注意事项】

1. 手术是唯一能根除病灶、消除隐患的方法。滴用滴眼液或者冲洗泪道后注入抗菌药液,可暂时减少分泌物,但不能根治。

2. 有鼻腔、鼻窦疾病或其他原发病者一定要积极治疗。

四、新生儿泪囊炎

新生儿泪囊炎是新生儿期发生的泪囊慢性炎症。鼻泪管被脱落细胞碎屑堵塞或鼻泪管下段发育不良或下端开口为先天的残存膜封闭导致鼻泪管阻塞而致。极少数与骨性鼻泪管发育异常有关。

【诊断要点】

1. 出生后数日出现溢泪,继之出现内眦脓性分泌物聚积,拭之不尽。

2. 压迫泪囊则有多量脓性分泌物溢出,有时泪囊区稍隆起。

3. 邻近结膜可轻度充血。

【治疗要点】

1. 泪囊区按摩　初诊疑诊本病时首先采用本法,自上而下压迫泪囊区,每日数次并同时滴抗生素眼药水,持续 1 个月,见药物处方。

2. 泪道冲洗　诊断不明或按摩无效者行泪道冲洗,一般应在 3 月龄后,表面麻醉或全身麻醉下进行。

3. 泪道探通术　3－6 月龄可行本法,表面麻醉或全身麻醉下进行,重复 2～3 次不成功则考虑泪道置管术。

4. 泪道插管手术　泪道探通无效的病例及大龄患儿可选择泪道插管手术治疗。

5. 鼻腔泪囊吻合术　经上述治疗绝大部分患者可获治愈,否则可行吻合术。手术可在 2－3 岁后进行。

【处方】 0.3％妥布霉素滴眼液 滴眼 每日 3～4 次

五、急性泪腺炎

急性泪腺炎由各种传染病引起,如腮腺炎、流行性感冒、伤寒、肺炎、急性咽喉炎等,也可以是周围组织炎症蔓延的结果。双侧或单侧发病,睑部泪腺较眶部泪腺易受累。常见的病原菌有葡萄球菌、肺炎链球菌等,少数病例为病毒引起。

【诊断要点】 病变限于睑部腺或眶部腺,甚至同时发炎,局部疼痛流泪,上睑外 1/3 处睑缘红肿,上睑下垂(炎症性),同时伴有眼睑高度水肿,呈 S 形弯曲变形。若提起上睑、令眼球下转时,可见泪腺膨出部分,严重者可使眼球向下内侧移位,耳前淋巴结肿大压痛。可伴发热,全身不适,通常 1～2 周后炎症消退,化脓者可自行穿破,形成暂时性瘘管,亦可转变成亚急性或慢性泪腺炎。

【治疗要点】 局部热敷,全身应用抗生素,脓肿如已成熟则切开排脓。病变在睑部者由结膜切开,在眶部者则应由皮肤切开。

【处方】

处方 1 用于轻中度泪腺炎

阿莫西林/克拉维酸 成人 0.25～0.5g 口服 每日 3 次
　　　　　　　　　儿童 20～40mg/(kg・d) 分 3 次口服
或 头孢氨苄 成人 0.25～0.5g 口服 每日 4 次
　　　　　　儿童 20～50mg/(kg・d) 分 4 次口服

处方 2 用于中重度泪腺炎

0.9％氯化钠注射液 250ml
替卡西林/克拉维酸 3.2g 静脉滴注 每日 4 次(成人用量)
如为儿童按 200mg/(kg・d),分 4 次,静脉滴注

处方 3 用于病毒感染如腮腺炎、传染性单核细胞增多症

对乙酰氨基酚片 成人 650mg 口服 每日 4 次

处方4　用于炎症性

泼尼松　80～100mg　口服　每日1次

六、慢性泪腺炎

慢性泪腺炎在临床上较急性泪腺炎普遍,常与全身感染有关。多为原发性,亦可由急性转变而来,为一种慢性增殖性炎症。

【诊断要点】　病变多为双侧,上睑外上侧有一无疼痛之隆起,但可有触痛,肿物还可触及分叶状,伴有眼球向下内方移位,上转受限,而发生复视或导致上睑下垂表现。

【治疗要点】　首先针对病因进行治疗,可根据不同病情给予抗生素、皮质激素、水杨酸钠等。

【处方】　药物治疗可参考急性泪腺炎。必要时做泪腺切除术。

七、泪腺多形性腺瘤

泪腺多形性腺瘤是最常见的泪腺上皮性肿瘤,约占50%,是由上皮和间质成分构成的良性肿瘤,过去称之为良性混合瘤。成年好发,单眼发病。

【诊断要点】

1. 缓慢病程结合以下典型体征有助诊断

(1)成年时期单眼缓慢渐进性突出和向内下方移位。

(2)眶外上方可触及肿物,质硬,边界清,光滑,不能推动,无触痛,少数患者可有压痛或自发痛。

(3)肿瘤过大可继发眼球运动障碍、视力减退和眼底改变等。

2. 超声检查　肿瘤内回声丰富,分布均匀,边界清晰,声衰中等,不可压缩。

3. CT扫描　肿瘤呈圆形、类圆形或椭圆形,边界清,光滑,位于泪腺窝,呈软组织密度,均质,少数有液化腔可呈片状低密度区。泪腺窝骨质因长期压迫可吸收变薄,甚至骨缺失。

4. MRI 检查　T_1WI 呈中信号，T_2WI 呈中高信号，明显强化。肿瘤内有骨化生或液化腔者，可显示点片状不强化区。

【治疗要点】

1. 完整手术切除是最佳的预后指征。术前正确的定性、定位诊断对于手术成功至关重要。术中肿瘤破碎，污染术野，会增加复发概率，复发次数与恶变概率呈正比。

2. 因肿瘤常侵及包膜，且包膜和眶壁骨膜融合紧密，术中应从眶缘处分离至骨膜下，将肿瘤和骨膜一并切除。

3. 分离肿瘤的眶内软组织面时应注意保护上睑提肌和眼外肌，勿随意剪断肿瘤表面软组织，尽量直视下操作肿瘤后极部，防止盲目操作导致肿瘤残存或破碎。

4. 肿瘤质脆，向眶后部分离时，切忌组织钳钳夹或提拉肿瘤，可钳夹骨膜或用粗线环扎并轻提肿瘤。

5. 肿瘤一旦破碎，应立即用盐水反复冲洗术区并仔细清除播散的肿瘤组织。

6. 复发性多形性腺瘤原则上应按恶性肿瘤处治，行眶内容摘除术。复发范围较小，就诊较早者可行扩大的局部切除联合术后放疗。骨质破坏严重者应磨除被侵蚀骨质。

【处方】　必要时手术治疗，无特殊用药。

八、泪腺多形性腺癌

泪腺多形性腺癌，又称恶性泪腺混合瘤，其临床表现类似泪腺良性多形性腺瘤，但其预后却截然不同。

【诊断要点】

1. 临床表现　发病较缓慢，表现患眼眼睑颞侧肿胀，泪腺区可扪及相对固定性肿块。由于肿瘤生长较缓慢，早期患者可无不适或疼痛，晚期患者由于肿瘤压迫，导致眼球位置异常，多向内下方移位及前凸，有时肿瘤侵犯眶骨，导致泪腺区域胀痛不适。

2．检查

（1）B超：B超扫描可见泪腺区占位性病变，形状为类圆形或不规则形，内回声不均匀，声衰减较多，具有不可压缩性。

（2）CT扫描：早期不易和泪腺多形性腺瘤区别。CT扫描一旦发现泪囊窝区域骨质受侵犯或破坏，则要考虑到泪腺多形性腺癌的可能性。泪腺多形性腺癌晚期可见广泛骨破坏外，还可累及前中颅凹、颞凹、额窦等周围组织结构。

（3）MRI：对恶性肿瘤尤其是肿瘤向眶外蔓延时MRI显示良好，不仅能显示病变范围，还可显示肿瘤内有无坏死腔。如侵及颅内还可显示周围有无脑组织水肿等继发性改变。

（4）病理学检查：肿物无包膜或包膜不完整，切面呈灰白或灰黄、质脆，镜下见良性多形性腺瘤病变中有灶性恶变。可见核异型上皮细胞岛，管腔不规则，出现异常核分裂现象。恶性部分多为中、低分化腺癌，间质呈透明变性。

【治疗要点】

手术切除为主。对于肿瘤位于眶内者，一般局部切除肿瘤，如果肿瘤累及眶内组织广泛者，可以行眶内容摘除术；手术后给予局部放射治疗和（或）化疗。对于肿瘤累及眶外者，视具体情况请神经外科或耳鼻咽喉科医师协助诊治。

【处方】 必要时手术治疗，无特殊用药。

九、泪囊肿瘤

泪囊肿瘤比较罕见，但其种类却不少，大多是原发性肿瘤；亦可由于眼眶、鼻腔和鼻旁窦肿瘤扩张侵袭所致；极少数是转移性肿瘤，泪囊转移性肿瘤常侵袭其邻近组织，如面部、鼻旁窦等。

【诊断要点】

1．临床表现 泪囊肿瘤可分为4个阶段：①Ⅰ期（早期），无特异性症状和体征，泪囊区扪不到包块；②Ⅱ期，泪囊区有明显肿块；③Ⅲ期，肿瘤扩张至邻近组织；④Ⅳ期，有转移证据。其中大部分患者就诊时可扪及泪囊区包块。

初期症状有溢泪,泪囊部肿胀。早期行泪道冲洗是通畅的,可持续数个月。发展愈慢,泪道通畅的持续时间愈长,较晚期出现泪囊部皮肤浸润,肿胀,可以伴有局部充血,酷似炎症,但并不像急性泪囊炎那样严重。泪囊肿瘤一般无痛,按压肿块可发现质地较硬,并且在按压时泪小点没有分泌物反流。按压时肿物体积一般无明显变化。

泪囊肿瘤有良性和恶性肿瘤之分。一般恶性肿瘤发展较快,累及范围较广,有时挤压泪囊区时,可有血性分泌物自泪小点流出。泪囊良性与恶性肿瘤的鉴别诊断,需要有病理组织学证据。

2．检查

(1)泪道冲洗:可以明确有无泪道阻塞,以及大致评估泪道阻塞的性质,如为脓性分泌物,则考虑慢性泪囊炎可能;如为血性分泌物,则泪囊肿瘤可能性较大。

(2)影像学检查:主要包括 CT、MRI 等,不仅可以显示病变性质、位置及病变侵袭范围,而且有时可以明确肿瘤的来源部位。必要时行泪囊造影检查。

(3)病理组织学检查:对手术切除的病变组织行病理学检查,可以明确肿瘤性质。

【治疗要点】

对于泪囊肿瘤,根据肿瘤性质决定具体治疗方案。对于泪囊良性肿瘤,一般可以做肿瘤局部切除。对于泪囊恶性肿瘤,在局部手术切除基础上,根据肿瘤具体性质,术后辅以放射线治疗和(或)化学治疗。如果泪囊恶性肿瘤累及眶内范围较大,可以考虑行眶内容摘除术;如果肿瘤侵犯范围累及鼻窦,需请耳鼻咽喉科医师共同诊治,手术后需给予综合治疗。

【处方】　必要时手术治疗,无特殊用药。

第3章

结 膜 病

一、结膜炎

结膜炎是由微生物侵犯或物理、化学等因素刺激而发生的眼结膜炎症反应。其特征是结膜血管扩张、渗出和细胞浸润。结膜炎治疗不及时,可发现睑球粘连、眼睑变形或继发眼干燥症等病变。

【诊断要点】 主要表现为异物感、灼烧感、痒感及眼睑热胀感。检查可发现结膜充血和水肿、眼部分泌物、乳头/滤泡增生、假膜/真膜、结膜下出血、耳前淋巴结肿大等现象。

【治疗要点】 祛除病因。局部用药为主,必要时全身用药。急性期忌包扎患眼。防止病情传染扩散。

1. 一般治疗 注意个人卫生习惯,发病期间禁酒,忌食辛辣油腻之品,清淡饮食。如系过敏性结膜炎,应避免致敏物。结膜分泌物较多者可用 0.9％氯化钠注射液冲洗结膜囊,次数酌情而定。

2. 药物治疗 根据结膜炎类型选用药物。滴眼液使用次数由病情决定,可每小时 1～2 次,症状缓解后逐渐减少滴眼次数。

【处方】

处方 1 适用于包涵体性结膜炎

(1)0.1％利福平滴眼液　　　　滴眼　每日 4～6 次

　或 15％磺胺醋酰钠滴眼液　　滴眼　每日 4～6 次

或　0.3％妥布霉素滴眼液　　　滴眼　每日 3～4 次

　　或　0.3％洛美沙星滴眼　　　　滴眼　每日 3～4 次

　　或　0.3％氧氟沙星滴眼液　　　滴眼　每日 3～4 次

　　或　0.5％左氧氟沙星滴眼液　　滴眼　每日 3～4 次

　　或　0.3％加替沙星滴眼液　　　滴眼　每日 3～4 次

　　(2)鱼腥草滴眼液　滴眼　每日 4～6 次

　　(3)氧氟沙星眼膏　　涂眼　临睡前 1 次

　　或　红霉素眼膏　　　　　　　涂眼　临睡前 1 次

　　或　盐酸左氧氟沙星眼用凝胶　涂眼　临睡前 1 次

　　或　加替沙星眼用凝胶　　　　涂眼　临睡前 1 次

　　(4)红霉素　　0.5g　口服　每日 4 次　用 3 周

　　或　罗红霉素　0.15g　口服　每日 2 次　用 3 周

　　警示:①利福平滴眼液遇光易变质,水溶液易氧化损失效价。故应该注意保存方法和有效期限。②小儿应用红霉素剂量按12.5mg/kg 计算。

处方 2　适用于成人淋菌性结膜炎

　　(1)0.1％利福平滴眼液　滴眼　每 5～10 分钟 1 次,逐渐减至 1/2 小时、1 小时、2 小时、3 小时 1 次,连用 2 周以上

　　或　0.3％妥布霉素滴眼液　滴眼　每 5～10 分钟 1 次,逐渐减至 1/2 小时、1 小时、2 小时、3 小时 1 次,连用 2 周以上

　　或　0.3％洛美沙星滴眼液　滴眼　每 5～10 分钟 1 次,逐渐减至 1/2 小时、1 小时、2 小时、3 小时 1 次,连用 2 周以上

　　或　0.3％氧氟沙星滴眼液　滴眼　每 5～10 分钟 1 次,逐渐减至 1/2 小时、1 小时、2 小时、3 小时 1 次,连用 2 周以上

　　或　0.5％左氧氟沙星滴眼液　滴眼　每 5～10 分钟 1 次,逐渐减至 1/2 小时、1 小时、2 小时、3 小时 1 次,连用 2 周以上

　　或　0.3％加替沙星滴眼液　滴眼　每 5～10 分钟 1 次,逐渐减至 1/2 小时、1 小时、2 小时、3 小时 1 次,连用 2 周以上

　　(2)氧氟沙星眼膏　　　　　　涂眼　临睡前 1 次

或 红霉素眼膏　　　　　　涂眼　临睡前1次

或 盐酸左氧氟沙星眼用凝胶　涂眼　临睡前1次

或 加替沙星眼用凝胶　　　涂眼　临睡前1次

(3)阿奇霉素　1g　口服　每日2次　用7日

或 氧氟沙星　0.4g　口服　每日2次　用5日

(4)青霉素　320万U　肌内注射　每日2次　用7日

或 头孢曲松　2.0g　深部肌内注射　每日2次　用7日

警示:①利福平滴眼液遇光易变质,水溶液易氧化损失效价。故应该注意保存方法和有效期限。②使用青霉素或头孢曲松必须做过敏试验。③孕妇及儿童慎用氧氟沙星。④孕妇和肝功能不全者禁用阿奇霉素。⑤症状消失后3～5日才能停全眼部用药。

处方3　适用于新生儿淋菌性结膜炎

(1)0.3%妥布霉素滴眼液　滴眼　每5～10分钟1次,逐渐减至1/2小时、1小时、2小时、3小时1次,连用2周以上

(2)5000～10 000U/ml青霉素钠盐溶液　滴眼　每5～10分钟1次,逐渐减至1/2小时、1小时、2小时、3小时1次,连用2周以上

(3)氧氟沙星眼膏　　　　　　涂眼　临睡前1次

或 红霉素眼膏　　　　　　　涂眼　临睡前1次

或 盐酸左氧氟沙星眼用凝胶　涂眼　临睡前1次

或 加替沙星眼用凝胶　　　　涂眼　临睡前1次

(4)青霉素G　40万U　肌内注射　每日4次　用7日(皮试阴性)

或 头孢唑林钠　20～100mg/kg　肌内注射　分2～4次　用7日(皮试阴性)

或 头孢噻吩钠　50～100mg/kg　肌内注射　分2～4次　用7日(皮试阴性)

警示:①两种眼药水交替使用。②青霉素钠盐溶液用青霉素

钠盐与注射用水现配现用。③症状消失后 3～5 日才能停全眼部用药。

处方4　适用于疱性结膜角膜炎

(1)0.1%利福平滴眼液　　　　　滴眼　每日 3～4 次

　或 0.3%妥布霉素滴眼液　　　滴眼　每日 3～4 次

　或 0.3%洛美沙星滴眼　　　　滴眼　每日 3～4 次

　或 0.3%氧氟沙星滴眼液　　　滴眼　每日 3～4 次

　或 0.5%左氧氟沙星滴眼液　　滴眼　每日 3～4 次

　或 0.3%加替沙星滴眼液　　　滴眼　每日 3～4 次

(2)氟米龙滴眼液　　　　　　　滴眼　每日 4 次

　或 氯替泼诺滴眼液　　　　　滴眼　每日 4 次

　或 0.1%地塞米松滴眼液　　　滴眼　每日 4 次

　或 妥布霉素地塞米松滴眼液　滴眼　每日 4 次

(3)妥布霉素地塞米松眼膏　涂眼　临睡前 1 次

(4)维生素 C　0.2g　口服　每日 3 次

(5)维生素 AD 胶丸　1 粒　口服　每日 2 次

警示:①抗生素滴眼液的选择如有条件,应以药敏试验结果为依据。②激素滴眼液在症状完全控制后应逐渐减量,但不能突然停药。

处方5　适用于流行性结膜、角膜炎

(1)阿昔洛韦滴眼液　　　　　　　滴眼　每小时 1 次

　或 4%吗啉胍(病毒灵)滴眼液　滴眼　每小时 1 次

　或 0.1%碘苷(疱疹净)滴眼液　滴眼　每小时 1 次

　或 更昔洛韦眼用凝胶　涂眼　每日 3 次或每晚睡前 1 次

(2)0.3%氧氟沙星滴眼液　　　　滴眼　每日 4 次

　或 0.5%左氧氟沙星滴眼液　　滴眼　每日 4 次

　或 0.3%加替沙星滴眼液　　　滴眼　每日 4 次

　或 鱼腥草滴眼液　　　　　　滴眼　每日 4～6 次

　或 0.1%利福平滴眼液　　　　滴眼　每日 4～6 次

（3）盐酸吗啉胍片（病毒灵）　0.2g　口服　每日 3 次

或　利巴韦林（病毒唑）　　　　0.1g　肌内注射　每日 2 次

（4）维生素 C　0.2g　口服　每日 3 次

（5）牛黄解毒丸　4 粒　口服　每日 4 次

或　黄连上清片　4 片　口服　每日 4 次

或　银翘解毒丸　9g　　口服　每日 3 次

警示：①病毒灵口服后偶可引起低血糖，个别患者偶有口干、恶心或大量出汗。儿童用量 10mg/kg，分 3 次口服。②孕妇禁用利巴韦林（病毒唑）及 0.1%碘苷（疱疹净）滴眼液。③碘苷（疱疹净）是嘧啶类抗病毒药物，本品可影响正常的角膜上皮代谢。使用时应注意鉴别是病毒感染引起的角膜结膜损伤还是药物作用引起的角结膜损伤。

处方 6　适用于流行性出血性结膜炎

（1）阿昔洛韦滴眼液　　　　　　滴眼　每小时 1 次

或　4%吗啉胍（病毒灵）滴眼液　滴眼　每小时 1 次

或　更昔洛韦眼用凝胶　涂眼　每日 3 次或每晚睡前 1 次

（2）0.3%氧氟沙星滴眼液　　滴眼　每日 4 次

或　0.5%左氧氟沙星滴眼液　　滴眼　每日 4 次

或　0.3%加替沙星滴眼液　　　滴眼　每日 4 次

（3）盐酸吗啉胍片（病毒灵）　0.2g　口服　　　　每日 3 次

或　利巴韦林（病毒唑）　　　　0.1g　肌内注射　每日 2 次

（4）维生素 C　0.2g　口服　每日 3 次

（5）牛黄解毒丸　4 粒　口服　每日 4 次

或　黄连上清片　4 片　口服　每日 4 次

或　银翘解毒丸　9g　　口服　每日 3 次

处方 7　适用于过敏性结膜炎

（1）氟米龙滴眼液　　　　　　滴眼　每日 4～6 次

或　氯替泼诺滴眼液　　　　　滴眼　每日 4～6 次

或　0.1%地塞米松滴眼液　　　滴眼　每日 4～6 次

或 妥布霉素地塞米松滴眼液 滴眼 每日4～6次

（2）妥布霉素地塞米松眼膏 涂眼 临睡前1次

（3）氯苯那敏（扑尔敏） 4mg 口服 每日2次

或 异丙嗪（非那根） 25mg 口服 每日2次

或 阿司咪唑（息斯敏） 3mg 口服 每日3次

警示：①长期使用激素滴眼液可引起皮质类固醇性青光眼、白内障。②抗组胺药有嗜睡、乏力等不良反应，故驾驶车、船和高空作业者在服药期间应避免。

处方8 适用于春季卡他性结膜炎

（1）4%色甘酸钠滴眼液 滴眼 每日4次

或 吡嘧司特钾滴眼液 滴眼 每日2次

或 奥洛他定滴眼液 滴眼 每日2次

（2）0.1%双氯芬酸钠滴眼液 滴眼 每日4～6次

（3）氟米龙滴眼液 滴眼 每日4～6次；2日后改为每日2次；2日后改为每日1次，再连用3日，然后停药

或 氯替泼诺滴眼液 滴眼 每日4～6次；2日后改为每日2次；2日后改为每日1次，再连用3日，然后停药

或 0.1%地塞米松滴眼液 滴眼 每日4～6次；2日后改为每日2次；2日后改为每日1次，再连用3日，然后停药

或 妥布霉素地塞米松滴眼液 滴眼 每日4～6次；2日后改为每日2次；2日后改为每日1次，再连用3日，然后停药

（4）氯苯那敏（扑尔敏） 4mg 口服 每日2次

或 异丙嗪（非那根） 25mg 口服 每日2次

或 阿司咪唑（息斯敏） 3mg 口服 每日3次

或 地氯雷他定片 5mg 口服 每日1次

（5）吲哚美辛（消炎痛） 25mg 口服 每日3次 饭后服药

警示：①长期使用激素滴眼液可引起皮质类固醇性青光眼、白内障。②抗组胺药有嗜睡、乏力等不良反应，故驾驶车、船和高空作业者在服药期间应避免。③妊娠及哺乳期妇女、儿童慎用吡

嘧司特钾滴眼液、双氯芬酸钠滴眼液。④"阿司匹林"哮喘者、消化道溃疡、孕妇等患者禁用吲哚美辛。

【注意事项】

1. 结膜炎类型多,治疗前先明确诊断,然后根据其类型制订相应治疗方案。

2. 对于过敏性结膜炎,尽量少用混悬液性质的滴眼液,含有防腐剂的滴眼液也尽量不用。

3. 有很多眼药本身也会引起过敏,使用中应注意观察,一旦过敏,立即停药。

二、沙眼

沙眼是由沙眼衣原体引起的一种慢性传染性结膜炎。因在睑结膜面形成粗糙不平的外观,呈沙粒样,故称为沙眼。沙眼的病原菌是沙眼衣原体。沙眼为双眼发病,通过直接接触或污染物间接传播。可引起睑内翻倒睫、上睑下垂、睑球粘连、角膜浑浊、实质性结膜干燥症、慢性泪囊炎等并发症,是致盲的主要疾病之一。

【诊断要点】 本病急性期症状主要为异物感、流泪、畏光,有黏液性分泌物;慢性期仅为眼痒、异物感、干燥和灼烧感。严重者可出现眼睑红肿、结膜充血、弥漫性角膜上皮炎及耳前淋巴结肿大。典型的沙眼有睑结膜充血、乳头、滤泡、角膜血管翳、角膜缘滤泡及后遗症(Herbert 小凹)、睑结膜瘢痕等特征。

【治疗要点】 原则上以局部用药为主。重症沙眼除滴眼药外,还可辅以手术治疗。

【处方】

处方 1

(1)0.1%利福平滴眼液　　　　滴眼　每日 4～6 次

或 0.1%酞丁安滴眼液　　　　滴眼　每日 4～6 次

或 15%磺胺醋酰钠滴眼液　　滴眼　每日 4～6 次

(2)0.5％新霉素滴眼液　滴眼　每日 4～6 次

或 0.5％氯霉素滴眼液　滴眼　每日 4～6 次

(3)0.5％红霉素眼膏　涂眼　临睡前 1 次

或 0.5％四环素眼膏　涂眼　临睡前 1 次

或 0.5％金霉素眼膏　涂眼　临睡前 1 次

警示:①本方案疗程最少 10～12 周。也可用间接疗法:用药 3～5 日,停药 2～3 周。一般需要治疗 4～6 个月。②酞丁安、磺胺醋酰钠滴眼液对眼有刺激性,但是不影响疗效。

处方 2

(1)0.1％利福平滴眼液　　滴眼　每日 6～8 次

或 0.1％酞丁安滴眼液　　滴眼　每日 6～8 次

或 15％磺胺醋酰钠滴眼液 滴眼　每日 6～8 次

(2)0.3％氧氟沙星滴眼液　滴眼　每日 6～8 次

或 0.5％洛美沙星滴眼液　滴眼　每日 4～6 次

(3)0.5％红霉素眼膏　涂眼　临睡前 1 次

或 0.5％四环素眼膏　涂眼　临睡前 1 次

或 0.5％金霉素眼膏　涂眼　临睡前 1 次

或 多西环素(强力霉素)　0.1g　口服　每日 2 次　连用 3 周

或 复方磺胺甲噁唑(复方新诺明)　2 片　口服　每日 2 次 连服 7 日为 1 疗程,停药 1 周继续用药,一般需 3～4 疗程。

警示:①8 岁以下儿童和孕妇忌用四环素,可用红霉素。②复方新诺明有过敏及胃肠道反应。肝肾功能不良者、高空作业者、驾驶员、孕妇慎用。过敏者禁用。

【注意事项】

1. 沙眼治疗要彻底,一般需连续治疗 3 个月以上。症状消失不表示痊愈。

2. 睑结膜乳头、滤泡增生严重者,可手术治疗。

3. 注意个人卫生,特别是用手、用眼卫生,养成良好的卫生习惯。

三、翼状胬肉

翼状胬肉是在睑裂部出现肥厚的球结膜及结膜下组织向角膜呈三角形侵入,因其形状似昆虫的翅膀,故得名为翼状胬肉,单眼或双眼发病。

【诊断要点】

1. 临床表现

(1)初期在角膜缘处发生灰色混浊,球结膜充血、肥厚,以后发展成三角形的血管性组织,分头、颈、体三部分。其尖端为头部,角膜缘处为颈部,球结膜部为体部。

(2)有长期接触外界刺激史。

2. 鉴别诊断　假性翼状胬肉有化学烧伤或其他外伤史,可发生在眼球任何部位,且不发展,无炎症表现,颈部可通过探针。

【治疗要点】

1. 原则　避免外来刺激,积极治疗眼部慢性炎症。

2. 局部　用药见处方。

胬肉为进行性,肥厚、充血,侵入瞳孔区影响视力可手术治疗。手术方式有单纯胬肉切除或者结膜下转移术,胬肉切除联合球结膜瓣转移术或者羊膜移植术,联合角膜缘干细胞移植、自体结膜移植、局部使用丝裂霉素可减少复发。

【处方】

(1)0.1%利福平滴眼液　　　　滴眼　　每日 4 次

或 0.3%硫酸锌滴眼液　　　　滴眼　　每日 4 次

或 15%磺胺醋酰钠滴眼液　　滴眼　　每日 4 次

或 0.3%氧氟沙星滴眼液　　　滴眼　　每日 4 次

或 0.5%洛美沙星滴眼液　　　滴眼　　每日 4 次

或 0.3%妥布霉素滴眼液　　　滴眼　　每日 4 次

或 0.5%左氧氟沙星滴眼液　　滴眼　　每日 4 次

或　0.3%加替沙星滴眼液　　　滴眼　每日 4 次

(2)0.3%氧氟沙星眼膏　　　　　　涂眼　临睡前 1 次

或　0.5%红霉素眼膏　　　　　　涂眼　临睡前 1 次

或　0.3%加替沙星眼用凝胶　　　涂眼　临睡前 1 次

或　0.3%盐酸左氧氟沙星眼用凝胶　涂眼　临睡前 1 次

在充血明显时可用

氟米龙滴眼液　　　　滴眼　每日 3 次

或　氯替泼诺滴眼液　　滴眼　每日 3 次

四、结膜肿瘤

(一)结膜色素痣

结膜色素痣是由色素细胞聚集于结膜任何一部位所形成的棕黑色斑,称结膜色素痣,为黑色素细胞增生性病变。为先天性的良性瘤,来源于神经外胚层。

【诊断要点】

临床表现:在结膜任一部位发现有深褐色或黑色的色素聚集,扁平或稍高起,形状不规则而境界清楚的斑块,无血管通过。

【治疗要点】　一般不需治疗,如手术则必须彻底,用手术刀切除或二氧化碳激光治疗,以免复发和恶变。如疑有恶变倾向时,应尽早行大范围手术。

(二)结膜血管瘤

结膜血管瘤是先天性血管发育畸形。可发生于结膜的任何部位,任何年龄。多为先天性,少数为婴幼儿时期逐渐形成。分海绵状和毛细血管性两种。

【诊断要点】　毛细血管瘤常见,局部呈暗红色或鲜红色斑块或扁平隆起,有时表面粗糙,呈草莓状,境界清楚,范围可大可小。

海绵状者少见,呈青紫色局限隆起,质松,有波动性和可缩性,俯首或咳嗽时肿瘤变大,入眶者可见眼球突出。

【治疗要点】　早期发现,早期治疗。

毛细血管瘤可用 X 线、^{32}P 或 ^{90}Sr 照射。面积小者可行电凝、冷凝或激光治疗(表浅者),使其萎缩。而海绵状血管瘤可手术切除,也可局部注射硬化剂使其萎缩。治疗不易彻底,故很容易复发。

(三)结膜囊肿

结膜囊肿是指发生在结膜任何部位且具有囊性感的肿物。

其病因如下。

(1)先天性:位于角膜缘部,常伴小眼球,囊肿较大。

(2)外伤性:多为上皮植入黏膜下,发生增生,中央变性呈空腔,腔中有透明液体,附近有炎症现象。

(3)寄生虫性:少见。

(4)上皮性。

【诊断要点】

1. 有慢性炎症。

2. 有外伤或手术史。

3. 结膜局部有囊性肿物。

4. 病检结果支持。

【治疗要点】

1. 手术切除

2. 药物腐蚀　如注入 5% 碘酊或 3% 三氯醋酸液,随后用针吸出,然后用生理盐水冲洗干净。

(四)浆细胞瘤

浆细胞瘤是由于长期慢性炎症刺激,大量浆细胞聚集而成。

【诊断要点】

临床表现

(1)发生在上、下睑结膜及穹隆部结膜。

(2)病变呈蜡黄色隆起,无血管,形状为不规则的肿块,侵及睑板,组织脆弱,碰则出血,易破碎。

(3)有严重沙眼史。

【治疗要点】 手术切除,范围大者行黏膜移植或羊膜修补,可试行深度 X 线照射。

(五)皮样脂肪瘤

皮样脂肪瘤是一种以脂肪组织为主要内容的良性肿瘤。

【诊断要点】

1. 在外眦部或上、下直肌间结膜下可见灰黄或粉红色扁平隆起肿块,表面似皮肤。如表面有毛发生长,患者可有眼刺激症状。

2. 用刀片切开后为脂肪组织,与眶脂肪相连。

【治疗要点】 肿块可行手术切除。肿瘤若侵犯角膜时,可做浅板层切除术;若侵及穹隆部及外眦,瘤组织可能深入眶内或波及眼外肌,手术时要注意勿伤泪腺和眼外肌。

【处方】 必要时手术治疗,无特殊用药。

第4章

角 膜 病

一、浅层点状角膜病变

浅层点状角膜病变是一系列累及角膜上皮、上皮基膜、前弹力层膜及其邻近的角膜浅层基质的点状病变,可分 3 种类型,即点状上皮角膜炎、点状上皮糜烂和点状上皮下浸润。病因复杂多样,有细菌性、病毒性、细菌毒素、机械和化学损伤等。

【诊断要点】

临床表现:

(1)点状上皮角膜炎在裂隙灯显微镜直照下呈灰白色点状混浊,用荧光素和虎红染色阳性。

(2)点状上皮下浸润在裂隙灯显微镜下于前弹力层下方的最浅基质层有略带灰白或灰黄色点状浸润,愈合后留薄翳。

(3)点状上皮糜烂为上皮单个或多个点状缺损。缺损区透明,其周围角膜上皮水肿。缺损修复后可见上皮有指纹状或旋涡状混浊。

【治疗要点】

1. 治疗原发病。

2. 人工泪液联合应用润滑眼药膏。

3. 重度表层点状角膜炎可用人工泪液＋抗生素眼膏＋睫状肌麻痹剂,角膜接触镜佩戴者停止佩戴角膜接触镜。

4. 一般禁用热敷,以免局部充血增强变态反应。

【处方】

处方 1　适用于轻度表层点状角膜炎

泪然滴眼液　　　　　　　滴眼　每日 4～6 次

或 倍然滴眼液　　　　　　滴眼　每日 4～6 次

或 贝复舒滴眼液　　　　　滴眼　每日 4～6 次

或 玻璃酸钠滴眼液　　　　滴眼　每日 4 次

或 卡波姆滴眼液　　　　　滴眼　每日 4 次

或 七叶洋地黄双苷滴眼液　滴眼　每日 4 次

可联合应用

维生素 A 棕榈酸眼用凝胶　滴眼　每日 3～4 次

处方 2　适用于重度表层点状角膜炎

(1)泪然滴眼液　　　　　　滴眼　每日 4～6 次

或 倍然滴眼液　　　　　　滴眼　每日 4～6 次

或 贝复舒滴眼液　　　　　滴眼　每日 4～6 次

或 玻璃酸钠滴眼液　　　　滴眼　每日 4 次

或 卡波姆滴眼液　　　　　滴眼　每日 4 次

或 七叶洋地黄双苷滴眼液　滴眼　每日 4 次

可联合应用

维生素 A 棕榈酸眼用凝胶　滴眼　每日 3～4 次

(2)0.5%红霉素眼膏　　　　涂眼　每日 3～4 次

或 0.3%氧氟沙星眼膏　　　涂眼　每日 3～4 次

或 0.3%加替沙星眼用凝胶　涂眼　每日 3～4 次

或 0.3%左氧氟沙星眼用凝胶　涂眼　每日 3～4 次

(3)2%乙酰环戊苯(环戊通)　滴眼　每日 3～4 次

二、复发性角膜糜烂

复发性角膜上皮糜烂是指角膜上皮反复发生糜烂、剥脱,导致角膜上皮缺损的一种疾病。根据前弹力层有无损害可分两型:Ⅰ型仅有角膜上皮和基底膜的损害;Ⅱ型损伤累及前弹力层或基质浅层。是发生在角膜上皮受损（角膜破皮）后，其再生之上皮与基底膜及包氏层的粘连不够紧密，导致在闭眼休息后一旦张开眼睛，使愈合不全的角膜受损处松动脱落。本病的病因有眼外伤，如指甲、纸张、树枝、化学伤、热灼伤、角膜移植术后等；前弹力层及角膜基质损伤，如角膜溃疡愈合后、营养障碍性角膜炎；细菌性感染：在各种细菌性结膜炎或睑缘炎时，常合并角膜的上皮糜烂和点状表层炎及角膜边缘部上皮下浸润，这些病变在角膜上有时呈散在性，有时在全角膜上弥漫性分布，特别是角膜周边部较多。

【诊断要点】

临床表现：眼睛有撕裂样剧痛，伴有明显异物感、刺痛感、发红、畏光、流泪、睁不开眼，眼睑肿胀，发病可在晚上睡觉时，多在早晨起床时出现。一再反复出现，同时也让细菌有可乘之机，而造成角膜的感染、溃烂。检查可见角膜上皮缺损区几乎均在角膜中央偏下方，荧光素染色阳性。部分患者可出现上皮缺损持续性不愈，随瞬目运动来回覆盖眼表的"上皮被膜"。

【治疗要点】

1. 急性期应用睫状肌麻痹剂、抗生素眼膏。如病变范围较大可佩戴软性角膜接触镜或者加压包扎，疼痛明显时可服用止痛药。禁止患者自行使用表面麻醉药。

2. 人工泪液：角膜上皮完全修复后，人工泪液至少连续应用3个月。

3. 上皮刮除术。

4. 佩戴软性角膜接触镜数个月。

5. 前角膜基质穿刺术。

6. 使用钻石刀刮除前弹力层。

7. 准分子激光治疗性角膜切削术（PTK）：准分子激光切削浅基质层，治疗角膜营养不良造成的复发性糜烂的成功率达 90%。

【处方】

(1)泪然滴眼液　　　　　　　滴眼　每日4～8次

或 倍然滴眼液　　　　　　　滴眼　每日4～8次

或 贝复舒滴眼液　　　　　　滴眼　每日4～8次

或 玻璃酸钠滴眼液　　　　　滴眼　每日4～8次

或 卡波姆滴眼液　　　　　　滴眼　每日4～8次

或 七叶洋地黄双苷滴眼液　　滴眼　每日4～8次

可联合应用

维生素A　棕榈酸眼用凝胶　滴眼　每日3～4次

(2)0.5％红霉素眼膏　　　　涂眼　每日3～4次

或 0.3％氧氟沙星眼膏　　　涂眼　每日3～4次

或 0.3％加替沙星眼用凝胶　涂眼　每日3～4次

或 0.3％左氧氟沙星眼用凝胶 涂眼　每日3～4次

(3)2％乙酰环戊苯(环戊通)　滴眼　每日3～4次

(4)对乙酰氨基酚　0.5g口服　每日3～4次(儿童用量减半,或根据千克体重计算)

三、眼干燥症

眼干燥症是指任何原因造成的泪液质或量异常或动力学异常,导致泪膜稳定性下降,并伴有眼部不适和(或)眼表组织病变特征的多种疾病的总称。又称角结膜干燥症。常见症状包括眼干涩、容易疲倦、眼痒、有异物感、痛灼热感、分泌物黏稠、怕风、畏光、对外界刺激很敏感;有时眼睛太干,基本泪液不足,反而刺激反射性泪液分泌,而造成常常流泪;较严重者眼睛会红肿、充血、角质化、角膜上皮破皮而有丝状物黏附,这种损伤日久则可造成角结膜病变,并会影响视力。

眼干燥症分类:①水液缺乏型眼干燥症:水液性泪液生成不足和(或)质的异常而引起,如干燥综合征和许多全身性因素引起的眼干燥症;②蒸发过强型眼干燥症:由于脂质层质或量的异常而引起,如睑板腺功能障碍、睑缘炎、视频终端综合征、眼睑缺损或异常引起蒸发增加等;③黏蛋白缺乏型眼干燥症:为眼表上皮细胞受损而引起,如药物毒性、化学性、热烧伤对眼表的损害及角膜缘功能障碍等;④泪液动力学异常型眼干燥症:由泪液的动力学异常引起,如瞬目异常、泪液排出延缓、结膜松弛等;⑤混合型眼干燥症:是临床上最常见的眼干燥类型,为以上两种或两种以上原因引起的眼干燥症。

【诊断要点】 眼干燥症的诊断应包括以下内容:①眼干燥症的病因和分类诊断;②眼干燥症的严重程度。

1. 眼干燥症的诊断标准 眼干燥症的诊断目前尚无国际公认的统一标准,结合其他国家及我国学者提出的标准,角膜病学组提出我国的眼干燥症诊断标准(2013):①有干燥感、异物感、烧灼感、疲劳感、不适感、视力波动感等主观症状之一和 BUT≤5 秒或 Schirmer I 试验(无表面麻醉)≤5mm/5min 可诊断眼干燥症;②有干燥感、异物感、烧灼感、疲劳感、不适感、视力波动感等主观症状之一和 5 秒<BUT≤10 秒或 5mm/5min<Schirmer I 试验结果(无表面麻醉)≤10mm/5min,同时有角结膜荧光素染色阳性可诊断眼干燥症。

2. 眼干燥症严重程度诊断标准 ①轻度:轻度主观症状,无角结膜荧光染色;②中度:中重度主观症状,有角结膜荧光素染色,但经过治疗后体征可消失;③重度:中重度主观症状,角结膜荧光素染色明显,治疗后体征不能完全消失。

【治疗要点】

1. 不同类型眼干燥症的治疗方案

(1)水液缺乏型眼干燥症:补充人工泪液;泪道栓塞或湿房镜;局部非甾体激素或糖皮质激素或免疫抑制药;刺激泪液分泌药物;自体血清的应用;相关全身疾病的治疗;手术治疗(包括睑缘缝合术、颌下腺及唇腺移植术等)。

(2)蒸发过强型眼干燥症:眼睑物理治疗;湿房镜;局部抗生

素和(或)糖皮质激素眼液及眼膏;局部人工泪液及治疗脂溢性皮炎的药物;口服多西环素或四环素。

(3)黏蛋白缺乏型眼干燥症:不含防腐剂或防腐剂毒性较少的人工泪液;泪道栓塞;促进黏蛋白分泌及杯状细胞生长的药物;局部非甾体激素或糖皮质激素或免疫抑制药;手术治疗。

(4)泪液动力学异常型眼干燥症:不含防腐剂或防腐剂毒性较少的人工泪液;局部非甾体激素或糖皮质激素或免疫抑制药;治疗性角膜接触镜;手术治疗。

(5)混合型眼干燥症:补充人工泪液;泪道栓塞或湿房镜;局部非甾体激素或糖皮质激素或免疫抑制药;刺激泪液分泌药物;自体血清的应用;相关全身疾病的治疗;手术治疗。

2. 不同严重程度眼干燥症的治疗方案

(1)轻度眼干燥症:教育及环境、饮食改善;减少或停止有不良作用的全身或局部药物;眼睑物理治疗;人工泪液。

(2)中度眼干燥症:在轻度眼干燥症的基础上增加:湿房镜;局部抗炎治疗;泪道栓塞。

(3)重度眼干燥症:在中度眼干燥症的基础上增加:全身性抗炎药;口服刺激泪液分泌药物;自家血清;治疗性隐形眼镜;手术(永久性泪小点封闭、睑缘缝合术、眼睑手术、颌下腺移植手术等)。

【处方】

处方 1 适用于水液缺乏型眼干燥症和混合型眼干燥症

(1)补充人工泪液

　　泪然滴眼液(0.3%羟丙甲纤维素及 0.1%右旋糖酐)

　　滴眼　每日 4~6 次

　或 怡然滴眼液(含 0.5%羟丙甲纤维素)

　　滴眼　每日 4~6 次

　或 潇莱威滴眼液(含 1.0%羧甲基纤维素钠,无防腐剂)

　　滴眼　每日 4~6 次

或 瑞新滴眼液（含 0.5％羧甲基纤维素钠,无防腐剂）

滴眼　每日 4～6 次

或 利奎芬滴眼液（含 1.4％聚乙烯醇）　滴眼　每日 4～6 次

或 唯地息滴眼液（含 2mg/g 聚丙烯酸）　滴眼　每日 4～6 次

或 诺沛（含 3.5mg/g 聚丙烯酸及 10mg/g 维生素 A 棕榈酸酯）

滴眼　每日 4～6 次

或 润舒滴眼液（含 2mg/ml 玻璃酸钠及氯霉素）

滴眼　每日 4～6 次

或 润尔乐（含 30mg/ml 硫酸软骨素和 2mg/ml 玻璃酸钠）

滴眼　每日 4～6 次

或 润宁（含 2mg/ml 玻璃酸钠和 50mg/ml 氨基乙磺酸）

滴眼　每日 4～6 次

或 润洁滴眼液（含透明质酸钠和维生素 B_6）

滴眼　每日 4～6 次

或 贝复舒滴眼液（重组人成纤维生长因子）

滴眼　每日 4～6 次

或 易贝滴眼液（重组人表皮生长因子）　滴眼　每日 4～6 次

或 爱丽（含 0.1％或 0.3％玻璃酸钠）　滴眼　每日 4～6 次

或 卡波姆滴眼液　滴眼　每日 4～6 次

或 维生素 A 棕榈酸眼用凝胶　滴眼　每日 4～6 次

(2)非甾体激素或糖皮质激素或免疫抑制药

氟米龙滴眼液　　　　　　　滴眼　每日 3～4 次

或 氯替泼诺滴眼液　　　　　滴眼　每日 3～4 次

或 双氯芬酸钠滴眼液　　　　滴眼　每日 3～4 次

或 普拉洛芬滴眼液　　　　　滴眼　每日 3～4 次

或 0.05％环孢素滴眼液　　　滴眼　每日 2 次

(3)刺激泪液分泌药物

必嗽平　16mg　口服　每日 3 次(连续服用 2～3 个月)

或 盐酸匹罗卡品　9mg　口服　每日 3 次(连续至少 1 个月)

或 新斯的明　15mg　口服　每日 3 次

(这些药物可以促进部分患者泪液的分泌,但是疗效尚不肯定。)

一般(2)(3)适用于中重度干眼患者。

处方 2　适用于蒸发过强型眼干燥症

(1)0.3%妥布霉素滴眼液　　　　滴眼　每日 3～4 次

或 0.3%洛美沙星滴眼　　　　　滴眼　每日 3～4 次

或 0.3%氧氟沙星滴眼液　　　　滴眼　每日 3～4 次

或 0.5%左氧氟沙星滴眼液　　　滴眼　每日 3～4 次

或 0.3%加替沙星滴眼液　　　　滴眼　每日 3～4 次

和(或)氟米龙滴眼液　　　　　　滴眼　每日 3～4 次

和(或)氯替泼诺滴眼液　　　　　滴眼　每日 3～4 次

和(或)妥布霉素地塞米松滴眼液　滴眼　每日 3～4 次

(2)0.3%氧氟沙星眼膏　　　　　涂眼　临睡前 1 次

或 0.5%红霉素眼膏　　　　　　涂眼　临睡前 1 次

或 0.3%加替沙星眼用凝胶　　　涂眼　临睡前 1 次

或 0.3%盐酸左氧氟沙星眼用凝胶　涂眼　临睡前 1 次

和(或)妥布霉素地塞米松眼膏　　涂眼　临睡前 1 次

(3)补充人工泪液

　　泪然滴眼液(0.3%羟丙甲纤维素及 0.1%右旋糖酐)

　　滴眼　每日 4～6 次

或 怡然滴眼液(含 0.5%羟丙甲纤维素)

　　滴眼　每日 4～6 次

或 潇莱威滴眼液(含 1.0%羧甲基纤维素钠,无防腐剂)

　　滴眼　每日 4～6 次

或 瑞新滴眼液（含 0.5％羧甲基纤维素钠，无防腐剂）

滴眼　每日 4～6 次

或 利奎芬滴眼液（含 1.4％聚乙烯醇）　滴眼　每日 4～6 次

或 唯地息滴眼液（含 2mg/g 聚丙烯酸）　滴眼　每日 4～6 次

或 诺沛（含 3.5mg/g 聚丙烯酸及 10mg/g 维生素 A 棕榈酸酯）滴眼　每日 4～6 次

或 润舒滴眼液（含 2mg/ml 玻璃酸钠及氯霉素）

滴眼　每日 4～6 次

或 润尔乐（含 30mg/ml 硫酸软骨素和 2mg/ml 玻璃酸钠）

滴眼　每日 4～6 次

或 润宁（含 2mg/ml 玻璃酸钠和 50mg/ml 氨基乙磺酸）

滴眼　每日 4～6 次

或 润洁滴眼液（含透明质酸钠和维生素 B_6）

滴眼　每日 4～6 次

或 贝复舒滴眼液（重组人成纤维生长因子）

滴眼　每日 4～6 次

或 易贝滴眼液（重组人表皮生长因子）　滴眼　每日 4～6 次

或 爱丽（含 0.1％或 0.3％玻璃酸钠）　滴眼　每日 4～6 次

或 卡波姆滴眼液　滴眼　每日 4～6 次

或 维生素 A 棕榈酸眼用凝胶　滴眼　每日 4～6 次

（4）罗红霉素　0.25g　口服　每日 4 次

或 头孢拉定　0.5g　口服　每日 3 次

处方 3　适用于黏蛋白缺乏型眼干燥症和泪液动力学异常型眼干燥症

（1）补充人工泪液

泪然滴眼液（0.3％羟丙甲纤维素及 0.1％右旋糖酐）

滴眼　每日 4～6 次

或 怡然滴眼液（含 0.5％羟丙甲纤维素）

滴眼 每日4~6次

或 潇莱威滴眼液(含1.0%羧甲基纤维素钠,无防腐剂)

滴眼 每日4~6次

或 瑞新滴眼液(含0.5%羧甲基纤维素钠,无防腐剂)

滴眼 每日4~6次

或 利奎芬滴眼液(含1.4%聚乙烯醇) 滴眼 每日4~6次

或 唯地息滴眼液(含2mg/g聚丙烯酸) 滴眼 每日4~6次

或 诺沛(含3.5mg/g聚丙烯酸及10mg/g维生素A棕榈酸酯)

滴眼 每日4~6次

或 润舒滴眼液(含2mg/ml玻璃酸钠及氯霉素)

滴眼 每日4~6次

或 润尔乐(含30mg/ml硫酸软骨素和2mg/ml玻璃酸钠)

滴眼 每日4~6次

或 润宁(含2mg/ml玻璃酸钠和50mg/ml氨基乙磺酸)

滴眼 每日4~6次

或 润洁滴眼液(含透明质酸钠和维生素B_6)

滴眼 每日4~6次

或 贝复舒滴眼液(重组人成纤维生长因子)

滴眼 每日4~6次

或 易贝滴眼液(重组人表皮生长因子) 滴眼 每日4~6次

或 爱丽(含0.1%或0.3%玻璃酸钠) 滴眼 每日4~6次

或 卡波姆滴眼液 滴眼 每日4~6次

或 维生素A棕榈酸眼用凝胶 滴眼 每日4~6次

(2)非甾体激素或糖皮质激素或免疫抑制药

氟米龙滴眼液 滴眼 每日3~4次

或 氯替泼诺滴眼液 滴眼 每日3~4次

或 双氯芬酸钠滴眼液 滴眼 每日3～4次

或 普拉洛芬滴眼液 滴眼 每日3～4次

或 0.05％环孢素滴眼液 滴眼 每日2次

【注意事项】

1. 对于各种类型眼干燥症要尽量寻找并消除各种诱因,如停止佩戴角膜接触镜、减少电脑使用时间等。

2. 眼干燥症是慢性病,有的患者需要长期使用眼药,需向患者解释清楚。

3. 目前人工泪液种类多,需根据患者具体情况选择合适的人工泪液。如轻度眼干燥症可选用黏度较低的人工泪液,而中重度眼干燥症则需选用黏度较大的人工泪液。如长期使用人工泪液,建议选用无防腐剂的品种。

4. 如患者全身存在自身免疫性疾病,建议联合风湿免疫科、皮肤科等相关科室治疗。

5. 睑板腺功能障碍的治疗除了药物治疗,眼睑的热敷、按摩和清洁也很重要。对于脂溢性皮炎、酒渣鼻要联合皮肤科治疗。

6. 避免同时使用多种药物,一般来说人工泪液的使用每天最多不超过6次,否则可能破坏自身的泪膜。除了某些严重的眼干燥症,一般不主张使用眼膏。

四、丝状角膜病变

角膜上皮部分剥脱、呈卷丝状,一端附着在角膜表面,另一端呈游离的状态,称为丝状角膜病变。

【诊断要点】 结膜充血、泪膜变薄,可有点状缺损,有中度至重度眼痛、红眼、异物感及怕光等表现。

1. 有长期蒙眼病史,或患有角膜干燥症、绝对期青光眼等。

2. 轻者仅有眼部异物感,重者角膜刺激症状明显。

3. 角膜表面上皮呈卷丝状,可细如针尖,或粗如芝麻,一端附着于上皮,另端游离,多见于上方角膜缘附近。

【治疗要点】

1. 治疗原发病。

2. 除去丝状物。

3. 润滑角膜。

4. 如症状严重或者治疗失败，则可考虑软性角膜接触镜治疗，严重眼干燥症患者禁用。一般需佩戴该接触镜数周至数个月。

【处方】

泪然滴眼液	滴眼	每日 4～8 次
或 倍然滴眼液	滴眼	每日 4～8 次
或 贝复舒滴眼液	滴眼	每日 4～8 次
或 玻璃酸钠滴眼液	滴眼	每日 4～8 次
或 卡波姆滴眼液	滴眼	每日 4～8 次
或 七叶洋地黄双苷滴眼液	滴眼	每日 4～8 次

可联合应用

维生素 A 棕榈酸眼用凝胶　滴眼　每日 3～4 次

五、暴露性角膜炎

暴露性角膜炎是由于角膜失去眼睑保护而暴露在空气中，引起干燥、上皮脱落而发生感染的角膜炎症。

【诊断要点】

1. 有下述病因的相应表现。眼球突出如内分泌性突眼，眼眶炎症、外伤或肿瘤等所致；眼睑缺损，瘢痕性睑外翻；面神经麻痹，眼轮匝肌麻痹；上睑下垂矫正术后上睑滞留和睑闭合不全；深昏迷、深麻醉等状态亦可发生此症。

2. 角膜病变常始于暴露的部位，由浅向深部发生，上皮干燥脱落，基质浸润混浊，可形成溃疡。如继发感染，病情急剧恶化，可引起前房积脓。

【治疗要点】

1. 以治疗病因为主,如眼睑缺损修补术、睑植皮术等。若睑裂闭合不全,可酌情行睑裂缝合术,减轻或解除其闭合不全,或佩戴软性接触镜保护角膜上皮。

2. 频滴人工泪液及抗生素眼药水,晚上用抗生素眼膏包盖。

3. 若有继发感染,则按感染性角膜溃疡处理。

【处方】

(1)泪然滴眼液	滴眼	每日 4～8 次
或 倍然滴眼液	滴眼	每日 4～8 次
或 贝复舒滴眼液	滴眼	每日 4～8 次
或 玻璃酸钠滴眼液	滴眼	每日 4～8 次
或 卡波姆滴眼液	滴眼	每日 4～8 次
或 七叶洋地黄双苷滴眼液	滴眼	每日 4～8 次

可联合应用

维生素 A 棕榈酸眼用凝胶	滴眼	每日 3～4 次
(2)0.5%红霉素眼膏	涂眼	每晚 1 次
或 0.3%氧氟沙星眼膏	涂眼	每晚 1 次
或 0.3%加替沙星眼用凝胶	涂眼	每晚 1 次
或 0.3%左氧氟沙星眼用凝胶	涂眼	每晚 1 次
(3)0.3%妥布霉素滴眼液	滴眼	每日 3～4 次
或 0.3%洛美沙星滴眼	滴眼	每日 3～4 次
或 0.3%氧氟沙星滴眼液	滴眼	每日 3～4 次
或 0.5%左氧氟沙星滴眼液	滴眼	每日 3～4 次
或 0.3%加替沙星滴眼液	滴眼	每日 3～4 次

六、神经营养性角膜病变

神经营养性角膜病变是由于角膜感觉神经(三叉神经)损伤,导致角膜知觉减退,引起角膜病变。可有角膜上皮脱落、上皮水肿、角膜溃疡等表现。

【诊断要点】 患者眼红、异物感、眼睑肿胀。角膜知觉丧失、荧光素染色显示上皮缺损。早期角膜缘充血进展为角膜上皮点状缺损。晚期角膜溃疡合并虹膜炎,溃疡呈灰色边界隆起,多位于角膜下半部,呈水平椭圆形。

【治疗要点】

1. 轻中度角膜上皮点状缺损用人工泪液治疗,小片状角膜上皮缺损用抗生素眼膏,并通常需要长期应用人工泪液。

2. 角膜溃疡

(1)感染性溃疡:治疗见"细菌性角膜炎"章节。

(2)无菌性溃疡:使用抗生素眼膏、睫状肌麻痹药并加压包扎,24 小时后复诊。每日换药至痊愈。也可不包扎,抗生素眼膏,每 2 小时 1 次。睑裂缝合术、佩戴软性角膜接触镜、结膜瓣覆盖或者羊膜移植。

【处方】

处方 1 适用于轻中度角膜上皮点状缺损

泪然滴眼液	滴眼	每 2～4 小时 1 次
或 倍然滴眼液	滴眼	每 2～4 小时 1 次
或 贝复舒滴眼液	滴眼	每 2～4 小时 1 次
或 玻璃酸钠滴眼液	滴眼	每 2～4 小时 1 次
或 卡波姆滴眼液	滴眼	每 2～4 小时 1 次
或 七叶洋地黄双苷滴眼液	滴眼	每 2～4 小时 1 次

可联合应用

维生素 A 棕榈酸眼用凝胶 滴眼 每日 4 次,连用 3～5 日或直至痊愈

处方 2 适用于轻中度角膜上皮片状缺损

(1)泪然滴眼液	滴眼	每 2～4 小时 1 次
或 倍然滴眼液	滴眼	每 2～4 小时 1 次
或 贝复舒滴眼液	滴眼	每 2～4 小时 1 次
或 玻璃酸钠滴眼液	滴眼	每 2～4 小时 1 次

或 卡波姆滴眼液　　　　　　滴眼　每2～4小时1次

或 七叶洋地黄双苷滴眼液　　滴眼　每2～4小时1次

可联合应用

维生素 A 棕榈酸眼用凝胶　滴眼　每日4次,连用3～5日或直至痊愈

(2)0.5%红霉素眼膏　　　　　　涂眼　每日3～4次

或 0.3%氧氟沙星眼膏　　　　涂眼　每日3～4次

或 0.3%加替沙星眼用凝胶　　涂眼　每日3～4次

或 0.3%左氧氟沙星眼用凝胶　涂眼　每日3～4次

处方3　适用于角膜溃疡

(1)感染性溃疡治疗见"细菌性角膜炎"章节。

(2)非感染性溃疡

0.5%红霉素眼膏　　　　　　涂眼每2小时1次

或 0.3%氧氟沙星眼膏　　　　涂眼每2小时1次

或 0.3%加替沙星眼用凝胶　　涂眼每2小时1次

或 0.3%左氧氟沙星眼用凝胶　涂眼每2小时1次

或 0.5%红霉素眼膏+阿托品眼膏涂眼并加压包扎,24小时复诊,每日换药至痊愈

或 0.3%氧氟沙星眼膏+阿托品眼膏涂眼并加压包扎,24小时复诊,每日换药至痊愈

0.3%加替沙星眼用凝胶+阿托品眼膏涂眼并加压包扎,24小时复诊,每日换药至痊愈

0.3%左氧氟沙星眼用凝胶+阿托品眼膏涂眼并加压包扎,24小时复诊,每日换药至痊愈

七、热损伤/紫外线性角膜病变

患眼中重度眼痛、异物感、眼红、流泪、畏光、视物模糊,有焊接或者使用紫外线灯史。受照射后6～12小时发病。

【诊断要点】 多双眼受累、睑裂区点状角膜上皮缺损互相融

合、荧光素着色。结膜充血,轻中度眼睑水肿、角膜轻度或无水肿、瞳孔缩小、光反射迟钝。

【治疗要点】

1. 睫状肌麻痹药滴眼。

2. 抗生素眼膏。

3. 重者加压包扎 24 小时,必要时口服止痛药物。

【处方】

(1)1%～2%乙酰环戊苯	滴眼	每日 3 次
或　复方托吡卡胺滴眼液	滴眼	每日 3 次
(2)0.5%红霉素眼膏	涂眼	每日 3 次
或 0.3%氧氟沙星眼膏	涂眼	每日 3 次
或 0.3%加替沙星眼用凝胶	涂眼	每日 3 次
或 0.3%左氧氟沙星眼用凝胶	涂眼	每日 3 次
(3)对乙酰氨基酚　0.5g　口服		每 4～6 小时一次

八、角膜带状变性

角膜带状变性是一种由于营养失调累及前弹力层的表浅角膜钙化变性。继发于各种眼部慢性炎症,如慢性葡萄膜炎、角膜实质炎、眼球萎缩等,或有钙、磷代谢紊乱的全身疾病。

【诊断要点】　角膜混浊起始于角膜内外缘的睑裂部位,混浊的周边侧边缘清楚,与角膜缘之间有一约 1mm 宽透明的正常角膜组织相间隔。混浊由两侧逐渐向中央扩展,最后连成两端宽、中间窄的带状混浊。对视力有明显影响。

【治疗要点】　轻症给予人工泪液、眼膏。混浊严重者可行板层角膜移植术。可在表面麻醉下刮去角膜上皮,用依地酸二钠(浓度为 0.5%～2%)清洗角膜,利用其发生螯合作用而去除钙质。

【处方】　适用于轻度带状角膜变性

泪然滴眼液　　　　　　　　　滴眼　每日 4～6 次

或 倍然滴眼液	滴眼	每日 4～6 次
或 玻璃酸钠滴眼液	滴眼	每日 4～6 次
或 卡波姆滴眼液	滴眼	每日 4～6 次
或 七叶洋地黄双苷滴眼液	滴眼	每日 4～6 次
或 维生素 A 棕榈酸眼用凝胶	滴眼	每日 4～6 次

九、细菌性角膜炎

细菌性角膜炎是由细菌引起的严重的急性化脓性角膜炎症。常见的致病菌包括肺炎双球菌、金黄色葡萄球菌、表皮葡萄球菌、铜绿假单胞菌、大肠埃希菌、链球菌等。起病常先有角膜外伤或角膜异物剔除手术史;慢性泪囊炎患者未及时治疗也易发生此病。

【诊断要点】

1. 急性发病,有外伤史或慢性泪囊炎病史。

2. 有眼痛等刺激症状。

3. 睫状充血或混合充血。

4. 角膜局灶性混浊、溃疡,角膜穿孔,荧光素着色。

5. 实验室检查可找到致病细菌。

【治疗要点】

1. 治疗原则　结合临床特征与刮片检查结果,及早采用有效抗生素治疗,尽可能使溃疡早日愈合。

2. 治疗方法　①急性期用高浓度的抗生素眼药水频滴眼。②结膜下注射抗生素。③5%碘酊液灼烧角膜溃疡基底及边缘。④有慢性泪囊炎者应及时治疗。⑤重者为预防虹膜睫状体炎并发症,应散瞳,全身加用抗生素。⑥其他:口服维生素等。

【处方】　用于急性期细菌性角膜炎

(1)0.3%妥布霉素滴眼液	滴眼每 15～30 分钟滴 1 次
或 0.3%洛美沙星滴眼	滴眼每 15～30 分钟滴 1 次
或 0.3%氧氟沙星滴眼液	滴眼每 15～30 分钟滴 1 次

或 0.5％左氧氟沙星滴眼液　滴眼每 15～30 分钟滴 1 次

或 0.3％加替沙星滴眼液　　滴眼每 15～30 分钟滴 1 次

极严重病例,可在开始 30 分钟之内,每 5 分钟滴药 1 次,然后 24～36 小时维持 30 分钟 1 次的频率。一般 24 小时后可以减量每小时 1 次。

（2）

①革兰阳性球菌

头孢唑林	100mg/0.5ml	结膜下注射	每日 1 次
万古霉素	25mg/0.5ml	结膜下注射	每日 1 次
克林霉素	40mg/0.5ml	结膜下注射	每日 1 次
青霉素	500 000U/0.5ml	结膜下注射	每日 1 次

②革兰阴性球菌

头孢他啶	100mg/0.5ml	结膜下注射	每日 1 次
头孢曲松	100mg/0.5ml	结膜下注射	每日 1 次

③革兰阴性杆菌

妥布霉素	20mg/ml	结膜下注射	每日 1 次
头孢他啶	100mg/0.5ml	结膜下注射	每日 1 次
庆大霉素	100mg/0.5ml	结膜下注射	每日 1 次
多黏菌素 B	20mg/ml	结膜下注射	每日 1 次

④分枝杆菌

阿米卡星	20mg/0.5ml	结膜下注射	每日 1 次

⑤多种微生物

头孢唑林＋妥布霉素(浓度见上)	结膜下注射	每日 1 次
头孢唑林＋喹诺酮类(浓度见上)	结膜下注射	每日 1 次

（3）0.5％红霉素眼膏　　　　涂眼　每晚 1 次

或 0.3％氧氟沙星眼膏　　　涂眼　每晚 1 次

或 0.3％加替沙星眼用凝胶　涂眼　每晚 1 次

或 0.3％左氧氟沙星眼用凝胶　涂眼　每晚 1 次

（4）1％～2％乙酰环戊苯　滴眼　每日 3 次

或 复方托吡卡胺滴眼液 滴眼 每日3次

如前房积脓可用

1%阿托品眼用凝胶 涂眼 每日3次

(5)存在以下情况者:巩膜化脓、溃疡穿孔、有眼内或全身播散可能的严重角膜炎、继发于角膜或巩膜穿通伤,或无法给予理想的局部用药者可给予全身抗生素。

①革兰阳性球菌

0.9%氯化钠注射液 250ml

头孢唑林 1g 静脉滴注 每6小时1次

或 0.9%氯化钠注射液 250ml

克林霉素 3g 静脉滴注 每日1次

或 0.9%氯化钠注射液 250ml

青霉素 200万~400万U 静脉滴注 每4小时1次

②革兰阴性球菌

0.9%氯化钠注射液 250ml

头孢他啶 1g 静脉滴注 每8小时1次

或 0.9%氯化钠注射液 250ml

头孢曲松 1~2g 静脉滴注 每日1次

③革兰阴性杆菌

0.9%氯化钠注射液 250ml

头孢他啶 1g 静脉滴注 每8小时1次

④分枝杆菌

0.9%氯化钠注射液 250ml

阿米卡星 5mg/kg 静脉滴注 每日1次

【注意事项】 初诊时先选广谱抗生素,后根据患者细菌培养+药敏试验结果可对抗生素进行调整。

十、真菌性角膜炎

真菌性角膜炎是由真菌侵犯角膜发生的严重的角膜溃疡,发病前眼部常有植物外伤史。眼局部糖皮质激素和(或)滥用广谱抗生素也可诱发。夏、秋季节发病率高,常见于农民和老年体弱者及佩戴接触镜感染者。真菌性角膜炎常见的致病菌为镰刀菌、曲霉素、念珠菌、青霉菌及酵母菌等。

【诊断要点】

1. 农作物眼外伤史,发病慢,病程长,久治不愈。

2. 与溃疡相比,眼部刺激症状相对较轻。

3. 角膜病灶表面稍隆、干燥,可见卫星灶、免疫环。

4. 前房积脓黏稠,不成水平液平面。

5. 涂片和培养可找到真菌。

6. 角膜共聚焦显微镜在角膜基质层中发现真菌菌丝。

【治疗要点】　及时、有效的抗真菌治疗,溃疡愈合后应该用药半个月以上,以防复发。一般局部禁用糖皮质激素。

治疗方法:

1. 用药见处方

2. 其他疗法　①1%～2%碘化钾溶液滴眼,每日 3～4 次。②必要时 2.5%～5%碘酊灼烧溃疡面。用 1%丁卡因溶液点眼 1 次后,用毛笔样棉签蘸碘酊涂溃疡面,再点 1 次丁卡因,立即用生理盐水冲洗,涂咪康唑眼膏,包盖。注意蘸碘酊不宜过多,以免烧伤健康角膜。③1%阿托品眼药水散瞳。

3. 手术疗法　真菌感染得到有效控制后可以试行羊膜移植;抗真菌治疗病情不能控制,角膜穿孔者可行板层角膜移植或治疗性穿透性角膜移植术。

【处方】

(1)0.15%两性霉素 B 滴眼液　滴眼　每 30～60 分钟滴 1 次

或 5%那他霉素滴眼液　滴眼　每 30～60 分钟滴 1 次

或 2%氟康唑滴眼液　滴眼　每 30～60 分钟滴 1 次

或 1%氟胞嘧啶滴眼液　滴眼　每 30～60 分钟滴 1 次

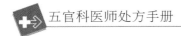

如感染明显控制时可以减少使用次数。

（2）咪康唑　10mg　结膜下注射　每日或隔日1次

或 0.2%氟康唑溶液　0.4ml　结膜下注射　每日或隔日1次

或 两性霉素B　0.1mg　结膜下注射　每日或隔日1次

（3）严重病例加用全身抗真菌药

　　咪康唑　400～600mg　静脉滴注　每日1次

或 0.2%氟康唑溶液　100mg　静脉滴注　每日1次

或 伏立康唑　100mg　静脉滴注　每日1次

【注意事项】

丝状菌属首选5%那他霉素,酵母菌属则可选0.15%两性霉素B、2%氟康唑、5%那他霉素或1%氟胞嘧啶。抗真菌药联用有协同作用,可减少药物用量,降低毒副作用,目前较为肯定的联用方案有氟胞嘧啶＋两性霉素B或氟康唑、利福平＋两性霉素B等。抗真菌药起效慢,药物治疗应至少持续6周。

十一、棘阿米巴性角膜炎

棘阿米巴性角膜炎是由棘阿米巴原虫感染引起的一种慢性、进行性、溃疡性角膜炎。棘阿米巴原虫是一种在土壤、淡水、海水、空气、谷物和家畜中自由生活的阿米巴,通过污染的角膜接触镜、土壤和水源感染角膜而发生,病程约数个月。

【诊断要点】

1. 临床表现

（1）发病初期有异物感、畏光、流泪、视力下降、眼痛剧烈等症状。

（2）角膜浸润,上皮混浊,假树枝状或局部点状荧光素着色。

（3）角膜基质浸润及沿角膜神经的放射状浸润,形成放射状角膜神经炎。角膜感觉明显减退。

（4）基质形成炎症浸润环,环周有白色卫星灶,中央基质混浊,颇似盘状角膜炎,常有前房积脓。

2. 实验室检查

(1)Gram 染色和 Giemsa 染色组织涂片可见棘阿米巴。

(2)培养采用琼脂大肠埃希菌干板,可使污染的接触镜和组织标本内的棘阿米巴生长。

(3)做角膜刮片,必要时做角膜活检,用间接荧光素标记抗体染色做诊断。

【治疗要点】

1. 药物治疗

2. 手术治疗　早期可行上皮清创。如病灶局限、药物治疗失败,可行穿透性角膜移植术。

【处方】

处方 1　适用于急性期强化治疗

0.02%氯己定　滴眼　每 1 小时 1 次(昼夜,连续 48～72 小时)

或 0.02%聚六甲基双胍(PHMB)　滴眼　每 1 小时 1 次(昼夜,连续 48～72 小时)

联合 0.1%羟乙磺酸丙氧苯脒　滴眼　每 1 小时 1 次(昼夜,连续 48～72 小时)

同时可加用 0.5%新霉素滴眼液　滴眼　每 1 小时 1 次(昼夜,连续 48～72 小时)

第 4～7 天,白天每 2 小时、夜间每 4 小时用药 1 次

处方 2　适用于维持期治疗

0.02%氯己定　　　　　　　　滴眼每 4 小时 1 次

或 0.02%聚六甲基双胍(PHMB)　滴眼每 4 小时 1 次

联合 0.1%羟乙磺酸丙氧苯脒　　　滴眼每 4 小时 1 次

同时可加用 0.5%新霉素滴眼液　　滴眼每 4 小时 1 次

警示:如果出现药物毒性反应,可停用 0.1%羟乙磺酸丙氧苯脒,继续用氯己定或 0.02%聚六甲基双胍(PHMB)和新霉素治疗,3 周后结合临床情况逐渐减少用药次数。

处方 3　适用于 2 个月后的治疗

0.02%氯己定	滴眼	每日 2～4 次
或 0.02%聚六甲基双胍(PHMB)	滴眼	每日 2～4 次
或 0.1%羟乙磺酸丙氧苯脒	滴眼	每日 2～4 次

疗程应该超过 6 个月。

如果上述治疗效果不佳,可加用

1%克霉唑	滴眼		每 1～2 小时 1 次
或 咪康唑	滴眼		每 1～2 小时 1 次
或 酮康唑	滴眼		每 1～2 小时 1 次
联合酮康唑	200～600mg	口服	每日 1 次
或 伊曲康唑	200mg	口服	每日 2 次

处方 4　适用于角膜溃疡进入修复阶段的治疗

重组人表皮生长因子滴眼液	滴眼	每日 2～4 次
或 小牛血去蛋白眼用凝胶	滴眼	每日 2～4 次
联合玻璃酸钠滴眼液	滴眼	每日 2～4 次

【注意事项】

治疗过程中应该注意阿米巴混合细菌、病毒或真菌感染的情况,如果临床怀疑混合感染,应该及早根据微生物检查结果,同时进行抗菌或抗病毒治疗。

十二、单纯疱疹性角膜炎

单纯疱疹性角膜炎是因单纯疱疹病毒感染使角膜形成不同形状和不同深度的混浊或溃疡的角膜炎症,是一种常见的致盲性眼病。其特征是反复发作,近些年发病率有上升的趋势。病原体为单纯疱疹病毒(HSV),原发感染多发于儿童期,原发感染后病毒终身潜伏于体内,在热病、创伤或机体免疫功能低下时再发,成人血清抗体阳性在 90%以上。

【诊断要点】

1. 临床表现

（1）有热病史等复发诱因，自觉症状同其他型角膜炎。

（2）角膜病变呈树枝状、地图状溃疡及盘状深层混浊等不同形状；也可以表现为角膜内皮炎。

（3）病程长，反复发作。

（4）多为单眼发病，也可双眼发病。

（5）角膜知觉减退。

2．实验室检查

（1）HSV 单克隆抗体诊断药盒对角膜上皮刮片做病原学诊断，有较好的敏感性和特异性，可迅速出结果。

（2）荧光素标记抗体染色技术在被感染细胞内可找到特异的颗粒荧光染色，可区分 HSV-Ⅰ 或Ⅱ型病毒。

（3）细胞学检查刮片 HE 染色，可见多核巨细胞、核内包涵体。

（4）电镜检查可查找到病毒颗粒。

（5）人外周血 T 细胞亚群测定 OKT_3、OKT_4、OKT_8、$T_4 < T_8$比值。单纯疱疹活动期表现为 T_4 下降，T_8 升高，$T_4/T_8 < 1$，说明机体处于免疫抑制和免疫调节紊乱状态。

（6）血清学检查：血清中和抗体效价测定，对原发感染有意义。

（7）病毒分离准确可靠，但需要一定设备条件和时间。

【治疗要点】

1．上皮型和溃疡型病变，需用抗病毒药物，禁用激素。因免疫反应引起的盘状角膜炎可谨慎用激素，同时用抗病毒药物。

2．清创疗法：①用湿棉棒擦去角膜病变区及其周围溶解组织。②用棉签蘸碘酒涂布溃疡区，用生理盐水冲洗。③用 1.5mm 冷冻头，温度为 $-80 \sim -60$℃，冷冻角膜溃疡面，每点 3 秒，反复 2～4 次。

3．手术疗法：病情严重、溃疡或瘢痕大，视力在 0.1 以下者可行穿透性角膜移植术。

【处方】

(1)0.1%阿昔洛韦(无环鸟苷)滴眼液　　滴眼　每日6次

或　3%阿昔洛韦(无环鸟苷)眼膏　　　涂眼　每日5次

或　阿昔洛韦片　200mg　　　　口服　每日5次

或　阿昔洛韦注射液　50mg/kg　静脉滴注　每日1次

或　0.1%碘苷(疱疹净)滴眼液　　滴眼　每1～2小时1次

或　0.5%碘苷(疱疹净)眼膏　　　滴眼　每日5次

或　0.05%环胞苷滴眼液　　　　滴眼　每1～2小时1次

或　0.1%环胞苷眼膏　　　　　　滴眼　每日2次

或　1%环胞苷溶液　0.3ml　　结膜下注射　每日1次

或　2%利巴韦林(病毒唑)滴眼液　滴眼　每日3～4次

或　3%阿糖腺苷眼膏　　　　　　滴眼　每日3～4次

或　1%～5%氟脲苷溶液　　　　滴眼　每日4～6次

或　1%氟脲苷眼膏　　　　　　　滴眼　每日1次

或　0.5%利巴韦林(病毒唑)溶液　滴眼　每日4～6次

或　0.1%～0.2%更昔洛韦溶液　滴眼　每小时1次

或　0.5%～1%更昔洛韦眼膏　　涂眼　每日2～5次

(2)8万～16万U/ml人血白细胞干扰素溶液　　滴眼　　每日4～5次

或　人血白细胞干扰素溶液　5万～40万U　结膜下注射　每日1次

(3)左旋咪唑　50mg　口服　每日2次(每周连服3日)

(4)盘状角膜炎患者可以在联合抗病毒药物的前提下使用,并应递减,不可骤停

氟米龙滴眼液　　　　　　　　滴眼　每日4～6次

或　氯替泼诺滴眼液　　　　　　滴眼　每日4～6次

如中重度盘状角膜炎加用

复方托吡卡胺滴眼液　　　　　滴眼　每日4次

或　1%阿托品眼用凝胶　　　　滴眼　每日3次

十三、角膜基质炎

角膜基质炎是位于角膜深层而不形成表面溃疡的非化脓性炎症。先天性梅毒为最常见的原因，结核、单纯疱疹病毒等也可引起本病，是一种局部抗原-抗体反应。

【诊断要点】

1. 眼部疼痛、流泪、畏光等刺激症状显著，视力下降，严重者仅有光感。一般双眼发病。

2. 角膜基质深层有细胞浸润及水肿，后弹力层皱褶，外观呈磨玻璃状。

3. 新生血管在角膜板层间呈暗红色毛刷状，严重者波及全角膜。

4. 房水混浊及角膜后沉着物。

5. 结核引起的基质炎，基质浸润常为扇形，周边性，单侧性，且更为表浅。

【治疗要点】

1. 局部可用皮质类固醇点眼及球结膜下注射。

2. 1%阿托品溶液点眼，每日 1 次。

3. 病因治疗，如抗梅毒、抗结核和抗病毒治疗等。

4. 浓厚的角膜瘢痕，可行穿透性角膜移植术。

【处方】

(1)氟米龙滴眼液　　　　　　　　滴眼　每日 6 次

　或 氯替泼诺滴眼液　　　　　　滴眼　每日 6 次

　或 醋酸泼尼松龙滴眼液　　　　滴眼　每日 6 次

　或 0.1%地塞米松眼药水 1 滴　　滴眼　每日 6 次

　或 地塞米松磷酸钠注射液　2mg　结膜下注射　每日 1 次

(2)1%阿托品眼用凝胶　　　　　　滴眼　每日 3 次

【注意事项】　激素类滴眼液应根据病情恢复逐渐减量，治疗过程中应注意监测眼压。

十四、葡萄球菌超敏性眼病

患眼急性畏光、轻度疼痛、眼红、慢性眼睑结痂和痒感,急性症状反复发作。

【诊断要点】

1. 双眼发病。角膜周边多发的基质浸润。在浸润灶和角膜缘之间有透明角膜,荧光素轻度着色或不着色。

2. 前房一般正常,结膜部分充血,对侧眼睑缘炎,下方表层点状角膜炎。

3. 近角膜缘处楔形隆起的无菌性浸润,周边角膜瘢痕,新生血管。

【治疗要点】

1. 轻度 热敷,清洁眼睑,应用抗生素。

2. 中度或重度 在上述治疗的基础上,局部加用甾体激素眼药水或抗生素/甾体激素复方制剂,如清洁眼睑后病情仍复发,可全身应用抗生素。

【处方】

处方 1 适用于轻度葡萄球菌超敏性眼病

红霉素眼膏	涂眼	每晚 1 次
或 杆菌肽眼膏	涂眼	每晚 1 次

处方 2 适用于中重度葡萄球菌超敏性眼病

(1)红霉素眼膏	涂眼	每晚 1 次
或 杆菌肽眼膏	涂眼	每晚 1 次
(2)氟米龙滴眼液	滴眼	每日 4 次
或 氯替泼诺滴眼液	滴眼	每日 4 次
或 醋酸泼尼松龙滴眼液	滴眼	每日 4 次
或 0.1%地塞米松眼药水 1 滴	滴眼	每日 4 次
或 妥布霉素地塞米松滴眼液	滴眼	每日 4 次

症状缓解缓慢减量。

（3）如清洁眼睑后病情复发，可全身用药

多西环素 100mg 口服 每日2次应用2周；以后每日1次，应用1个月；以后50～100mg，每日1次；病情控制后仍继续应用数个月。

【注意事项】 小于8岁儿童、孕妇和哺乳期妇女禁用多西环素，可用红霉素代替，但是效果较差。局部使用甾体激素者定期监测眼压。

十五、泡性角结膜炎

"泡性角结膜炎"应为"疱性角结膜炎"，是由微生物蛋白质引起的迟发型变态反应性疾病，是疱疹性眼炎的一种表现类型，临床上根据疱疹出现的部位不同，称谓各异，即疱疹在结膜者称疱性结膜炎，疱疹发生于角膜缘者称为疱性角结膜炎，疱疹位于角膜者称为疱性角膜炎或束状角膜炎。这些不同部位的疱疹，其病因、病理和治疗基本上是相同的，故有时也统称为疱性眼炎。疱性角结膜炎主要发生在儿童，女性多于男性，多发生于春夏季节。特点为结膜、角膜缘上皮下反复出现结节样细胞浸润，病变中央坏脱落后形成溃疡，结节周围呈现局限性充血。本病可自愈，但极易复发。尤其双眼患者，病变交替反复，可达数个月至数年之久。一般预后良好，病变位于角膜中央部时，可造成不同程度的视力损害。

【治疗要点】 用于有症状的患者：

1. 局部应用甾体激素。

2. 出现角膜溃疡局部应用抗生素。

3. 睑缘炎清洁眼睑。

4. 人工泪液。

5. 抗生素眼膏。

6. 重症睑缘炎患者口服抗生素。

【处方】

（1）氟米龙滴眼液　　　　　　　　滴眼　　每日 4 次

或　氯替泼诺滴眼液　　　　　　　滴眼　　每日 4 次

或　醋酸泼尼松龙滴眼液　　　　　滴眼　　每日 4 次

或　0.1％地塞米松眼药水 1 滴　　滴眼　　每日 4 次

或　妥布霉素地塞米松滴眼液　　　滴眼　　每日 4 次

症状缓解后缓慢减量。

（2）出现角膜溃疡时局部给予

　　0.3％妥布霉素滴眼液　　　　滴眼　　每日 3～4 次

或　0.3％洛美沙星滴眼液　　　　滴眼　　每日 3～4 次

或　0.3％氧氟沙星滴眼液　　　　滴眼　　每日 3～4 次

或　0.5％左氧氟沙星滴眼液　　　滴眼　　每日 3～4 次

或　0.3％加替沙星滴眼液　　　　滴眼　　每日 3～4 次

（3）0.3％氧氟沙星眼膏　　　　　涂眼　　临睡前 1 次

或　0.5％红霉素眼膏　　　　　　涂眼　　临睡前 1 次

或　0.3％加替沙星眼用凝胶　　　涂眼　　临睡前 1 次

或　0.3％盐酸左氧氟沙星眼用凝胶　涂眼　临睡前 1 次

（4）重症睑缘炎患者可全身用药

　　红霉素　　　　　　250mg　　口服　　每日 2 次

【注意事项】　甾体激素眼药症状缓解后逐渐减量,抗生素眼膏、保持眼睑清洁及口服抗生素均应维持 6 个月。

十六、角膜接触镜性眼病

由于矫正屈光不正或治疗某些角膜病的需要,戴角膜接触镜的人数增多。如使用不当,个人卫生不良,佩戴时间过长,或产品质量不合标准,能引起结膜和角膜的各种并发症,常见的有:

1. 巨乳头状结膜炎　戴镜后 3 周可发生。患者自觉眼部瘙痒,黏液分泌物多,结膜充血,上睑结膜面上出现大乳头。

2. 角膜上皮水肿　由于长时间的佩戴,引起角膜上皮缺氧。表现为角膜中央部灰白浑浊,称为 Satter 幕。

3. 角膜新生血管 佩戴接触镜后,在角膜表层或深层均可出现新生血管,这是由于局部缺氧、机械性刺激和角膜代谢紊乱所致。新生血管如长入角膜中心,则影响视力。

4. 角膜溃疡 镜片压迫角膜过紧,可发生无菌性角膜周边部小溃疡。如有细菌和真菌感染,则引起化脓性角膜溃疡。

5. 虹膜睫状体炎和前房积脓 长期佩戴软镜可引起非感染性的点状角膜浸润、溃疡、前葡萄膜炎和前房积脓。

【治疗要点】

1. 巨乳头状结膜炎 用抗过敏眼药或甾体激素类眼药或停止戴镜,症状可消退。

2. 角膜上皮水肿 停止戴镜或选用含水量高和通氧率高的软镜,可改善症状。

3. 角膜新生血管 治疗措施为:缩短戴镜时间;戴薄的或含水量高的接触镜;中断戴镜;甾体激素眼药。

4. 角膜溃疡 一旦发生角膜溃疡应立即按角膜溃疡治疗。

5. 虹膜睫状体炎和前房积脓 治疗方法为中止戴镜,用睫状肌麻痹药及局部应用甾体激素眼药。

【处方】

(1)巨乳头状结膜炎

氟米龙滴眼液	滴眼	每日 4 次
或 氯替泼诺滴眼液	滴眼	每日 4 次
或 醋酸泼尼松龙滴眼液	滴眼	每日 4 次
或 0.1%地塞米松眼药水	滴眼	每日 4 次
或 色甘酸钠滴眼液	滴眼	每日 3 次
或 奥洛他定滴眼液	滴眼	每日 2 次
或 吡嘧司特钾滴眼液	滴眼	每日 2 次
或 依美斯汀滴眼液	滴眼	每日 3 次

(2)角膜新生血管

氟米龙滴眼液	滴眼	每日 4 次

或 氯替泼诺滴眼液	滴眼	每日 4 次
或 醋酸泼尼松龙滴眼液	滴眼	每日 4 次
或 0.1%地塞米松眼药水	滴眼	每日 4 次

(3)虹膜睫状体炎和前房积脓

氟米龙滴眼液	滴眼	每日 4 次
或 氯替泼诺滴眼液	滴眼	每日 4 次
或 醋酸泼尼松龙滴眼液	滴眼	每日 4 次
或 0.1%地塞米松眼药水	滴眼	每日 4 次
联合 1%阿托品眼用凝胶	滴眼	每日 3 次

(4)角膜溃疡见下文。

十七、角膜溃疡

角膜是眼球最前面的一层透明薄膜,经常暴露在空气中,接触病菌机会多。常因异物等外伤,角膜异物剔除后损伤及沙眼及其并发症、内翻倒睫刺伤角膜,细菌、病毒或真菌乘机而入,引起感染而发生角膜溃疡。此外,如结核引起的变态反应、维生素 A 缺乏、面瘫及眼睑瘢痕致眼睑闭合不良均可引起角膜溃疡。

【诊断要点】

1. *细菌性角膜溃疡* 较多见,是严重的化脓性角膜溃疡。常见匐行性角膜溃疡和铜绿假单胞菌性角膜溃疡。前者的特征是起病较急,有明显的眼部刺激症状,角膜出现灰黄色或黄白色浸润或溃疡,前房早期即有虹膜炎症反应。发展于严重阶段,表现为黄白色化脓性溃疡,常向一侧扩展,前房常有积脓,溃疡底部基质可有脓疡形成。铜绿假单胞菌性角膜溃疡为一种剧烈的化脓性角膜炎。在角膜外伤或剔除角膜异物时,铜绿假单胞菌附着在异物上或污染的眼药水内而感染。随着角膜接触镜的推广,镜片或镜片消毒液被病菌污染而感染者也较多见。其特点为潜伏期短、起病快、疼痛剧烈且视力急剧下降,伴有大量黄绿色黏性分泌物。角膜病变为灰黄色浸润,略隆起,其周围水肿,很快形成圆形、环形角膜溃疡，伴有前房积脓，2～3 天即可扩展至全角膜并穿孔。最后形成眼内炎或角膜葡萄肿（即部分或全角膜膨隆）而致失明。

2. 病毒性角膜溃疡　常见者如单纯疱疹感染所致。发病前常有上呼吸道感染等热病史。由于皮质类固醇的广泛应用，病毒感染有上升的趋势。发病初期角膜上皮出现点状小疱，呈线状排列，以后小疱破裂且逐渐连接成树枝状，末端为结节状小疱者为树枝状角膜炎。荧光素染色显示中央为绿色树枝状，其旁伴有淡绿色带，病变区角膜感觉减退或消失，经治疗可痊愈，留有云翳。本病易复发或经久不愈而形成地图状溃疡（地图状角膜炎），常合并虹膜睫状体炎，但不伴前房积脓，若出现前房积脓则预示可能有继发感染。溃疡愈合后可遗留伴有新生血管的斑翳或白斑。

3. 真菌性角膜溃疡　系真菌直接侵入角膜所致，多见于农忙高温季节。常见致病菌为镰刀菌、曲霉菌、白念珠菌等。其起病缓慢，自觉症状较临床表现为轻。病变特点为溃疡色灰白，表面显干燥，轻微隆起，其周围可形成伪足或小五星灶，常伴前房积脓。病程缓慢，最后常穿孔。本病确诊需依靠角膜刮片发现真菌菌丝。

【治疗要点】　消除诱因，及时处理和治疗眼部疾病；针对致病微生物控制感染；散瞳；热敷；皮质类固醇的应用；包扎；支持疗法可应用多种维生素。手术治疗，包括角膜移植术和结膜瓣遮盖术等。

【处方】

处方 1　适用于匍行性角膜溃疡

(1)0.3％妥布霉素滴眼液	滴眼	每 5～10 分钟 1 次
或 0.3％洛美沙星滴眼液	滴眼	每 5～10 分钟 1 次
或 0.3％氧氟沙星滴眼液	滴眼	每 5～10 分钟 1 次
或 0.5％左氧氟沙星滴眼液	滴眼	每 5～10 分钟 1 次

或 0.3%加替沙星滴眼液　　　　滴眼　每5～10分钟1次

（给药方法在最初接受治疗的4小时内，每5～10分钟给药1次，每次2～3滴。以后改为每半小时一次。溃疡控制后继续减少用药次数）。

（2）凡溃疡已经穿孔或行将穿孔时需绷带镜加压包扎并结膜囊内用药。

0.3%氧氟沙星眼膏	涂眼	每日1次
或 0.5%红霉素眼膏	涂眼	每日1次
或 0.3%加替沙星眼用凝胶	涂眼	每日1次
或 0.3%盐酸左氧氟沙星眼用凝胶	涂眼	每日1次
联合1%阿托品眼膏	涂眼	每日1次

（3）本病有虹膜炎反应时

1%阿托品眼膏　　　　　　　　涂眼　每日3次

处方2　适用于铜绿假单胞菌性角膜溃疡

（1）5万U/ml多黏菌素B　　　滴眼　每15～30分钟1次

或 5万U/ml黏菌素　　　　　滴眼　每15～30分钟1次

或 0.4%庆大霉素　　　　　　滴眼　每15～30分钟1次

或 5%磺胺米隆液　　　　　　滴眼　每15～30分钟1次

以上为急性期用药，如炎症控制可减量。

（2）多黏菌素B　5万～10万U　结膜下注射　每日1次

或 庆大霉素　2万～4万U　　结膜下注射　每日1次

（3）多黏菌素B　12.5mg/kg　肌内注射　每日1次

或 黏菌素　12.5mg/kg　　　肌注　　　每日1次

（4）0.3%洛美沙星滴眼液　　滴眼　　　每日4次

或 0.3%氧氟沙星滴眼液　　滴眼　　　每日4次

或 0.5%左氧氟沙星滴眼液　滴眼　　　每日4次

或 0.3%加替沙星滴眼液　　滴眼　　　每日4次

（5）1%阿托品眼膏　　　　　涂眼　　　每日3次

（6）0.25%醋酸液　冲洗结膜囊　每日2～3次

【注意事项】　一旦怀疑为铜绿假单胞菌感染,不必等待细菌培养结果,应分秒必争按本病治疗,开始治疗越早,角膜组织破坏越少,视力恢复的希望就越大。严格实行床边隔离,以免交叉感染。对患者使用的药物和敷料必须与其他患者分开,医务人员在每次治疗前后,也必须彻底洗手或戴手套。

另外病毒性角膜溃疡用药处方详见本章"十二、单纯疱疹性角膜炎",真菌性角膜溃疡处方详见本章"十、真菌性角膜炎"。

十八、角膜小凹

【诊断要点】

(1)通常无症状,部分患者有刺激感、异物感、角膜变薄,多位于角膜缘处,病灶呈椭圆形。

(2)常伴有毗邻的结膜或角膜局灶性凸起病灶处荧光素积存,但只有轻度着色。

(3)无浸润,无前房反应和积血。

(4)可见于眼部术后、戴角膜接触镜后等。

【治疗要点】　润滑眼膏或抗生素眼膏,加压包扎 24 小时去除加压包扎后,给予润滑眼膏。持续使用眼膏直至凸起消失。

【处方】

0.3%氧氟沙星眼膏	涂眼	加压包扎 24 小时
或 0.5%红霉素眼膏	涂眼	加压包扎 24 小时
或 0.3%加替沙星眼用凝胶	涂眼	加压包扎 24 小时
或 0.3%盐酸左氧氟沙星眼用凝胶	涂眼	加压包扎 24 小时
或 维生素 A 棕榈酸眼用凝胶	涂眼	加压包扎 24 小时

24 小时后改为

维生素 A 棕榈酸眼用凝胶	涂眼	每日 3~4 次
或 玻璃酸钠滴眼液	滴眼	每日 4~8 次
联合维生素 A 棕榈酸眼用凝胶	涂眼	每晚 1 次

十九、圆锥角膜

圆锥角膜是一种先天性角膜发育异常,表现为角膜中央进行性变薄、向前呈圆锥状突出的角膜病变。多在青春期发病,发展缓慢,多为双侧性,可先后发生、程度不一,女性多见。确切原因不明。可为常染色体隐性遗传,也可能与发育、代谢障碍、变态反应等有关。

【诊断要点】

1. 视力下降,早期为高度不易矫正的散光所致。

2. 角膜顶端变薄呈锥形隆起。

3. 角膜中央部水肿、混浊、瘢痕形成。

4. 极早期圆锥角膜可通过角膜地形图检测发现。

【治疗要点】 轻度圆锥角膜可佩戴硬性角膜接触镜,也可行表层角膜镜片术。重度者、角膜混浊严重者,可行穿透性角膜移植术。

【处方】 主要手术治疗,无明显有效药物。

二十、角膜营养不良

为一系列与家族遗传有关的原发性进行性角膜病变的总称。该病多数为常染色体显性遗传;原发于角膜,很少伴随其他眼部病变或全身病变;起病大多在 20 岁以前;多侵犯角膜中央,双眼对称;病程缓慢,病变区多无新生血管生长;开始只侵犯角膜的某一层;晚期可波及邻近层次,甚至影响全层角膜。

【诊断要点】

1. 临床表现

(1)角膜上皮基底膜营养不良:30 岁后发病,反复发作性上皮糜烂。中央上皮层可见许多灰色斑块,油滴状微小囊肿及指纹状混浊。

(2)颗粒状营养不良:角膜上皮粗糙,中央前基质层内出现边界清晰的灰白色混浊块,晚期混浊块之间出现弥漫性混浊,严重影响视力。

（3）Fuchs 角膜内皮营养不良：中老年以后发病,女性多见。角膜内皮变性和丧失进而失代偿,发生上皮大疱变性。

2. 诊断标准

（1）家族遗传史。

（2）依据临床表现。

（3）双眼对称发病,无新生血管侵入。

【治疗要点】

1. 早期对症治疗。

2. 晚期严重影响视力者行角膜移植手术。

【处方】

维生素 A 棕榈酸眼用凝胶	涂眼	每日 3～4 次
或 玻璃酸钠滴眼液	滴眼	每日 3～4 次
或 卡波姆滴眼液	滴眼	每日 3～4 次

二十一、无晶状体眼/人工晶状体眼大泡性角膜病变

大泡性角膜病变是指角膜上皮或上皮下形成水疱的状态,是由角膜内皮细胞的异常或破坏引起。临床表现为角膜上皮水疱形成,出现疼痛、畏光、流泪等严重刺激症状。病因如下:①有晶状体大泡性角膜病变,如青光眼绝对期、色素膜炎晚期、Fuchs 角膜营养不良、穿透角膜移植术后并发虹膜前粘连等。②无晶状体大泡性角膜病变、白内障术后玻璃体接触角膜、术中机械性损伤、化学性损伤(生理盐水、平衡盐溶液)等。③接触性大泡性角膜病变早期因素主要是手术本身造成的角膜内皮损伤,术后继发青光眼,人工晶状体对内皮细胞直接的机械损伤。后期因素主要是接触虹膜引起的慢性轻度虹膜炎及随年龄增长造成的角膜内皮损伤。

【诊断要点】

1. 有眼外伤、眼内手术、晚期青光眼或色素膜炎,或 Fuchs 角膜营养不良病史。

2. 明显刺激症状及角膜上皮水疱形成。

3. 角膜内皮计数明显减少。

【治疗要点】

1. 局部高渗药物滴患眼,减轻角膜水肿。角膜保护剂和润滑剂滴患眼。

2. 亲水角膜接触镜,减轻症状。

3. 手术治疗:穿透角膜移植、角膜层间烧烙术、角膜内皮移植术。

【处方】

50%葡萄糖溶液	滴眼	每 1 小时 1 次
联合维生素 A 棕榈酸眼用凝胶	滴眼	每日 3～4 次
或 玻璃酸钠滴眼液	滴眼	每日 3～4 次
或 卡波姆滴眼液	滴眼	每日 3～4 次
或 小牛血去蛋白提取物眼用凝胶	滴眼	每日 3～4 次

二十二、角膜植片排斥反应

角膜移植的病变中角膜新生血管形成甚为常见,与血管无关的角膜缘朗格汉斯细胞也在排斥反应中起重要作用,因此角膜移植排斥反应是导致移植片混浊,成为移植失败的重要原因。不同情况的植床条件及 HLA 配型的差异,使角膜移植排斥反应率有很大差别,无血管化病变角膜术后排斥反应率低于 10%,严重血管化病变角膜排斥反应率可达 20%～50%。角膜移植排斥反应属于Ⅳ型变态反应,一般发生在手术 2 周以后,易发生于术后 4～18 个月,轻、中度角膜移植排斥反应发现后立即用免疫抑制药治疗,角膜植片多能恢复透明,拖延治疗或严重的排斥反应则多以移植片混浊告终。

【诊断要点】

1. 角膜移植手术操作成功,移植片透明至少 2～3 周后,无其他原因可究。

2. 患眼刺激症状突然加重,眼痛、畏光、异物感和视力下降。

3. 睫状充血、角膜后沉着物,前房闪辉阳性。

4. 反应限于移植片,常始于靠近新生血管处。

5. 角膜移植片各层次排斥反应可先后或同时发生。

6. 常伴眼压升高。

【治疗要点】

1. 抗排斥反应治疗。

2. 预防感染。

3. 营养、对症支持治疗。

【处方】

(1)1%泼尼松龙滴眼液　　　　　　滴眼　每 1 小时 1 次

　　联合 1%地塞米松眼膏　　　　　涂眼　每晚 1 次

(如仅有上皮下浸润、角膜后沉着物,或上皮排斥时,原激素用量加倍)

(2)0.25%东莨菪碱滴眼液　　　　　滴眼　每日 3 次

(3)治疗对单纯局部激素治疗无效或复发性排斥反应

地塞米松磷酸钠注射液　　2～3mg　结膜下注射　每日 1 次

联合泼尼松　　40mg　口服　每日晨起餐后顿服

(4)对于多发性排斥反应或严重的排斥反应

0.9%氯化钠注射液　　　　250ml

甲泼尼龙　　　　　　　　500mg　静脉滴注　每日 1 次

【注意事项】　应积极开展治疗,最大限度地保存移植片。每 3～7 日复查 1 次。如治疗有效,激素可非常缓慢地减量,并小剂量维持用药数个月至数年。激素治疗的患者定期监测眼压。

第5章

巩 膜 病

一、表层巩膜炎

巩膜外层炎为巩膜表层组织和球筋膜的炎症,常发生于角膜缘至直肌附着线的区域内。女性发病率是男性的 2 倍,好发于20～50 岁,临床上有两种类型:周期性巩膜外层炎和结节性巩膜外层炎。与外源性抗原抗体所致过敏反应有关。约 30%病例合并有全身变态反应性疾病,如结节性红斑、接触性皮炎等。部分病例合并有全身代谢性疾病,如痛风。有时发现女性患者发病与月经周期同步变化,故推测可能与内分泌失调有关。

【诊断要点】

临床表现

(1)结节性巩膜外层炎:①每次发病持续 4～5 周,易复发。②巩膜表层有局限性结节隆起,直径数毫米,呈暗红色,结节可有数个。结节周围结膜充血、水肿。有疼痛、压痛及轻度刺激症状。常合并轻度虹膜炎。③部分患者伴全身性疾病,如风湿性关节炎、痛风等。④大多数患者不一定要进行有关免疫学实验检查,但类风湿因子、尿酸或其他免疫学检查在诊断不明时仍应进行。

(2)周期性巩膜外层炎:①呈周期性发作,间隔 1～3 个月,每次发病通常持续 7～10 天,病程可能持续 3～6 年或更长,妇女月经期发作多见。②发病伴有轻度刺激症状,视力多不受影响,可伴有神经血管性眼睑水肿。③病变部位巩膜表层和球结膜呈弥散性水肿,紫红色。复发部位不固定。

【治疗要点】

1. 针对病因治疗。

2. 用药见下。

【处方】

(1)0.1％～0.25％氟米龙滴眼液　　　滴眼　每日 4 次

或 0.2％～0.5％氯替泼诺滴眼液　　　滴眼　每日 4 次

(少数病例需要频点甾体激素)

(2)布洛芬　200～600mg　　　口服　每日 3 次

或 吲哚美辛　25mg　　　　　口服　每日 3 次

【注意事项】　局部应用甾体激素的患者每 1～4 周复查 1 次,包括眼压,直至病状缓解,然后逐渐减少甾体激素滴眼的频率。表层巩膜炎可在同一眼或对侧眼上复发。

二、巩膜炎

巩膜炎是巩膜基质层组织的炎症,较少见,根据发病部位分前巩膜炎和后巩膜炎。病因不明,可能与下述因素有关。

1. **结缔组织病**　与自身免疫有关的结缔组织病,如类风湿关节炎、红斑狼疮、结节性多动脉炎、结节病、Wegener 肉芽肿病等。

2. **外源性感染**　如细菌、真菌、单纯疱疹病毒、带状疱疹病毒感染,较少见。

3. **内源性感染**　多为非化脓性肉芽肿性炎症,如结核、梅毒等。

【诊断要点】

1. 前巩膜炎

(1)病变位于赤道前部,双眼先后发病。

(2)症状:眼红、痛,视力减退。

(3)眼部检查:①弥散性前巩膜炎:结膜及前部巩膜充血肿胀,病变中心呈淡紫色,有触痛。②结节性前巩膜炎:局部隆起,炎性结节常位于深层巩膜,较固定,因触痛明显而拒按。结节可呈浸润发展,同绕角膜缘全周形成堤状隆起,又称球形巩膜炎,此时眼球呈暗紫色。该病常侵犯角膜,在邻近角膜出现三角形或舌状浸润炎症,痊愈后角膜上留有白色混浊,称硬化性角膜。③坏死性前巩膜炎:以局限性炎性浸润为特点,病变区呈紫蓝色调,无血管,形成坏死灶。愈后病变区巩膜菲薄,显露葡萄膜。

2. 后巩膜炎

(1)病变位于赤道后方及视神经周围的巩膜。

(2)症状:眼眶深部疼痛及压痛,疾病初期视力不受影响,但重症晚期视力明显减退。

(3)眼部检查:眼睑常有水肿,眼球轻度突出,球结膜水肿,偶有眼球运动障碍。眼底检查可发现脉络膜皱褶、渗出性视网膜脱离、黄斑部水肿、视盘水肿等。

【治疗要点】

1. 查明病因,针对病因治疗。

2. 局部或全身应用皮质类固醇药物、非甾体抗炎药物。

3. 免疫抑制药可用于重症病例。常用的有环磷酰胺、苯丁酸氮芥等。

4. 对严重坏死型巩膜炎病例,可考虑手术清除坏死组织,同时行巩膜修补术,以挽救眼球。

【处方】

(1)0.1%～0.25%氟米龙滴眼液　　　滴眼　每日4次

或 0.2%～0.5%氯替泼诺滴眼液　　滴眼　每日4次

(少数病例需要频点甾体激素)

(2)布洛芬　400～600mg　　　　　口服　每日4次

或 吲哚美辛　25mg　　　　　　　口服　每日3次

或 萘普生　250～500mg　　　　　口服　每日2次

(分别应用这3种药物,如病情仍然没有改善,可考虑全身应用甾体激素)

（3）泼尼松　60～100mg　口服　每日1次

（用1周,第2～3周逐渐减量到20mg,然后缓慢减量加用非甾体抗炎药,以配合甾体激素减量。如甾体激素效果不佳,可考虑用免疫抑制剂治疗）

（4）环磷酰胺　2～4mg/kg　口服　每日1次（成人）

　　　　　　　2～6mg/kg　口服　每日1次（儿童）

或 甲氨蝶呤　5～10mg　口服　每日1次　每周1～2次

或 硫唑嘌呤　1.5～4mg/kg　口服　每日1次或分次口服

（5）雷尼替丁　150mg　口服　每日3次

三、巩膜葡萄肿

巩膜葡萄肿是指巩膜连同葡萄膜一起形状如葡萄呈紫黑色向外膨出。其原因是由于巩膜的先天缺陷或病理性损害使其抵抗力减弱,在正常眼压或高眼压作用下,巩膜和葡萄膜向外膨出。根据膨出的范围分为部分巩膜葡萄肿和全部巩膜葡萄肿。

【诊断要点】

1. 临床表现

（1）多有视力减退,严重者视力丧失。

（2）前巩膜葡萄肿:巩膜和睫状体部分呈环状隆起。

（3）赤道部葡萄肿:涡静脉穿出处巩膜葡萄膜黑色单独隆起。

（4）后葡萄肿:常见于视神经周围及后极部,多有高度近视。

（5）全巩膜葡萄肿:眼球全部扩张变大,巩膜菲薄。如先天性青光眼（水眼）及后天性青光眼（牛眼）。

2. 诊断依据

（1）巩膜及葡萄膜局限性隆起膨出或全部扩张变大。

（2）眼底检查、B超或CT检查有助诊断。

（3）组织病理检查。

【治疗要点】

1. 治疗原则

(1)病因治疗。

(2)降低眼压。

(3)手术治疗。

2. 用药原则

(1)眼压高时或即使眼压正常,因巩膜菲薄,为防穿孔可给予降眼压药物。

(2)有葡萄膜炎症时予皮质类固醇及吲哚美辛。

(3)部分巩膜葡萄肿可行巩膜切除缩短或异体巩膜瓣移植术,术后予抗生素。

(4)全巩膜葡萄肿如视力丧失无复明希望,为了美容可行眼球摘除术,术后安装义眼。

【处方】

(1)0.25%～0.5%噻吗洛尔滴眼液　　　滴眼　每日2次

　　或 1%～2%卡替洛尔滴眼液　　　　滴眼　每日2次

　　或 0.5%倍他洛尔滴眼液　　　　　滴眼　每日2次

　　或 1%布林佐胺滴眼液　　　　　　滴眼　每日2次

　　或 0.2%酒石酸溴莫尼定滴眼液　　滴眼　每日2～3次

(2)伴有葡萄膜炎时药物治疗详见第八章葡萄膜炎章节。

第6章

晶状体病

一、年龄相关性白内障

年龄相关性白内障是常见的白内障,多见于 50 岁以上老年人,随着年龄增长发病率增高。它是晶状体老化过程中出现的退行性改变,在这过程中晶状体逐渐失去透明性。

【诊断要点】

临床表现:

1. 患者年龄多在 50 岁以上,视力逐渐下降。

2. 一般为双眼发病,也可以两眼先后发病或轻重不等。

3. 皮质性白内障:是年龄相关性白内障中最常见的一种类型,根据病程可以分为四期。

(1)初发期:混浊出现在晶状体周边皮质,呈楔形,瞳孔区晶状体仍透明,视力不受影响。

(2)膨胀期(未成熟期):混浊向中心侵及,瞳孔区晶状体逐渐混浊,视力也明显下降。在此期皮质吸收水分使晶状体膨大,虹膜前移,前房角变窄,容易引起青光眼急性发作。

(3)成熟期:晶状体完全混浊呈乳白色,水肿消退。视力显著下降,可仅剩光感,但光定位和色觉正常。

(4)过熟期:晶状体内水分丢失,晶状体缩小,皮质分解液化,晶状体核下沉,视力稍有提高。因囊膜的渗透性增加或囊膜破裂,液化的皮质进入前房可引起晶状体蛋白过敏性葡萄膜炎。变性的晶状体皮质被大单核细胞或巨噬细胞吞噬,易堵塞房角引起继发性开角型青光眼或称晶状体溶解性青光眼;此外,晶状体悬韧带常发生退行性变,容易引起晶状体脱位。

4. 核性白内障:混浊从核开始,呈褐色或棕色,早期改变为核屈光指数增加,患者表现为老视减轻,近视增加。核性白内障发展较慢,晚期核变为深棕色和棕黑色,皮质也逐渐混浊,远、近视力均下降。

5. 后囊下白内障:晶状体囊膜下上皮细胞形成小泡、结晶、粗糙不平的盘状混浊,多出现在后囊膜下。因混浊在视轴内,早期患者就感到视力下降。后囊下白内障以后发展为皮质性混浊,最终晶状体完全混浊。

【治疗要点】 目前对年龄相关性白内障的治疗,如果视力下降已影响患者的正常生活与学习,手术摘除混浊的晶状体并植入人工晶状体为最有效的方法。早期年龄相关性白内障治疗可选用抗白内障药物,但目前对其疗效还无确切评价。

【处方】 本处方仅用于初发期的老年性白内障。

(1)吡诺克辛(白内停,卡他林)滴眼液　滴眼　每日4~6次
或 视明露滴眼液　　　　　　　　滴眼　每日4~6次
或 4%谷胱甘肽滴眼液　　　　　　滴眼　每日4~6次
或 法可立辛(治障宁)滴眼液　　　滴眼　每日4~6次
(2)奥视明滴眼液　　　　　　　　滴眼　每日4~6次
或 珍珠明目滴眼液　　　　　　　滴眼　每日4~6次
或 麝珠明目滴眼液　　　　　　　滴眼　每日4~6次
(3)维生素C　　0.2g　　　　　　口服　每日2次
(4)维生素E　　0.1g　　　　　　口服　每日1次
(5)维生素B_2　　10mg　　　　　口服　每日2次
(6)苄吲酸-赖氨酸　　0.5g　　　　口服　每日3次
或 葡萄糖酸锌　10mg(以锌计)　口服　每日2次
(7)障眼明　4片　　　　　　　　口服　每日3次

| 或 消障丸 | 9g | | 口服 每日 3 次 |
| 或 杞菊地黄丸 | 9g | | 口服 每日 3 次 |

警示：①吡诺克辛、法可立辛等药物对眼稍有刺激性，不影响使用，但后者禁用于化脓性眼病；②葡萄糖酸锌不能超量，可出现胃肠道反应，忌与牛奶、面包及植物酸多的食物如荠菜、菠菜、韭菜、柠檬等同服；③禁用于对吡诺克辛过敏者，使用前要告知患者使用后可能会发生睑缘炎、接触性皮炎、结膜充血、刺激感及瘙痒感等不良反应；④谷胱甘肽不可与四环素和磺胺类合用；⑤赖氨酸禁用于眼外伤及严重感染时滴眼。

【注意事项】

1. 白内障在治疗过程中除经常观察视力变化外，特别要注意眼压的变化。

2. 白内障的药物治疗效果不肯定，药物治疗往往只起延缓发展的作用。一旦视力影响患者工作和生活时，不应再做药物保守治疗，应考虑手术治疗。

二、先天性白内障

先天性白内障指出生后第 1 年内发生的晶状体部分或全部常常混浊，也称婴幼儿白内障。

【诊断要点】

1. 临床表现

(1)患儿自出生或出生 1 年内晶状体发生部分或完全混浊。

(2)裂隙灯显微镜下根据晶状体混浊形态和部位分为全白内障、膜性白内障、核性白内障、中央尘状白内障、绕核性白内障、前轴胚胎白内障、前或后极白内障、缝性白内障、珊瑚状白内障、点状白内障、盘状白内障等。

(3)多双眼发病，双眼可轻重不等，少数也可单眼发病。

(4)可伴有眼部或全身其他系统、部位的生长发育异常，如斜视、眼球震颤等。

2. 实验室检查 染色体核型分析和分带检查；查血糖、尿糖和酮体；查尿常规和尿氨基酸；尿的氯化铁试验；查血清钙、磷浓度；查半乳糖-1-磷酸尿苷转移酶和半乳糖激酶；做同型胱氨酸尿的定性检查；测定血氨基酸水平等。

3. 特殊检查

(1)B 型超声波了解眼后段有无病变。

(2)眼部电生理检查了解视网膜及视神经功能。

【治疗要点】

1. 非手术治疗 双侧不完全白内障如果视力在 0.3 以上，则不必手术。对不能配合视力检查的婴幼儿如能看到眼底像，则可暂缓手术，直到能检查视力后再做决定。如果为细小的前极性白内障，或因全身情况暂不宜手术者，可用散瞳的方法。具体见处方。

2. 手术治疗

(1)手术时间：双眼完全性白内障应尽早手术，可早到出生后 1～2 周手术，一般宜在婴儿 3～6 个月时手术；双眼不完全性白内障，视力为 0.1 或低于 0.1 者也应尽早手术。单眼完全性白内障在 1 岁后手术。即使瞳孔区透亮，其视力也难恢复到 0.2。

(2)手术方式：包括晶状体吸出术、晶状体切割术、YAG 激光膜切开术。

3. 无晶状体眼的屈光矫正 晶状体摘除术后为防止弱视，促进融合功能的发育，应行屈光矫正，可佩戴普通眼镜或接触镜。如手术推迟到 3 岁左右施行，则可植入人工晶状体。

【处方】 1%阿托品眼用凝胶 涂眼（晚上用） 每 7 日 1 次

【注意事项】 用阿托品眼用凝胶的量不宜太多，并且涂眼后按压内眦部泪囊区 5 分钟尽量减少全身吸收，否则易引起阿托品中毒而出现脸红、心跳加快、发热等症状。

三、外伤性白内障

外伤性白内障是由于眼球穿通伤、钝挫伤、辐射伤、电击伤，使晶状体囊膜和皮质遭受破坏，房水进入晶状体内，引起上皮水肿及晶状体纤维蛋白变性而发生浑浊。

【诊断要点】

1. 临床表现

（1）有外伤史，如穿通伤、钝挫伤、辐射伤、电击伤，晶状体发生局限性或完全混浊。

（2）有眼球壁穿通伤者裂隙灯显微镜下可以看到眼球壁穿通伤痕和晶状体囊膜穿通伤痕，甚至可看到晶状体内异物。细小裂口可仅发生晶状体局限性混浊，而大裂口则导致晶状体完全混浊。如晶状体皮质溢入前房，前房闪辉（＋），KP（角膜后沉着物）（＋），眼压升高，晚期可看到囊膜皱襞或虹膜前、后粘连或残留皮质与囊膜形成不透明的机化膜。

（3）钝挫伤引起的晶状体混浊表现为前、后囊下皮质出现雾样混浊，呈羽毛样，混浊可持续发展到晶状体完全混浊，也可长期保持局限性混浊，少数甚至可自行吸收。

2. 特殊检查

（1）X 线检查：对有穿通伤史者有必要做此项检查，以了解有无眼内异物。

（2）B 型超声波检查了解眼后段及晶状体后囊膜的情况。

（3）眼部电生理检查了解视网膜及视神经功能。

【治疗要点】

1. 非手术治疗　晶状体受伤后，晶状体的皮质进入前房内，应积极预防并发症的发生，如感染、葡萄膜炎、继发性青光眼等。

（1）抗炎处理：对有穿通伤史者及时使用广谱抗生素，全身与局部治疗结合，同时使用破伤风抗毒素、吲哚美辛。

（2）对症治疗：继发性青光眼，降眼压治疗；晶状体皮质诱发葡萄膜炎,扩瞳、激素治疗;眼前段炎症,抗感染治疗。

(3)白内障药物治疗:对囊膜破裂已封闭,晶状体混浊局限者可用抗白内障药物治疗观察。

2.手术治疗

(1)手术办法:目前,外伤性白内障手术治疗方法有囊内摘除术、囊外摘除术、超声乳化摘除术。因外伤性白内障多为单眼白内障,摘除晶状体的同时或者二期应植入人工晶状体矫正视力。如并有眼内炎,同时行玻璃体切割术。

(2)手术时间:一般认为,外伤性白内障如无晶状体水肿膨胀、皮质脱入前房,伤后3~6个月手术较合适。如皮质进入前房,诱发葡萄膜炎和引起青光眼,则应及早手术。

【处方】

1.白内障药物处方同年龄相关性白内障

2.外伤性白内障术后用药如下

(1)0.3%妥布霉素滴眼液	滴眼	每日4~6次
或 0.3%洛美沙星滴眼液	滴眼	每日4~6次
或 0.3%氧氟沙星滴眼液	滴眼	每日4~6次
或 0.5%左氧氟沙星滴眼液	滴眼	每日4~6次
或 0.3%加替沙星滴眼液	滴眼	每日4~6次
联合氟米龙滴眼液	滴眼	每日4~6次
或 氯替泼诺滴眼液	滴眼	每日4~6次
或 双氯芬酸钠滴眼液	滴眼	每日4~6次
或 普拉洛芬滴眼液	滴眼	每日4~6次
亦可单独应用以下滴眼液		
复方硫酸新霉素滴眼液	滴眼	每日4~6次
或 妥布霉素地塞米松滴眼液	滴眼	每日4~6次
(2)妥布霉素地塞米松眼膏	涂眼	每晚1次
(3)复方托吡卡胺滴眼液	滴眼	每日4~6次

(4)全身用药

0.9％氯化钠注射液　　250ml

甲泼尼龙　　　　　　　30～40mg　静脉滴注　每日 1 次

如眼球有破裂伤应给予预防感染治疗

0.9％氯化钠注射液　　250ml

注射用头孢唑林钠　　0.5g　　静脉滴注　每日 2～4 次

或 0.9％氯化钠注射液　250ml

注射用头孢硫脒　　　2g　　　静脉滴注　每日 2～4 次

(5)视眼内情况如眼内反应重给予结膜下注射

地塞米松　　　　　　　1mg

2％利多卡因　0.2ml　球结膜下注射　每日或隔日 1 次

【注意事项】　长期使用含激素的药物,应注意眼压是否升高,全身是否出现因激素引起的不良反应,尤其是胃溃疡患者。当外伤性白内障患者眼内存在其他情况时,应及时、正确地给予用药以及手术。

四、并发性白内障

并发性白内障是指眼部疾病使晶状体周围眼内微环境异常、晶状体新陈代谢障碍引起的白内障。

【诊断要点】

1. 临床表现

(1)患者有引起晶状体浑浊的眼病病史。

(2)眼前段疾病引起的白内障除可见到晶状体局部或完全混浊外,还可以看到原发病的病理改变(如角膜混浊、虹膜粘连、高眼压等)。眼后段疾病引起的白内障可见晶状体后极部盘状不均匀混浊,边缘不整齐且带有彩色结晶、空泡。

2. 特殊检查　视野检查、B 型超声波检查、电生理检查等,以明确原发病。

【治疗要点】

1. 药物治疗　对晶状体局限性混浊和不完全混浊者给予抗

白内障药物治疗。

2. 手术治疗　眼部原发疾病稳定,晶状体混浊明显影响视力者可采取手术治疗,方法同年龄相关性白内障。

3. 原发眼病治疗　对眼部原发性疾病进行合理治疗,以减缓白内障的发展并为白内障手术创造条件。

【处方】

1. 白内障药物处方同年龄相关性白内障

2. 并发性白内障术后用药如下

(1)0.3%妥布霉素滴眼液　　　滴眼　每日4～6次

或 0.3%洛美沙星滴眼液　　　滴眼　每日4～6次

或 0.3%氧氟沙星滴眼液　　　滴眼　每日4～6次

或 0.5%左氧氟沙星滴眼液　　滴眼　每日4～6次

或 0.3%加替沙星滴眼液　　　滴眼　每日4～6次

联合氟米龙滴眼液　　　　　　滴眼　每日4～6次

或 氯替泼诺滴眼液　　　　　　滴眼　每日4～6次

或 双氯芬酸钠滴眼液　　　　　滴眼　每日4～6次

或 普拉洛芬滴眼液　　　　　　滴眼　每日4～6次

亦可单独应用以下滴眼液

　　复方硫酸新霉素滴眼液　　滴眼　每日4～6次

或 妥布霉素地塞米松滴眼液　滴眼　每日4～6次

(2)妥布霉素地塞米松眼膏　　涂眼　每晚1次

(3)复方托吡卡胺滴眼液　　　滴眼　每日4～6次

(4)视眼内情况如眼内反应重给予结膜下注射

　　地塞米松　　　1mg

　　2%利多卡因　0.2ml　球结膜下注射　每日或隔日1次

五、代谢性白内障

代谢性白内障指由于机体内糖、氨基酸、脂类及微量元素等代谢障碍引起的晶状体混浊,称代谢性白内障。最常见的是糖和氨基酸代谢障碍。

【诊断要点】

1. 半乳糖代谢障碍患儿出生不久即可发生白内障。白内障形态不一,有板层、点状、"Y"字缝、胎儿核、油滴状混浊。最终晶状体完全混浊。同时患儿有相应的全身症状,如呕吐、腹泻、肝脾大、生长发育迟缓等。

2. 新生儿低血糖症晶状体多发生绕核性白内障,还可伴有眼球震颤、青光眼、视神经萎缩。全身有多汗、惊厥症状。

3. 糖尿病初期晶状体为点状或雪花状混浊,在短期内即可发展为晶状体完全混浊,同时眼部还可有虹膜红变、高眼压、糖尿病视网膜病变等。

4. 同型胱氨酸尿症部分有先天性白内障,大多有晶状体脱位,患儿智力低下,四肢骨细长,血小板黏滞度高,易发生血栓。

5. Lowe 综合征绝大多数有先天性白内障,且伴有晶状体形态异常,如球形和圆锥形晶状体。患儿呈特殊面容,可伴有眼窝内陷、骨软化、蛋白尿等,最后可发生酸中毒。

6. 糖脂代谢障碍大约 50% 患者有白内障,表现为后囊下混浊,呈辐条状、点状和颗粒状,还可伴有眼睑、结膜、视网膜的血管扩张,男性患者,皮肤毛细血管扩张,手足发热,严重者后期肾衰竭。

7. 铜代谢障碍体内过量铜沉积在角膜周边部后弹力层内形成环状蓝绿混浊,有些在晶状体前膜上也有铜沉着,形成葵花样晶状体混浊。发病后出现四肢震颤,肌张力增强,肝硬化等。

【治疗要点】 积极治疗原发病,手术方式参见年龄相关性白内障。

【处方】 参见年龄相关性白内障用药。

六、中毒性白内障

中毒性白内障是因接触某些有害化学物质,或应用某些药物后引起的晶状体混浊。

【诊断要点】

1. 临床表现

(1)有接触有害化学物质、长期应用某些含有金属的药物或应用某些药物史。

(2)裂隙灯显微镜下观察晶状体有点状及条状混浊,有彩色和金属反光,有些还伴有眼压升高或伴有视网膜和视神经中毒性改变。

(3)白内障发展迅速,多双眼发病。

2. 特殊检查　眼科电生理检查和视野:明确有无视网膜及视神经中毒性病变。

【治疗要点】　针对病因,减少和停止有关药物应用及药物接触。晶状体混浊影响视力时,治疗同老年性白内障。

【处方】　参见年龄相关性白内障用药。

七、后发性白内障

后发性白内障是指白内障囊外摘除术或晶状体外伤以后,残留的皮质及脱落在晶状体后囊上的上皮细胞增生,在瞳孔区形成的膜状混浊。

【诊断要点】　白内障囊外摘除术后晶状体后囊膜混浊的 3 年以上发生率可达 30%～50%,儿童期白内障术后几乎均发生。晶状体后囊膜出现厚薄不均的机化组织和 Elschnig 珠样小体。常伴有虹膜后粘连。

1. 有外伤性晶状体破裂史或白内障囊外摘除术史。

2. 病情发展缓慢,当混浊位于中央时,将严重影响视力。

3. 典型的晶状体后囊混浊,如厚薄不一的膜性混浊,Elschnig 珠状小体或 Soemmering 环形白内障。

【治疗要点】

1. 当白内障影响视力时,可酌情选择 YAG 激光膜切开术、囊膜刺开或剪开术。

2.药物治疗后发性白内障一般无效。

【处方】

(1)氟米龙滴眼液　　　　　　　　滴眼　　　　每日4次

或 氯替泼诺滴眼液　　　　　　　滴眼　　　　每日4次

或 复方硫酸新霉素滴眼液　　　　滴眼　　　　每日4次

或 妥布霉素地塞米松滴眼液　　　滴眼　　每日4次(根据眼内情况可用3～5日)

(2)噻吗洛尔滴眼液　　　　　　　　滴眼　　每日2次

或 卡替洛尔滴眼液　　滴眼　　每日2次(根据眼压情况可用3日左右)

【注意事项】 在激光切开后发性白内障后,应注意积极抗炎治疗和防止眼压升高,用药如上。

八、晶状体脱位

晶状体位置异常可由先天性发育异常引起,若出生后晶状体不在正常位置,可称为晶状体异位;若出生后因先天性因素、外伤或病变使晶状体位置改变,可统称为晶状体脱位或半脱位。但在先天性晶状体位置异常的情况下,有时很难分清何时发生晶状体位置改变,因此晶状体脱位或异位并无严格的分界,常常通用。

【诊断要点】

1.见于可以引起悬韧带断裂的眼球挫伤或震荡伤。亦可见于遗传性疾病。

2.临床分型

(1)不全脱位或半脱位:系部分悬韧带断裂所致。瞳孔内常可见半脱位的晶状体赤道部。眼底检查可发现双重眼底影像。有单眼复视。晶状体脱位部分的虹膜因失去支持而塌陷,该处前房变深,可见虹膜震颤。

(2)全脱位:系悬韧带全部断裂所致。前脱位是指晶状体脱入前房:前房很深,看不见虹膜震颤现象;晶状体尚透明时,其轮廓有如油滴,如已混浊,则呈灰色扁豆状;眼压升高,引起继发性青光眼。后脱位是指晶状体脱入玻璃体内;前房深,有虹膜震颤现象;因瞳孔区无晶状体,故检查眼底时,必须用＋10D左右的凸镜片方可看到眼底及脱位的晶状体;一般无症状,但有时因摩擦睫状体,使房水分泌增多,可引起眼压升高,亦可由于晶状体蛋白溶解而产生葡萄膜炎。晶状体脱入球结膜下:瞳孔区无晶状体,在球结膜下可见透明圆形的晶状体,有角巩膜裂伤的其他表现。

(3)见于遗传性疾病者有:马方(Marfan)综合征,双侧性晶状体半脱位或全脱位,体瘦长,手指脚趾细长,肩胛下垂,弯腰曲背;马奇山尼(Marchesani)综合征,双眼晶状体为小球形,全脱位或半脱位,患者身材矮小,四肢短,肌肉脂肪发达。

【治疗要点】 对于没有并发症的晶状体不全脱位,治疗的办法是用眼镜或接触镜矫正有晶状体区或无晶状体区的屈光不正,恢复适当的视力。由于有晶状体区的散光多数是不规则的,往往难以矫正,而无晶状体区的光学矫正常可获得较好的效果。如果无晶状体区较小,同时前房较深,可用弱的散瞳药将瞳孔持续散大,或进行激光虹膜切开,增加无晶状体区,利于无晶状体区的屈光矫正。

手术治疗适应证:①晶状体脱位严重损害视力,尤其是伴有白内障者;②晶状体脱入前房;③晶状体溶解性青光眼;④晶状体过敏性葡萄膜炎;⑤瞳孔阻滞性青光眼;保守治疗或单纯青光眼手术不能降低眼压者;⑥晶状体浑浊,妨碍进行视网膜脱离的检查和手术;⑦脱位晶状体为过熟期或成熟期白内障。

【处方】 0.5％复方托吡卡胺滴眼液 滴眼 每日3次

九、晶状体先天异常

晶状体先天异常可发生在胚胎晶状体泡形成至出生的任何阶段,除发生最多的透明度异常和位置异常外,还可以发生形态和形成异常。病因如下:

1.有些为常染色体隐性遗传,有家族性,如球形晶状体。

2.有些可能与玻璃体动脉牵引有关,如圆锥晶状体。

3.晶状体发育受阻致先天性晶状体异常,其原因不明。

【诊断要点】

1.球形晶状体　多为双侧,晶状体呈球形,因此多伴有高度近视。散瞳后很容易看到晶状体赤道部和悬韧带,因悬韧带松弛和无力,晶状体前移或不全脱位,可致青光眼。

2.圆锥晶状体　晶状体前面或后面呈圆锥形,可伴有不同类型的先天性白内障,且常有高度近视,故视力相当差。

3.晶状体缺损　晶状体赤道部有切迹样缺损,缺损形态、大小不一,同时伴行悬韧带发育异常。晶状体各方向屈光力不等。多单眼发病,也可见双眼发病。

4.晶状体脐状缺陷　晶状体表面有小的凹陷,可发生在前表面或后表面,是一种罕见的先天异常。

5.先天性无晶状体　罕见,胚胎早期未形成晶状体板或形成后发生退行性变性,分别称原发性无晶状体和继发性无晶状体。多见于发育不良的眼球。

6.晶状体形成不全　晶状体纤维发育异常,可形成晶状体双核,无核或晶状体内异常裂隙。

7.双晶状体　一个眼球内两个晶状体前后重叠。

【治疗要点】　一般不必治疗,对症处理并发症。

对于球形晶状体并发青光眼者,应用睫状肌麻痹药使晶状体悬韧带拉紧,使晶状体后移解除瞳孔阻滞。

【处方】

1%阿托品眼用凝胶　滴眼　每日 3 次

第7章

青 光 眼

一、原发性开角型青光眼

原发性开角型青光眼(primary open angle glaucoma, POAG)是一种慢性、进行性的视神经病变,病理性高眼压是造成视神经损伤的重要因素之一。POAG 的特征是获得性的视神经萎缩与视网膜神经节细胞及其轴突丢失,且无其他可能引起上述病变的眼部及全身疾患,眼压升高时房角始终保持开放。

【诊断要点】

1. 高眼压型 病理性高眼压(一般认为 24 小时眼压峰值超过 21mmHg),眼底有青光眼的特征性损害(视网膜神经纤维层缺损或视盘形态改变)和(或)视野出现青光眼性损害,房角开放,并排除引起眼压升高的其他因素,诊断为 POAG。

2. 正常眼压型 24 小时眼压峰值不超过正常值上限(眼压≤21 mmHg),眼底有青光眼的特征性损害(视网膜神经纤维层缺损或视盘改变)和(或)视野出现青光眼性损害,房角开放,并排除其他疾病引起的眼底及视野变化,诊断为正常眼压型青光眼。

3. 高眼压症 眼压多次测量超过正常上限,但未发现青光眼性视网膜神经纤维层缺损和(或)视野的损害,房角为宽角,并排除了继发性青光眼或较厚角膜、检测技术等其他因素导致的假性高眼压,可诊断为高眼压症,但要定期随访眼底视盘、视网膜神经纤维层厚度和视野。眼压>25mmHg 且中央角膜厚度≤555μm

者具有较高的危险性,建议给予降眼压治疗。

【治疗要点】

1. 治疗目的　尽量降低眼压,阻止或延缓视神经损害。对于多数患者,药物治疗是一线治疗方法。氩激光小梁成形术(argon laser trabeculoplasty,ALT)和选择性小梁成形术(selective laser trabeculoplasty,SLT)可作为药物治疗后、手术治疗前的治疗手段。激光术后仍需联合药物治疗。

2. 手术治疗

(1)对药物或激光治疗不能控制病情进展或不能耐受药物治疗的患者,应考虑滤过性手术治疗。手术方式包括小梁切除术、非穿透性小梁切除术、青光眼引流装置植入术、睫状体光凝术等。手术方式的选择应基于患者年龄、疾病程度、药物治疗反应等因素综合考虑,以获得最大的益处。

(2)根据患者年龄、眼部情况,术中、术后选择应用抗代谢药物(如丝裂霉素 C、氟尿嘧啶)可减少滤过手术失败风险。

(3)青光眼引流装置植入术适用于滤过性手术失败和(或)药物治疗无效的青光眼。

(4)睫状体光凝术是治疗各种难治性青光眼的安全而有效的手术方法之一。

3. 视神经保护治疗也应引起关注

【处方】

(1)建议前列腺素类衍生物可作为 POAG 一线用药。

　　　0.005%拉坦前列腺素滴眼液　　滴眼　每日 1 次

　或 0.004%曲伏前列腺素滴眼液　　滴眼　每日 1 次

警示:禁用于葡萄膜炎、黄斑囊样水肿及孕妇。除缩瞳药外,可与其他降眼压药物联合使用。

(2)0.25%~0.5%噻吗洛尔(噻吗心安)滴眼液　滴眼　每日 2 次

　或 1%~2%卡替洛尔(美开朗)滴眼液　滴眼　每日 2 次

或 0.25％～0.5％左旋布诺洛尔滴眼液（贝他根） 滴眼 每日2次

或 0.5％倍他洛尔（贝特舒）滴眼液 滴眼 每日2次

警示：对下列患者应慎用，如哮喘、慢性阻塞性肺疾病、心脏传导阻滞、充血性心衰、虚弱、重症肌无力。0.5％倍他洛尔选择性阻断β_1受体，对β_2受体没有影响。故很少导致肺部并发症，但对心率仍有影响。

（3）1％布林佐胺滴眼液 滴眼 每日2次

警示：对磺胺类药物过敏者禁用。

（4）0.2％酒石酸溴莫尼定滴眼液 滴眼 每日2～3次

（5）0.5％～4％匹罗卡品滴眼液（毛果芸香碱） 滴眼 每日2～4次

警示：一般从低浓度开始，按眼压需要可升到高浓度。高度近视眼、无晶状体眼、有视网膜裂孔的患者不应选用缩瞳药。

（6）乙酰唑胺 每次1～2片 口服 每日2次

或 醋甲唑胺 每次1～2片 口服 每日2次

警示：有肾结石、磺胺药物过敏者禁用。多为短时间使用。

（7）20％甘露醇 1～2g/kg 静脉滴注 每日1～2次

（8）氯化钾 0.25g 口服 每日3次

（9）碳酸氢钠片 0.5g 口服 每日3次

二、原发性闭角型青光眼

原发性闭角型青光眼（primary angle-closure glaucoma，PACG）是原发性房角关闭所导致的急性或慢性眼压升高，伴或不伴有青光眼性视盘改变和视野损害。根据房角关闭的机制，分为单纯性瞳孔阻滞型、单纯性非瞳孔阻滞型（睫状体前位型/周边虹膜肥厚型）和多种机制共存型。此类患者多具有眼轴短、前房浅、角膜曲率半径小、晶状体厚、晶状体相对位置靠前的眼部解剖特征。闭角型青光眼是典型的身心疾病，其发生往往与剧烈情绪变化有关。

（一）原发性急性闭角型青光眼

好发于 40 岁以上妇女。情绪激动、长时间在暗环境工作、近距离阅读、气候变化季节交替等都可能是发病的诱因。双眼疾病，多数为先后发病，约 10％的患者双眼同时发病。

【诊断要点】 根据临床经过和疾病转归可分为 6 期：临床前期、先兆期（前驱期）、急性发作期、缓解期、慢性期、绝对期。

1. 临床前期 一眼已经发生 PACG，另一眼前房角窄者，或有闭角型青光眼家族史伴浅前房窄房角而尚无任何自觉症状，但激发试验阳性者。

2. 先兆期（前驱期） 在一定诱因或无明显诱因下出现小发作症状，经休息或睡眠后可自行缓解。

3. 急性发作期 由于眼压急剧升高，表现为剧烈眼痛、眼眶痛、同侧偏头痛，伴明显的视力下降，常合并恶心、呕吐等全身症状。眼部体征可归纳为 8 个字："高大红肿闭缩浊斑"。高：眼压明显升高。大：瞳孔中度散大，呈竖椭圆形。红：眼前节充血。肿：角膜水肿。闭：前房变浅，房角关闭。缩：虹膜节段性萎缩。浊：房水混浊。斑：青光眼斑，即瞳孔区晶状体前囊下混浊斑点。

4. 缓解期 是指急性发作后不经过治疗自然缓解或是经过治疗后停用各种降眼压药物 48 小时后，眼压恢复至正常范围，房角重新开放。

5. 慢性期 急性发作后未能完全缓解，或反复发作后房角关闭已形成广泛粘连，则迁延为慢性期。

6. 绝对期 此期视力完全丧失，眼压持续升高，自觉症状轻重不一。

【治疗要点】

1. 治疗目的 解除瞳孔阻滞、重新开放房角、预防视神经进一步损害。急性发作期青光眼属于眼科急诊，应争分夺秒给予恰当的治疗。

2. PACG 的手术治疗原则

(1)周边虹膜切除术的手术适应证:急性或慢性前房角关闭、前房角粘连闭合范围累计<180°、无视盘改变和视野损害者,可选择激光或手术方式行周边虹膜切开或切除术。

(2)滤过性手术的适应证:急性或慢性前房角关闭、前房角粘连闭合范围>180°、药物无法控制的眼压或视神经损伤较重者,应选择滤过性手术,推荐复合式小梁切除术。

(3)对于房角关闭>180°,但仍有部分开放区,眼压升高,行滤过手术具有严重并发症风险的患者,可采取激光周边虹膜切开术;术后眼压仍高的患者可采用药物治疗。

(4)急性前房角关闭发作时,应给予局部和全身降眼压药物治疗,迅速降低眼压。若眼压无法控制或无下降趋势,可在手术前急诊进行前房穿刺术以降低眼压,或者在手术中采取必要的降低眼压措施。

(5)原发性急性或慢性闭角型青光眼尚无任何青光眼体征的对侧眼,存在前房角关闭的可能时,应采用激光或手术方式行预防性周边虹膜切开或切除术。如存在非瞳孔阻滞因素,可进行激光周边虹膜成形术。

(6)滤过性手术联合白内障手术的手术指征:符合滤过性手术指征的白内障患者,白内障手术指征参照白内障手术适应证。

(7)单纯白内障手术的指征:符合白内障手术指征又需要做虹膜周边切除术的青光眼患者,可采用单纯白内障摘除术来治疗。

【处方】 急性发作期的药物治疗分 3 个阶段:

(1)第一阶段:即刻治疗方案

20%甘露醇	1~2g/kg	静脉滴注
醋甲唑胺	每次 1~2 片	口服
0.25%~0.5%噻吗洛尔滴眼液		滴眼
或 1%~2%卡替洛尔滴眼液		滴眼

2%匹罗卡品滴眼液　滴眼　每5分钟1次共4次,每15分钟1次共4次,每小时1次共4次或直至发作缓解。

(2)第二阶段:用药2小时后重新测量眼压

如果眼压没有下降,且第一阶段没有使用甘露醇者,可予20%甘露醇1~2g/kg静脉滴注。如果第一阶段已经使用甘露醇者,有条件者可行氩激光周边虹膜成形术,或行前房穿刺术,或急诊行青光眼滤过手术(应由有经验的青光眼专业医生进行)等。如果眼压下降至40mmHg以下,转入第三阶段治疗。

(3)第三阶段:眼压降至正常后,可逐渐减少全身用药量和局部用药次数,至停药或仅用低浓度药物仍能维持正常眼压,再根据房角开放情况选择继续用药、激光或手术治疗。如减药不能维持眼压则需尽早手术。

【注意事项】　治疗中应注意各类药物使用的禁忌证。缩瞳药应在使用全身药物将眼压降至中等水平以下时才开始使用,否则达不到有效的治疗目的,反而带来严重的副作用。对重症、病程较长、已长时间不能进食伴有呕吐、出汗,并使用高渗剂或碳酸酐酶抑制药者,应格外注意全身情况,尤其是电解质紊乱。此外使用药物控制局部炎症也是必要的,尤其对拟行滤过手术的患者更为重要。

(二)原发性慢性闭角型青光眼

具有与急性PACG相似的眼部解剖特点,但前房深度较急性PACG略深。发病机制除了瞳孔阻滞因素外,还存在睫状体前移、周边虹膜肥厚堆积、多发虹膜睫状体囊肿等非瞳孔阻滞因素。因房角粘连是由点到面逐步发展的,故小梁网的损害是渐进性的,眼压是逐步升高的。

【诊断要点】

1. 病史　2/3以上有反复小发作病史。在紧张、疲劳、近距离阅读等诱因作用下,出现一过性视矇、虹视、眼部不适等症状,休息或睡眠后可以自行缓解。随着疾病的进展,发作时间越来越长,间隔时间越来越短。约 1/3 无任何不适症状的患者,往往是在做常规眼科检查时,或于晚期自觉有视野缺损时才被发现。

2. 有闭角型青光眼的眼部解剖特征 房角狭窄,有不同程度的周边虹膜前粘连,高眼压下房角关闭;眼压中等度升高;到进展期和晚期可见典型的青光眼视盘凹陷和视野缺损;眼前节不存在急性高眼压造成的缺血性损害体征。

【治疗要点】 对早期病例有瞳孔阻滞因素(表现为虹膜膨隆)者可行手术或激光周边虹膜切除术。非瞳孔阻滞或多种机制共存所致的慢性闭角型青光眼可实施激光周边虹膜成形术或激光周边虹膜成形术联合周边虹膜切除术。术后根据眼压情况,可局部使用抗青光眼药物治疗。因激光术后仍有可能发生房角关闭,故需要定期随访观察。如果激光联合局部药物治疗后仍不能有效控制眼压,视功能进行性损害,或是进展期晚期房角已有广泛粘连的病例,则可考虑行滤过性手术。

【处方】

(1)1%匹罗卡品滴眼液	滴眼	每日 2 次
(2)0.25%~0.5%噻吗洛尔滴眼液	滴眼	每日 2 次
或 1%~2%卡替洛尔滴眼液	滴眼	每日 2 次
或 0.5%倍他洛尔滴眼液	滴眼	每日 2 次
或 1%布林佐胺滴眼液	滴眼	每日 2 次
或 0.2%酒石酸溴莫尼定滴眼液	滴眼	每日 2~3 次
(3)杞菊地黄丸 9g	口服	每日 2 次
或 知柏地黄丸 9g	口服	每日 3 次
(4)氯化钾 0.25g	口服	每日 3 次
(5)碳酸氢钠片 0.5g	口服	每日 3 次

三、青光眼睫状体炎综合征

简称青睫综合征,也称青光眼睫状体危象或 Ponsner-Schlossman 综合征。是一种反复发作的轻度、单侧、特发性、非肉芽肿性前部葡萄膜炎,伴有眼压显著升高的综合征。常见于20～50岁的患者。具体病因不详,已证实前列腺素在发病机制中起作用。

【诊断要点】

1.病史:反复发作,无自觉症状,或仅有轻微单眼痛不适,视物模糊,但无充血。

2.裂隙灯显微镜下见轻度睫状充血,角膜上皮水肿,少量大小不等的灰白色沉着物,轻度前房炎症反应(少量房水细胞和轻微房水闪辉),房角开放无粘连,瞳孔轻度散大,眼压中度升高。视乳头和视野一般不受侵犯,但应注意本病可以和POAG合并存在,出现典型的青光眼眼底视野损害。

【治疗要点】 青睫综合征是一种自限性疾病。发作期可采用以下方法进行治疗,但治疗并不能阻止复发,故发作间歇期不需要特殊治疗。

【处方】

(1) 1%醋酸泼尼松龙滴眼液		滴眼	每日4次
或 妥布霉素地塞米松(典必殊)滴眼液		滴眼	每日4次
或 双氯芬酸钠滴眼液		滴眼	每日4次
(2)妥布霉素地塞米松眼膏		涂眼	入睡前1次
(3)0.25%～0.5%噻吗洛尔滴眼液		滴眼	每日2次
或 1%～2%卡替洛尔滴眼液		滴眼	每日2次
或 0.5%倍他洛尔滴眼液		滴眼	每日2次
或 1%布林佐胺滴眼液		滴眼	每日2次
或 0.2%酒石酸溴莫尼定滴眼液		滴眼	每日2～3次
20%甘露醇 1～2g/kg	静脉滴注(眼压不能控制时)		
(4) 吲哚美辛(消炎痛) 25mg		饭后口服	每日3次
或 氯芬那酸(氟灭酸) 0.2g		饭后口服	每日3次
(5)杞菊地黄丸 9g		口服	每日2次
或 知柏地黄丸 9g		口服	每日3次

四、虹膜角膜内皮综合征

虹膜角膜内皮综合征是一组表现为角膜内皮异常、进行性虹膜基质萎缩、广泛的周边虹膜前粘连、房角关闭及继发性闭角型青光眼的疾病。多见于中年妇女,单眼发病,无遗传倾向。临床分为原发性虹膜萎缩、Chandler 综合征、Cogan-Reese 综合征(虹膜痣综合征)3 种类型,共同以角膜内皮细胞退行性病变为基本病变,三类的差异在于虹膜改变的程度不同而表现出不同的类型。

【诊断要点】

1. 早期无症状。晚期患者可注意到瞳孔不规则和虹膜改变,视物模糊,单眼复视,如果眼压升高或角膜水肿患者可有疼痛感。

2. 角膜水肿,内皮形态异常,计数减少,呈金箔样改变。广泛不规则周边虹膜前粘连,局限的粘连高度超过 Schwalbe 线,部分或全部房角关闭,中央前房深度深。眼压多在 40～60mmHg。随眼压升高的程度,眼底可见视神经视杯扩大和视野缺损。

3. 虹膜病变

(1)原发性虹膜萎缩:预后较好。典型特征是虹膜变薄及孔洞形成,导致瞳孔移位、变形。

(2)Chandler 综合征:预后不一致。虹膜轻度变薄,瞳孔改变不明显。典型特征是眼压正常,但角膜水肿较重。

(3)Cogan-Reese 综合征:通常预后较差。特征是虹膜表面可见色素性结节,轻度虹膜萎缩和瞳孔变形。

【治疗要点】

1. 抗青光眼治疗:早期可采用药物治疗,以减少房水生成的药物为首选。当药物治疗不足以控制眼压,需要手术治疗,术式包括:联合抗代谢药物的小梁切除术,引流物植入术或睫状体破坏性手术。单纯滤过手术成功率不高。

2. 高渗液缓解角膜水肿。严重水肿者可行角膜移植手术。

【处方】

处方 1　抗青光眼药物治疗

　　0.25%～0.5%马来酸噻吗洛尔滴眼液　　滴眼　　每日 2 次

或　1%～2%卡替洛尔滴眼液　　　　　　滴眼　　每日 2 次

或　0.5%倍他洛尔滴眼液　　　　　　　滴眼　　每日 2 次

或　1%布林佐胺滴眼液　　　　　　　　滴眼　　每日 2 次

或　0.2%酒石酸溴莫尼定滴眼液　　滴眼　每日 2～3 次

处方 2　角膜水肿治疗

　　5%氯化钠滴眼液　　　　　　　　　　滴眼　　每日 4 次

或　50%葡萄糖滴眼液　　　　　　　　　滴眼　　每日 4 次

【注意事项】　如果视神经无损害,可间隔 6～12 个月随访 1 次。如果视神经存在损害,根据损害程度,可每隔 1～3 个月随访 1 次。

五、房角后退性青光眼

　　眼挫伤后睫状体纵行肌和环形肌间发生撕裂导致房角后退,可使小梁网直接损伤或后弹力层样内皮增生覆盖小梁网,导致房水流出受阻而发生房角后退性青光眼。继发性青光眼的发生与房角后退的范围有关,范围超过 180°者发病的可能性增加。房角后退性青光眼是眼挫伤的晚期并发症,可在伤后 1 年内或数年后才出现。

【诊断要点】

1. 病史。既往有外伤史。

2. 症状。可无症状,或有眼压升高引起的眼痛、视力下降。

3. 前房角镜检查。房角加深,睫状体带不规则变宽(正常睫状体带宽度不应超过小梁网),可有睫状体的撕裂、虹膜突消失或撕裂,或巩膜突异常的突出变白,与对侧正常眼比较有助于诊断。

4. 常常伴随其他损伤表现,如前房出血、角膜损伤、虹膜根部离断、瞳孔括约肌损伤、晶状体混浊或脱位、视网膜或脉络膜损伤等。

5. 眼压升高。过度深前房。眼底可见因眼压升高导致的视盘病理性凹陷和(或)视网膜神经纤维层的损伤。

【治疗要点】

1. 药物治疗　治疗原则同 POAG。有报道缩瞳药可减少葡萄膜巩膜外流使眼压升高,故不建议使用。

2. 手术治疗　药物不能控制眼压者可行滤过手术,与 POAG 相比手术成功率较低。

【处方】　青光眼药物处方同原发性开角型青光眼。

【注意事项】　因为房角后退患者发生青光眼的概率很高,因此需要密切观察。如果没有青光眼表现,可每年复查 1 次。如果患有青光眼,可按照 POAG 治疗指南随访。

六、炎症性开角型青光眼

本病多继发于葡萄膜炎、外伤或眼内手术后的患者。多有闭角型青光眼症状,但前房不浅,房角开放。

【诊断要点】

1. 症状可能较轻,包括眼痛、畏光、视力下降等。

2. 裂隙灯显微镜下见结膜充血,角膜后沉着物,房角开放,房水细胞和闪辉,瞳孔缩小,虹膜后粘连。随着疾病发展,眼底出现特征性青光眼视神经改变。

【治疗要点】　抗炎、降眼压对症治疗,此病不宜手术,因术后仍有复发;但在药物不能控制并存的单纯性青光眼时,于发作缓解期做抗青光眼手术则可控制原发性青光眼。

【处方】

(1)抗炎治疗(滴药频度取决于前房炎症的严重程度)

1%醋酸泼尼松龙滴眼液	滴眼	每日 4 次
或 妥布霉素地塞米松滴眼液	滴眼	每日 4 次
或 双氯芬酸钠滴眼液	滴眼	每日 4 次

（2）妥布霉素地塞米松眼膏　　　　　　涂眼　入睡前 1 次

（3）0.25％～0.5％噻吗洛尔滴眼液　　滴眼　每日 2 次

或　1％～2％卡替洛尔滴眼液　　　　滴眼　每日 2 次

或　0.5％倍他洛尔滴眼液　　　　　　滴眼　每日 2 次

或　1％布林佐胺滴眼液　　　　　　　滴眼　每日 2 次

或　0.2％酒石酸溴莫尼定滴眼液　　　滴眼　每日 2～3 次

　　20％甘露醇　1～2g/kg　静脉滴注（眼压不能控制时）

（4）吲哚美辛（消炎痛）　25mg　饭后口服　每日 3 次

或　氯芬那酸（氟灭酸）　0.2g　饭后口服　每日 3 次

（5）散瞳药/睫状肌麻痹药

　　0.25％东莨菪碱滴眼液　　　　　　滴眼　每日 3 次

或　0.5％复方托吡卡胺滴眼液　　　　滴眼　每日 3 次

【注意事项】

1. 患者初始治疗时可根据病情每 1～7 日随访 1 次，如果眼压高，可增加随访频率。

2. 眼压控制到正常，可停用降眼压药物。如果炎症已经控制，但是眼压仍然不能降低到正常水平，需要考虑是否存在激素导致的眼压升高，可停用激素，选择其他降眼压的方法。

七、皮质类固醇性青光眼

皮质类固醇性青光眼是由于眼局部或全身使用糖皮质激素而诱发的一种开角型青光眼。使用糖皮质激素后是否发生眼压升高与个体反应差异，药物种类、剂型、用法、用量、用药时间、给药方式，以及是否合并有其他眼病或全身性疾病等因素有关。POAG 患者或有发生青光眼倾向的人群均属于皮质类固醇性眼压升高反应的高度敏感人群。皮质类固醇性青光眼可发生在任何年龄，临床表现类似于 POAG，包括眼压升高、视盘凹陷增大、盘沿变窄、视网膜神经纤维层缺损及视野损害等。眼压升高可发生在眼局部或全身使用糖皮质激素后数天到数年。大部分患者眼压是逐渐升高的,也有少部分患者会出现急性青光眼的症状。有些患者在长期使用糖皮质激素造成视神经损害后停药眼压恢复正常,可能会被误认为是正常眼压性青光眼。除了青光眼的典型表现外,因长期使用糖皮质激素还可有以下的眼部改变:后囊下型白内障、眼睑皮炎、延缓创伤愈合、诱发眼部感染(包括细菌、真菌或病毒感染)、诱发或加剧角膜溃疡等。

【诊断要点】

1. 病史:是最重要的诊断依据。有明确的使用糖皮质激素的病史,尤其是局部使用者。眼压升高、视功能损害程度与糖皮质激素使用病史基本一致。

2. 眼压升高,房角开放,可伴有晶状体后囊下的混浊。有青光眼性眼底和(或)视野损害。

【治疗要点】

1. 若条件允许应立即停用糖皮质激素;对原发疾病不能停用糖皮质激素的患者,可减少糖皮质激素的使用浓度和剂量,或改用较少引起眼压升高的糖皮质激素制剂继续治疗。停用糖皮质激素后,多数病例眼压会逐渐下降,小梁功能正常者,有望完全恢复至正常水平。

2. 抗青光眼的药物治疗:同 POAG。

3. 手术治疗:若药物治疗无法有效地控制眼压,或原发疾病不允许停用或减量使用时,需行抗青光眼手术治疗。若合并有明显影响视力的皮质类固醇性白内障,可行青光眼白内障联合手术。

【处方】 抗青光眼的药物处方同原发性开角型青光眼。

【注意事项】 对局部或全身使用糖皮质激素的患者应定期随访,检查眼压和眼底。嘱患者应严格按照医嘱使用糖皮质激素,不得随意增加使用次数或延长使用时间,若出现眼胀等不适症状应及时就诊。

八、色素性青光眼

色素播散综合征(pigment dispersion syndrome,PDS)是虹膜后表面色素上皮的色素播散,沉着在眼前节各部位的一种疾病。部分患者可因色素堵塞并损害小梁网,导致眼压升高,继发性开角型青光眼,称为色素性青光眼(pigment glaucoma,PG)。PDS发病的危险因素有青年人、男性、近视和白种人。

【诊断要点】

1. PDS/PG 均为双眼发病,可不对称,可在锻炼后或散瞳后出现视物模糊、眼痛、虹视。

2. 主要体征 虹膜中周部透照试验阳性(因为中国人虹膜较厚,基质中色素较多,在我国患者中罕见虹膜透照现象,其多见于白种人。因此,对于我国患者,虹膜透照缺损不是诊断和鉴别诊断的主要依据);小梁网360°浓密色素沉着,无外伤和炎症病史。

3. 其他体征 角膜内皮垂直的色素沉着带(Krukenberg梭);晶状体赤道后囊色素沉着(Zentamayer环或Scheie线),玻璃体前界膜色素沉着,Schwalbe线色素沉着。房角睫状体带较宽,色素沉着3～4级。PG眼压波动较大,前房深,可见浮游的色素颗粒,眼底见特征性青光眼视神经萎缩。

【治疗要点】 治疗和POAG相似。对于单纯PDS,仅有色素播散没有青光眼体征者;或偶尔有短暂的眼压升高、小梁网仍有自身修复能力者,可密切随访,必要时可使用预防性缩瞳药物治疗或行激光周边虹膜切除术以预防色素性青光眼的发生。若出现持续高眼压,治疗目的就是控制眼压。常用的治疗方法有:

1. 药物治疗 最常用的是缩瞳药。缩瞳药可拉平后凹的虹膜,减少色素脱落;同时可牵拉小梁网使其网眼扩大,增加房水和色素的外流,从而降低眼压。但应注意近视眼患者,尤其是有视网膜格子样变性和视网膜脱离倾向者,使用缩瞳药有增加视网膜脱离的危险,故治疗前应仔细检查周边视网膜,使用中应密切随访。其他抗青光眼药物同 POAG。

2. 激光治疗　　激光周边虹膜切除术可以解除反向瞳孔阻滞，减少虹膜与晶状体的接触。在高危人群可有助于预防青光眼的发生。另外，氩激光小梁成形术（ALT）和选择性激光小梁成形术（SLT）治疗也可降低眼压，但随时间的推移疗效会下降。

3. 手术治疗　　当药物和激光治疗均无法控制眼压时，可行滤过性手术。

【处方】　抗青光眼药物同 POAG。

九、剥脱性青光眼

剥脱综合征（exfoliation syndrome，XFS）为灰白色碎屑样物广泛沉积于虹膜、晶状体、悬韧带、睫状突和小梁网表面。XFS 患者青光眼的发病率是常人的 6 倍，常为开角型，可能的机制是剥脱物和色素堵塞小梁网，其对视神经损害往往比原发性开角型青光眼要重。

【诊断要点】

1. 病程缓慢，早期常无症状。

2. 主要体征：瞳孔缘可见灰白色小片状碎屑样剥脱物附着；晶状体前囊特征性改变（中央区可见剥脱物质附着，常为卷边状，中间为透明区域，周边为颗粒状沉着浑浊区）；瞳孔缘虹膜透照试验阳性；青光眼视神经改变。

3. 其他体征：角膜内皮和房角可见白色片状物质沉着；小梁网不规则色素沉着，下方比上方重；虹膜萎缩，瞳孔难以散大；悬韧带断裂，晶状体不全或完全脱位。

【治疗要点】　不合并青光眼的 XFS 患者无需特殊治疗，但应定时随访，以便及时发现青光眼。合并青光眼者可采取以下治疗手段：

1. 药物治疗　　治疗方法同 POAG，但 XFS 合并青光眼与POAG 相比，对药物治疗的反应较差。因为缩瞳药不仅能增加房水外流,而且可以抑制瞳孔运动,减少剥脱物的数量及色素播散,所以缩瞳药是开始治疗的最好选择。

2.激光治疗 有氩激光小梁成形术成功治疗 XFS 的报道。但也有报道术后眼压反而升高。合并闭角型青光眼者,可行激光周边虹膜切除术。

3.手术治疗 药物或激光治疗无效时,可行滤过性手术。单纯行晶状体摘除术不能达到控制眼压的目的,而且由于悬韧带和囊膜比较脆弱,晶状体手术时需倍加小心,必要时植入张力环以避免并发症。

【处方】 抗青光眼药物同 POAG。

十、晶状体源性青光眼

晶状体内物质通过完整的囊袋漏出,堵塞小梁网造成眼压升高。

【诊断要点】

1.单侧眼痛、畏光、流泪和视力下降。

2.主要体征:过熟期或成熟期白内障,严重眼痛,视力为光感或无光感,眼压显著升高,前房内和晶状体前囊表面有彩虹样或白色颗粒。

3.其他体征:结膜严重充血,角膜水肿,前房可见细胞和闪辉,有时可见假性前房积脓,房角开放。

【治疗要点】 治疗的第一目标是立即降低眼压,减轻炎症。彻底治疗需要尽快摘除晶状体。

【处方】

(1)0.25%～0.5%噻吗洛尔滴眼液　　滴眼　　每日 2 次

　或 1%～2%卡替洛尔滴眼液　　　　滴眼　　每日 2 次

　或 0.5%倍他洛尔滴眼液　　　　　滴眼　　每日 2 次

　或 1%布林佐胺滴眼液　　　　　　滴眼　　每日 2 次

　或 0.2%酒石酸溴莫尼定滴眼液　　滴眼　　每日 2～3 次

醋甲唑胺　　每次 1～2 片　　　　口服　每日 2 次

20％甘露醇　　1～2g/kg　静脉滴注(眼压不能控制时)

(2)1％醋酸泼尼松龙滴眼液　　　　滴眼　每小时 1 次

或 妥布霉素地塞米松(典必殊)滴眼液　滴眼　每小时 1 次

(3)0.25％东莨菪碱滴眼液　　　　　滴眼　每日 3 次

或 0.5％复方托吡卡胺滴眼液　　　滴眼　每日 3 次

【注意事项】 此类患者大多数对药物治疗效果不明显。如果患者视力急剧下降,特别是在几小时内视力下降到无光感的患者,需要急诊行白内障手术治疗。晶状体摘除的同时并不需要联合青光眼手术。

十一、新生血管性青光眼

新生血管性青光眼(neovascular glaucoma,NVG)是房角由纤维血管膜覆盖导致的青光眼。早期,房角开放,但是被血管膜覆盖;晚期,血管膜收缩,形成虹膜周边前粘连,从而继发闭角型青光眼。极少情况下,瞳孔缘未见新生血管,而房角被新生血管膜覆盖。各种原因导致的视网膜缺血,产生血管内皮生长因子(VEGF)诱导了新生血管膜的产生。常见的缺血性病变有缺血型视网膜静脉阻塞、糖尿病视网膜病变、眼缺血综合征(颈动脉阻塞性疾病)、眼内肿瘤、视网膜脱离及其术后、慢性葡萄膜炎等。

【诊断要点】

1. 既往有引起眼底缺血的病变,早期无症状,眼压升高后出现眼痛、眼红、畏光和视力下降。

2. 根据临床表现和病程可将 NVG 分成三期:

(1)青光眼前期:瞳孔缘和(或)房角可见非放射状、走行混乱的新生血管,无眼压升高。

(2)青光眼房角开放期:青光眼前期的表现加上眼压升高。

(3)青光眼房角关闭期:由于房角纤维血管膜收缩牵拉,使周边虹膜前粘连,部分或全部房角关闭。

其他体征:眼压升高时可见结膜充血,角膜水肿,轻度房水闪辉,瞳孔缘色素层外翻,视网膜可见原发疾病的病理改变,长时间高眼压者可见视神经杯盘比扩大,视野缺损。

3. FFA 有助于了解视网膜病变性质、部位、程度,并可为视网膜光凝或冷冻治疗做准备。B 超检查可帮助除外眼内肿瘤和视网膜脱离。颈动脉超声多普勒检查以除外颈动脉疾病。

【治疗要点】

1. **青光眼前期的治疗** 当出现虹膜新生血管(neovascularization,NVI)尚无眼压升高时,应尽早实施充分的全视网膜光凝(panretinal photocoagulation,PRP)治疗,以促进 NVI 的回退,避免眼压升高。PRP 术后仍应密切随访,观察眼底、NVI 和眼压的变化。

2. **青光眼晚期的治疗** ①如果角膜清亮,能够看清眼底,需尽早进行 PRP 治疗,同时予药物降眼压治疗。药物不能控制眼压时,可行滤过手术。PRP 与滤过手术间隔至少 1 周,最好 3~4 周。②如果眼压升高导致角膜水肿无法行 PRP 治疗,可先降眼压治疗再行 PRP。药物降眼压治疗应注意禁用缩瞳药,这是由于缩瞳药会引起炎症和充血,且对广泛粘连性关闭的房角没有增加房水外流的作用。同理,肾上腺素类和前列腺素类药物也不能使用。药物治疗在房角开放期尚可控制眼压,在房角关闭期多不能有效控制眼压,常需手术治疗。常用术式有联合抗代谢药物的小梁切除术(适用于新生血管较少、较细小者)、引流物植入术(前房需足够深)或睫状体破坏性手术。当眼压得到控制后(若是行滤过手术,需待术后 4 周滤过泡稳定后),可进行 PRP 治疗。③如果因角膜、晶状体或玻璃体混浊明显影响眼底可见度,可行全视网膜冷冻术。对已经失去有用视力的患眼,可同时行全视网膜冷冻术和睫状体冷冻术或光凝术,以同时控制新生血管和眼压;或球后注射乙醇以缓解疼痛。

3. **抗 VEGF 药物** 如雷珠单抗或康柏西普眼内注射可使眼

内新生血管消退。为眼底激光治疗等创造时机,明显改善 NVG 预后。

4. 其他治疗　局部联合应用阿托品和糖皮质激素,以缓解充血和炎症,减轻疼痛症状。

【处方】

(1)0.25%～0.5%噻吗洛尔滴眼液　　滴眼　每日 2 次

或 1%～2%卡替洛尔滴眼液　　　　　滴眼　每日 2 次

或 0.5%倍他洛尔滴眼液　　　　　　滴眼　每日 2 次

或 1%布林佐胺滴眼液　　　　　　　滴眼　每日 2 次

醋甲唑胺　每次 1～2 片　　口服　每日 2 次

2%甘露醇　1～2g/kg　　　静脉滴注(眼压不能控制时)

(2)雷珠单抗注射液　　　　0.05ml　玻璃体腔注射

　　康柏西普眼用注射液　　0.05ml　玻璃体腔注射

【注意事项】

1. 对视网膜静脉阻塞、糖尿病视网膜病变、眼缺血综合征等导致视网膜缺血的疾病,适时行充分的全视网膜光凝术有助于预防新生血管性青光眼的发生。

2. 如果发现虹膜有新生血管同时眼压升高,需要在 1～2 天紧急处理。如果处理不及时,房角在数天到数周内会发生关闭。

十二、恶性青光眼

恶性青光眼又称房水迷流综合征或睫状环阻滞性青光眼。其是由于各种原因使正常房水错向后反流入玻璃体腔,使得玻璃体前移,推挤晶状体虹膜隔前移,导致前房普遍变浅甚至消失,继发房角关闭,眼压升高。眼前节结构拥挤的原发性闭角型青光眼患者更易发生恶性青光眼,如具有小眼球(眼轴短)、小角膜、浅前房、窄房角、晶状体厚且位置前移、睫状突前旋等解剖结构异常。部分患者可同时有脉络膜脱离,此时眼压多在正常范围内。

【诊断要点】

1. 病史：可发生在小梁切除术后，青光眼引流阀植入术后，白内障手术后，各种激光术后和视网膜手术后，也有自发性恶性青光眼患者或使用缩瞳药诱发患者。

2. 可出现视力下降、眼红、眼痛、头痛。

3. 眼压升高或角膜内皮失代偿时可出现角膜水肿。前房普遍变浅甚至消失，虹膜与角膜相贴。虹膜周切口通畅，无虹膜膨隆。晶状体虹膜隔前移。

4. UBM检查可见虹膜与角膜相贴，后房消失，睫状突与晶状体赤道部距离短，睫状突可前旋顶压周边虹膜。B超检查可除外脉络膜脱离或脉络膜上腔出血。A超检查测量眼轴长短。

【治疗要点】

1. 药物治疗　恶性青光眼一经诊断应及时采取联合药物治疗，早期有效的药物治疗可以阻断大约50％患者的恶性病理过程，达到治愈目的。但应注意若使用缩瞳药治疗，不仅不能降低眼压，反而会加重病情，使前房更浅、眼压更高，所以恶性青光眼禁用缩瞳药。联合药物治疗包括：睫状肌麻痹药、房水生成抑制药、高渗剂和糖皮质激素。必要时补充钾剂。如经过药物治疗，病情好转，眼压控制，前房形成并稳定，可逐渐将药物减量，先停用高渗剂，然后依次减量全身用碳酸酐酶抑制药、糖皮质激素、局部用房水生成抑制和药糖皮质激素，最后保留睫状肌麻痹药的维持量长期甚至终身使用。

2. 激光治疗　如果药物治疗不满意，可试用激光治疗。

（1）氩激光经瞳孔睫状突光凝术：激光可使睫状突皱缩，与晶状体赤道部的距离增大，解除睫状环阻滞。

（2）Nd∶YAG激光玻璃体前界膜切开术：适用于无晶状体眼或人工晶状体眼的恶性青光眼患者，使玻璃体腔与前房直接建立沟通。

3. 手术治疗　经联合药物治疗后2～3天无效或激光治疗无

效者、角膜内皮已发生水肿混浊者、或前房消失角膜与晶状体相贴者,为避免进一步的损害,需根据患者的病情选择不同术式进行治疗。常见术式有:

(1)玻璃体腔穿刺抽液术＋前房重建术:是有效且最简单的术式,缺点是术后必须长期甚至终身使用睫状体麻痹药。

(2)晶状体摘除联合人工晶体植入＋后囊切开＋前部玻璃体切除术:尤其适用于晶状体较厚位置靠前、晶状体混浊、眼轴短者。对晶状体轻度混浊或透明者,选择晶状体摘除术应慎重。是否植入人工晶状体需根据患者的眼底情况、角膜内皮数、预期患眼视力及对侧眼的视力水平决定。

(3)睫状体扁平部玻璃体切除术＋房水引流管植入术:对于弥漫性房角关闭、周边虹膜前粘连的顽固病例可以选择该术式。

(4)睫状体破坏性手术:适用于无有用视功能的患眼,可行睫状体冷冻或光凝术。

【处方】

(1)散瞳药/睫状肌麻痹药

　　1%阿托品滴眼液　　　　　　滴眼　每日4次

　　1%阿托品眼用凝胶　　　　　涂眼　睡前

或 混合散瞳药　0.2～0.3ml　结膜下注射　必要时重复注射

(2)抗青光眼药物治疗

　　0.25%～0.5%噻吗洛尔滴眼液　滴眼　每日2次

或 1%～2%卡替洛尔滴眼液　　　滴眼　每日2次

或 0.5%倍他洛尔滴眼液　　　　滴眼　每日2次

或 1%布林佐胺滴眼液　　　　　滴眼　每日2次

或 0.2%酒石酸溴莫尼定滴眼液　滴眼　每日2～3次

醋甲唑胺　每次1～2片　口服　每日2次

20%甘露醇　1～2g/kg　静脉滴注(眼压不能控制时使用,有严重心脏、肾疾病者应慎用)

（3）糖皮质激素

1％醋酸泼尼松龙滴眼液	滴眼	每 1～6 小时 1 次
或 典必殊滴眼液	滴眼	每 1～6 小时 1 次
或 0.9％氯化钠注射液		
地塞米松　5～10mg	静脉滴注	每日 1 次
（4）氯化钾　0.25g	口服	每日 3 次
（5）碳酸氢钠片　0.5g	口服	每日 3 次

【注意事项】

1. 术前尽量将眼压控制在正常水平，避免高眼压下手术。术中避免眼压的骤然大幅度下降。术后密切观察眼压及前房变化，并及时予以治疗。

2. 有发生恶性青光眼倾向的患者，如眼前节结构拥挤者、术中发现有后房压力增高、晶状体虹膜隔前移者或另一只眼曾发生过恶性青光眼者，应采取积极的预防措施：①若使用了缩瞳药，术前应停用 3～7 天。②术中采取较宽基底的虹膜切除，使用可拆除缝线，并较牢固缝合巩膜瓣。术中如果已明确有房水反流入玻璃体腔，可行玻璃体抽水术。必要时可用黏弹剂维持前房深度。③术毕即可预防性使用睫状肌麻痹药散瞳。④术后几小时即作裂隙灯显微镜检查，发现有恶性青光眼倾向即应按照恶性青光眼开始综合药物治疗。⑤术后睫状肌麻痹药不应过早停用。

第8章

葡萄膜病

一、前葡萄膜炎

前葡萄膜炎包括虹膜炎、虹膜睫状体炎和前部睫状体炎3种类型。虹膜炎指炎症局限于虹膜和前房,有前房细胞和房水闪辉,但前玻璃体内无细胞存在。前部睫状体炎指炎症仅局限于前睫状体,表现为前玻璃体内有细胞存在。虹膜睫状体炎指同时具有前两者特征。急性前葡萄膜炎(病程≤3个月)的常见病因和类型有与 HLA-B27 抗原相关的前葡萄膜炎、强直性脊椎炎伴发的前葡萄膜炎、Behcet 病性前葡萄膜炎等,而慢性前葡萄膜炎(>3个月)常见病因和类型有幼年型慢性关节炎伴发的前葡萄膜炎、Fuchs 综合征和 Vogt-小柳原田病等。

【诊断要点】

1. 急性 眼痛、眼红、畏光、流泪及不同程度的视力下降;慢性:分为加重期和缓解期,可伴有轻度急性症状。

2. 体征 睫状充血,角膜后有沉着物(KP),房水闪辉及房水中有浮游细胞,虹膜充血、结节、前后粘连及瞳孔改变,前房积脓,晶状体前囊色素沉着,前玻璃体浮游细胞和混浊,黄斑囊样水肿和视盘水肿。

3. 病因 包括特发性、HLA-B27 相关葡萄膜炎(强直性脊柱炎、Reiter 综合征、银屑病关节炎、炎症性肠病)、晶状体介导的葡萄膜炎、术后虹膜炎、葡萄膜炎-青光眼-前房出血综合征、Behcet

综合征、Lyme 病、前节缺血、TORCH 感染。

【治疗要点】 散瞳、抗炎、病因治疗。

【处方】

(1)0.25％东莨菪碱滴眼液 滴眼 每日 3 次(用于轻至中度炎症反应)

或 1％阿托品滴眼液 滴眼 每日 3 次(用于重度炎症反应)

(2)(滴药频度取决于炎症的严重程度)

1％醋酸泼尼松龙滴眼液	滴眼	每 1～6 小时 1 次
或 典必殊滴眼液	滴眼	每 1～6 小时 1 次

(3)典必殊眼膏 涂眼 入睡前 1 次

(4)醋酸甲泼尼龙 40mg 眼周注射(重度炎症)

(5)0.25％～0.5％噻吗洛尔滴眼液 滴眼 每日 2 次

或 1％～2％卡替洛尔滴眼液 滴眼 每日 2 次

或 0.5％倍他洛尔滴眼液 滴眼 每日 2 次

或 1％布林佐胺滴眼液 滴眼 每日 2 次

或 0.2％酒石酸溴莫尼定滴眼液 滴眼 每日 2～3 次

注:瞳孔闭锁者在炎症控制后可行 YAG 激光虹膜打孔或抗青光眼手术。

(6)吲哚美辛(消炎痛) 25mg 饭后口服 每日 3 次

或 氯芬那酸(氟灭酸) 0.2g 饭后口服 每日 3 次

(7)合并尿道炎时应用抗生素,连续使用 3～6 周

多西环素(强力霉素)100mg 口服 每日 2 次

或 红霉素 250～500mg 口服 每日 4 次

(8)病因治疗

①强直性脊椎炎伴发的前葡萄膜炎:局部使用非甾体抗炎药和糖皮质激素滴眼液,注意及时应用睫状肌麻痹药,避免并发症出现。合并视盘水肿或黄斑囊样水肿者可全身口服泼尼松和非甾体抗炎药。

②炎症性肠道疾病伴发的葡萄膜炎:全身应用皮质激素或磺胺嘧啶,或二者联合用药,并补充维生素 A。

③Reiter 综合征伴发的前葡萄膜炎:如果有尿道炎,口服多西环素或红霉素。

④Behcet 综合征:常需全身应用皮质激素联合应用免疫抑制药;请内科或风湿病科会诊。

⑤银屑病关节炎:风湿病科或皮肤科会诊。

⑥Lyme 病:全身应用 β-内酰胺和四环素类抗生素应用,局部使用糖皮质激素滴眼液、睫状肌麻痹药。

⑦幼年型慢性关节炎伴发的葡萄膜炎:急性者局部使用糖皮质激素滴眼液、睫状肌麻痹药和非甾体类滴眼液。慢性者局部治疗联合全身应用非甾体抗炎药,如不能控制炎症则全身应用激素或免疫抑制药。

⑧Fuchs 综合征:常对皮质激素无反应,一般不需应用,严重者可短期试用皮质激素滴眼液,应注意眼压与晶状体改变。

⑨类肉瘤病性葡萄膜炎:常需球周和全身应用皮质激素。

⑩单纯疱疹/带状疱疹/水痘病毒性前葡萄膜炎:抗病毒药如阿昔洛韦(无环鸟苷)滴眼液滴眼;口服阿昔洛韦。合并高眼压时降眼压治疗;梅毒性葡萄膜炎:全身应用青霉素治疗,局部使用糖皮质激素滴眼液、睫状肌麻痹药。传染科会诊;结核性葡萄膜炎:避免全身应用皮质激素,全身抗结核治疗。

【注意事项】

1. 急性期根据炎症反应的严重程度每 1~7 天随访一次,炎症稳定后每 1~6 个月随访一次。

2. 如果前节炎症反应消退,激素可以缓慢减量(通常每 3~7 天减少 1 滴)。

二、中间葡萄膜炎

中间葡萄膜炎是累及睫状体平坦部、玻璃体基底部、周边视网膜和脉络膜的一种炎症性和增殖性疾病。病因尚不完全清楚，可能是一种自身免疫病，也有研究认为感染因素与其发生有关。它可伴发其他全身疾病。其发病无性别、种族及遗传的差异。好发于儿童及青壮年。

【诊断要点】

1. 无痛性眼前黑影飘动、视力下降。少数患者有畏光或外部炎症反应，常累及 15—40 岁人群，双眼受累。

2. 典型体征：下方玻璃体雪球样混浊，下方睫状体平坦部和锯齿缘雪堤样改变。其他改变有前节轻度炎症、后囊下白内障、继发青光眼、周边视网膜血管白鞘形成、周边视网膜新生血管、黄斑囊样水肿、视网膜前膜、渗出性视网膜脱离、视盘水肿。

【治疗要点】

1. 视力在 0.5 以上者应定期观察。但对出现明显雪堤样改变、视网膜血管炎和黄斑囊样水肿者无论视力如何均应给予治疗。当视力低于 0.5 时，应积极治疗。

2. 巩膜外冷冻：对糖皮质激素和其他免疫抑制药治疗无反应者，特别是周边视网膜出现新生血管者应用。

3. 玻璃体手术：用于持续密集的玻璃体混浊、玻璃体出血、牵拉性视网膜脱离、视网膜前膜及用免疫抑制药不能控制的中间葡萄膜炎。此外，对于怀疑伪装综合征特别是淋巴瘤的患者可行玻璃体液检查。

【处方】

(1)1%醋酸泼尼松龙滴眼液　　　滴眼　每 1～6 小时 1 次

或 典必殊滴眼液　　　　　　　滴眼　每 1～6 小时 1 次

注：滴药频度取决于炎症的严重程度。

(2)典必殊眼膏　　　　　　　涂眼　入睡前 1 次

(3)醋酸甲泼尼龙　40mg　眼周注射(单侧病变,初发病例)

(4)泼尼松片　1～1.5mg/kg　口服　每日 1 次

注：根据炎症控制情况逐渐减量。维持量一般为 15～20mg/d。

待玻璃体基底部雪堤样改变完全消失后,再逐渐减量和停药。

(5)免疫抑制药(用于对糖皮质激素治疗无反应或多次复发的中间葡萄膜炎)

苯丁酸氮芥　　0.05～0.1mg/kg　　口服　　每日1次

或　环磷酰胺　2mg/kg　　　　　　口服　　每日1次

或　环孢素A　3～5mg/kg　口服　　每日1次(可分2次)

注:免疫抑制药与小剂量糖皮质激素联合应用可提高疗效。

【注意事项】　白内障是中间葡萄膜炎的一个常见并发症。患者应至少3个月无炎症反应才可以进行白内障摘除。可以在术前5天给予患者60mg/d泼尼松口服,在术后1个月内逐渐减少泼尼松用量。如果存在明显的玻璃体混浊,可考虑在白内障手术同时联合玻璃体切除术。

三、后葡萄膜炎

后葡萄膜炎是一组累及脉络膜、视网膜、视网膜血管和玻璃体的炎症性疾病。由于炎症的原发位置不同,在临床上可表现出多种类型,如视网膜炎、视网膜血管炎、脉络膜炎和几种炎症类型同时存在的情况。患者诉眼前黑影飘动、视物变形或视力下降。偶有眼红、眼痛。有些患者无明显症状。

【诊断要点】

1. 全面的病史和系统回顾:系统疾病或感染,皮疹,静脉吸毒,体内留置的管道,是否存在感染艾滋病的危险因素,近期眼部外伤或手术史,俄亥俄-密西西比河谷、美国西南部、新英格兰、大西洋中部旅游史、蜱叮咬史。

2. 全面的眼部检查:玻璃体内炎症细胞和混浊,视网膜或脉络膜炎症病灶(视网膜水肿渗出、视网膜下黄白色结节),视网膜血管炎(血管鞘、血管周围渗出),前节炎症轻微,黄斑囊样水肿,视盘水肿。

3. FFA有助于诊断或制订治疗方案。

4. 血液学检查：弓形体滴度测定、ACE、FTA-ABS、血沉、ANA、HLA-A29，弓蛔虫滴度、Lyme 免疫荧光测定、ELISA。在新生儿和免疫缺陷患者，要进行巨细胞病毒抗体滴度、单纯疱疹、带状疱疹、水痘及风疹病毒检查。如果怀疑感染性疾病，血样和注射部位标本的培养有助于诊断。

5. 结核菌素试验，胸部 X 线片，免疫力低下患者的尿巨细胞病毒检查，怀疑中枢神经系统受累时行颅脑 CT/MRI 和腰椎穿刺检查，必要时可行诊断性玻璃体切除术。

【治疗要点】 在以下各章节有更多专门的系统评估和治疗指南。

【处方】

(1)40mg/ml 曲安奈德　0.5ml　球旁注射每 3～4 周 1 次

和泼尼松 20～100mg　　　　　口服　每日 1 次

和雷尼替丁　150mg　　　　　　口服　每日 2 次

(2)免疫抑制药

苯丁酸氮芥　0.05～0.1mg/kg　口服　每日 1 次

或环磷酰胺　2mg/kg　　　　　口服　每日 1 次

或环孢素　3～5mg/kg　　　　　口服　每日 1 次

四、人类白细胞抗原-B27 相关葡萄膜炎

HLA-B27 疾病的类型包括 HLA-B27 相关葡萄膜炎不伴有系统疾病、强直性脊柱炎、炎症性肠病、反应性关节炎（Reiter 综合征）、银屑病关节炎。

【诊断要点】

1. 主诉急性疼痛、视物模糊、畏光。相关的全身症状包括：后背疼痛、关节炎、口腔溃疡（通常不像 Behcet 病的口腔溃疡那样痛）、排尿疼痛、胃肠道症状、皮疹。

2. 体征：反复发作的单侧（或双侧）非肉芽肿性前葡萄膜炎。严重的前房反应伴有细胞、房水闪辉和纤维素渗出。可见前房积脓。疾

病早期即可出现虹膜后粘连、睫状充血。男性比女性多见。

3. HLA-B27 血液学检查确诊。

4. 强直性脊柱炎行骶髂关节放射学检查用于显示硬化和关节间隙狭窄;炎症性肠病请消化科会诊;反应性关节炎在提示衣原体感染时进行衣原体的结膜或尿道刮片检查,风湿科会诊;银屑病关节炎请风湿科或皮肤科会诊。

【治疗要点】 治疗参考前葡萄膜炎。患有 HLA-B27 阳性葡萄膜炎的患者通常多次发作,对于特殊的反复发作的病例可以考虑长期激素替代的免疫调节治疗,这通常需要风湿科协助治疗。

【处方】 治疗用药同前葡萄膜炎。

五、弓形虫病

弓形虫病是一种人畜共患的寄生虫病,猫科动物是重要的终宿主和传染源,传播径路是从动物到人,经口、呼吸道和皮肤或通过胎盘罹患。眼和神经组织易受侵犯,为视网膜脉络膜炎多见的病因。患者诉视物模糊和眼前黑影飘动,可出现眼红、畏光。多数情况下不疼痛,存在虹睫炎的时候疼痛。

【诊断要点】

1. 病史:患者是否食用过生肉或接触过猫(获得性感染),在非典型性病例中,应询问 HIV 的高危因素(如几个活动性病灶不伴有陈旧的脉络膜视网膜瘢痕)。

2. 典型体征:新发的黄白色视网膜病变通常伴有陈旧性色素性脉络膜视网膜瘢痕。中重度者位于病变上方出现局灶玻璃体炎症反应。其他体征包括轻度前房炎症,玻璃体碎屑,视神经视网膜炎伴水肿。

3. 血浆抗弓形虫抗体滴度可以提示既往或现在感染,前房水或诊断性玻璃体切除的样本也可以进行弓形虫抗体或 PCR 检测。不能确诊时行荧光梅毒螺旋体抗体吸附试验、结核菌素试验、蛔虫 ELISA 检查、HIV 检查。

【治疗要点】 对于轻度的周边视网膜脉络膜炎,免疫正常的患者有自限性,黄斑区以外的病变可以观察。病变位于黄斑区、视盘周 2～3mm、视网膜大血管受累、引起视力降低 2 行以上的严重玻璃体炎、免疫力低下患者应考虑抗弓形虫治疗。在免疫缺陷患者可考虑延长治疗时间。若存在严重玻璃体炎可行玻璃体切割术清除。

【处方】

处方 1 经典的一线治疗(4～6 周)

乙胺嘧啶 200mg 口服 每日 1 次

或 螺旋霉素 1g 口服 每日 3 次(孕妇或哺乳期妇女)

和 亚叶酸 10mg 口服 隔日 1 次(以减少乙胺嘧啶的骨髓毒性)

和 磺胺嘧啶 首剂量 2g 之后 1g 口服 每日 4 次

警示:仅在少数免疫功能低下的患者,才考虑全身应用激素治疗。使用前测量空腹血糖,并排除结核。在抗弓形虫治疗 24 小时后才可以加用泼尼松 20～40mg/d 口服,在停抗生素治疗前 10 日减量。

处方 2 磺胺过敏或治疗不佳时,替代或联合一线治疗

克林霉素 150～450mg 口服 每日 3～4 次(最大剂量 1.8g/d)

或 克林霉素 0.1mg/0.1ml 玻璃体腔注射

和 地塞米松 400mg 玻璃体腔注射

或 阿奇霉素 首剂量 1g 之后 250～500mg 每日 1 次(联合乙胺嘧啶 50mg 每日 1 次)

处方 3 维持治疗(用于免疫缺陷患者)

甲氧苄啶/磺胺甲噁唑 160mg/800mg 口服 每日 2 次(每 3 日 1 次服用可以抑制复发)

乙胺嘧啶 25～50mg 口服 每日 1 次

磺胺嘧啶 500～1000mg 口服 每日 4 次

叶酸　10mg　　　　　　　口服　每日 4 次

或 克林霉素　300mg　口服　每日 4 次(磺胺过敏时)

【注意事项】　在 3～7 日进行血液检测和眼部评估,然后每治疗 1～2 周后进行复查。

六、结节病

结节病是一种累及多系统、多器官的非干酪样坏死性肉芽肿性疾病。其所致的葡萄膜炎主要表现为慢性肉芽肿性前葡萄膜炎,后葡萄膜炎可表现为白黄色渗出及视网膜静脉旁白鞘,玻璃体雪球状混浊。另外可有眼睑皮肤和结膜结节等其他眼部损害。肺部损害高达 95%,表现为肺门淋巴腺病;血清血管紧张素转化酶水平升高。

【诊断要点】

1. 双眼发病,眼痛,畏光和视力下降。可以隐匿发病,特别是老年人、慢性病程。系统体征包括呼吸短促、面神经麻痹、涎腺或泪腺或腮腺肿大、发热、关节炎,神经系统症状少见。多见于 20～50 岁发病。最常见于美国黑种人和北欧人。

2. 典型体征:虹膜结节、大的羊脂状 KP(下方角膜内皮三角形分布)、周边视网膜静脉血管鞘(蜡滴样)、周边视网膜新生血管形成。其他体征包括结膜结节、干眼、虹膜后粘连、青光眼、白内障、中间葡萄膜炎、黄斑囊样水肿。

3. 胸片:典型表现为双侧、对称的肺门淋巴结病变和(或)提示肺纤维化浸润。血清血管紧张素转化酶在 60%～90%结节病活动期是升高的。对于容易取材的病变可行活检以明确非干酪样肉芽肿炎症。

4. 如果临床高度怀疑结节病而筛查结果阴性,可考虑以下检查:①胸部 CT 更敏感。②全身镓扫描对结节病敏感,"熊猫征"提示泪腺、腮腺和颌下腺受累,"入征"提示肺门旁或气管旁淋巴结受累。镓扫描阳性伴血清血管紧张素转化酶升高对于诊断结节病的特异性为 100％,敏感性为 73％。③请胸科会诊评价肺功能和经支气管肺部活检。

【治疗要点】 散瞳,局部及全身激素治疗,必要时联合免疫抑制药治疗。

【处方】

处方 1　前葡萄膜炎

　　0.25％东莨菪碱滴眼液　　滴眼　每日 3 次

和 1％醋酸泼尼松龙滴眼液　　滴眼　每 1～6 小时 1 次

处方 2　后葡萄膜炎

　　40mg/ml 曲安奈德　0.5ml　　球旁注射　每 3～4 周 1 次

和 泼尼松　20～100mg　　　　口服　　每日 1 次

和 雷尼替丁　150mg　　　　　　口服　　每日 2 次

处方 3　免疫抑制药(激素替代治疗)

苯丁酸氮芥　0.05～0.1mg/kg　口服　　每日 1 次

或 环磷酰胺　2mg/kg　　　　　口服　　每日 1 次

或 环孢素　3～5mg/kg　　　　　口服　　每日 1 次

【注意事项】 根据炎症的严重程度 1～7 日复查。根据疗效调整激素的用量。炎症消退后,激素和睫状肌麻痹药逐渐减量。

七、急性视网膜坏死

由病毒感染(主要为水痘-带状疱疹病毒和单纯疱疹病毒感染)引起,以视网膜坏死、视网膜动脉炎、玻璃体混浊和后期视网膜脱离为主要特征。发病隐匿,出现视物模糊,眼前黑影,眼痛,畏光,病变累及黄斑时视力严重下降。

【诊断要点】

1. 病史:是否存在艾滋病高危因素,是否免疫力低下。如果存在,应鉴别巨细胞病毒视网膜炎和外层进展性视网膜坏死。

2. 典型体征:周边视网膜局灶性、边界清楚的视网膜变白(全层视网膜坏死);环形坏死灶快速进展可达到后极;闭塞性血管炎、严重的前房和玻璃体炎症反应。其他体征包括前房炎症反应、结膜充血、巩膜炎、眼压升高、视网膜动脉白鞘、视网膜出血、视盘水肿、孔源性视网膜脱离。

3. 全血计数和分类、巨细胞病毒抗体滴度、FTA-ABS、PRS、红细胞沉降率、弓形虫滴度、PPD、胸部 X 线片排除其他病因。急性期和恢复期行水痘-带状疱疹、单纯疱疹病毒抗体滴度检查。在不典型病例进行前房穿刺取材,进行疱疹病毒和弓形虫的 PCR检测。怀疑视神经疾病的患者做眼眶部 CT 和 B 超检查。如果怀疑巨细胞淋巴瘤、三期梅毒或脑炎,进行头颅 CT、MRI 和腰椎穿刺检查。

【治疗要点】 积极抗病毒抗炎治疗。眼压增高时,抗青光眼药物治疗。给予视网膜激光光凝治疗预防视网膜脱离。玻璃体切割术、玻璃体注长效气体或者联合硅油填充治疗复杂视网膜脱离。视网膜炎在治疗的前 48 小时仍有可能进展,常在 4 日内开始消退。目标是降低对侧眼的发病率,但不能降低发病眼的视网膜脱离率。

【处方】

(1)抗病毒治疗(静滴后改口服)

0.9%氯化钠注射液　250ml

阿昔洛韦 500mg/750mg　静脉滴注　每日 2～3 次 维持4～6 周

阿昔洛韦 400～800mg　口服　每日 3 次　从感染开始后维持 14 周

更昔洛韦 2mg/0.1ml　玻璃体腔注射　每周 1～2 次

(2)0.9%氯化钠注射液 500ml

甲泼尼龙 1g　静脉滴注　每日 1 次　维持 5 日

或 泼尼松　1～1.2mg/kg　口服　晨起顿服　维持 1～2 周

(3)1%阿托品滴眼液　滴眼　每日 3 次

(4)1％醋酸泼尼松龙滴眼液　滴眼　每2～6小时1次

40mg/ml曲安奈德　0.5ml　Tenon囊下注射

(5)阿司匹林　0.3g　口服　每日3次。

注:最初抗病毒治疗至少24小时后通常才开始使用激素治疗。考虑视神经受累时,延长糖皮质激素治疗1周或直到视网膜炎开始消退时,以后减量维持2～5周。

【注意事项】　患者每日复查,随后数周或数个月检查一次,在每次复查时,眼底检查排除视网膜裂孔。如果视网膜炎超过了以前激光治疗范围,考虑再次行激光治疗。应检查瞳孔反应并考虑视网膜神经病变。

八、巨细胞病毒视网膜炎

巨细胞病毒是艾滋病患者最常见的机会性感染,$CD4^+$细胞$<50/mm^3$容易发病。巨细胞病毒视网膜炎也可见于其他免疫功能低下的状态(如白血病和移植术后)。患者主诉单眼或双眼视力下降伴黑影飘动,疼痛、畏光少见,通常没有症状。

【诊断要点】

1. 病史。免疫功能低下病史,包括艾滋病、淋巴瘤、器官移植、使用免疫抑制药。

2. 分为不活跃类型和暴发型。前者见视网膜周边颗粒状混浊,偶见出血;后者见坏死灶融合成片,伴有严重出血,多始于视网膜大血管弓周围,合并视网膜血管炎。病程进展后出现视网膜萎缩、视网膜脱离、脉络膜炎。进展性视网膜萎缩可能提示活动的巨细胞病毒视网膜炎。无明显扩大的视网膜色素上皮萎缩伴稳定的混浊边缘提示视网膜炎静止。

3. 辅助检查。血清学动态抗体检测IgG抗体效价增加4倍以上有诊断意义。抗CMV IgM抗体的出现提示有近期感染。对尿液、房水、玻璃体进行PCR检测。

【治疗要点】

1. 可单独或联合应用静脉注射更昔洛韦、西多福韦、膦甲酸。治疗目的在于使视网膜炎静止和预防对侧眼发病。

2. 在内科或感染科专家的指导下,使用高活性抗逆转录病毒疗法(HAART)治疗。

3. 未累及黄斑区的孔源性视网膜脱离可考虑进行堤坝样光凝治疗。玻璃体切割联合硅油填充适用于累及黄斑区的孔源性视网膜脱离。

【处方】

处方 1　抗病毒治疗(静滴治疗有效的患者可改口服)

0.9%氯化钠注射液　250ml

更昔洛韦 5mg/kg　静脉滴注　每日 2 次　每周 2～3 次(诱导期)

0.9%氯化钠注射液　250ml

更昔洛韦 6mg/kg　静脉滴注　每周 5 次(维持期)

或 更昔洛韦 1000mg　口服　每日 3 次　治疗 21 天后改为 900mg/d

4000μg/ml更昔洛韦　0.2ml　玻璃体腔注射　每周 1～2 次

处方 2

缬更昔洛韦 900mg　口服　每日 2 次　治疗 21 日(诱导期)

缬更昔洛韦 900mg　口服　每日 1 次(维持期)

【注意事项】

1. 基本上所有患者最终都会复发,需要眼底照片定期随访。

2. 如果部分患者接受 HAART 治疗后 CD4$^+$ 细胞＞100/mm^{3}维持 6 个月以上且巨细胞病毒视网膜炎完全静止,可以考虑停止抗巨细胞病毒的维持治疗。

九、非感染性视网膜微血管病变

非感染性视网膜微血管病变是人类免疫缺陷病毒感染/艾滋病最常见的眼部表现。50％～70％艾滋病患者有这种疾病,通常没有症状。

【诊断要点】

1. 间接检眼镜下见棉绒斑、视网膜内出血、微血管瘤。3％患者出现黄斑区缺血,引起严重的视力损害。

2. 该病变是 CD4$^+$ 计数低的表现,应注意筛查同时存在的机会性感染(巨细胞病毒视网膜炎)。

【治疗要点】 无需专门的眼科治疗,多随着 HAART 治疗和 CD4$^+$ 细胞计数增加而改善。

【注意事项】 CD4$^+$ 细胞计数低于 50/mm^3 应每 4～6 个月检查 1 次。

十、Vogt-小柳原田综合征

Vogt-小柳原田综合征(VKH)是一种累及全身多系统的炎症性疾病,多发于 20－50 岁成人。眼部主要表现为脉络膜炎、脉络膜视网膜炎、视乳头炎、神经视网膜炎和肉芽肿性全葡萄膜炎,常双眼受累。患者主诉视力下降、畏光、眼红眼痛,同时出现或之前可出现头痛、颈部强直、恶心、呕吐、发热、皮疹、耳聋和听力下降、耳鸣常见。

【诊断要点】

1. 病史:有无神经系统症状、有无听力受损、有无脱发、是否有眼部手术或外伤史。

2. 眼部体征:前房闪辉和细胞、肉芽肿性(羊脂状)KP、角巩膜缘周脱色素改变、玻璃体细胞、视盘水肿、渗出性视网膜脱离伴脉络膜增厚。FFA 表现为早期多发的针尖样视网膜色素上皮高荧光渗出,随造影时间延长逐渐扩大,晚期呈多湖状强荧光。

3. 全身体征：早期出现高频听力损伤、脑膜炎，晚期出现脱发、白斑、白发。

4. 血常规、快速血清反应素试验、荧光螺旋体抗体吸附试验、血管紧张素转化酶、结核菌素试验、胸部 X 线片用于除外类似表现的疾病。存在神经系统体征的患者行头颅 CT 或 MRI 检查。存在脑膜刺激征的患者行腰椎穿刺检查。

【治疗要点】　激素治疗控制炎症，对不能耐受激素治疗或激素治疗效果欠佳的患者，考虑免疫抑制治疗。有特殊神经性疾病者，请神经内科会诊。

【处方】

(1)1%阿托品滴眼液　滴眼　每日 3 次

　或 0.25%东莨菪碱滴眼液　滴眼　每日 3 次

　或 0.5%复方托吡卡胺滴眼液　滴眼　每日 3 次

(2)1%醋酸泼尼松龙滴眼液　滴眼　每 1 小时 1 次

　或 典必殊滴眼液　滴眼　每 1 小时 1 次

(3)对中重度炎症患者，可使用全身激素治疗。随病情好转，缓慢减少激素用量。

　　泼尼松　1～1.2mg/kg　口服　晨起顿服

　　泼尼松　15～20mg　口服　晨起顿服　维持超过 1 年（维持量）

(4)雷尼替丁　150mg　口服　每日 2 次

(5)免疫抑制治疗

　　苯丁酸氮芥　0.05～0.1mg/kg　口服　每日 1 次

　　环磷酰胺　1～2mg/kg　口服　每日 1 次

　　环孢素　3～5mg/kg　口服　每日 1 次

【注意事项】　激素减量应缓慢，绝大部分患者应该在长时间治疗过程中转化为激素替代免疫抑制药治疗。炎症在停止使用激素后 9 个月仍可复发。如果复发应重新使用激素治疗。

十一、梅毒

梅毒是由梅毒螺旋体所致的一种全身病变。可侵犯全身各器官和组织的血管。常由性接触传播,也可由母亲经过胎盘传染给胎儿形成先天性梅毒。

（一）获得性梅毒

【诊断要点】

1. 全身体征

一期:硬下疳(无痛性溃疡性病变)、局部淋巴结病。

二期:皮肤或黏膜病灶、全身淋巴结病、全身症状(如咽痛、发热)。

三期:心血管病(如主动脉炎)、中枢神经系统疾病(如脑膜血管疾病、麻痹性痴呆、脊髓痨)。

眼部体征:

一期:眼睑或结膜出现硬下疳。

二期:葡萄膜炎、视神经炎、急性脉络膜视网膜炎、视网膜血管炎、结膜炎、泪囊炎、巩膜炎、角膜基质炎等。

三期:视神经萎缩、陈旧的脉络膜视网膜炎、角膜基质炎、慢性虹膜炎、阿-罗瞳孔、二期梅毒的表现也可出现在三期。

2. 血清学荧光梅毒螺旋体抗体吸附试验阳性。体液中梅毒螺旋体阳性。必要时行腰椎穿刺检测。

【治疗要点】　青霉素为各期梅毒的首选抗生素。

【处方】

处方 1　神经梅毒治疗

0.9%氯化钠注射液 250ml

水结晶青霉素 G　200 万～400 万 U　静脉滴注　每 4 小时 1 次　10～14 日之后改为肌注

苄星青霉素　240 万 U　肌注　每周 1 次　连续 3 周

处方 2　眼部异常但脑脊液正常的梅毒

苄星青霉素　240 万 U　肌注　每周 1 次　连续 3 周

注：视网膜或视神经受累的患者可按照神经梅毒进行诊治。

处方 3　复方托吡卡胺滴眼液　滴眼　每日 3 次

或 0.25％东莨菪碱滴眼液　滴眼　每日 3 次

处方 4　1％醋酸泼尼松龙滴眼液　滴眼　每 1 小时 1 次

或 典必殊滴眼液　滴眼　每 1 小时 1 次

【注意事项】　对于青霉素过敏的患者，目前尚无治疗方案，应该请感染科会诊。有人认为青霉素治疗是神经梅毒必需的治疗方法，建议青霉素过敏患者收入 ICU 病房进行青霉素脱敏治疗。

(二)先天性梅毒

眼部表现包括双侧角膜基质炎、并发性白内障、椒盐状脉络膜视网膜炎、虹膜睫状体炎。Hutchinson 三联征包括切牙间距宽、角膜基质炎、耳聋。血液学检查与获得性梅毒类似。标准的治疗方案是青霉素 G，剂量应请儿科或感染科会诊调整。先天性梅毒主要在于预防。对妊娠期患梅毒的妇女给予及时、适当的治疗，一般能治愈母亲和胎儿的感染。

十二、眼内炎

葡萄膜和视网膜的化脓性炎症，称为眼内炎。可分为术后眼内炎、外伤性眼内炎、内源性细菌性眼内炎、晶状体过敏性眼内炎。

(一)术后眼内炎

内眼手术后 1 日至数日内发生的眼内炎为急性感染。最常见的感染源为表皮葡萄球菌、金黄色葡萄球菌、链球菌。如在术后 1 周至 1 个月甚至更长时间发生的眼内炎为迟发感染。常见的病原体有真菌、痤疮丙酸菌属等。

急性感染

【诊断要点】

1. 突然的进行性视力下降、眼红、眼痛加重。在眼内手术后眼内炎症重，前房和玻璃体大量房水闪辉和炎症细胞，可有前房积脓，眼睑水肿，结膜水肿，眼底红光反射减弱或消失。

2. B 超检查有明显的玻璃体混浊。

3. 如果视力只有光感或者更差，常行诊断和治疗性玻璃体切割术，同时做房水和玻璃体细菌培养与涂片检查。

【治疗要点】　积极抗炎、抗感染治疗，必要时行玻璃体切割术。

【处方】

(1)在行房水和玻璃体细菌培养的同时行玻璃体内注药，可选择下列药物：

　　妥布霉素　200μg/0.05ml　玻璃体腔注射　每 3 日 1 次

　　或　庆大霉素　100～200μg/0.05ml　玻璃体腔注射　每 3 日 1 次

　　或　万古霉素　1.0mg/0.1ml　玻璃体腔注射　每 3 日 1 次

　　或　头孢他啶　1.0mg/0.1ml　玻璃体腔注射　每 3 日 1 次

　　或　两性霉素 B　0.005～0.01mg　玻璃体腔注射　每 3 日 1 次

　　或　阿米卡星　0.4mg/0.1ml　玻璃体腔注射　每 3 日 1 次

　　或　克林霉素　1mg/0.1ml　玻璃体腔注射　每 3 日 1 次

　　或　地塞米松　200～400μg/0.04～0.08ml　玻璃体腔注射酌情使用

　　或　万古霉素＋妥布霉素/庆大霉素　玻璃体腔注射　每 3 日 1 次

　　(2)妥布霉素　2 万 U/0.5ml　结膜下注射

　　庆大霉素　2 万 U/0.5ml　结膜下注射

　　万古霉素　15mg　　　　　结膜下注射

5%磺胺嘧啶　0.5ml　　　　　结膜下注射

注:根据病情需要,可2～3日重复注射

(3)0.3%妥布霉素滴眼液　　　　滴眼　每小时1次

或 0.5%庆大霉素滴眼液　　　　滴眼　每小时1次

(4)1%阿托品滴眼液　　　　　　滴眼　每日1次

或 0.25%东莨菪碱滴眼液　　　　滴眼　每日3次

或 0.5%复方托吡卡胺滴眼液　　　滴眼　每日3次

(5)全身应用抗生素:

5%葡萄糖注射液　　500～1000ml

青霉素640万～960万U　静脉滴注　每日1次

或 0.9%氯化钠注射液　250ml

环丙沙星　200mg　静脉滴注　每日2次(儿童只用3日)

或 5%葡萄糖液　250ml

头孢噻肟　50～100mg/kg　静脉滴注　每日1次

或 5%葡萄糖液 250ml

头孢呋辛(新福欣)　30～100mg/kg　静脉滴注　每日1次

或 5%葡萄糖液　250ml

头孢呋辛(西力欣)60mg/kg　静脉滴注　每日3次(成人1.5g,每日3次)

或 5%葡萄糖　500ml

万古霉素1g　静脉滴注　每日2次

或 氟康唑200mg　静脉滴注　每日2次(怀疑真菌感染)

注:地塞米松　5～10mg　根据病情需要加入葡萄糖中

【注意事项】

1. 每4～8小时观察临床病程。

2. 根据患者对治疗的反应、细菌培养、药敏试验结果制订治疗方案。如果病情恶化或发现了明确的细菌或对所用药物有抗药性,在首次用药 48 小时后可再次玻璃体内注射另一种敏感抗生素。

3. 如果治疗有效,48 小时后逐渐减少局部强效抗生素次数或者加用氟喹诺酮类抗菌药。进行门诊密切随访。

迟发感染

【诊断要点】

1. 术后 1 周或更长时间出现视力严重下降,红肿、疼痛逐渐加重。

2. 玻璃体脓肿和前房积脓;前房虹膜表面或沿着瞳孔边缘可见大块状渗出。

3. 玻璃体样本涂片和细菌、真菌培养,有条件时进行厌氧菌培养。

【治疗要点】

1. 早期治疗同急性术后眼内炎,但不宜用糖皮质激素。

2. 如果术后 6 周内视力为光感或更差,行玻璃体切割术,超过 6 周疗效不确定。

3. 如果怀疑真菌感染或手术中涂片真菌阳性,玻璃体切割术的同时,玻璃体内注射两性霉素 B 5～10mg,然后局部和全身应用抗真菌药。

4. 去除晶状体和囊膜残留物对于诊断和治疗是必需的,细菌可能对青霉素、头孢西丁(噻吩甲氧头孢菌素)、克林霉素(氯洁霉素)、万古霉素敏感。

【处方】 抗真菌治疗:

(1)5％纳他霉素滴眼液 滴眼 每小时 1 次

(2)特比萘芬 250mg 口服 每日 1 次(直到感染控制)

(3)咪康唑 10mg/1ml 结膜下注射

(4)5％葡萄糖注射液 250ml

(5)两性霉素 B 从 0.1mg/kg 逐渐增至 10mg/kg 静脉滴注 每日 1 次

【注意事项】 依感染原而定,通常按急性术后眼内炎随访。

（二）外伤性眼内炎

【诊断要点】

1. 有眼外伤史,症状和体征同急性术后眼内炎。需要注意杆菌眼内炎的患者可伴高热、白细胞计数增高、眼球突出、角膜环行脓肿和视力急剧下降等。

2. X 线、CT 和 B 超有助于排除球内异物。

【治疗要点】

1. 治疗同眼球破裂或眼球穿通伤。

2. 用药参见术后眼内炎。

3. 睫状体平坦部玻璃体切除术疗效不确定。但可减少细菌量、提供培养和病理检查材料。

4. 以前没有破伤风免疫者,需要肌内注射破伤风抗毒素 1500U。

5. 排除真菌感染前不可用皮质激素。如果没有真菌感染,可以使用 1％泼尼松龙每 4 小时 1 次,结膜下注射地塞米松 4mg,每日口服泼尼松 40～80mg。如果分离出真菌,要进行抗真菌治疗。

6. 玻璃体切割术 如果视力为光感或更差时,立即手术并联合抗生素与糖皮质激素注入。

【注意事项】 同术后眼内炎。

（三）内源性细菌性眼内炎

【诊断要点】

1. 急性全身感染性疾病（如败血症）患者、免疫功能障碍者突然视力下降。

2. 主要体征:前房细胞和房水闪辉,或前房积脓,玻璃体细胞和片状混浊。其他体征:虹膜微小脓肿,眼底红光反射消失,视网膜炎症浸润,火焰状视网膜出血灶伴或不伴有中心白点,角膜水肿,眼睑水肿,结膜充血。可以发展成全眼球炎（有眼球突出、活动受限）。

3. B 型超声检查眼后节受累的程度。

4. 请内科会诊治疗全身疾病。

5. 血、尿标本细菌培养,有脑膜刺激征出现时行腰椎穿刺。

6. 玻璃体切除术加眼内抗生素注射,治疗应及时,当细菌培养阴性和感染原不确切时,也可行前房和玻璃体穿刺,细菌培养与涂片检查。

【治疗要点】　积极抗感染治疗,治疗全身疾病。如果视力为光感或更差时,立即玻璃体切除手术并联合抗生素与糖皮质激素注入。

【处方】

(1)全身使用广谱抗生素:

　　0.9%氯化钠注射液 250ml

　　头孢唑林 0.5～1g　　　　静脉滴注　每日 2～4 次

　或 0.9%氯化钠注射液　250ml

　　庆大霉素 4 万～8 万 U　　静脉滴注　每日 2～3 次

　或 0.9%氯化钠注射液　250ml

　　环丙沙星　200mg　　　　静脉滴注　每日 2 次

(2)1%阿托品滴眼液　　　　滴眼　　　每日 3 次

　或 0.25%东莨菪碱滴眼液　滴眼　　　每日 3 次

　或 0.5%复方托吡卡胺滴眼液　滴眼　　每日 3 次

(3)1%醋酸泼尼松龙滴眼液　滴眼　　　每 1～6 小时 1 次

　或 典必殊滴眼液　　　　　滴眼　　　每 1～6 小时 1 次

(4)妥布霉素/庆大霉素　　0.1ml　结膜下注射

(5)玻璃体内注射抗生素。见术后眼内炎。

【注意事项】　患者每日复查,抗生素治疗方案由细菌培养和药敏试验结果及患者对治疗的反应进行调整。静脉注射抗生素至少维持 2 周,直到病情得到改善。

(四)晶状体过敏性眼内炎

【诊断要点】

1. 对暴露的晶状体蛋白抗原的自身免疫反应,通常发生于手术、外伤或晶状体囊膜破裂后 1 日到数周。

2. 主诉疼痛、畏光、红眼、视力下降。

3. 裂隙灯显微镜下见前房较多的细胞和闪辉,有时前房积脓、羊脂状 KP。前房可见晶状体皮质。次要体征:眼睑水肿、结膜水肿、眼压增高、虹膜后粘连。

4. B 型超声协助诊断和随访。

【治疗要点】 给予激素抗炎治疗,降眼压对症治疗。如果感染性眼内炎不能除外,应进行细菌培养,并给予抗生素治疗。必要时行玻璃体切除术。

十三、交感性眼炎

交感性眼炎是指发生于一眼球穿通伤或内眼手术后的双侧肉芽肿性葡萄膜炎。受伤眼称为刺激眼,对侧眼称为交感眼。主要是由外伤或手术造成眼内抗原暴露并激发自身免疫反应所致。

【诊断要点】

1. 双眼疼痛、畏光、视力下降(在远视力受累前近视力常常受累)、红眼。单眼有穿通伤或眼内手术史(常在 4～8 周前,但也可在 5 日至 60 年内发生,99% 的患者发生在 1 年内)。

2. 前节表现为双眼急性肉芽肿性前葡萄膜炎,羊脂状 KP,前房闪辉及前房细胞,虹膜出现 Koeppe 结节或 Bussaca 结节。眼底改变呈弥漫性脉络膜炎,脉络膜水肿;视网膜、视盘水肿;渗出性视网膜脱离;复发病例或慢性炎症者表现典型的 Dalen-Fuchs 结节、晚霞状眼底。

3. FFA:急性活动期为视盘渗漏,静脉期可见视网膜色素上皮多发点状高荧光病灶,后期融合为多湖状高荧光。视网膜血管多正常。

4. 检查:梅毒抗体、血清血管紧张素转化酶,胸部 X 线片检查,除外梅毒、结核和类肉瘤病。

【治疗要点】 首选糖皮质激素治疗。如果糖皮质激素无效或有使用禁忌,需用其他免疫抑制药如苯丁酸氮芥、环磷酰胺、环孢素、他克莫司等药物,采用小剂量激素联合一种或两种免疫抑制药。

【处方】

(1)1%醋酸泼尼松龙滴眼液　　滴眼　每 1～2 小时 1 次

或　典必殊滴眼液　　　　　　滴眼　每 1～2 小时 1 次

(2)1%阿托品滴眼液　　　　　滴眼　每日 3 次

或　0.25%东莨菪碱滴眼液　　滴眼　每日 3 次

或　0.5%复方托吡卡胺滴眼液　滴眼　每日 3 次

(3)泼尼松片 1～1.2mg/kg　口服　每日 1 次(维持剂量为 15～20mg/d,治疗时间通常在 8 个月以上)

十四、虹膜囊肿

分为原发性和继发性两类。原发性虹膜囊肿可发生于虹膜色素上皮层或基质层。继发性虹膜囊肿可因内眼手术、眼外伤、长期滴用缩瞳药后、炎症渗出和寄生虫感染等原因所引起。

【诊断要点】

1. 原发性　多见于年轻人或中年人,亦可在出生后数个月出现。

(1)无症状期:患者无任何症状或视力减退。

(2)刺激期:有虹膜炎的表现。

(3)青光眼期:眼球胀痛。发生于色素上皮的虹膜囊肿为深棕色、圆形或椭圆形囊形样小体,透照试验阳性。发生于基质层的虹膜囊肿见于儿童,囊肿的前壁清晰,包含液体。有些虹膜囊肿可脱落至前房、房角或玻璃体。

2. 继发性

(1)外伤植入性:囊肿常增大,可导致前葡萄膜炎和继发性青光眼。

(2)药物性:见于青光眼患者长期点缩瞳药如碘磷灵,囊肿位于瞳孔缘。

（3）寄生虫性：囊尾蚴病在眼部的表现。呈豌豆大小，有一蓝白色混浊中心，常可见到蠕动。此囊肿应尽快切除。

【治疗要点】

1. 无症状或较小的虹膜囊肿，应密切观察。

2. 虹膜囊肿引起前房炎症渗出，可给予糖皮质激素局部治疗。

3. 激光治疗：适用于浆液性囊肿，较小能量击穿囊壁，易复发。

4. 手术治疗：经角膜缘切口，做包括整个囊肿在内的虹膜切除术。

十五、睫状体肿瘤

睫状体肿瘤的种类较多，恶性黑色素瘤占半数，其他肿瘤如腺瘤、髓上皮瘤、睫状上皮癌、平滑肌瘤、神经纤维瘤、神经鞘瘤、血管瘤以及转移癌均可见到。但这些肿瘤发生少，症状和体征相似，往往需要病理组织学鉴别诊断。

【诊断要点】

1. 小的肿瘤缺乏症状和体征。肿瘤较大时可感到眼前有持续性的黑影，前房变浅，晶状体半脱位，低眼压或继发性青光眼，玻璃体积血，渗出性视网膜脱离。

2. UBM 显示局部隆起，边界清晰，形状为类圆形、半球形、蘑菇形或不规则形。内反射较强，分布均匀。肿瘤内液性暗区的出现常提示恶性肿瘤可能。彩色多普勒超声显示血流丰富。

【治疗要点】　肿瘤不超过五个钟点可考虑局部肿瘤切除术。累及广泛者则行眼球摘除术。切除组织均应行组织病理学检查。

十六、脉络膜血管瘤

脉络膜血管瘤是在先天性血管发育不良基础上发展的良性

血管性肿瘤,可孤立地出现于眼底后极部,或弥漫地侵入大部分脉络膜,均可缓慢生长。

【诊断要点】

1. 孤立性

(1)多见于中年人,男性多见,单眼为主。

(2)早期症状很少,随肿瘤发展出现眼前有黑影、视力减退、视物变小变形。

(3)多位于眼底后极部,邻近视盘或黄斑区,为杏黄色或橘红色、圆形或近似球形的隆起,表面可有色素沉着。后照法透红光。

(4)大多伴有不同程度的浆液性视网膜脱离。

2. 弥漫性

(1)常见于患眼同侧有沿三叉神经分布的颜面血管瘤(Sturge-Weber 综合征),可伴有脑血管瘤和青光眼。

(2)眼底后极部广泛、弥漫、扁平、边界不清的番茄色增厚,黄斑区明显。

(3)广泛性浆液性视网膜脱离至全脱离。

(4)可并发白内障、虹膜新生血管、青光眼和角膜水肿。

3. FFA　视网膜动脉充盈前期出现似脉络膜血管形态的强荧光。渗漏迅速,融合扩大,出现浓密的强荧光。其间有更高的荧亮点,持续至晚期不退。肿瘤表面及边缘处的色素增生呈遮挡荧光或为低荧光斑点。有时可见视网膜毛细血管扩张。

4. 超声检查　A 型超声表现为内反射强,波峰与波峰的间隔和高度相似,波谷与波谷的间隔和高度也相似,排列均匀。B 型超声显示扁平隆起的病灶,常伴有浆液性视网膜脱离。

5. 视野　由于肿瘤压迫血管,可出现视神经缺血的视野改变。长期视网膜下积液,导致视野相应缩窄。

【治疗要点】

1. 激光光凝　采用氩激光、氪激光光凝,可直接封闭瘤体表面来自脉络膜的血管,使其不再渗漏。

2. 经瞳孔温热疗法 系用 810nm 红外激光大光斑 2mm 或 3mm，以 60 秒或更长时间照射，促使瘤体表面血管萎缩。可反复治疗，方便易行。

3. 光动力疗法 如瘤体位于黄斑中央，或对激光光凝治疗后黄斑区残留的瘤体可试行光动力学治疗。

4. 亦可选择巩膜敷贴放射治疗

十七、脉络膜恶性黑色素瘤

脉络膜黑色素瘤是成人常见的眼内恶性肿瘤，在我国仅次于视网膜母细胞瘤，为第 2 位眼内恶性肿瘤。发病年龄在中年以上，以 50－60 岁常见。男性略多于女性。单眼发病多见。根据其在眼底的生长形态，可分为结节型和弥漫型。

【诊断要点】

1. 肿瘤位于黄斑区时，早期会有视物变形、小视和大视、色觉改变、视野缺损。肿瘤位于眼底周边部时可无自觉症状。晚期时，可有眼压高、眼红、眼胀、头痛，甚至恶心、呕吐、眼痛及眼球突出等青光眼表现。

2. 眼底所见

(1)早期可见扁平或稍微隆起的色素性肿瘤，呈棕色或灰色，颜色不均一，表面可见色素。

(2)结节型：多见。

①未突破玻璃膜时表现为圆形或椭圆形、境界清楚、高低不平的局限隆起，表面有黄白色玻璃膜疣及棕色色素颗粒。

②肿瘤生长顶端突破玻璃膜后，迅速向视网膜下增大，形成头大、颈窄、基底宽广的蘑菇状形态，血管丰富，实体感肿物。

③肿瘤颈部视网膜呈波浪状实体性脱离。随积液增多，可出现远离肿瘤以外部位的渗出性视网膜脱离。

④晚期因肿瘤高度坏死，瘤体血管或瘤体表面视网膜血管破裂而致玻璃体内大量积血。

⑤瘤细胞种植到虹膜和前房角,可发生继发性青光眼。虹膜有新生血管形成,导致新生血管性青光眼。有时并发眼内炎、全眼球炎和白内障。

(3)弥漫型:少见。肿瘤沿脉络膜平面发展,使脉络膜普遍增厚。眼底表现类似转移性脉络膜肿瘤,或为橘红色、稍发暗的广泛的浆液性视网膜脱离。Bruch 膜大多完整,视网膜很少累及。肿瘤未损及黄斑时,尚保持较好视力。此型易发生眼外转移。

3. FFA:自动脉期始,肿瘤面就出现多个高荧光点,迅即扩大增强,形成散在的不规则强荧光斑。动静脉期,一些肿瘤血管与视网膜血管同时显示荧光,呈双循环现象。造影晚期,肿瘤部位多湖样荧光斑持续存在,30~50 分钟后消失。

4. 视野:有与肿瘤部位相对应的视野缺损。

5. B 超示蘑菇状或圆顶状;挖空现象;脉络膜凹陷;声衰减显著,其后可见声影;视网膜脱离声像。

6. MRI 显示 T_1、T_2 均缩短,T_1WI 显示肿瘤为高信号;T_2WI 像上显示肿瘤为低信号。无色素性脉络膜黑色素瘤缺乏此特征。

【治疗要点】

1. 定期观察 适应证:①初诊患者较小的葡萄膜黑色素瘤,表现为静止状态者;②大部分静止状态的中等大的葡萄膜黑色素瘤;③表现出缓慢生长迹象的大部分小的或中等的肿瘤,高龄患者或患有全身疾病患者;④唯一有视力的眼所患的小的或中等大的缓慢生长的葡萄膜黑色素瘤均可定期随访。方法:每 3~4 个月检查一次,包括荧光素眼底血管造影、眼底照相、超声波、视野、视力等眼部检查及全身检查。

2. 光凝治疗 光凝治疗包括普通的激光治疗、经瞳孔温热治疗以及光动力治疗。

(1)激光光凝

适应证:①肿瘤高度<5D,范围≤300;②肿瘤表面无视网膜

脱离;③肿瘤部位必须易被光凝包绕;④肿瘤不邻近视乳头或在视网膜中央血管环内;⑤屈光间质清晰;⑥瞳孔能充分散大;⑦肿瘤表面没有大的视网膜血管经过;⑧能定期复查;⑨对于局部切除术中,肿瘤周围的正常组织切除不够充分,可能遗留的残余肿瘤,或术后复发的小肿瘤亦可采取光凝治疗。方法:采用"先包围后歼灭法",在肿瘤外围正常组织做 2 排完整光凝包围,激光参数为:功率 500mW,光斑大小 500μm,时间 0.15 秒,以强浓白色光斑为宜,5 周后可在色素瘢痕处重复光凝 1～2 次,以确实阻断其血液供应,而后再光凝肿瘤本身。

(2)经瞳孔温热治疗:对于厚度<4mm 的肿瘤,可单纯选择经瞳孔温热治疗,厚度超过 4mm 者亦可联合巩膜表面敷贴放射治疗。

(3)光凝后需长期密切随访观察,每 3 个月检查一次,至少随访 2～10 年,有光凝 8 年后复发者。随访检查包括眼底照相、超声波、视力、视野、荧光素眼底血管造影检查等。如治疗成功者,肿瘤区域无血管,无荧光渗漏。

3. 巩膜表面敷贴放射

(1)适应证:①生长活跃的体积小的葡萄膜黑色素瘤,或经过随访发现肿瘤增长者;②中等大小或一部分大的肿瘤,但远离视盘及黄斑区,经治疗尚能保持一定视力者;③患眼为唯一有视力的眼,另一眼已经失明者均可考虑选择放射治疗。

(2)方法:选择比肿瘤基底部宽 2mm 以上的巩膜敷贴器。依据肿瘤高度及放射性核素特性,用计算机算出达到所需照射剂量时巩膜敷贴器应放置的时间,一般葡萄膜黑色素瘤顶部所需照射剂量为 8000～10 000cGy,基底部所需照射剂量为 35 000cGy。达到所需放疗时间时再去掉敷贴器,术后每 3 个月复查一次,1 年后改为半年复查一次,检查内容除一般眼部检查外,还包括眼底照相、荧光素眼底血管造影、超声检查等。

4. 局部切除

(1)适应证:①睫状体或虹膜恶性黑色素瘤,大小不超过 4～6

个钟点;②赤道部及赤道前的脉络膜黑色素瘤,直径<15mm,高度<10~15mm;③视盘及黄斑附近的直径<2PD 的小肿瘤;④无视网膜或玻璃体肿瘤种植;⑤无眼部及全身转移表现;⑥亦无其他系统的恶性肿瘤;⑦术眼仍有一定视力;⑧对于独眼患者、年轻患者或肿瘤性质不明确者可适当放宽适应证。

(2)方法:采用低血压全身麻醉,根据不同位置的肿瘤选择不同的局部切除方法,并联合玻璃体视网膜手术及眼内充填。联合巩膜表面敷贴放疗更为安全,可减少肿瘤术后复发的机会。

术后须密切随诊,每 3 个月进行眼部和全身检查。

5. 眼球摘除

适应证:①就诊时肿瘤很大,且失明,放疗或局部切除手术均不可能实施;②已有视网膜全脱离或并发青光眼的患眼;③经过多次随访,证实小的或中等大的肿瘤继续长大,并侵及视神经实质。

6. 眶内容摘除术 适用于脉络膜恶性黑色素瘤已向眼外伸展,或眼球摘除术后眶内的肿瘤复发,但尚无全身性黑色素瘤转移者。

十八、脉络膜转移癌

脉络膜转移癌为其他部位的恶性肿瘤细胞经血供或淋巴系统转移到眼内组织。可为单眼或双眼先后发病。好发于中、老年患者。原发癌多为乳腺癌、肺癌,其次为消化道癌。

【诊断要点】

1. 可无任何症状。80％的患者因肿瘤位于眼底后极部,有视力减退并有闪光感、视物变形。少部分患者因癌肿压迫睫状神经,在早期就有眼痛及头痛。晚期眼压升高出现眼痛及头痛。

2. 肿瘤大多位于后极部或赤道附近,呈黄白色或灰黄色、鳞片状或圆形的扁平隆起,境界不清。肿瘤上或旁可有黄白渗出或出血。早期即有局限性或广泛的视网膜脱离。肿瘤在眼内生长较快,短期内眼底表现就可有很大改变。

3. FFA:造影早期瘤体表现为无脉络膜背景荧光的暗区,看不到任何血管形态;动静脉期可见视网膜血管爬行其上,常伴有毛细血管扩张及血管瘤样改变;静脉期肿瘤区内逐渐出现斑点状荧光,常先出现于边缘部,有时可有轻度渗漏和融合,其间夹杂遮挡荧光斑片,使整个病变区成斑驳状;晚期荧光仍然很强,在肿瘤边缘由许多细点组成较宽的强荧光环带,也是其特征性表现之一。

4. 视野显示病变相应处视野缺损。如有视网膜脱离,视野缺损范围远远小于视网膜脱离范围。

5. B超显示扁平肿物,内回声中等,内回声不一致,强弱不等,内部可有无回声暗区。

【治疗要点】

1. 尚未确诊眼内转移癌前,勿轻易使用糖皮质激素,避免肿瘤细胞蔓延,恶化病情。

2. 已确诊的患者,应积极治疗原发癌,并每隔2～4个月定期复查眼底。

3. 对后极部受累者,如果视力逐渐减退,可考虑局部放射治疗或激光治疗。

4. 摘除眼球指征:①继发性青光眼,患者有难以忍受的疼痛;②不能明确诊断,亦不能排除脉络膜恶性黑色素瘤;③拟行原发癌切除,需了解眼部肿瘤病理性质以助诊断。

第 9 章

玻璃体视网膜疾病

一、玻璃体后脱离

玻璃体后脱离为后玻璃体皮质与内界膜的分离。常随年龄增长而多发。好发于高度近视患者,也可继发于玻璃体内炎症、出血、手术后的无晶状体眼、视网膜色素变性等疾病。

【诊断要点】

1. 主要临床表现为眼前漂浮物(如蜘蛛网、虫子或斑点状,随眼球运动而改变位置);视物模糊;眼前闪光,常见于暗照明下,多位于颞侧。

2. 三面镜或前置镜检查可发现玻璃体与视网膜之间存在充满液体的光学空间,可见玻璃体支架组织退缩;一个或多个分散的淡灰色至黑色的玻璃体混浊物,常常呈环形(Weiss 环),悬浮于视盘之前;偶尔可见视网膜裂孔、视网膜脱离或玻璃体积血,可合并或者不合并玻璃体后脱离,伴有相似的症状。周边视网膜或视盘边缘出血,前玻璃体出现色素性细胞。

【治疗要点】 目前尚无特异性药物治疗。避免精神紧张和过度劳累,适当使用营养支持、改善微循环及中药可能有益。

【处方】

(1)氨碘肽滴眼液　　　　　　滴眼　每日 3 次

(2)血栓通胶囊　1～2 粒　　　口服　每日 3 次

　或 三七通舒胶囊　1 粒　　　口服　每日 3 次

或 血府逐瘀胶囊　　6粒　　　口服　每日2次

（3）杞菊地黄丸　　9g　　　　口服　每日2次

或 知柏地黄丸　　9g　　　　口服　每日3次

【注意事项】

1. 向患者耐心解释，警惕发生视网膜裂孔、视网膜脱离的可能。

2. 告知患者应定期随诊观察眼底情况。如眼前漂浮感、闪光感加重；视力变差或在视野中出现持续不退的帘幕或阴影，应立即就诊。

3. 急性玻璃体后脱离伴玻璃体积血者可服用碘剂、活血化瘀类中药。

4. 伴发急性视网膜裂孔者应尽快进行眼底激光治疗或视网膜冷凝手术。

5. 表现为玻璃体视网膜牵拉综合征时可考虑玻璃体手术。

二、玻璃体混浊

玻璃体混浊是一种玻璃体退行性混浊。往往由于老年性玻璃体变性、高度近视眼等出现玻璃体退行性变、玻璃体液化，出现条状或点状混浊物。这些混浊物漂浮于玻璃体内并投影到视网膜上出现症状。

【诊断要点】

1. 眼前黑影漂浮，随眼球运动飘动。晨起或闭目休息后减轻，活动后再度出现。伴或不伴视力下降。老年人或高度近视者居多。

2. 眼底检查：玻璃体内多量细小黑色反光物，在红光反射背景下随眼球转动而飘动。混浊严重者眼底模糊。

【治疗要点】　目前尚无特异性药物治疗。治疗同玻璃体后脱离。

三、玻璃体积血

玻璃体本身无血管,不发生出血。多因眼内疾病和损伤引起,也可由全身性疾病引起。出血原因有:视网膜裂孔和视网膜脱离、玻璃体后脱离、视网膜血管性疾病伴缺血性改变、炎症性疾病伴可能的缺血性改变、其他引起周边视网膜产生新生血管疾病。

【诊断要点】

1. 突然、无痛性视力下降或突然出现眼前黑色漂浮物自下而上并伴闪光感。

2. 裂隙灯显微镜下可见晶状体后红细胞沉着和玻璃体血性混浊。检眼镜检查少量玻璃体积血可见部分视网膜及血管。严重者眼底红光反射消失,眼底窥不清,可见轻度相对性传入性瞳孔功能障碍(RAPD)。时间长陈旧者可见血红蛋白降解而致的赭黄色玻璃体混浊。大量反复出血者玻璃体增殖,新生血管形成,或伴发视网膜脱离。

3. B超可见点状或不定形回声光团占据整个玻璃体腔,后运动活跃。降低增益玻璃体积血较后壁回声提前消失。

【治疗要点】

1. 少量玻璃体积血可予以药物治疗。可用碘剂或中药等。

2. 中等量单纯玻璃体积血可在积极的药物治疗基础上观察3～6个月,待积血自行吸收。如吸收不佳或合并视网膜脱离,可考虑玻璃体手术治疗。

3. 大量玻璃体积血或玻璃体积血合并视网膜脱离者应及早手术。

4. 积极治疗原发病。

【处方】　适用于玻璃体积血早期的治疗

(1)卵磷脂络合碘片　　　1～3片　口服　每日2～3次

(2)血栓通胶囊　　　　　1～2粒　口服　每日3次

或 三七通舒胶囊	1粒	口服	每日3次
或 血府逐瘀胶囊	6粒	口服	每日2次
（3）杞菊地黄丸	9g	口服	每日2次
或 知柏地黄丸	9g	口服	每日3次

【注意事项】

1. 少量至中等量玻璃体积血可在3～6个月吸收,已做玻璃体手术的患眼吸收可更快。

2. 大量玻璃体积血往往会吸收不佳,刺激细胞增生,产生视网膜牵拉致视网膜脱离。

3. B超和电生理检查可帮助判断有无视网膜脱离和评价视网膜功能。

四、视网膜脱离

视网膜脱离有3种类型。

(一)孔源性视网膜脱离

指通过一个或多个全层视网膜裂孔,液体进入视网膜下腔,造成神经上皮层与色素上皮层的分离。玻璃体液化、视网膜裂孔和玻璃体视网膜牵引是引起孔源性视网膜脱离三要素。高危因素包括:高度近视眼、老年人、眼外伤后、无晶状体眼、人工晶状体眼、一眼已有视网膜脱离、有视网膜脱离家族史。

【诊断要点】

1. 眼前幕帘遮挡感伴随眼前漂浮物或某一方位闪光感。累及黄斑时视力急剧下降,同时可伴视物变形。周边部视网膜脱离者可仅有漂浮感或闪光感,甚至无任何症状。

2. 间接检眼镜和巩膜压迫器的周边眼底检查发现视网膜裂孔,视网膜透明度下降,呈灰白色。玻璃体可有积血或后脱离。新鲜视网膜脱离呈波浪状外观,随眼球运动波动;陈旧性视网膜脱离可透明而无波动,可于脱离视网膜后缘见到色素分界线,或视网膜固定皱襞、视网膜下增殖。前置镜(如三面镜等)可查见视网膜裂孔及小筛孔。裂隙灯显微镜检查可见前玻璃体中的色素。

3. 当屈光间质混浊时 B 超有助于检查。

4. 关键是寻找所有的裂孔及 PVR 程度评估。

【治疗要点】

1. 急性孔源性视网膜脱离危及黄斑中心凹者应卧床休息,直至实施急诊手术。手术方式通常包括激光、冷凝、空气填充、巩膜扣带及玻璃体切除手术。

2. 未影响到黄斑的孔源性视网膜脱离亦应及早修复,属急诊手术范畴。

3. 陈旧性、无症状的视网膜脱离可长时间保持静止,可择期手术或密切观察。

【注意事项】

1. 所有有症状的视网膜脱离如不治疗均会进展,导致严重的永久性视力丧失甚至眼球萎缩。

2. 视力预后与黄斑受累程度和时间相关。黄斑未受累者预后佳,黄斑受累者视力恢复往往达数个月,并常导致永久性中心视力损害,脱离时间愈长预后愈差。

3. 对于高危眼应仔细检查周边视网膜,定期随诊,及时对视网膜变性区和视网膜裂孔进行激光治疗可有效预防视网膜脱离的发生。

4. 视网膜脱离患者应于治疗后 1 天、1 周、2 周、1 个月、3 个月复查;如无异常改为每 6~12 个月复查一次。

(二)牵拉性视网膜脱离

玻璃体内机化条索牵引造成的视网膜脱离。往往由外伤和出血性眼底病引起,如增生性糖尿病视网膜病变、缺血性视网膜病变、视网膜静脉周围炎等。

【诊断要点】

1. 视力下降或视野缺损,可以无症状。

2. 眼底检查:脱离的视网膜呈凹陷状。出现牵拉视网膜的增殖膜,可见由牵拉处发出的视网膜条索。可因牵引形成小的裂孔,在间接检眼镜下呈隆起的孔源性视网膜脱离外观。视网膜固定,脱离很少延伸到锯齿缘。

3. B超可准确描绘牵拉性视网膜脱离的形状、范围和严重程度。其特点为:脱离的视网膜显示"成角"状态。

【治疗要点】 需行玻璃体视网膜手术治疗。必要时联合激光或冷凝术。

(三)渗出性视网膜脱离

可以是全身性血液循环障碍的眼部表现,或是由于某些眼部疾病影响了脉络膜血管或视网膜的血液循环,脉络膜血管通透性增高,渗出液潴留于视网膜色素上皮与视网膜神经上皮之间的潜在腔隙,同时眼内体液动力的平衡失调所致。脱离的视网膜呈球形,范围广泛,视网膜无裂孔。继发于全身疾病(如高血压、肾病、妊娠高血压综合征等)及眼部疾病(如交感性眼炎、原田病等)。常见原因包括视网膜中央静脉阻塞、Coats病、眼内肿瘤、葡萄膜疾病、真性小眼球等。

【诊断要点】

1. 轻微至严重的视力下降或视野缺损,视力可随头位变化而改变。

2. 眼底检查:浆液性球形视网膜脱离,伴移动性视网膜下液,脱离部位随患者体位改变而改变。患者坐位,下方视网膜脱离;仰卧位时,视网膜下液积聚于后极部,使黄斑区脱离。无视网膜裂孔。液体的积聚是由于正常的视网膜内外屏障破坏。视网膜脱离不累及锯齿缘。

3. 眼底荧光血管造影可帮助发现视网膜下液来源。B超可发现眼内肿瘤等致视网膜脱离的病因。

【治疗要点】 治疗原发疾病,脱离视网膜可自行复位。

五、视网膜劈裂

视网膜劈裂是视网膜神经上皮层的层间分离。包括 X 性连锁遗传(青年性)和年龄相关性变性及继发性 3 种类型。

【诊断要点】

1. 视力减退　多由玻璃体积血或黄斑病变产生。部分患者可无任何症状。

2. X 性连锁遗传(青年性)视网膜劈裂症

(1)视网膜周边部可见神经纤维层裂孔形成,神经纤维层与视网膜外层分离。最常见颞下象限,为双侧发病。

(2)可有视网膜脱离,玻璃体积血,色素改变等。

(3)可见色素性分界线。

(4)黄斑中心凹劈裂者可见黄斑中心凹向外放射状轮辐样视网膜皱襞。

(5)可仅表现为黄斑部劈裂。

3. 年龄相关性(老年性)变性视网膜劈裂

(1)视网膜劈裂常双眼发生,位于外丛状层。劈裂腔呈圆球形,表面光滑,以颞侧多见。劈裂区不随眼球运动移动,与视网膜色素上皮层或玻璃体色素无关。

(2)可见血管白鞘。

(3)劈裂腔内壁可见"雪花"和"霜样"改变。为永久的 Muller 纤维。

(4)远视眼多见。

(5)锯齿缘有囊样变性。

(6)可伴发孔源性视网膜脱离。

(7)视野检查可见与劈裂区相对应的绝对暗点。

4. 继发性视网膜劈裂　多因玻璃体牵引而致,如病理性近视眼黄斑劈裂或 PDR 玻璃体牵引性视网膜劈裂。

5. 光学相干断层成像(optical coherence tomography,OCT)　有

助于确认劈裂的层次,并且与视网膜脱离相鉴别。

【治疗要点】

1. 早期的视网膜劈裂密切随诊即可,每年 1～2 次。复查眼底与视野。如病变进展,可行预防性眼底光凝治疗。

2. 视网膜脱离者应手术复位;玻璃体积血不吸收者应考虑玻璃体切除术。

3. 黄斑部视网膜劈裂无有效治疗,9－11 岁及以下儿童单眼弱视者应遮盖疗法治疗弱视且随诊时间缩短。必要时可酌情选择玻璃体手术。

六、视网膜动脉阻塞

(一)视网膜中央动脉阻塞

视网膜中央动脉阻塞导致视网膜急性缺血,视力高度下降,是致盲的眼科急症。常见病因有血栓、巨细胞性动脉炎、其他胶原血管病(如系统性红斑狼疮)、血液呈高凝状态、外伤等。

【诊断要点】

1. 无痛性急剧严重视力下降至手动或光感。快者可在几秒钟内发生。部分患者单眼出现一过性黑矇,数分钟后恢复正常。反复发作多次,最终致视力完全不能恢复。多单眼发生。

2. 后极部视网膜浅层混浊或变白,黄斑中心凹呈樱桃红点。出现明显传入性瞳孔传导阻滞。视网膜动脉变细,小动脉血流停滞或为节段状。指压眼球引不出动脉搏动。约 10% 的病例睫状视网膜动脉回避,黄斑中心凹不受累。约 20% 的病例可见视网膜动脉栓子,包括胆固醇栓子、血小板纤维蛋白栓子、钙化栓子、肿瘤栓子等。

3. 荧光素血管造影(FFA):视网膜动脉充盈延迟和动静脉循环时间延长。视网膜电图(ERG):b 波降低。

【治疗要点】 治疗原则:扩血管,降眼压,改善微循环,增加营养。如发现虹膜新生血管:应做全视网膜光凝(PRP)和(或)使用抗血管内皮生长因子制剂(抗 VEGF)进行治疗。请内科会诊排除全身性疾病,排除巨细胞性动脉炎等可能。

【处方】　急症处理:90～120 分钟治疗得当可改善病情。

处方 1　降眼压治疗:按摩眼球;必要时行前房穿刺。

	0.25%～0.5%噻吗洛尔滴眼液	滴眼	每日 2 次
或	1%～2%卡替洛尔滴眼液	滴眼	每日 2 次
或	0.5%倍他洛尔滴眼液	滴眼	每日 2 次
或	1%布林佐胺滴眼液	滴眼	每日 2 次
或	0.2%酒石酸溴莫尼定滴眼液	滴眼	每日 2～3 次
和	乙酰唑胺　500mg	口服	每日 2 次
和	20%甘露醇　1～2g/kg	静脉滴注(眼压不能控制时)	

处方 2　扩血管治疗

	硝酸甘油　1 片	舌下含服	即刻
	烟酸　50～100mg	口服	每日 3 次
和	5%葡萄糖注射液　500ml		
	葛根素注射液　200～400mg	静脉滴注	每日 1 次

处方 3　溶栓治疗,5 天一疗程

0.9%氯化钠注射液　250ml		
尿激酶 1 万～3 万 U	静脉滴注	每日 1 次

处方 4　吸氧　白天每小时 1 次　每次 10 分钟　晚上每 4 小时 1 次

处方 5　复方樟柳碱 2ml　患侧颞浅动脉旁皮下注射　每日 1 次(14 日为一疗程,可用 2～4 疗程)

【注意事项】

1. 视力预后差。多数为数指视力或手动、颞侧视岛。睫状动脉供应中心凹者,大多 2 周内可恢复至 0.4～1.0 的视力,但仍有严重视野丧失。

2. 发病后 1～4 周复查,因发病后 4 周,约 20%患者发生虹膜或视盘新生血管。

3. 多数患者并发心血管疾病,故应于内科相关科室随诊。

(二)视网膜分支动脉阻塞

多由栓子或血栓形成所致。颞侧分支常受累,尤以颞上支为多。

【诊断要点】

1. 单侧无痛性部分视野丧失。发病前可有一过性黑矇。视网膜分支分布区域可见浅层浑浊或变白,视网膜水肿。

2. 眼底检查:视网膜分支动脉变细,血流停滞,呈节段状。偶可见栓子,或棉绒斑。

3. FFA:梗阻区域视网膜动脉和静脉充盈延迟,缺血性视网膜血管可管壁着染。

【治疗要点】 治疗原发疾病。无特效的治疗方法。同视网膜中央动脉阻塞。

【注意事项】

1. 多数视力在 0.5 以上,但受累区域视野不会恢复。

2. 视网膜分支动脉阻塞很少发生新生血管性青光眼。

3. 患者应每 3～6 个月复查一次。

(三)睫状视网膜动脉阻塞

指睫状视网膜内血流的急性梗死。

【诊断要点】

1. 单眼急性发作。数秒内发生无痛性视野丧失。可有一过性黑矇发作。

2. 单独睫状视网膜动脉阻塞:发病后数小时发生视盘黄斑束内浅层视网膜变白。偶可见视网膜动脉内栓子。可合并视网膜中央静脉阻塞。

【治疗要点】 同视网膜分支动脉阻塞。

七、视网膜静脉阻塞

(一)视网膜中央静脉阻塞

为最常见的视网膜血管病,阻塞部分多位于视盘筛板区或筛板后区的视网膜中央静脉的主干。本病病因比较复杂,常由多种因素造成,与高血压、血液高凝状态、血管炎、青光眼等关系密切。主要表现为无痛性视力下降,单侧多见。眼底见视网膜静脉纡曲扩张,全视网膜弥漫性火焰状出血。可见棉绒斑、视盘水肿和出血、黄斑水肿。

【诊断要点】

1. 根据临床体征和眼底检查可诊断。视功能检测:视力、视野、相对传入瞳孔反应缺陷、ERG、FFA 判断病情的轻重,可帮助鉴别缺血型和非缺血型,指导激光治疗。OCT 可协助检查黄斑水肿及水肿范围,指导治疗。

2. 缺血型:视力常低于 0.05。相对传入瞳孔反应缺陷。视盘高度水肿充血,边界模糊。黄斑水肿,可有囊样水肿。动脉管径变细,静脉纡曲扩张。FFA:大片无灌注区,有新生血管出现。ERG:b 波振幅降低,b/a 值降低。

3. 非缺血型:视力常高于 0.05。轻度火焰状出血,静脉纡曲,视网膜水肿轻。FFA:无或少量(<4PD)无灌注区,无新生血管出现。ERG:正常。

【治疗要点】　治疗原则:病因治疗,防治血栓形成。如降低血压和眼压,降低血液黏稠度,减轻血栓形成和组织水肿,促进出血吸收。

1. 综合治疗:可考虑活血化瘀类中药治疗。

2. 如眼压高于 20mmHg 则降眼压治疗。

3. 如 FFA 发现无灌注区面积大于 4～8PD,或发现新生血管则应行全视网膜光凝(PRP)。如不能及时随访,应考虑预防性 PRP,或周边 PRP。

4. 黄斑水肿可选择玻璃体内注射 0.5mg 雷珠单抗/康柏西普(抗 VEGF 类药物)治疗。

5. 治疗内科原发疾病。

6. 不推荐纤溶制剂或激素治疗。

【处方】

(1)血栓通胶囊 1～2粒	口服	每日3次
或 三七通舒胶囊 1粒	口服	每日3次
或 血府逐瘀胶囊 6粒	口服	每日2次
(2)杞菊地黄丸 9g	口服	每日2次
或 知柏地黄丸 9g	口服	每日3次
(3)0.25%～0.5%噻吗洛尔滴眼液	滴眼	每日2次
或 1%～2%卡替洛尔滴眼液	滴眼	每日2次
(4)雷珠单抗 0.5mg/0.05ml	玻璃体腔注射	
或 康柏西普 0.5mg/0.05ml	玻璃体腔注射	

【注意事项】

1. 告知患者对侧眼约有10%发生视网膜静脉阻塞的可能。

2. 视力＞0.05,前6个月内每个月复查一次。之后如病情稳定则1年复查一次。

3. 视力＜0.05,前6个月内每个月复查一次,之后根据病情调整复查时间。

4. 复查时首先在散瞳前寻找虹膜和房角新生血管,然后散瞳后仔细检查是否有视盘或视网膜新生血管形成。一旦发现应立即行PRP治疗和(或)抗VEGF治疗,每个月随访一次直到新生血管稳定或消退。

(二)视网膜分支静脉阻塞

如阻塞点发生于筛板处,则视网膜上支或下支静脉阻塞,一半区域的视网膜受累,称为半侧视网膜静脉阻塞。如阻塞点位于视盘边缘或围绕视盘1～2PD处,则多为1个象限的静脉阻塞,称为主干分支视网膜静脉阻塞。

【诊断要点】

1. **主诉** 依据阻塞部位不同和程度不同,患者主诉差异很大。如颞侧支阻塞常影响视力,多诉视力下降。而鼻侧支阻塞常不影响视力而无不适主诉。

2. 眼底检查 阻塞的血管分布区域视网膜静脉扩张、纡曲、视网膜火焰状出血、水肿。出血常不越过水平线。可见微动脉瘤。可有棉绒斑,毗邻动脉变窄可有血管鞘。重者视网膜可见新生血管,玻璃体积血。

3. FFA 早期可见阻塞点附近高荧光或荧光渗漏。远端静脉充盈时间延长,出血区荧光遮蔽。黄斑上半或下半囊样水肿。晚期可见无灌注区,侧支循环形成、微动脉瘤或新生血管。

4. OCT 可判断黄斑水肿及程度。

【治疗要点】

1. 黄斑水肿者可考虑抗 VEGF 类药物眼内注射,黄斑区格栅样光凝。

黄斑区格栅样光凝指征为:持续 3～6 个月的黄斑水肿;视力 0.01～0.5;FFA 显示中心小凹毛细血管完好,无黄斑区毛细血管无灌注区;视网膜内出血吸收。

2. 如合并玻璃体积血史或 FFA 显示新生血管,或无灌注区＞4PD,应考虑阻塞区域扇形光凝。可减低 60％的玻璃体再积血发生率。

3. 如虹膜新生血管出现,则应行全视网膜光凝。

4. 药物治疗同视网膜中央静脉阻塞。

(三)视网膜黄斑分支静脉阻塞

为引流黄斑的小分支阻塞,引流范围＜5PD。

【诊断要点】

1. 视力下降或中心暗点

2. 眼底检查 黄斑分支分布区域少量视网膜出血,毛细血管扩张,黄斑水肿。

3. FFA 早期可见阻塞点附近高荧光或荧光渗漏。远端静脉充盈时间延长,出血区荧光遮蔽。黄斑水肿。晚期可见无灌注区,侧支循环形成、微动脉瘤。

4. OCT 可判断黄斑水肿及出血程度。

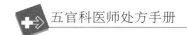

【治疗要点】 同视网膜分支静脉阻塞。

【注意事项】 视力预后往往良好。每 1～2 个月复查 1 次，而后 3～12 个月复查 1 次，注意有无新生血管和黄斑水肿。

八、高血压视网膜病变

高血压可分为原发性高血压（无确切病因，与遗传、肥胖、高盐饮食有关）和继发性高血压（有明确病因，如肾病、妊娠等）。血压长期持续升高或者急剧升高都会对视网膜产生损害，引起视网膜血管硬化，进而出血、渗出、视盘水肿。

【诊断要点】

1. 可有视力下降或无症状。

2. 视网膜小动脉全部或部分狭窄，几乎均为双眼受累。

3. 慢性高血压时，见视网膜动静脉交叉处改变，动脉硬化呈铜丝或银丝样，棉绒斑，火焰状出血，视网膜大动脉瘤，视网膜中央或分支动脉阻塞，或视网膜中央或分支静脉阻塞，黄斑水肿，黄斑前膜，偶见新生血管。

4. 急性高血压（恶性高血压）时，见星芒状硬性渗出，视网膜水肿，棉绒斑，火焰状出血，视盘水肿，偶见浆液性视网膜脱离、玻璃体积血。局限性脉络膜视网膜萎缩（脉络膜梗死所致 Elschnig 斑）是急性高血压既往发作的体征。

5. 高血压眼底改变的分期

Ⅰ期——视网膜动脉痉挛期：动脉管径普遍变细或限局性痉挛。动静脉管径之比为 1:2。

Ⅱ期——视网膜动脉硬化期

轻度：动脉管径狭窄、管壁反射增强、动静脉交叉轻度异常。动静脉管径之比为 1:2～1:3。

中度：动脉管壁反光呈铜丝状，动静脉交叉中度异常。动静脉管径之比为 1:3。

重度：动脉反光呈银丝状，动静脉交叉重度异常。动静脉管径之比为 1:4。

Ⅲ 期——视网膜病变期:动脉痉挛、硬化、视网膜广泛水肿、出血和渗出。

Ⅳ 期——视网膜视盘病变期:除上述改变外,视盘水肿。

【治疗要点】

1. 明确病因,低盐、低脂饮食

2. 内科　降血压治疗。

3. 眼科　改善微循环等对症治疗,有无灌注区和新生血管者可行眼底激光。

【处方】

(1)羟苯磺酸钙　0.5g　　　　口服　每日 3 次

　或　血栓通胶囊　1~2 粒　　口服　每日 3 次

　或　三七通舒胶囊　1 粒　　口服　每日 3 次

　或　血府逐瘀胶囊　6 粒　　口服　每日 2 次

(2)杞菊地黄丸　9g　　　　　口服　每日 2 次

　或　知柏地黄丸　9g　　　　口服　每日 3 次

【注意事项】

1. 当高血压视网膜病变仅出现在一眼,而对侧眼临床表现正常,应怀疑该侧存在颈动脉阻塞,造成该眼无高血压视网膜病变出现。

2. 起病初期每隔 2~3 个月,然后每隔 6~12 个月复查。

九、糖尿病视网膜病变

糖尿病视网膜病变是糖尿病严重并发症之一。2003 年美国眼科学会和国际眼科学会推荐分期标准:

无眼底病变。

轻度非增生性糖尿病视网膜病变(NPDR):仅有微血管瘤。

中度 NPDR:病变介于轻度和重度 NPDR。

重度 NPDR:出现下列任一表现:视网膜内弥散出血,4 个象限出血点均超过 20;2 个象限出现静脉串珠;1 个象限出现视网膜内微血管异常(IRMA)。

增生性糖尿病视网膜病变(PDR):出现虹膜、房角、视盘或其他位置新生血管;玻璃体积血或视网膜前出血。

临床有意义的黄斑水肿:中心凹至周围 $500\mu m$ 视网膜增厚,伴或不伴硬性渗出;中心凹至周围 1PD 范围内视网膜增厚,增厚范围>1PD。

【诊断要点】

1. 病情可轻可重。轻者可无任何症状。累及黄斑者可伴视力下降,眼前漂浮物增多。视网膜及玻璃体积血者可突然视力下降,眼前黑影遮挡,视力严重下降。伴发虹膜红变新生血管青光眼者可出现头痛、眼痛。

2. 糖尿病病史。部分患者可伴高血压病史。

3. 非增生期眼底检查可见微动脉瘤形成、出血、水肿、渗出的改变。出血可位于视网膜各层,视网膜水肿可位于黄斑区和后极部。黄斑区可有星芒状渗出。增生期眼底检查可见视网膜新生血管(NVE)、视盘新生血管(NVD)。沿颞上、颞下血管弓生长白色纤维组织,不完全玻璃体后脱离,玻璃体积血,牵拉性视网膜脱离。可有视盘水肿、视神经萎缩改变。

4. 注意检查瞳孔缘、房角处虹膜新生血管,病情严重者虹膜红变,前房积血,房角粘连呈新生血管性青光眼表现(眼压增高、角膜水肿等)。外眼及眼前节检查部分患者可有眼肌麻痹、结膜血管瘤、白内障、暂时性屈光改变等。

5. FFA:微动脉瘤呈现点状高荧光,荧光素渗漏。静脉扩张呈串珠样或管壁着染。视网膜水肿造影晚期组织染色。黄斑囊样水肿呈现花瓣状荧光素渗漏。出血呈现遮蔽荧光。毛细血管闭塞呈现无荧光充盈的大片无灌注区。新生血管呈现多种形态荧光素渗漏并可进入玻璃体。伴发视盘新生血管可有视盘部位荧光素渗漏,伴发缺血性视神经病变可有造影早期与视野缺损相应的视盘处血管及其附近脉络膜血管充盈不良,造影晚期病变处高荧光改变。

【治疗要点】

1. 糖尿病视网膜病变的治疗原则　控制血糖、血压、血脂,稳定全身情况;根据不同时期进行药物、激光和手术治疗。改善循环药物治疗同高血压视网膜病变。

2. FFA 检查　以明确是否存在视网膜血管异常灌注区域、黄斑中心凹缺血、亚临床期的新生血管,尤其适合于黄斑局部光凝治疗前检查。OCT 用于评估是否存在黄斑水肿及水肿程度。

3. 黄斑水肿的光凝治疗　临床有意义的黄斑水肿应行局部光凝;弥漫性黄斑水肿应行格栅光凝;缺血型黄斑病变不可做光凝治疗;眼内注射抗 VEGF 类药物或长效皮质激素治疗有效。

4. 全视网膜光凝适应证　PDR 和重度 NPDR。

5. 玻璃体切除术适用于下列任一情况　致密的玻璃体积血致视力下降,尤其是持续数个月;牵拉性视网膜脱离累及黄斑区,并不断进展;黄斑前膜或新近出现的黄斑移位;对光凝不敏感的严重的视网膜新生血管及纤维增生膜;致密的黄斑前出血。

【注意事项】　无视网膜病变的糖尿病患者,每年一次散瞳查眼底;轻度 NPDR,每 6～9 个月一次散瞳查眼底;中到重度 NP-DR,每 4～6 个月一次散瞳查眼底;PDR,每 2～3 个月一次散瞳查眼底。

十、黄斑囊样水肿

黄斑囊样水肿是指液体积存在黄斑区外丛状层 Henle 纤维间的一种病变,是引起视力减退的重要原因之一。研究认为血液视网膜屏障(内屏障)和(或)色素上皮屏障(外屏障)受损均可导致黄斑囊样水肿。常见于糖尿病视网膜病变、视网膜静脉阻塞、Coats 病、白内障和视网膜脱离术后、视网膜血管炎、脉络膜炎等。

【诊断要点】

1. 主诉:中心视力下降。白内障术后黄斑囊样水肿患者往往主诉为术后视力改善,而后进行性视力下降(白内障术后 6~10 周发生黄斑囊样水肿概率较高,称为 Irvine-Gass 综合征)。

2. 黄斑中心凹反光不规则或模糊,中心凹增厚,伴或不伴视网膜内小囊肿。可发生板层黄斑裂孔致永久视力损伤。

3. FFA:早期中心凹旁毛细血管渗漏,晚期黄斑染色,典型表现为花瓣或轮辐状。OCT:黄斑视网膜增厚,可有囊样暗腔低反射区。

【治疗要点】

1. 尽可能治疗原发病变。停用烟酸、肾上腺素、地匹福林、前列腺素类药物。70%的白内障术后黄斑囊样水肿可于 6 个月内自行恢复,有视力下降者可进行治疗。

2. 激光治疗黄斑囊样水肿的适应证:糖尿病性黄斑水肿;视网膜分支静脉阻塞后黄斑水肿持续 3~6 个月或以上,视力低于 0.5 时;白内障术后玻璃体嵌顿可行 YAG 激光玻璃体条带松解术,或玻璃体切割。

【处方】

(1)1ml:40mg 曲安奈德　　4mg/0.1ml　　　玻璃体腔注射

(2)雷珠单抗　　　　　　　0.5mg/0.05ml　　玻璃体腔注射

或 康柏西普　　　　　　　0.5mg/0.05ml　　玻璃体腔注射

【注意事项】

1. 早期治疗效果好。

2. 70%白内障术后黄斑囊样水肿 6 个月内自行恢复。

十一、年龄相关性黄斑变性

年龄相关性黄斑变性(age-related macular degeneration, ARMD)分萎缩性和渗出性两型。

【诊断要点】

1. 主诉　中心视力进行性下降(萎缩性)。视力急剧下降伴视物变形(渗出性)。视野中心或旁中心暗点。部分萎缩性患者可无症状。

2. 萎缩性　双眼黄斑区玻璃疣,外层视网膜丛状色素沉着,色素上皮地图状萎缩。FFA:片状高荧光和片状低荧光夹杂,但无荧光素渗漏。

3. 渗出性　视网膜下或视网膜色素上皮下渗漏、出血或脂质渗出;玻璃疣伴脉络膜新生血管膜(choroidal neovascularization,CNV),表现为视网膜下灰白色膜或色素上皮脱离。FFA:典型CNV 早期可见边界清晰、花边样强荧光,渗漏自始至终。隐匿型CNV 表现为中晚期强荧光,斑点状,边界不清。混合型为上述两者并存;吲哚氰绿血管造影(ICG)主要用于 CNV 边界的确定和隐匿型 CNV 的再分类,以指导治疗。

【治疗要点】

1. 对于可治疗的黄斑 CNV,应于行荧光造影后 72 小时内行激光光凝治疗。

2. 经瞳孔温热激光治疗(TTT)用于位于中心凹无血管区中心外 200μm 的 CNV。

3. 光动力治疗(PDT)用于中心凹下典型 CNV。

4. 抗 VEGF 玻璃体腔注射,如雷珠单抗、康柏西普等。依需要多次重复注射。

5. 药物联合治疗,可以使 5 年以上疾病进展为 ARMD 的风险降低 25%,同时也可使 5 年中由晚期 ARMD 导致的视力丧失的危险性降低 19%。

6. 佩戴助视器。

【处方】

(1)维生素 C　　　500mg　口服　每日 1 次

(2)维生素 E　　　400U　口服　每日 1 次

（3）β-胡萝卜素　　　15mg　　　口服　　每日1次

（4）锌　　　　　　　80mg　　　口服　　每日1次

（5）氧化铜　　　　　5mg　　　　口服　　每日1次

【注意事项】

1. 单眼中度或重度干性年龄相关性黄斑变性，或渗出性年龄相关性黄斑变性，另眼无病变，黄斑变性有继续进展的倾向。

2. PDT治疗可减少发生中重度视力下降的概率，而视力改善少见。PDT治疗后2周、6周、3个月、6个月复查，此后每6个月复查1次。

3. 眼内注射抗VEGF治疗可使部分湿性AMD患者视力提高。治疗后应每个月复查，以决定是否需要重复注射或联合治疗。

4. Amsler方格表每日自查。记录和发现中心或旁中心暗点以及视物变形，如发现变化立即复诊。

5. 激光治疗2～3周怀疑CNV复发患者应再次复查荧光素血管造影。

6. CNV复发的危险因素包括：高血压、吸烟、对侧眼发生CNV，软而大的或融合的玻璃疣和色素团。

十二、眼缺血综合征

是由于颈动脉狭窄或阻塞引起的眼供血不足，产生脑部症状及眼前后节缺血症状的综合征。患者颈动脉狭窄程度常常大于90%，多发生于年龄50－80岁者，男女之比为2∶1。颈动脉脱落栓子进入视网膜动脉可导致视网膜中央或分支动脉阻塞。主要症状有视力下降，眼和眶周痛，强光照射后视力恢复时间延长，可有突然无痛性短暂的视力丧失（一过性黑矇），常常为单侧。裂隙灯显微镜下检查视网膜静脉扩张并且管径不均，纡曲不典型。视网膜小动脉变细。相关表现如中周部视网膜出血（80%），虹膜新生血管形成（66%）和后节新生血管形成（37%）。棉绒斑，视网膜微血管瘤,同时出现视网膜动脉自发性搏动和樱桃红点。可以出现视网膜中央动脉阻塞。巩膜表面毛细血管充血,结膜水肿,轻度前葡萄膜炎,新生血管性青光眼,虹膜萎缩,白内障。

【诊断要点】

1. 病史 以往有无短暂的视力丧失或手凉及运动后上肢肌肉痉挛。

2. 眼科检查 仔细查找虹膜、视盘或视网膜有无新生血管形成。

3. 内科检查 测量脉搏,心脏及颈动脉听诊。对高血压、糖尿病和动脉粥样硬化进行评估。

4. FFA 臂-视网膜循环时间延长,脉络膜充盈迟缓。

5. 非介入性颈动脉检查 如二维超声多谱勒、MRI;眼眶彩色超声多普勒检查等可协助诊断。行颈动脉造影,确定手术适应证。

6. 其他 对合并心脏病的患者,请心内科会诊。

【治疗要点】 通常无效。

1. 对新生血管形成的患者,应行广泛视网膜光凝术。

2. 如有继发性青光眼,参考新生血管性青光眼治疗原则给予治疗。

3. 血管和神经外科治疗:颈动脉显著狭窄的患者可以行颈动脉内膜剥除术,或切除病变处血管,行血管吻合术。

4. 内科治疗:控制高血压、糖尿病及胆固醇。

5. 改变生活方式(如戒烟)。

十三、中心性浆液性脉络膜视网膜病变

由于视网膜色素上皮屏障功能失常,形成黄斑部视网膜神经上皮浅脱离。多见于 20 — 45 岁青壮年男性,多单眼发病。患者主诉视物发暗或视物变形、变色、变小。发病前常精神紧张或过度疲劳。眼底查黄斑区局限性神经上皮层脱离,周围有反光晕,

中心凹反射消失,无视网膜下出血或硬渗。恢复阶段可见残留有光泽的黄白色渗出小点和轻度色素紊乱。

【诊断要点】

1. Amsler 表发现直线扭曲,记录受累范围。

2. 前置镜下检查黄斑区,以除外伴发的 CNV。此外,寻找视盘小凹。散瞳后间接检眼镜查眼底排除脉络膜肿瘤或孔源性视网膜脱离。

3. 视野检查:圆形或椭圆形中心暗点。

4. FFA:静脉期可见一个或多个高荧光渗漏点,随造影时间延长渗漏点扩大;ICG:脉络膜动脉和脉络膜毛细血管充盈迟缓和造影早期特征性的多发片状高荧光灶;OCT:神经上皮层脱离或伴有色素上皮层脱离,脉络膜厚度增加。

【治疗要点】 为自限性疾病,多数无需治疗可自行恢复。但应避免长期迁延不愈及病情复发。停用激素。

以下情况应行 PDT 或激光治疗(加速视力恢复,但不会提高最终视力):

1. 持续的浆液性脱离超过 4～6 个月。

2. 单眼既往发病致永久性视力缺陷,该眼复发。

3. 单眼既往发病致永久性视力缺陷,对侧眼发病。

4. 患者坚持要求迅速恢复视力(职业需要)。

【注意事项】

1. 视力自行恢复到 0.7 以上的患者预后较好。

2. 每 6～8 周复查一次,至病情改善。如无变化应复查至 4～6 个月。

3. 激光治疗后的患者应随病情密切随访,防止因激光能量过高导致脉络膜新生血管的发生。

十四、中心性渗出性脉络膜视网膜病变

发生于黄斑部的孤立的渗出性脉络膜视网膜病灶,伴有新生

血管及出血,最终导致瘢痕形成为特征的疾病。另称为青壮年出血性黄斑病变。为肉芽肿性炎症,损伤 Bruch 膜,脉络膜新生血管经 Bruch 膜及 RPE 进入视网膜下。

【诊断要点】

1. 主诉　中心视力减退,视物变形,视物有暗点。

2. 检眼镜检查可见(三期)

(1)活动期:病变局限于黄斑部,圆形或椭圆形渗出灶呈灰白色或灰黄色,边缘不清,病灶周围多有环形或弧形出血区。

(2)恢复期:渗出灶区视网膜水肿消退,边界渐清晰。环形出血消失,可见色素脱失及色素增生。

(3)瘢痕期:病灶区水肿消失成为境界清晰的灰白色机化瘢痕,可见脉络膜萎缩和色素堆积。

3. FFA 可见

(1)活动期:来源于脉络膜的新生血管,动脉前期或早期高荧光,后期渗漏。

(2)恢复期:病灶区高荧光,逐渐增强并略有渗漏。

(3)瘢痕期:动脉期出现与瘢痕病灶一致的高荧光,周围色素性荧光遮蔽,外围轮状透见荧光。机化物早期荧光遮蔽,后期组织染色。

【治疗要点】

1. 针对肉芽肿炎症的病因治疗,如抗梅毒、弓形虫、结核治疗等。

2. PDT 或 TTT 疗法治疗 CNV。

3. 眼内注射抗新生血管药物,如雷珠单抗或康柏西普。

4. 药物治疗改善黄斑功能,如叶黄素、越橘红果提取剂等。

【注意事项】　视网膜下新生血管黄斑病变的视力预后一般较差,而本病由炎症引起,其视力预后相对较好,半数在 0.5 以上。

十五、特发性息肉样脉络膜血管病变

特发性息肉样脉络膜血管病变(PCV)是新近认识的一种以眼底后部脉络膜血管局限性膨隆,呈息肉状改变,伴复发性出血,并有浆液性或出血性色素上皮脱离的病变。PCV 好发于亚洲人群,发病年龄 50－60 岁,男性多于女性,单眼发病为主,可累及双眼。

【诊断要点】

1. 眼底检查中发现突起的橘红色病灶

2. ICCA 脉络膜的异常分支血管网;在异常血管网末端可见血管瘤样扩张的结节或称之为息肉样结构。

3. OCT 双层征,内层扁平或波浪状隆起呈高反射带,外层呈薄而直的玻璃膜高反射带,中间均质性或异质性。

【治疗要点】

1. 病灶在黄斑中心 $500\mu m$ 以内,建议行 PDT 治疗;或采取连续 3 个月,每个月 1 次玻璃体腔内注射雷珠单抗 0.5mg,首次注射后 0～7 日行 PDT 治疗。

2. 病灶在黄斑中心 $500\mu m$ 以外,可采用氪红激光光凝治疗。激光的边缘应在距黄斑中心凹外 $500\mu m$,眼底出现Ⅲ～Ⅳ级光斑为限。激光治疗后 3～4 周,应再次行 ICGA 检查,了解激光的效果。如果仍有渗漏,须补做激光治疗,直至息肉样病灶完全无渗漏为止。

3. 较新鲜的大量黄斑下出血者,可行视网膜切开术合并使用纤溶酶原激活药清除视网膜下积血。

4. 发生玻璃体积血者,应先行玻璃体切割术,再根据 ICGA 结果行激光或 PDT 治疗,或联合治疗。

【注意事项】

1. PCV 可导致慢性反复脉络膜出血,所以需要对患者进行长期定时的随诊,以便及时发现病情并给予相应治疗。

2. 一般认为,PCV 的预后较年龄相关性黄斑变性为好。

十六、黄斑裂孔

指黄斑部视网膜神经上皮层的全层组织缺损,包括特发性、继发性及外伤性。患者主诉中心视力下降,可见中心暗点。典型全层孔时视力多在 0.1 左右,非全层孔时视力较好。伴视物变形。女性发病率约为男性 3 倍。

【诊断要点】

1. 典型全层孔:黄斑中心可见 1/3～2/3PD 大小的圆形裂孔,边缘锐利,有穿凿感。底部棕红色,可有黄白色小点状沉积物,裂孔外围视网膜增厚或脱离为灰色晕轮,四周常见小放射纹。偶可见半透明盖膜。裂隙灯显微镜检查裂孔处光带错位。

2. OCT　黄斑裂孔 Gass 分期。

1A 期　玻璃体牵拉伴中心小凹脱离

1B 期　中心凹前玻璃体牵拉伴中心凹脱离

2 期　$<400\mu m$ 中心凹周边裂开

3 期　$>400\mu m$ 中央全层孔,伴孔周视网膜隆起,黄斑裂孔前有盖膜

4 期　$>400\mu m$ 中央全层裂孔伴完全性玻璃体后脱离

【治疗要点】

1. 50%一期特发性黄斑裂孔可自愈,无需治疗。

2. 进展期黄斑裂孔可行玻璃体手术,联合气体填充使裂孔闭合。最好于发病 6 个月内手术。

3. 高度近视的黄斑裂孔应尽早行玻璃体手术。

【注意事项】

1. Amsler 表定期自检,有变化随诊。

2. 每年复查 1 次,高度近视合并黄斑裂孔每 6 个月复查。

3. 嘱患者有闪光感,眼前漂浮物增多或视物遮挡感应及时复诊。

十七、黄斑前膜

为位于黄斑区视网膜内界膜和玻璃体膜两个临界面之间,以细胞增生形成的纤维膜为主要病变的疾病。患者主诉视物变形、变小、闪光感及不同程度的视力减退,亦有患者视物变大,病情轻者可无症状。

【诊断要点】

1. 眼底检查 黄斑区金箔样反光,中心凹处可呈假孔样外观。黄斑周围血管纡曲,偶见小出血或微动脉瘤。病情发展前膜收缩致视网膜皱褶和扭曲、黄斑水肿,甚至视网膜脱离。

2. FFA 一般正常。病变明显时可见小血管扭曲畸形,晚期黄斑毛细血管渗漏高荧光。

3. OCT 表现为邻近或贴附在黄斑前的有一定反射性的组织,可与神经上皮层之间存在分离界面。

【治疗要点】

1. 特发性黄斑前膜视力明显下降时,可考虑玻璃体手术。少数患者术后黄斑前膜可复发。

2. 继发的黄斑前膜应治疗原发病变,如葡萄膜炎等。

十八、视网膜静脉周围炎

又称 Eales 病,或青年复发性玻璃体积血。特点为周边部血管发生阻塞性病变,静脉血管白鞘,视网膜出血,晚期视网膜新生血管,玻璃体反复积血或牵引性视网膜脱离。患者早期可无任何症状,仅于查体时发现。部分患者眼前黑影飘动。大量玻璃体积血时,视力严重下降。

【诊断要点】

1. 眼底检查:早期病变位于视网膜周边部,视网膜小静脉迂曲扩张,管径粗细不均,血管白鞘,可有火焰状出血,合并脉络膜炎时病变附近有黄白渗出。病变发展,可累及 4 个象限,并波及后极部大静脉。晚期周边部小血管闭塞,新生血管形成,玻璃体积血,眼底窥不入。

2. FFA:受累静脉管壁渗漏,管壁着染,可见毛细血管扩张或有微血管瘤形成。黄斑受累可见花瓣样荧光渗漏。晚期病例可见大片无灌注区和新生血管大量荧光素渗漏,可见动静脉短路形成。

3. 必要时可摄胸片及结核菌素试验以排除结核。

【治疗要点】

1. 眼底激光封闭病变血管以预防出血。

2. 玻璃体积血者可行药物治疗。应用碘制剂及中药制剂。大量玻璃体积血或吸收不良者可考虑玻璃体手术。

3. 查找全身疾病,排除结核。

十九、视网膜大动脉瘤

又称孤立性大动脉瘤,老年女性好发,多有高血压病史。通常为单侧,10%为双侧。未累及黄斑者可无症状。发生出血者视力可突然下降至光感。

【诊断要点】

1. 眼底检查　视网膜动脉二、三级分支可见梭形或圆形扩张。附近毛细血管扩张。动脉瘤周围可有环形脂质渗出。出血进入玻璃体者眼底窥不入。

2. FFA　大动脉瘤早期高荧光,瘤体内充满荧光素,瘤壁荧光素渗漏,可有微动脉瘤和岛状无灌注区。

3. OCT　可显示视网膜出血及水肿。

【治疗要点】

1. 动脉瘤可自身消退。无渗出者可观察。

2. 如渗出或水肿累及黄斑者,可行激光光凝治疗。当治疗供应黄斑区的动脉时应谨慎,因为可能发生血管远端的血栓形成和阻塞。激光还可能造成动脉瘤破裂,从而导致视网膜出血或玻璃体积血。

【注意事项】 多数预后良好。

二十、视网膜血管瘤

为斑痣性错构瘤病之一,又称 von Hippel 病。如合并中枢神经系统或其他器官病变者,称为 von Hippel Lindau 病。本病为常染色体显性遗传病。早期可无任何症状。晚期波及黄斑,视力可严重减退。

【诊断要点】

1. 临床分期

(1)早期:可见小血管瘤或毛细血管扭曲成团。瘤体小时可误认为出血或不被发现。

(2)血管扩张期和血管瘤形成期:多于视网膜颞侧可见纡曲静脉和动脉连接处的毛细血管高度扩张成球状血管瘤。

(3)视网膜脱离期:可见大片硬性渗出和渗出性视网膜脱离。

(4)末期:可有眼压增高,晶状体混浊,甚至眼球萎缩。

2. FFA 早期病例可帮助诊断。典型病例动脉期血管瘤迅速显影,静脉未显影时可见回流静脉层流。后期血管瘤强荧光,瘤体四周荧光素渗漏。

【治疗要点】

1. 对中、小扁平的瘤体光凝效果最好,可同时光凝供养的动脉,不可光凝静脉。

2. 发生视网膜脱离者可行冷凝或玻璃体手术治疗。

【注意事项】 早发现早治疗预后最好,发生渗出性视网膜脱离者预后差。

二十一、视网膜母细胞瘤

是婴幼儿最常见的一种眼内恶性肿瘤,对生命有严重威胁。由于患者多为 5 岁以下儿童,常无不适主诉,早期多因斜视、眼球震颤,晚期瞳孔区黄白色反光被患者家长发现而就诊。临床有近25%患者表现不典型,可以前房积脓、玻璃体混浊、眼内炎、眼内出血、新生血管性青光眼为表现者,极易误诊。

【诊断要点】

1. 病情分期

(1)眼内生长期:早期眼底任何部位可出现灰白色、白色,单个或多个隆起结节。可见瞳孔区白色反光"黑矇性猫眼"。

(2)青光眼期:肿瘤长大,眼压增高。

(3)眼外扩展期:肿瘤细胞沿视神经蔓延至眶内和颅内,眼球突出,甚至表面坏死出血。

(4)全身转移期:瘤细胞经视神经向颅内转移,经淋巴管向淋巴结、软组织转移,经血液循环向全身转移。

2. 眼眶 X 线片　可见钙斑及视神经孔扩大。

3. B 超　可见实性肿块回声波,其内 CDI 检查可见动静脉血流信号。

4. CT 检查　可见眼内局限性密度增高不均匀肿块,伴钙斑,视神经孔扩大。

5. MRI　可显示视神经、颅内的侵犯病灶。

6. 实验室检查　尿香草苦杏仁酸(VMA)和高香草酸(HVA)增高可协助诊断,但阴性结果也不能除外肿瘤。

【治疗要点】

1. 局部放射敷贴治疗　应用于孤立、直径<10mm 的肿瘤。

2. PDT 疗法　眼内期肿瘤。

3. 视网膜冷冻治疗　早期小肿瘤。

4. 全身化疗　早期小肿瘤与其他疗法联合应用;或眼球摘除术或眶内容摘除术后有转移的病例。

5. 眼球摘除术　眼内期,肿瘤已占眼底面积达 1/2 以上,没有希望恢复有用视力。

6. 眼内容摘除术或眶内容摘除术　若扩散至巩膜或侵犯视

神经,应行眶内容摘除术。

【注意事项】

1. 生命预后:经综合治疗现该病死亡率在 10% 以下。50% 患者死于眼外转移,20% 患者因发生第二肿瘤致死。单发小肿瘤预后良好。

2. 视力预后:单眼患者健眼一般视力预后良好。双眼患者视力取决于病变范围和治疗效果。肿瘤侵及黄斑、视神经者视力预后差。

3. 产前诊断:已知酯酶 D(EsD)基因与 Rb 基因紧密连锁;13 号染色体限制性内切酶片段长度多态性(RFLP)与视网膜母细胞瘤连锁。

4. 对患者后代及双亲再育子女提供遗传咨询。双侧患者的子女和同胞发病风险约 45%,单侧有家族史者患者的子女和同胞发病风险约 45%,散发者子女和同胞发病风险约 8%。患者未发病同胞子女的患病风险较低。

5. 对治疗后患者应定期随访,复查 B 超、CDI、MRI 或 CT 检测肿瘤大小、隆起高度、基底径或基底面积与视神经关系和肿瘤形态的变化。观察钙斑的多少。

6. 对患儿对侧及高危家庭出生婴儿定期随访监测:3 岁以前每 4 个月全麻检查一次;5 岁前半年检查一次;5 岁以后每半年至 1 年检查一次。

二十二、Valsalva 视网膜病变

Valsalva 视网膜病变是腹腔压力突然升高,引起黄斑区浅层毛细血管破裂。常有 Valsalva 动作(紧闭声门时强迫性呼气动作)史。可单眼,也可双眼发病。

【诊断要点】

1. 主诉　视力突然下降,也可无症状。

2. 眼底检查　孤立或多发的黄斑区盘状或哑铃状视网膜内

界膜下出血。经过数周或数个月逐渐吸收。吸收过程中出血灶可逐渐变成黄白色。偶见玻璃体积血或视网膜下出血。

【治疗要点】

1. 对症处理。

2. YAG 激光切开内界膜可能有利于出血的吸收。

3. 必要时可选择玻璃体手术。

二十三、病理性近视眼底改变

轴性近视超过－6D 为高度近视。眼轴长＞26mm。眼球后段逐渐延伸、变薄是轴性近视发展为高度近视的基础，在此基础上发生视网膜脉络膜变性等退行性改变。患者常在 50 岁之后出现进行性视力下降。常见并发症：玻璃体退行性改变，黄斑裂孔，CNV 形成，视网膜脱离，并发白内障等使视力极度减退，甚至失明。

【诊断要点】

1. 主要体征：近视弧（视盘附近的新月形白色巩膜萎缩弧，可透见脉络膜血管，与正常视网膜之间隔以色素性条带）。视盘斜入，伴或不伴视盘垂直径增长，黄斑区色素紊乱，黄斑区色素沉着斑（Fuchs 斑）。颞侧视盘颜色苍白，后巩膜葡萄肿，视网膜下出血点，脉络膜硬化，黄色视网膜下条纹（漆裂纹），周边视网膜变薄，格子样变性。

2. 显然验光和（或）散瞳验光。

3. 压平眼压计测量眼压。疑有青光眼时，应行视野检查。

4. 散瞳间接检眼镜检查眼底，寻找裂孔或视网膜脱离。巩膜压迫有助于检查远周边部视网膜。裂隙灯显微镜结合三面镜，前置镜检查黄斑区，寻找 CNV（暗灰色或绿色的视网膜下损害，视网膜下出血或渗出，或视网膜下积液）。

5. 对可疑 CNV 患者行 FFA 检查。

6. OCT：可清楚显示黄斑部劈裂、裂孔及 CNV，有无玻璃体牵引、黄斑前膜及脉络膜厚度等。

【治疗要点】

1. 有症状的视网膜裂孔应采用激光光凝、冷凝或巩膜扣带术。无症状的裂孔,如果其周围无色素包绕或无明确界限应考虑进行治疗。

2. 对于中心凹外或中心凹旁的 CNV 可考虑激光光凝。中心凹下的 CNV 选择眼内注射抗 VEGF 类药物或联合 PDT 治疗。

3. 黄斑裂孔、劈裂或前膜、脱离者选择玻璃体手术。

4. 对于可疑青光眼患者,单一的视野检查常常不能区别近视眼视野损害和早期青光眼视野损害。如果没有进行性近视而有进行性视野损害,则提示存在青光眼且需要接受治疗。

5. 嘱患者平时注意避免过劳和剧烈的运动。

【注意事项】 没有并发症的患者每 6～12 个月复查一次眼底,有症状时及时到医院就诊。

二十四、视网膜色素变性

为一组进行性损害视细胞的遗传性眼病,杆体逐渐被破坏。常起于儿童或青少年期。临床特点为夜盲、视野缩小和在视网膜上出现骨细胞样色素沉着。晚年黄斑受累致中心视力减退,视力严重下降甚至失明。

【诊断要点】

1. 眼底检查 视网膜色素变性三联征:视盘颜色蜡黄、视网膜血管狭窄、骨细胞样色素沉着。部分患者可有后囊下白内障、视网膜前膜、玻璃体内细胞(持续存在)。

2. ERG 熄灭型反应。

3. 视野检查 环形暗点至管状视野。

4. 色觉检查 半数患者有色觉障碍,多为三色盲。

5. FFA 色素遮挡处为遮蔽荧光,其余部位为透见荧光和荧光渗漏。

【治疗要点】　无确定治疗方法。适当使用血管扩张药、维生素类、能量合剂及中药可能有益。

1. 近来,运用视网膜表面及视网膜下微芯片植入来治疗晚期患者取得了一定疗效。基因治疗正在研究中,尚不能应用于临床。

2. 合并白内障患者行白内障手术可提高中心视力。

3. 视力下降至 0.2 或管视时配戴助视器和低视力训练。

4. 帮助遗传咨询。

【处方】

(1)1％腺苷三磷酸溶液　　滴眼　每日 4～6 次

　或　ATP　40mg　　　　口服　每日 3 次

(2)维生素 B_1　30mg　　　　口服　每日 3 次

(3)维生素 C　0.2g　　　　口服　每日 3 次

(4)维生素 A　15 000U　　口服　每日 1 次

(5)曲克芦丁　0.3g　　　　口服　每日 3 次

(6)肌苷　0.2g　　　　　　口服　每日 3 次

(7)杞菊地黄丸　9g　　　　口服　每日 2 次

　或　知柏地黄丸　9g　　口服　每日 3 次

【注意事项】　一般 10 岁左右发病者,30 岁左右视功能明显受损,40—50 岁接近全盲。常染色体显性遗传者视力常到一定程度不再恶化。而常染色体隐性遗传者发病早、病情重、发展快。

二十五、视锥细胞营养不良

视锥细胞营养不良是遗传性黄斑变性疾病之一。分为进展型和静止型。主要损害视锥细胞,也伴有不同程度的视杆细胞损害。视锥细胞损害发生较早,因此主要症状为视力减退,后天性色觉异常,当视杆细胞受损时则发生夜盲。

【诊断要点】

1. 主诉　慢性进行性双眼视力丧失,畏光,色觉减弱或色盲。

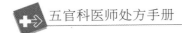

日间视力比夜间视力差。

2. 眼底检查　进展型早期多数正常,晚期黄斑区金箔样反光,呈牛眼样改变;中央视网膜色素上皮和脉络膜毛细血管地图状萎缩。视盘颜色苍白。偶尔可有视网膜色素变性眼底改变。静止型多数正常。

3. 外眼检查　眼球震颤。可有弱视、色盲。

4. FFA　椭圆形强荧光背景,围绕一个弱荧光中心。或有界限不清的背景荧光增强区。强荧光晚期消退。

5. ICGA　晚期病例可见脉络膜毛细血管闭塞。

6. 视野　有比较性到绝对性中心暗点。可有中心回避。

7. 色觉检查　红绿色盲或全色盲。

8. ERG　闪光 ERG 波幅降低或无波形。

9. OCT　视网膜外层萎缩变薄。

【治疗要点】　本病无确切有效的治疗方法。

1. 可验光配镜,提高中心视力或佩戴深色墨镜改善畏光。

2. 必要时可用 0.5% 毛果芸香碱每日 4 次以改善畏光。

3. 低视力者可佩戴助视镜。

4. 对患者提供遗传咨询。

【注意事项】　每年随访 1 次。

二十六、Stargardt 病

Stargardt 病亦称眼底黄色斑点症,多为常染色体隐性遗传性疾病,偶尔呈常染色体显性遗传,常发生于近亲结婚的后代,但临床上常见一些散发病例。发病年龄多在 6—20 岁,多数在 15 岁以前发病,病变多为双眼对称。双眼视力下降,早期视力下降程度常常与检眼镜下表现不相符。

【诊断要点】

1. 中心视力缓慢进行性减退。视野有比较性或绝对性中心暗点。视力下降是最早的症状。中心视力下降往往发生在检眼镜检查发现异常之前。视力下降最终达 0.1～0.05 水平。

2. 检眼镜检查在发病初期除视网膜色素上皮着色深外,眼底表现相对正常。病变稍久,黄斑中心凹光反射失,黄斑部视网膜色素紊乱,并可见一些黄色小点。

3. 非渗出性(萎缩性)黄斑变性。病程逐渐发展,黄斑萎缩区更加明显,形成横椭圆形、境界清晰的病灶,约 2PD 宽,1.5PD 高,呈金箔样反光,病灶周围的黄色斑点也逐渐增多,并向上、下血管弓外扩展。这些斑点不断被吸收,又不断有新的斑点出现,到晚期后极部色素上皮、视网膜神经上皮及脉络膜毛细血管全部萎缩,仅见脉络膜大血管及白色巩膜。

4. 大多数病例出现黄斑区外或中周部的色素上皮萎缩,而周边视野正常。本病有轻度的红绿色觉障碍,ERG 早期正常,后期可异常。但 EOG 检查多有异常。

5. FFA:在发病初期,当检眼镜还看不出异常时,即可见黄斑部色素上皮色素脱失,透见脉络膜背景荧光。病程较久者血管造影黄斑部有椭圆形色素上皮萎缩区,呈斑点状窗样缺损杂以斑点状遮蔽荧光。晚期患者黄斑部脉络膜毛细血管萎缩,呈现低荧光区,并透见脉络膜大血管,造影后期外露的巩膜弥漫着色。眼底黄色斑点:血管造影时新鲜的斑点为遮蔽荧光,而吸收后的斑点因色素上皮色素脱失而透见荧光。血管造影时,有时脉络膜背景荧光不显影,这种现象被称为脉络膜淹没征。这是由于色素上皮细胞中含有过量的脂褐质遮蔽脉络膜荧光之故。

6. AF(自发荧光照相):较早期即可发现异常荧光。

7. OCT:视网膜外层或黄斑区神经上皮变薄。

【治疗要点】　本病无特殊治疗。病变呈进行性发展,出现黄斑变性者其视力预后较差。

二十七、卵黄状黄斑变性(Best 病)

是常染色体显性遗传性疾病,有明显家族史。外显率和表现不稳定。携带者可以眼底正常但 EOG 异常。也有常染色体隐性遗传或性连锁遗传的个别报道。多发生于 5－15 岁（平均 6 岁）的幼儿及少年。成人发病也不少见。视力下降或无症状。出生时发病，但如不检查可以几年不被发现。

【诊断要点】　家族史，典型的五期黄斑病变过程，或黄斑部典型病变但视功能良好，FFA 检查，EOG 异常可明确诊断。

1. 病程可分为五期

Ⅰ期：卵黄病变前期，黄斑区看不出任何明显病变，患者无任何症状，ERG 检查正常，但 EOG Arden 比下降，这是本病的重要特征。

Ⅱ期：卵黄病变期，黄斑区呈典型卵黄样改变，双眼对称，圆形或卵圆形均一黄色囊样隆起，边界清晰，视网膜血管跨越其上，大小为 0.5～3PD。病变醒目，但患者视力多正常或轻度异常，病变与视力损害不相称是本病特征。

Ⅲ期：假性前房积脓期，卵黄物质脱水、凝聚、出现液面。

Ⅳ期：卵黄破碎期，患者视力减退，卵黄物质破碎呈炒鸡蛋形状，部分患者同时可伴有 CNV 形成，出现渗出、出血、机化、瘢痕形成。

Ⅴ期：萎缩期，视网膜脉络膜形成萎缩斑，色素脱失和堆积，透见白色巩膜，视力中度到重度减退。视野出现绝对中心暗点。

2. 有 10% 的病变是多病灶和黄斑外的。ERG 正常，而眼电图（EOG）异常。

3. 可有远视和内隐斜或内斜视。

4. FFA：卵黄病变期表现为自始至终低荧光（荧光遮蔽），病灶周围因色素上皮脱色素而透见荧光。假性前房积脓期，病灶下半仍被卵黄样物质遮蔽荧光，上半因色素上皮萎缩而透见荧光。卵黄破碎期造影形态不规则。CNV 形成时可有典型 CNV 荧光图像。萎缩期后极部为透见荧光或因 CNV 表现为低荧光。

5. 色觉：早期一般正常，有报道红绿色弱或全色弱。

6. 视野：一般正常或相对性中心暗点。视力减退者有黄斑病变对应的中心暗点。Amsler 表检查有视物变形。

7. OCT：可以显示黄斑区卵黄样物质的沉积及继发病变。

【治疗要点】　本病无有效的治疗。

1. 对有 CNV 者应予以治疗。此外，给患该病的患者 Amsler 方格表，指导患者使用，并告诉他们如果发现改变应立即复诊。

2. 成人型卵黄状盘状变性（地图形营养不良）中，卵黄状损害常常出现于 30—50 岁，该病是显性遗传，并且可有也可没有 EOG 异常。尚无有效的治疗。

第 10 章

神经眼科

一、视神经炎

视神经炎是以视神经的炎症为主,早期伴有明显视功能损害的视神经疾病。按炎症所在的位置分为:视神经乳头炎、视神经视网膜炎、球后视神经炎。可能与局部感染、全身感染、脱髓鞘疾病及中毒等有关。发病年龄为 15—45 岁。

【诊断要点】

1. 症状:单眼或双眼视力急剧下降(发病 1 周后最严重),可有眼球转动痛,眼眶周围疼痛。若由多发性硬化引起,可伴全身感觉和运动障碍,如四肢软弱无力,麻木、刺痛等。发病前可有流感症状。

2. 体征:单眼发病者 RAPD(+),双眼发病者瞳孔散大,直接、间接对光反射消失。视盘正常(球后视神经炎)或有水肿(视神经乳头炎),隆起 2～3D。视盘周围视网膜水肿、渗出和出血(视神经视网膜炎)。晚期炎症消退后视盘苍白。

3. 视野:Octopus 或 Humphrey 视野计检查表现中心暗点等改变;VEP:患侧视神经传导阻滞(P_{100} 波潜伏期延长,波幅降低)。

4. 头颅 MRI:视神经节段性或全程 STIR 脂肪抑制信号增高,视神经增粗、边缘模糊,与周围蛛网膜下腔分界不清。增强联合脂肪抑制技术扫描后,受累节段视神经异常强化。视神经炎者可见水肿增大的视盘。由多发性硬化引起者,头颅 MRI 可见脑白质脱髓鞘样改变。

5. 视神经脊髓炎者,脑脊液中细胞数及蛋白增高。

【治疗要点】　急性期的视神经炎:给予大剂量糖皮质激素冲击治疗,同时给予改善循环和营养神经治疗。若大剂量激素冲击治疗效果不佳,可改为血浆置换和免疫球蛋白治疗。缓解期的视神经炎:首次发病的特发性脱髓鞘性视神经炎可以不推荐免疫抑制药,复发性视神经炎及首次发病的视神经脊髓炎均推荐使用免疫抑制药。

【处方】

(1)糖皮质激素治疗(静滴后改口服)

　　0.9％氯化钠注射液　500ml

　　甲泼尼龙　1g　静脉滴注　每日 1 次　持续 3 日

　　泼尼松　1mg/kg　口服　每日 1 次　持续 11 日后减量,4 日停药(第 1 日 20mg,第 2～4 日 10mg)

　　雷尼替丁　150mg　　　　　口服　每日 2 次

　　氯化钾缓释片　0.5g　　　口服　每日 2 次

　　碳酸钙片　1 片　　　　　口服　每日 1 次

(2)改善循环治疗

　　复方血栓通　1～2 粒　　　口服　每日 3 次

或　三七通舒　1 粒　　　　　口服　每日 3 次

(3)营养神经治疗

　　维生素 B_1 注射液　100mg　　肌内注射　每日 1 次

　　维生素 B_{12} 注射液　500μg　　肌内注射　每日 1 次

(4)免疫抑制药

　　硫唑嘌呤　2～3mg/kg　　　口服　每日 1 次

　　吗替麦考酚酯　750～3000mg　口服　每日 1 次(成人推荐 750mg 口服,每日 2 次)

【注意事项】　MRI 检查中枢神经系统脱髓鞘或神经科查体具有阳性体征的患者容易发展为多发性硬化,应该建议这部分患者就诊于神经内科,并对可能发生的多发性硬化进行处理。

二、视盘血管炎

视盘血管炎为视盘内血管的非特异性炎症病变。病因不清,复发率低。多见于健康青壮年。

【诊断要点】

1. 症状　视力一般正常或轻度下降,多为单侧。严重者视力下降明显。有时可伴眼球后间歇性钝痛或头痛。

2. 体征　视盘水肿、充血,隆起<3D,其周围可见少量渗出或小片出血。视网膜动脉细,静脉扩张、充盈,纡曲。血管旁白鞘。

3. 辅助检查　①视野:多数为生理盲点扩大,少数出现中心暗点、旁中心暗点或水平半盲等。②VEP:患侧视神经轻度传导阻滞(P_{100}潜伏期延长,波幅降低)。③FFA:视盘及视网膜静脉出现荧光渗漏,静脉充盈延迟。

【治疗要点】

1. 糖皮质激素:药物及用法同视神经炎。

2. 非甾体抗炎药:可用水杨酸类(如阿司匹林)、吲哚类(如吲哚美辛)及丙酸类(如布洛芬)中的一种。

3. 改善微循环药物:药物及用法同视神经炎。

4. 营养神经药物:药物及用法同视神经炎。

5. 合并黄斑水肿者可考虑眼内注射抗 VEGF 类或皮质激素类药物。

【注意事项】　预后良好,有自愈倾向。

三、缺血性视神经病变

缺血性视神经病变是指营养视神经的血管发生急性循环障碍而出现的视神经营养不良性改变。多由高血压动脉硬化、心血管疾病、糖尿病、血压过低、动脉炎等引起。临床上按部位将其分为前部缺血性视神经病变(睫状后短动脉供应障碍,造成视盘筛板前区、筛板区及筛板后区缺血)和后部缺血性视神经病变(软脑膜动脉分支供应障碍,造成视神经眶内段、管内段和颅内段缺血)。

【诊断要点】

1. 前部缺血性视神经病变

(1)症状:单眼或双眼视力中至重度下降,视力一般在 0.1~0.5。多见于中老年患者,突然发病,既往全身相关疾病史。

(2)体征:患眼 RAPD(+),视盘水肿,色淡白,视盘边缘线状出血。水肿消退后视盘呈萎缩样改变。

(3)辅助检查:①视野:与生理盲点相连的扇形或水平状缺损。②FFA:视盘低荧光或充盈迟缓。③VEP:P_{100} 潜伏期延长,波幅降低。

双眼先后发病者可出现一眼视盘水肿,另一眼视神经萎缩的现象。

2. 后部缺血性视神经病变

(1)症状:中老年患者突然无痛性视力下降,有高血压或糖尿病等病史。

(2)体征:患眼 RAPD(+),早期视盘正常,1 个月后视盘苍白。

(3)辅助检查:①视野:多种多样,可有中心暗点、向心性缩小等。②FFA:一般正常。③VEP:P_{100} 潜伏时延长,波幅降低。④颈动脉造影或超声多普勒:患侧颈动脉痉挛或管壁粥样硬化斑。

【治疗要点】

1. 病因治疗:治疗糖尿病、高血压等原发病。

2. 改善微循环、扩张血管。其他药物及用法同视神经炎。

3. 糖皮质激素治疗,辅以胃黏膜保护药,适当补充钾、钙等。亦可辅以球后注射地塞米松。糖尿病及高血压患者慎用。

4. 神经营养药物:药物及用法同视神经炎。

5. 中药。

【处方】

(1)5%葡萄糖注射液　500ml

　　葛根素　400mg　　　　　　　静脉滴注　每日1次

(2)维生素 B_1 注射液　100mg　　肌内注射　每日1次

　　维生素 B_{12} 注射液　500μg　　肌内注射　每日1次

(3)泼尼松　1mg/kg　口服　每日1次　持续11日,每4日递减10mg

　　地塞米松　2.5mg　　　　　　　球后注射

(4)0.25%～0.5%噻吗洛尔滴眼液　　滴眼　每日2次

　或 1%～2%卡替洛尔滴眼液　　　滴眼　每日2次

　或 0.2%酒石酸溴莫尼定滴眼液　滴眼　每日2～3次

(5)法莫替丁　20mg　　　　　　　口服　每日3次

(6)氯化钾缓释片　0.5g　　　　　口服　每日2次

(7)碳酸钙片　1片　　　　　　　　口服　每日1次

【注意事项】　预后不良,积极控制原发病。

四、视神经萎缩

视神经萎缩是指在各种不同原因影响下,视网膜神经节细胞及其轴突广泛损害,神经纤维丧失,神经胶质增生,引起视神经传导障碍。临床上分为原发性、继发性视神经萎缩两种。患者出现不同程度的视力下降。原发性视神经萎缩表现为视盘边界清晰,色淡或苍白;继发性视神经萎缩表现为视盘边界模糊,色泽灰白、晦暗,血管旁有白鞘。

【诊断要点】

1. 先天性视神经萎缩(原发性)

(1)先天发育异常,缺血缺氧性脑病或脑皮质发育不良等。出生后不久发现视觉障碍,视力在0.1以下。

（2）瞳孔对光反射消失；眼球震颤；视盘边界清晰，色淡，颞侧苍白。

（3）VEP：视神经传导阻滞的表现（各波潜伏期延长，波幅降低）。

2．Leber 遗传性视神经萎缩（原发性）

（1）母系遗传家族史，多见于 10－30 岁男性。双眼同时或先后发病。视力急骤下降，多在 0.1 以下。早期色觉障碍，主要是红绿色盲。

（2）早期视盘水肿，随后视盘边界清晰，颞侧苍白，继之鼻侧变苍白。视盘周围血管减少，管腔细。

（3）视野：中心暗点，进行性扩大，周边视野向心性缩小。VEP：视神经传导阻滞的表现（各波潜伏期延长，波幅降低）。线粒体 DNA 突变位点（3460、11778、14484）检测阳性。

3．压迫性视神经萎缩（继发性）　颅内或眶尖肿瘤可直接压迫或因高颅内压间接压迫视神经，造成视神经萎缩。

（1）高颅内压性视神经萎缩：早期双眼视盘高度水肿（＞3D），晚期视盘蜡黄或灰白，边界不清，视网膜血管细。

（2）颅内或眶尖肿瘤直接压迫者：多见于单眼视盘苍白，边界清晰，视网膜血管正常。

4．炎症性视神经萎缩（继发性）

（1）发生于视神经炎者视盘边界清（球后视神经炎）或不清（视神经炎），颜色苍白或灰白。

（2）发生于视网膜脉络膜炎后者，除视盘苍白外，伴有视网膜脉络膜萎缩及色素沉着。

5．血管性视神经萎缩（继发性）

（1）继发于视网膜血管病变或全身性血液循环障碍。

（2）视盘边界清晰，颜色苍白，视网膜动脉极狭窄，管壁变性增厚，出现白鞘或白线。

6．变性性视神经萎缩（继发性）

（1）继发于视网膜色素变性等疾病。

（2）视盘边界清晰,色蜡黄,视网膜动静脉狭窄。

7.青光眼性视神经萎缩（继发性）

（1）多见于开角型或正常眼压性青光眼。视力缓慢进行性下降。眼压正常或中等程度升高。

（2）视盘凹陷进行性变大、变深,盘沿面积缩小。视神经纤维层缺损。

（3）视野:呈青光眼性视野改变。

8.中毒性视神经萎缩（继发性）

（1）长期接触或短期内大剂量接触可能引起视神经中毒的物质,如烟、酒、药物（奎宁、麦角类、异烟肼、乙胺丁醇等）、化学制剂（铅、汞及其化合物等）等。

（2）视力缓慢下降,色觉障碍。

（3）视盘边界清晰,颞侧色淡白。

（4）视野:各种类型的视野缺损。VEP:P_{100}潜伏期延长,波幅下降。

【治疗要点】

1.对原发性、先天性、遗传性视神经萎缩目前无有效的治疗方法。

2.对继发性视神经萎缩者,祛除病因是最重要的治疗方法。手术切除脑瘤、药物或手术降低高眼压、治疗视神经炎、改善视神经血液供应、祛除中毒因素等。

3.神经营养药物。

4.改善微循环。

5.若为中毒性者,应针对中毒因素给予相应的中和药物治疗。

6.中药。

【注意事项】 视神经萎缩预后不良。积极治疗原发病,避免长期接触慢性中毒物质。

五、有髓神经纤维

出生后视神经髓鞘继续生长,超过筛板水平,到达视网膜,形成白色的有髓神经纤维。

【诊断要点】

1. 多为单眼,常无任何症状,体检时发现。一般不影响视力。

2. 视盘边缘或沿视网膜上、下血管弓分布的大小不等的片状、乳白色羽毛状斑,覆盖所在的视网膜及血管组织。

3. 视野:生理盲点扩大或浓厚的有髓神经纤维遮挡相应的视野缺损。

【治疗要点】 无需治疗。

【注意事项】 不典型者如大面积的或位于中周边部者易误诊,需观察病变末梢呈羽毛状改变有助于诊断。

六、瞳孔异常

瞳孔异常表现为大小异常和对光反射异常两种。正常人双侧瞳孔大小一致,若两眼相差>1mm 为病理性瞳孔不等。

(一)阿-罗(Argyll Robertson)瞳孔

【诊断要点】

1. 多为双眼发病,视力正常,可能与神经梅毒、脑炎、多发性硬化、脊髓空洞症、糖尿病等有关。

2. 双侧瞳孔缩小,不易散大,形状不规则,直接、间接对光反射弱或消失,集合时瞳孔正常收缩。虹膜萎缩。

3. 对毒扁豆碱反应好,对阿托品反应弱。

【治疗要点】

1. 无明确病因者观察。

2. 治疗原发病。

(二)埃迪(Adie)强直性瞳孔

【诊断要点】

1. 多见于年轻女性。

2. 单侧瞳孔不规则扩大,直接、间接对光反射弱或消失,集合反应消失。

3. 膝反射或踝反射消失。

【治疗要点】

1. 无需治疗。

2. 若希望改善外观,可局部滴毛果芸香碱滴眼液。

【处方】

0.125%毛果芸香碱滴眼液　滴眼　每日2～4次

第11章

小儿眼科

一、白瞳症

儿童白瞳症是由多种眼病引起的一种常见临床体征,表现为瞳孔区呈白色、黄色或粉白色反光。单眼或双眼均可发生。儿童期引起白瞳症的眼病主要包括视网膜母细胞瘤、永存性原始玻璃体增生症、早产儿视网膜病变、渗出性视网膜炎(Coats病)、硬化性眼内炎、星形细胞错构瘤、先天性白内障等。

【治疗要点】 由于产生白瞳症的病因繁多,病变性质差异很大,治疗方法和预后也悬殊,故临床对白瞳症的诊断和鉴别诊断极为重视。应先查明病因,针对病因治疗。

二、早产儿视网膜病变

早产儿视网膜病变(retinopathy of prematurity,ROP),原称晶状体后纤维增生症,1942年由Terry首先报道,当时发现早产患儿晶状体后有白色纤维组织而命名。研究表明,本病与早产、低出生体重及吸高浓度氧气有密切关系,是由于早产儿视网膜血管尚未发育完全,产生视网膜新生血管及纤维组织增生所致。晶状体后纤维增生症是严重ROP的晚期瘢痕改变,1984年世界眼科学会正式将该病定名为"早产儿视网膜病变"。

【诊断要点】 根据其发展过程,临床上将其分为急性活动期、退行期和瘢痕期。

1. 急性活动期 根据 ROP 的国际分类法(ICROP),本病活动期分期有 3 个基本概念:按区域定位,按时钟钟点记录病变范围,按疾病轻重分为Ⅰ~Ⅴ期。

(1)分区:将视网膜分为 3 区。Ⅰ区:以视盘为中心,以视盘到黄斑中心凹距离的 2 倍为半径的圆内区域,ROP 发生在该区者最严重。Ⅱ区:以视盘为中心,以视盘至鼻侧锯齿缘距离为半径、Ⅰ区以外的圆内区域。Ⅲ区:Ⅱ区以外的颞侧半月形区域,是 ROP 最高发的区域。

(2)分期:分 5 期。Ⅰ期:视网膜后极部有血管区与周边无血管区之间出现一条白色平坦的细分界线。Ⅱ期:白色分界线进一步变宽且增高,形成高于视网膜表面的嵴形隆起。Ⅲ期:嵴形隆起愈加显著,并呈粉红色,说明新生血管不仅长入嵴内且发展到嵴上。此期伴纤维增生,并进入玻璃体。Ⅳ期:部分视网膜脱离,又分为 A 与 B 两级。ⅣA 为周边视网膜脱离未累及黄斑,ⅣB 为视网膜脱离累及黄斑。视网膜脱离多属牵引性,但亦有渗出性。Ⅴ期:视网膜全脱离,常呈漏斗形,可分为宽漏斗、窄漏斗、前宽后窄、前窄后宽 4 种。此期有广泛结缔组织增生和机化膜形成,导致晶状体后纤维增生症。

(3)特殊病变:①附加病变(plus):后极部视网膜血管出现怒张、扭曲,或前部虹膜血管高度扩张。②阈值病变:ROP Ⅲ期,处于Ⅰ区或Ⅱ区,新生血管连续占据 5 个时钟范围;或病变虽不连续,但累计达 8 个时钟范围,同时伴 plus。此期是早期治疗的关键时期。③阈值前病变:包括 2 种情况。若病变局限于Ⅰ区,ROP 可为Ⅰ、Ⅱ、Ⅲ期;若病变位于Ⅱ区,则有 3 种情况:Ⅱ期 ROP 伴 plus;Ⅲ期 ROP 不伴 plus;Ⅲ期 ROP 伴 plus,但新生血管占据不到连续 5 个时钟范围或不连续累计 8 个时钟范围。④Rush 病变:ROP 局限于Ⅰ区,新生血管行径平直。Rush 病变发展迅速,医务人员一旦发现应提高警惕。

2. 退行期 大多数患儿随年龄增长 ROP 自然停止,进入退行期。此期特征是嵴上血管往前面无血管区继续生长为正常视网膜毛细血管,嵴逐渐消退,周边视网膜逐渐透明,不留后遗症。但仍有 20%～25% 的患儿病情进展而进入瘢痕期。

3. 瘢痕期　因本病从活动期能很快移行至瘢痕期,活动期和瘢痕期病变常同时存在于同一病例,故一般把活动性病变消失时残留的不可逆性变化的时期称为瘢痕期。

【治疗要点】　ROP 并非都无休止地从Ⅰ期进展到Ⅴ期,多数病变发展到某一阶段即自行消退而不再发展,仅约 10% 病例发生视网膜全脱离。因此,对Ⅰ、Ⅱ期病变只需观察而不用治疗,但如病变发展到阈值期则需立即进行治疗。因此,早期发现、及时治疗阈值 ROP 是治疗本病的原则。

1. 手术治疗

(1)冷凝治疗:对阈值 ROP 进行视网膜周边无血管区的连续冷凝治疗。

(2)激光光凝治疗:与冷凝治疗相比,光凝对Ⅰ区 ROP 疗效更好,对Ⅱ区病变疗效相似。目前认为对阈值 ROP 首选光凝治疗。国外多主张用二极管激光治疗。也有作者尝试用经巩膜的 810nm 激光代替冷冻方法,并发症明显减少。

(3)巩膜环扎术:如果阈值 ROP 没有得到控制,发展至Ⅳ期或尚能看清眼底的Ⅴ期 ROP,采用巩膜环扎术可能取得良好效果。但也有学者认为部分患儿不做手术仍可自愈。

(4)玻璃体切割手术:巩膜环扎术失败及Ⅴ期患者,只有做复杂的玻璃体切割手术。手术效果以视网膜脱离呈宽漏斗型最好,约 40% 视网膜能复位,窄漏斗型最差,仅 20%。玻璃体切割术后视网膜得到部分或完全解剖复位,但患儿最终视功能的恢复极其有限,很少能恢复有用视力。

2. 内科治疗

(1)阈值前 ROP 的补氧治疗:补氧治疗以抑制新生血管生长,抑制 ROP 发生、发展,但还需进一步研究。

（2）新生血管抑制药：尚在研制与动物实验中。

【处方】

（1）检查前散瞳用药

复方托吡卡胺滴眼液　滴眼　5分钟1次

（共滴3次，再过30～40分钟进行眼底检查）

（2）检查后预防感染用药

妥布霉素滴眼液　滴眼　每日2～3次（用2～3日）

【注意事项】　为了防止检查中溢奶影响小儿呼吸，请在检查前1小时、检查后30分钟内尽量不要给孩子喂奶。

三、家族性渗出性玻璃体视网膜病变

家族性渗出性玻璃体视网膜病变，此病同时侵犯双眼，两侧病情轻重不一。眼底改变与早产儿视网膜病变酷似，但本病发生于足月顺产新生儿，无吸氧史，且多数有常染色体显性遗传的家族史。

【诊断要点】　常见周边部纤维血管增生和牵拉性视网膜脱离，在新生儿或青春期伴视网膜下渗出或渗出性脱离。晚期可发生孔源性视网膜脱离。多为双侧，但程度可不对称。

1. 第1期　用间接检眼镜加巩膜压迫检查，可见颞侧周边部视网膜受压处及其周围苍白视网膜血管无异常。视网膜亦无渗出性改变。表现为玻璃体后脱离合并有雪花状混浊。

2. 第2期　颞侧视网膜自赤道部至锯齿缘出现新生血管。视网膜及其下方渗出。局限性视网膜脱离，颞侧纤维血管膜牵引视网膜血管，形成黄斑偏位。玻璃体增厚，周边视网膜有新生血管和纤维膜形成。

3. 第3期　病变进一步发展，视网膜内及视网膜下渗出，玻璃体纤维化，最终由于纤维血管增殖发生牵拉或合并孔源性视网膜脱离。

有家族史，无早产吸氧史，双眼罹病、玻璃体混浊及特殊的检眼镜下和荧光素眼底血管造影所见,为本病诊断的重要根据。据此可以诊断。

【治疗要点】 本病尚无有效治疗方法。病变区早期激光光凝,有望阻止病变的进一步发展。本病发生的牵拉性视网膜脱离复位困难,必要时可试行玻璃体切割和巩膜扣带术。

四、儿童内斜视

(一)先天性(婴儿型)内斜视

先天性内斜视是指在出生时或半岁以内发生的内斜视,又称为婴儿型内斜视。病因不明。

【诊断要点】 出生后 6 个月内发病的恒定性内斜视。斜视角较大,斜视角稳定,不受注视距离、调节因素的影响。屈光状态有轻度的远视眼,戴矫正眼镜不能矫正斜视。多数患者双眼视力相等,可交替注视,向两侧时有交叉注视。有时有假性外展麻痹,用娃娃头试验可以排除。常合并单眼或双眼下斜肌亢进,垂直眼位偏斜。隐性眼球震颤。有家族史。手术矫正时容易出现欠矫。

【治疗要点】 手术时机为 1.5-2 岁。合并下斜肌亢进或分离性垂直偏斜(dissociated vertical deviation,DVD)者,手术设计应给予相应考虑。手术后应保留小于 $10^\triangle$ 微小内斜视,以利于建立周边融合和粗立体视。

【处方】 儿童斜视患者通常需要睫状肌麻痹药散瞳验光。

　　1%阿托品眼用凝胶/眼膏　　　涂眼　每日 3 次

　　(连用 3 日,第 4 日验光)

　或 1%阿托品眼用凝胶/眼膏　　　涂眼　每日 2 次

　　(连用 5 日,第 6 日验光)

【注意事项】

1. 涂到眼外皮肤上的眼膏要擦拭干净,涂完眼膏后按压泪囊区 5 分钟减少黏膜吸收,减少全身不良反应。

2. 由于阿托品可使瞳孔散大,患者自觉畏光、视近困难均属正常现象。

3. 散瞳期间应避免强光刺激,尤其避免强的太阳光刺激,户外应戴遮檐帽或太阳镜。

4. 散瞳期间由于视近模糊,对小儿要注意看护以免碰伤。

5. 由于散瞳是为了放松睫状肌的调节,故散瞳期间不要近距离用眼,如看书、看电视及使用计算机。

6. 极少数患儿散瞳后如出现明显的颜面潮红、口渴、发热、头痛、恶心、呕吐、便秘、幻视、痉挛、兴奋、眼睑水肿等症状,考虑为阿托品不良反应,应立即停药或咨询眼科医生。

7. 硫酸阿托品眼用凝胶散瞳停药后,大约 3 周瞳孔才能恢复正常,但因个体差异,瞳孔恢复时间也会有所不同,均属正常。

(二)调节性内斜视

调节性斜视有两种作用机制单独或共同参与:中高度远视需要较多的调节以得到清晰的物像而导致内斜;高 AC/A 使一定量的调节引起更多的集合形成内斜。

屈光性调节性内斜视

由于远视眼未能矫正,过度使用调节引起集合过强,加融合的分开功能不足引起。

【诊断要点】 发病年龄在 2—5 岁;多为中高度远视眼,平均在+4.0D 左右;发病初期多呈现间歇性内斜视。如能及时和经常戴矫正眼镜,内斜视可以得到控制及矫正;可伴有单眼或双眼弱视。

【治疗要点】 应坚持长期戴眼镜。每半年或一年复查验光,在保证眼位正常及视力良好的情况下,逐渐减少眼镜度数。如有弱视,应进行弱视训练及三级功能训练。

【处方】及【注意事项】 同先天性(婴儿型)内斜视。

部分调节性内斜视

部分调节性内斜视是由于一部分调节增加所引起,另一部分可能由解剖异常所致。

【诊断要点】　发病年龄在 2－5 岁多见；屈光不正矫正后，斜视角度数减少，但不能完全消失，视远、视近均有内斜视，斜视角比较稳定；常合并不同程度的弱视及异常视网膜对应，AC/A 值正常。

【治疗要点】　首先矫正屈光不正，以后每半年或一年复查一次屈光，并根据屈光度的变化，更换眼镜；同时治疗弱视；对残留的内斜视度数进行手术矫正，手术方式以减弱单眼或双眼内直肌为主。

【处方】及【注意事项】　同先天性（婴儿型）内斜视。

高 AC/A 型调节性内斜视

与屈光不正无关，是调节与调节性集合间的一种异常联合运动，表现为调节性集合反应过强。如融合性分开功能不足，则形成内斜视。

【诊断要点】　发病年龄多在 2－5 岁，偶尔更早；可发生在正视眼、近视眼或远视眼，但多见于中度的远视眼；看近的斜视角大于看远的斜视角，一般超过 15$^\triangle$ 以上，AC/A 值高，伴有 V 现象；多数有双眼单视，罕见弱视，如有屈光参差，则可发生弱视。

【治疗要点】　矫正屈光不正如视远时正位，可配戴近用眼镜。如视远内斜小于视近时，应戴双光眼镜；缩瞳药应用使瞳孔缩小，从而减少中枢性调节，相应地减少调节性集合，调节性内斜则随之好转。手术治疗对于非手术治疗无效者，内斜视全部矫正，使双眼视觉得以发育。手术方式以减弱单眼或双眼内直肌为主。术后进行双眼视功能训练。

【处方】及【注意事项】　同先天性（婴儿型）内斜视。

混合型调节性内斜视

为屈光性调节性内斜视与高 AC/A 型调节性内斜视合并存在的病例。

【诊断要点】　有远视性屈光不正，戴镜后斜视度减少；戴镜后仍有看近的斜视角大于看远的斜视角，一般超过 15$^\triangle$ 以上。

【治疗要点】 戴镜矫正屈光性调节性内斜视部分;剩余的高AC/A 型调节性内斜视用双光镜矫正或手术矫正。

【处方】及【注意事项】 同先天性(婴儿型)内斜视。

(三)非调节性内斜视

基本型内斜视

【诊断要点】 斜视多于出生后 6 个月内出现;没有明显调节因素,无明显远视性屈光不正,视远和视近斜视度相同。

【治疗要点】 有弱视者,先治疗弱视,双眼视力平衡后及时手术矫正眼位;必要时考虑神经系统检查。

【处方】及【注意事项】 同先天性(婴儿型)内斜视。

急性共同性内斜视

【诊断要点】 发病急,突然出现复视,多发生在 5 岁以后;眼球运动无受限。

【治疗要点】 首先需排除中枢系统有无疾病。如斜视度数较小,可用棱镜片消除复视。较大的斜视度数,待病情稳定后可以手术矫正。

知觉剥夺性内斜视

儿童期的白内障、角膜白斑、视神经萎缩、眼外伤等造成单眼视力丧失或明显下降后出现此类斜视。屈光参差性弱视也较常见。

【治疗要点】 针对病因治疗,矫正屈光不正,治疗弱视。尚有残余内斜的,手术矫正眼位。

(四)非共同性内斜视

展神经麻痹

【诊断要点】 多为后天性的,有外伤史或高热史,也可以没有任何明确原因。大度数内斜视,外转明显受限,严重时外转不能超过中线。有代偿头位,面转向受累肌方向。

【治疗要点】 查清致病原因,治疗病因(可能有抗炎、抗代谢、抗肿瘤等治疗,具体由各相关病科室进行治疗);药物治疗(包括营养神经类药物、血管扩张和改善血液循环类药物），物理治疗和中医中药治疗等。保守治疗 6～12 个月后尚有眼位偏斜者可考虑手术治疗。手术的目的只能在第一眼位矫正斜视，而不能恢复压球运动功能，手术效果较差。

【处方】

(1)维生素 B_1 注射液　100mg　　　肌内注射　每日 1 次

或　维生素 B_1 片　10mg　　　　　口服　　　每日 3 次

(2)维生素 B_6 注射液　50mg　　　　肌内注射　每日 1 次

或　维生素 B_6 片　5～10mg　　　　口服　　　每日 3 次

(3)胞磷胆碱注射液　250～500mg　　肌内注射　每日 1～2 次

或　鼠神经生长因子注射液　30μg

　　0.9％氯化钠 2ml　　　　　　　肌内注射　每日 1 次

或　腺苷三磷酸注射液　20～40mg　肌内注射　每日 1～2 次

或　腺苷三磷酸片　20～40mg　　　口服　　　每日 3 次

(4)0.9％氯化钠注射液　250ml

　　地塞米松　5～10mg　　　　　　静脉滴注　每日 1 次

或　口服地塞米松　0.75～3mg　　　口服　　　每日 3～4 次

(5)0.9％氯化钠注射液　250ml

　　血栓通　2～16ml　　　　　　　静脉滴注　每日 1 次

【注意事项】　应及时查明病因，合理用药，注意观察并发症，复视者可遮盖斜眼，以暂时克服症状。保守治疗 6～12 个月才能手术。皮质激素的应用，必须经检查排除肿瘤或皮质激素禁用的疾病后才使用，感染性疾病需在抗感染治疗下慎用。肉毒杆菌素治疗，需在精密的肌电图机监视下，证明注射针头确实进入肌肉内，才可向直接对抗肌肉注入适量的肉毒杆菌毒素，但该治疗操作较复杂，而且手术难度大。

眼球震颤阻滞综合征

【诊断要点】　出生后 6 个月内出现。斜视度不稳定，伴有水平冲动性眼球震颤，用外转眼注视时眼球震颤加剧。有代偿头位,多用内收眼注视。

【治疗要点】 以手术治疗为主,手术目的为矫正斜视、改善头位,但不能消除眼球震颤。

【处方】及【注意事项】 同先天性(婴儿型)内斜视。

五、儿童外斜视

(一)间歇性外斜视

间歇性外斜视是指外展和集合功能之间的平衡失调,集合功能不足和融合力低下而致外斜视。近视眼未经矫正,看近目标时不使用调节,因而调节性集合减弱,容易引起外斜视。高度远视眼未经矫正,成像不清晰,故常常放弃调节,致使调节性集合功能低下。屈光参差使双眼成像不清,妨碍融合,促进抑制,最后引起外斜视。

【诊断要点】 幼年发病,外隐斜和显斜交替出现,精神不集中或遮盖后可以诱发明显外斜。大多无自觉症状,有时可有复视。日久斜眼抑制,则复视消失。在户外强光下特别畏光,喜欢闭合一眼。眼位正时有双眼视,但多不健全;眼位偏时常出现单眼抑制或异常视网膜对应。有的患者可有正常和异常两套视网膜对应。斜视角变异较大,随融合和调节性集合力强弱而变化。屈光状态大多为正视眼、轻度近视眼或轻度远视眼。

此病分类:

(1)分开过强型:看远时斜视角比看近大(≥$15^\triangle$)。遮盖一眼30分钟后,看远时斜视角仍大于看近时。

(2)集合不足型:看近时斜视角比看远时大(≥$15^\triangle$)。

(3)基本型:看远与看近的斜视角基本相等。

(4)假性分开过强型与分开过强型相似,但遮盖一眼30～45分钟后,看近时的斜视角加大,与看远时相等或更大。

【治疗要点】

1. 非手术治疗 适用于$20^\triangle$以内的年龄较小、集合不足型的外斜视。

(1)屈光矫正:原则是保障视力良好的前提下,近视全部矫正或过矫,远视低矫,散光一般应全部矫正。

(2)棱镜片矫正:棱镜片能抵消部分斜视角,刺激黄斑中央凹及集合功能。

(3)正位视训练:是消除抑制,加强融合功能,矫正异常视网膜对应。

训练方法:交替遮盖法。同视机及 Bagolini 线状镜。加强辐辏训练。

集合训练可能有暂时效应,但不能矫正眼位。手术前尤其不应进行集合训练,否则容易出现手术后过矫。

2. 手术治疗　超过 20$^\triangle$ 以上者主张尽早手术,外展过强型首选双外直肌后徙术,集合不足型以加强内直肌为主,基本型做外直肌后徙与内直肌缩短术,类似外展过强型手术方式或与基本型相同。

尽管多数外斜视最终都需手术矫正,但选择手术时机应慎重,特别是婴幼儿很容易发生过矫,过矫后形成微小内斜视,而引起弱视和产生新的视网膜异常对应,危害超过间歇性外斜视。

对于成年人的矫正,切忌过矫。因手术是美容性质,应避免出现复视,造成视功能紊乱。

【处方】　儿童外斜视患者通常需要睫状肌麻痹药散瞳验光。

(1)1％阿托品眼用凝胶/眼膏　　　涂眼　每日 3 次

　　(连用 3 日,第 4 日验光)

或 1％阿托品眼用凝胶/眼膏　　　涂眼　每日 2 次

　　(连用 5 日,第 6 日验光)

(2)复方托吡卡胺滴眼液　　　　　滴眼　每 5 分钟 1 次

　　(共滴 5 次,再过 20 分钟验光)

【注意事项】

1. 共同性外斜视患者,如果是近视,第 1 次配镜应给予足度矫正眼镜处方。

2．使用阿托品眼膏者，应将其副作用及并发症告诉患者及其家属。

（二）恒定性外斜视

先天性外斜视

先天性外斜视比较少见，一般在出生后 1 年内出现斜视，多伴有眼部或全身异常。如颅面异常、神经系统疾病、限制性综合征、显著的屈光参差或视觉缺陷的眼病。

【诊断要点】 出生时或 1 岁内发病，出现外斜视。斜视角较大，平均在 $35^{\triangle} \sim 40^{\triangle}$，随着年龄增长，外斜视可能增加，一般较恒定。合并分离性垂直偏斜或 A-V 外斜视。双眼同向运动和单眼运动正常。合并有头位异常。

【治疗要点】 手术矫正除矫正外斜视外，对有 A-V 外斜视、上斜视另做相应的手术。进行三级功能训练。

知觉性外斜视

由原发性感觉缺陷包括屈光参差以及白内障、视网膜病变或其他器质性原因所致的单眼视觉障碍所致的外斜视，所累眼成恒定性外斜视。治疗以手术为主。

【处方】及【注意事项】 同间歇性外斜视。

继发性外斜视

继发性外斜视是由于内斜视手术矫正眼位后继发的外斜视。治疗以手术为主。多次情况下 2 次手术为探查和复位前次手术后徙的肌肉。

（三）动眼神经麻痹

先天性、外伤、肿瘤、感染等病因均可见。

【诊断要点】 大度数的外斜视，同时伴有麻痹眼的下斜视。受累眼上睑下垂。内转明显受限，内上、外上、外下运动均有不同程度的限制。眼内肌受累时瞳孔扩大，对光反应消失或迟钝。

【治疗要点】 查清致病原因，治疗病因（可能有抗炎、抗代

谢、抗肿瘤等治疗,具体由各相关疾病科室进行治疗);药物治疗
(包括营养神经类药物、血管扩张和改善血液循环类药物),物理
治疗和中医中药治疗等。保守治疗 6～12 个月后尚有眼位偏斜
者可考虑手术治疗。手术的目的只能在第一眼位矫正斜视,而不
能恢复压球运动功能,手术效果较差。

【处方】

(1)维生素 B_1 注射液　　100mg　　　肌内注射　每日 1 次

或 维生素 B_1 片　10mg　　　　　口服　　　每日 3 次

(2)维生素 B_6 注射液　50mg　　　　肌内注射　每日 1 次

或 维生素 B_6 片　5～10mg　　　　口服　　　每日 3 次

(3)胞磷胆碱注射液　250～500mg　肌内注射　每日 1～2 次

或 鼠神经生长因子注射液　30μg

　　0.9%氯化钠　2ml　　　　　肌内注射　每日 1 次

或 腺苷三磷酸注射液　20～40mg　肌内注射　每日 1～2 次

或 腺苷三磷酸片　20～40mg　　　口服　　　每日 3 次

(4)0.9%氯化钠注射液　250ml

　　地塞米松　5～10mg　　　　　静脉滴注　每日 1 次

或 口服地塞米松　0.75～3mg　　口服　　　每日 3～4 次

(5)0.9%氯化钠注射液　250ml

　　血栓通　2～16ml　　　　　　静脉滴注　每日 1 次

【注意事项】　应及时查明病因,合理用药,注意观察并发症,
复视者可遮盖斜眼,以暂时克服症状。保守治疗 6～12 个月才能
手术。皮质激素的应用,必须经检查排除肿瘤或皮质激素禁用的
疾病后才使用,感染性疾病需在抗感染治疗下慎用。肉毒杆菌素
治疗,需在精密的肌电图机监视下,证明注射针头确实进入肌肉
内,才可向直接对抗肌肉注入适量的肉毒杆菌毒素,但该治疗操
作较复杂,而且手术难度大。

六、特殊类型斜视

(一)眼球后退综合征(Duane 综合征)

可以因为肌肉纤维化或肌肉异常引起,也可因内外直肌神经异常支配引起。临床以眼球运动限制,眼球后退和异常头位为主要特征。

【诊断要点】

1. 眼球后退综合征临床分 3 型

Ⅰ型:受累眼外转受限,内转无明显限制,可以合并内斜视。

Ⅱ型:受累眼内转受限,外转无明显限制,可以合并外斜视。

Ⅲ型:受累眼内外转均受限,可以无斜视或合并内斜视或外斜视。

2. 多数患者均有外转限制,外转时睑裂开大。内转时眼球后退睑裂变小,常合并眼球上射和(或)下射现象。

3. 常有明显代偿头位。

4. 可以为双眼发病,但多数为单眼,且临床发现左眼为好发眼。

【治疗要点】

1. 第一眼位无明显斜视和代偿头位者无特殊治疗。

2. 对有明显代偿头位和第一眼位有斜视者应手术治疗,手术仅限于改善眼位和代偿头位而对恢复眼球运动无帮助。手术以减弱术为主,禁忌加强手术,否则术后会加剧眼球后退。

【处方】及【注意事项】 同间歇性外斜视。

(二)上斜肌肌腱鞘综合征

由于先天性解剖异常或后天继发于外伤或手术所致的上斜肌肌腱和鞘膜过分增厚或粘连,限制了下斜肌的上转运动,致使眼球固定于向下注视的状态。Brown 于 1950 年首先描述了本病的特征,并认为此种患者有先天性上斜肌肌腱的腱鞘缩短,从而使眼球在内转位时不能上转,内转时被动牵拉眼球向上有抗力,当手术分离了腱鞘后,张力随即消失,故称为 Brown 综合征。

【诊断要点】

1. 在做双眼或单眼运动试验时,患眼内转位时上转受限程度相同,试图在内转位时做向上牵拉试验有限制。

2. 患眼内转位时表现下斜。

3. 患眼于第一眼位及外转位时,上转正常或接近正常。健眼在第一眼位时可表现为上斜。

4. 无同侧上斜肌过强。

5. 向上注视时出现 V 形外斜视。

6. 在第一眼位或向下注视或外转位常无复视:但患者可出现头位异常或保持头位正位,并在第一眼位患眼下斜视。

7. 在患眼内转时引出复视。

8. 眼外肌 EMG 检查:下斜肌正常。

【治疗要点】　如在第一眼位时为正位,并有双眼单视功能,无明显代偿头位,则无需手术。如患眼于第一眼位时呈下斜视,有明显代偿头位存在,影响美容,则可考虑手术治疗。

以往手术曾将上斜肌腱鞘与肌腱剥离,术后早期效果较好,但可复发。目前主张采用上斜肌完全断腱术或上斜肌腱部分切除术,可取得良好效果。如术后发生上斜肌麻痹现象,则可行对侧下直肌后徙或同侧下斜肌切除术,效果满意。为防止继发性上斜肌麻痹,Parks 主张做上斜肌后徙术。杨景存主张手术应尽量做在异常的眼外肌和筋膜上,一般不要对正常肌肉手术。刘家琦主张手术时不仅去除异常的上斜肌腱鞘,同时还将眼球固定在内上位置 1 周(过矫位)以防止复发,也可在术后短期内经常做向内上的牵拉训练以扯断新生的瘢痕粘连。

【处方】及【注意事项】　同间歇性外斜视。

(三)先天性眼外肌纤维化综合征(congenital fibrosis of extraocular muscles,CFEOM)

先天性眼外肌纤维化综合征是临床上少见的先天性非共同性斜视,临床表现为非进展性限制性眼肌麻痹,可伴有上睑下垂,被认为是原发性眼外肌纤维化所致。

【诊断要点】

1. 先天发病,有阳性家庭史,为常染色体显性遗传,个别为散发病例,病情无进展及缓解。

2. 眼球不能上转和下转,不能水平转动或稍有水平转动。

3. 双眼上睑下垂。

4. 无 Bell 现象。

5. 双眼固定在向下注视的位置,位于水平线下 20°～30°。

6. 下颌上举,头后倾。

7. 球结膜无弹性并变脆。

8. 眼外肌、眼球筋膜与眼球之间有粘连。节制韧带肥厚,肌肉融合,眼外肌附着点可有严重异常,如后退、偏移、分支、足板形附着等。

9. 常患弱视。

10. 牵拉试验时向各方向牵拉眼球均不能转动。

11. 向上方或侧方注视时,有异常辐辏运动或外侧注视时的异常开散运动。

【治疗要点】 目的只能是手术改善头位,可施行下直肌后徙或者断腱术,并松解周围组织,后徙下方球结膜和 Tenon 囊。然后矫正上睑下垂,但睑裂不宜开得过大,以免发生暴露性角膜炎。

【处方】及【注意事项】 同间歇性外斜视。

(四)A-V 综合征

A-V 综合征又称 A-V 现象,是一种水平性斜视的亚型,水平位的偏斜程度与垂直方向有关,即向上方注视的水平偏斜角和下方注视的水平偏斜角不同的斜视。也就是当向上和向下看时,水平斜度发生较明显的变化,并以"A"和"V"字母形象命名的一类斜视现象,两字母开口方向表示分开强或集合弱,字母尖端方向表示集合强或分开弱。病因:由于内、外直肌功能失调引起;上、下直肌功能异常所致;由斜肌亢进,集合与分开平衡失调或不能维持融合功能引起。Urist 将其分为 V-内斜、A-内斜、V-外斜和 A-外斜 4 型。Costenbader 在 Urist 分型的基础上又增加 1 种少见的现象,即 X、Y(倒 Y)及◇(菱形)现象,此后又有人将 X 现象分为 XA 和 XV 现象。

【诊断要点】　向上注视与向下注视时的斜视度之间的差异必须≥10$^\triangle$才能诊断 A 现象;二者之间的差异必须≥15$^\triangle$才能诊断为 V 现象,因为正常人在向下注视时也有轻度集合,为了进一步判断引起 A-V 现象是单纯水平肌肉因素还是有垂直肌肉因素,应以三棱镜加遮盖法或同视机做各诊断眼位的斜视度测定。正常视网膜对应者如用同视机检查,还可以发现 A-V 现象,同时伴有旋转性斜视(通过眼底照相也可证实),这对制订手术治疗方案很有帮助。

【治疗要点】　A-V 综合征的治疗主要采用手术矫正 A-内斜视和 V-内斜视,如果合并有调节因素,应戴镜矫正。对合并斜肌功能过强又有调节因素的患者,除戴镜外,应及早行斜肌减弱术,消除旋转斜视的干扰,有利于双眼视觉的建立。对合并弱视者先治疗弱视,使双眼视力平衡或相近时方可手术。

【处方】及【注意事项】　同间歇性外斜视。

七、弱视

据我国弱视诊断专家共识中(2011)定义,视觉发育期由于单眼斜视、未矫正的屈光参差、高度屈光不正及形觉剥夺引起的单眼或者双眼最佳矫正视力低于相应年龄的视力为弱视;或者双眼视力相差 2 行及以上,视力较低眼为弱视。

【诊断要点】　我国的流行病学研究结果表明,弱视诊断时要参考的不同年龄儿童正常视力的下限为:3 岁 0.5,4-5 岁 0.6,6-7 为 0.7,7 岁以上为 0.8。两眼最佳矫正视力相差两行或更多,较差的一眼为弱视。如果幼儿视力不低于同龄儿童正常视力的下限,双眼视力相差不足两行、又未发现引起弱视的危险因素,可以列为观察对象,而不宜诊断为弱视。

【治疗要点】 弱视治疗最佳年龄是 2—6 岁,因为这一时期是婴幼儿的视觉敏感期,治疗效果最好而且疗效容易巩固。一般 13 岁以上治疗较困难,视力提高不明显。

1. 矫正屈光不正,早期治疗先天性、外伤性白内障及先天性上睑下垂。

2. 弱视治疗

(1)中心注视的弱视治疗

①遮盖疗法:分为完全或部分遮盖。遮盖健眼,强迫弱视眼注视,并用弱视眼做精细工作(如描画、弹琴、穿珠等)。一般建议 1 岁儿童用 3∶1 规律,遮盖健眼 3 日,盖弱视眼 1 日,促使健眼注视,以免发生遮盖性弱视。2 岁用 4∶1 规律,3—4 岁以上的儿童可以 6∶1 或者适当延长遮盖时间。每 3 周复诊 1 次,复诊时必须查双眼视力及矫正视力。若在治疗过程中出现健眼视力下降,则打开遮盖健眼 1～2 日,一般健眼视力可以很快恢复,一旦视力恢复,继续遮盖健眼。若弱视眼经过治疗,视力提高到 1.0 后,将全日遮盖改为部分遮盖,每日打开健眼 2 小时,1 个月后如视力不下降,每日打开 4 小时,以后逐渐改为 6 小时、8 小时、全日打开。

②视刺激疗法(光栅疗法):也称 CAM 刺激仪疗法。利用反差强、空间频率不同的条栅作为刺激源来刺激弱视眼以提高视力,条栅越细,空间频率越高。治疗时遮盖健眼,接通电源使条栅盘旋转,令患儿用弱视眼在有图案的塑料圆盘上描画,每次 7 分钟,每天 1 次,10 日为一个疗程。以后随着视力的提高逐渐延长治疗间隔时间直至每周一次。

③压抑疗法:光学药物压抑疗法,本法原理是用过矫或欠矫镜片以及每日滴阿托品眼药水于健眼抑制健眼功能,弱视眼则戴正常矫正镜片看远或戴过矫的镜片以利看近。压抑疗法有压抑看近、压抑看远、完全压抑及交替压抑,适用于中度弱视、年龄稍大又不愿做遮盖治疗的患儿,有利于双眼视功能的建立。

（2）旁中心注视的治疗

①常规遮盖法：是治疗旁中心注视最有效的办法，视力的提高和注视点的转变都是最快和最好的，应当优先采用。

②后像疗法：平时遮盖弱视眼，以防止旁中心注视巩固，治疗时遮盖健眼。此法适用于注意力集中，能配合治疗的稍大儿童，而且是用其他方法治疗无效的旁中心注视性斜视。后像疗法的目的是将旁中心注视转变为中心注视，以利弱视视力提高。治疗每次时间 15～20 分钟，每日 1～2 次。待视力进步后逐渐缩小后像镜的暗点，使弱视眼的注视点逐渐向黄斑移位，转变为中心注视后改用常规遮盖疗法，继续治疗。

③红色滤光胶片疗法：是按照视网膜解剖生理设计，黄斑中央凹视锥细胞对红光很敏感，视杆细胞极不敏感。治疗方法：平时遮盖健眼，在弱视的矫正眼镜片上加一块规则（波长为 640nm）红滤光胶片，使旁中心注视自发改变中心注视，当改变中心注视时，去掉红色滤光片，继续常规遮盖法。

④Haidinger 刷现象：利用 Haidinger 刷现象制成旁中心注视协调器来矫治旁中心注视性弱视。治疗时用弱视眼注视旋转的毛刷和圆形视标，努力使光刷中心移至圆形视标中央部，消除旁中心注视，建立中心注视。适用于旁中心注视点在 3°范围内。

（3）综合疗法：刘家崎教授对弱视不同治疗方法比较后认为，戴矫正眼镜的同时，常规遮盖健眼，用弱视眼注视。配合精细工作应是首选方法。为了缩短治疗弱视的疗程，在此基础上配合 CAM 疗法。旁中心注视性弱视通过上述治疗 3 个月仍不能改变注视性质者，弱视眼在此基础上可采用后像、红色滤光胶片、Haidinger 刷等疗法，待视力提高后可考虑双眼单视功能训练及眼位矫正等，以获得双眼单视功能。

若有条件者可同时接受其他视功能训练，以求建立双眼单视功能。

先天性白内障所致的形觉剥夺性弱视预后最差。屈光不正及斜视性弱视预后很好,对治疗有良好反应。屈光参差预后介于斜视性及形觉剥夺性之间。

【处方】

左旋多巴　小于6岁每次125mg;6岁及以上者每次250mg 口服　每日2次(2~3个月为1疗程)

或 卡比多巴　每次0.38mg/kg　口服　每日3次(3个月为1疗程)

或 胞磷胆碱钠片　0.2g　口服　每日3次

【注意事项】　以上用药为笔者经验,仅供参考。弱视治疗药物只是辅助治疗。口服药物过程中应注意其副作用和毒性作用,注意用药剂量。如左旋多巴较常见的反应有恶心、呕吐、心悸、直立性低血压等。一般程度较低,不需要处理,且不宜长期连续使用1年以上,5岁以下慎用。

八、新生儿结膜炎

新生儿结膜炎是眼科的常见病。由于大部分结膜与外界直接接触,因此容易受到周围环境中感染性(如细菌、病毒及衣原体等)和非感染性因素(外伤、化学物质及物理因素等)的刺激,而且结膜的血管和淋巴组织丰富,自身及外界的抗原容易使其致敏,俗称新生儿红眼病。

本病的病原体包括①细菌:主要为金黄色葡萄球菌、流感嗜血杆菌、淋球菌、肺炎球菌、大肠埃希菌。②沙眼衣原体。

【诊断要点】　一般多在出生后5~14天发病,表现为眼睑肿胀,睑结膜发红、水肿,同时伴有分泌物,初为白色,但可能很快转为脓性,因此出现黄白色带脓性的分泌物。发病开始可能是一侧眼部,但随着病情发展可使另一侧眼受累及,如未及时护理治疗,炎症可侵犯角膜。有的患儿还会产生远期眼部不良后遗症,如视力受影响。

【处方】

妥布霉素滴眼液　滴眼　每日 3～4 次（如患者眼部分泌物极多，临时给予妥布霉素频点，1 小时内 10 分钟一次，连续点 6 次后减量）

【注意事项】

1. 每次清除患儿眼部分泌物时，切记要先用流动的清水将手洗净。

2. 将消毒棉签在温开水中浸湿（以不往下滴水为宜），轻轻擦洗眼部分泌物。

3. 如果睫毛上粘着较多分泌物时，可用消毒棉球浸温开水湿敷一会儿，再换湿棉球从眼内侧向眼外侧轻轻擦拭，一次用一个棉球，用过弃之，直到擦干净为止。亦可用生理盐水（可加适量抗生素）冲洗结膜囊，频次可根据患儿结膜囊内分泌物量的情况。

4. 用抗生素眼药水滴眼。手持眼药瓶，将药水滴入患儿的外眼角，不要滴在黑眼珠上或让药瓶口碰触眼睫毛，瓶口离眼要保持 2cm 以上，每次 2～3 滴即可。滴后松开手指，用拇指和示指轻轻提上眼皮，以防药水流进鼻腔。若双眼均需滴药，应先滴病变较轻的一侧，而后再滴较重侧，中间最好间隔 3～5 分钟。

九、先天性青光眼

先天性青光眼是指胎儿发育过程中前房角发育异常引起的一类青光眼。6 岁以前发病者称婴幼儿型青光眼，6 岁以后、30 岁以前发病者称青少年型青光眼。约 65％为男性，70％为双眼性。

(一)婴幼儿型青光眼

本病病因：房角结构发育不全：虹膜根部的附着点前移附着于小梁上以及周边虹膜遮盖部分小梁；Schlemm 管和小梁闭塞或缺如；中胚叶组织覆盖房角等。

【诊断要点】

1. 症状。畏光、流泪、眼睑痉挛，是由于角膜水肿、感觉神经末梢受刺激所致或因眼球扩大使下睑睫毛刺激角膜引起。

2. 角膜改变。角膜增大,横径超过 12mm。上皮水肿呈磨玻璃样混浊;后弹力层膜破裂(Haab 纹),发生在水平方向或在周边角膜,与角膜巩膜缘呈同心圆形。狄氏膜破裂及角膜水肿(角膜积水)。

3. 角膜、眼球不断增大,因婴儿眼球壁软弱易受压力的作用而扩张,又名水眼。眼球扩大导致轴性近视。

4. 眼压升高,房水流畅系数降低。眼压测量通常在全麻下进行,可用面罩吸入麻醉或口服 6% 水合氯醛麻醉后尽快测量眼压。因房水流畅系数不受全麻影响,因此如进行眼压描记对诊断有帮助。

5. 房角多为开角,可见到前述房角发育异常变化。

6. 视神经盘可见青光眼凹陷。

【治疗要点】 一经确诊应及早手术。手术方法应首选房角切开术,其次为房角穿刺术、小梁切开术、小梁切除术及巩膜灼滤术等。如以上手术失败,也可选用睫状体冷冻术。

【处方】

(1) β肾上腺素受体阻断药

　　0.5%盐酸噻吗洛尔滴眼液　　　　滴眼　每日 2 次

　或 1%～2%卡替洛尔滴眼液　　　　滴眼　每日 2 次

　或 0.5%盐酸左布诺洛尔滴眼液　　滴眼　每日 2 次

　或 0.25%倍他洛尔滴眼液　　　　　滴眼　每日 2 次

(2) 缩瞳药

毛果芸香碱滴眼液　　　　　　　　　滴眼　每日 4～5 次

(3) 全身降眼压治疗

　　乙酰唑胺片　5～10mg/kg　　　　口服　每日 2～3 次

　或 甘露醇注射液　1～2g/kg　静脉滴注(30～60 分钟静脉滴注完,如患者衰弱时可减至 0.5g/kg)

以上药物可单独使用也可联合用药。

【注意事项】　婴幼儿型青光眼药物治疗不是首选,一是药物治疗效果欠佳,长期用药难以控制眼压;再则药物都有不良反应,目前绝大多数抗青光眼药还没有儿童使用安全的试验证据。但在术后残余性青光眼、一些合并其他异常型青光眼、合并眼内活动性病变及手术前眼压过高的病例,药物治疗是一种选择。抗青光眼术后需要定期复查眼压,检查眼底和视野,必要时给予药物治疗或再次手术治疗。婴幼儿型青光眼在眼压控制以后,还有一个重要的治疗方面是矫正屈光不正。因为长期高眼压状态使眼球扩大。各屈光组织都已不是正常状态,一般会造成近视,如不注意矫正会发生弱视。对于晚期患儿由于已有一些继发病变,需要对眼球各组织长期关注。

甘露醇注射液使用禁忌证:①已经确诊为急性肾小管坏死的无尿患者,包括对试用甘露醇无反应者,因甘露醇积聚引起血容量增多,加重心脏负担;②严重失水者;③颅内活动性出血者,因扩容加重出血,但颅内手术时除外;④急性肺水肿或严重肺淤血。另外,糖尿病患者慎用甘露醇。

β肾上腺素受体阻断药使用禁忌证:①支气管哮喘者或有支气管哮喘史者,严重慢性阻塞性肺部疾病。②窦性心动过缓,二或三度房室传导阻滞,明显心衰,心源性休克。③对本品过敏者。另外β肾上腺素受体阻断药使用一段时间后,降眼压效果会减弱或消失,称为脱逸现象,此时可更换另一种滴眼液,降压效果可能会更好。

乙酰唑胺片使用禁忌证:肝、肾功能不全致低钾血症、低钠血症、高氯性酸中毒,肾上腺衰竭或肾上腺皮质功能减退(Addison病),肝性昏迷。另外,使用乙酰唑胺片时需要注意询问患者是否有磺胺药物过敏史,不能耐受磺胺药物或其他磺胺衍生物利尿药的患者,也不能耐受本品。与食物同服可减少胃肠道反应。较长时间应用者注意补钾。

毛果芸香碱滴眼液使用禁忌证:禁用于任何不应缩瞳的眼病

患者,如虹膜睫状体炎,瞳孔阻滞性青光眼等,禁用于对本品过敏者。哮喘,急性角膜炎患者慎用。为避免吸收过多引起全身不良反应,滴眼后需要用手压迫泪囊部 1～2 分钟,儿童体重轻,易用药过量引起全身中毒。但一般婴幼儿型青光眼患者应用缩瞳药效果不佳。

(二)青少年型青光眼

青少年型青光眼也称发育型青光眼,指 6 岁以后、30 岁以前发病的先天性青光眼。幼儿 3 岁以后眼球壁组织弹性减弱,眼压增高一般不引起畏光、流泪、角膜增大等症状和体征。除眼压的波动较大外,其临床表现、诊断和处理同原发性开角型青光眼。

【诊断要点】

1. 眼压>21mmHg(2.8kPa)。

2. 高眼压下正常宽开角(少数窄角)。

3. 具有青光眼性视神经改变和视网膜视神经纤维层缺损。

4. 具有青光眼性视野缺损。

5. 如多次测量眼压<21mmHg(2.8kPa),有上述 3、4 项可诊断为正常眼压性青光眼。

6. 如多次测量眼压>21mmHg(2.8kPa),而无上述 3、4 项,可考虑诊断为高眼压症。

7. 排除其他继发性开角型青光眼、前段缺血性视神经病变和颅内占位性病变所致的视神经缺损。

【治疗要点】 凡长期坚持用药病情仍呈进行性加重或不能坚持按时用药者,均应尽早行手术治疗。早期患者可选用房角穿刺术、小梁切开术或小梁切除术等,晚期患者可采用滤过性手术。

【处方】

(1) β 肾上腺素受体阻断药

　　0.5%盐酸噻吗洛尔滴眼液　　　　滴眼　每日 2 次

　或 1%～2%卡替洛尔滴眼液　　　　滴眼　每日 2 次

　或 0.5%盐酸左布诺洛尔滴眼液　　滴眼　每日 2 次

或　0.25％倍他洛尔滴眼液　　　　　滴眼　每日 2 次

　　（2）缩瞳药

　　　　毛果芸香碱滴眼液　　　　　　　滴眼　每日 4～5 次

　　（3）局部碳酸酐酶抑制药

　　　　布林佐胺滴眼液　　滴眼　每日 3 次（如与其他 β 肾上腺素
受体阻断药合用,每日 2 次）

　　（4）前列腺素药物

　　　　拉坦前列素滴眼液　　　　　　　滴眼　每晚 1 次

　　或　曲伏前列素滴眼液　　　　　　　滴眼　每晚 1 次

　　（5）全身降眼压治疗

　　　　乙酰唑胺片　5～10mg/kg　　　　口服　每日 2～3 次

　　或　甘露醇注射液　1～2g/kg　静脉滴注（30～60 分钟静脉
滴注完,如患者衰弱时可减至 0.5g/kg）

　　以上药物可单独使用也可联合用药。

　　（6）晚期者可用保护视神经药物

　　　　胞磷胆碱注射液　250mg　　　　肌内注射　每日 1 次

　　或　胞磷胆碱钠片　0.2g　　　　　　口服　每日 2～3 次

　　（7）改善血液循环药物

　　　　复方血栓通胶囊　2 粒　　　　　　口服　每日 3 次

　　或　复方丹参片　3 粒　　　　　　　　口服　每日 3 次

　　【注意事项】　如患者既能坚持按时滴药,医疗条件又好,对
于青少年性青光眼早期以局部用药为主。由于本病多需长期治
疗,所以开始应选用浓度低,作用较弱的药物控制,随着病情的发
展可逐渐提高药物浓度和滴药次数,滴药时间应在眼压高峰前
1～2 小时为好。如眼压高、局部滴药效果不理想,可加用口服药
或静脉滴注脱水药,但口服及静脉用药不宜长期应用。

　　拉坦前列素滴眼液使用禁忌证:对本品过敏者禁用。妊娠
期、哺乳期、严重哮喘或眼发炎充血期间患者、角膜接触镜（隐形
眼镜）佩戴者禁用。

其他降眼压药物禁忌证及使用时注意事项详见婴幼儿型青光眼用药注意事项。

(三)合并其他眼部或全身发育异常的先天性青光眼

有些眼病和全身性疾病可伴有先天性青光眼,多以综合征的形式表现出来。常见的有以下几种类型:

(1)无虹膜性青光眼。

(2)Sturge-Weber 综合征:为伴有颜面部血管痣、脉络膜血管瘤的青光眼。

(3)多发性神经瘤病:又称 von Recklinghausen 病,上睑有神经纤维瘤的常伴有青光眼。

(4)视网膜血管瘤病:又称 von Hippel 病。

(5)眼皮肤黑色素细胞增多(太田痣)。

(6)Marfan 综合征和 Marchesani 综合征:伴有骨骼、心脏及晶状体形态或位置异常的青光眼。

(7)Rubinslein-Taybi 综合征:为先天性青光眼,表现为大而宽的拇指、脚趾,眼距过宽和智力发育迟缓。

【治疗要点】 本病药物治疗效果不佳,如短期内控制眼压可见处方。手术可选用房角切开术、小梁切开术、小梁切除术或滤过手术等。

【处方】

(1)β 肾上腺素受体阻断药

　　0.5%盐酸噻吗洛尔滴眼液　　滴眼　每日 2 次

或 1%～2%卡替洛尔滴眼液　　滴眼　每日 2 次

或 0.5%盐酸左布诺洛尔滴眼液　滴眼　每日 2 次

或 0.25%倍他洛尔滴眼液　　　滴眼　每日 2 次

(2)缩瞳药

　　毛果芸香碱滴眼液　　　　　滴眼　每日 4～5 次

(3)局部碳酸酐酶抑制药

　　布林佐胺滴眼液　滴眼　每日 3 次(如与其他 β 肾上腺素

受体阻断药合用,每日 2 次)

（4）全身降眼压治疗

乙酰唑胺片　5～10mg/kg　口服　每日 2～3 次

或 甘露醇注射液　1～2g/kg　静脉滴注（30～60 分钟静脉滴注完,如患者衰弱时可减至 0.5g/kg）

以上药物可单独使用也可联合用药。

十、眼前节及晶状体发育不良

（一）角膜先天异常

圆锥角膜:详见第 4 章"十九、圆锥角膜"。

大角膜:大角膜是指角膜横径＞12mm 的一种发育异常,为常染色体隐性或显性遗传。男性多见。

【诊断要点】　角膜横径＞12mm,角膜透明,眼前部较正常增大。眼压、眼底和视功能在正常范围。也可有近视或散光。

【治疗要点】　无需治疗。

（二）小角膜

小角膜是指角膜横径＜10mm 的一种发育异常,为常染色体隐性或显性遗传。

【诊断要点】　角膜横径＜10mm,角膜扁平,前房较浅,眼球往往相对较小。视力差或弱视,或有高度远视。

【治疗要点】　无需治疗。因易发闭角型青光眼,在该病易发年龄阶段可行激光虹膜周边切除术以预防。

（三）虹膜先天异常

无虹膜症是双眼发育性疾病,主要特征为先天性虹膜发育不良或正常虹膜的缺如,还可伴有多种眼疾,如角膜混浊、小角膜、晶状体脱位、白内障、青光眼、黄斑发育不良、斜视、眼球震颤等,累及全眼球。

【诊断要点】　临床上对该先天性异常易于做出诊断。在合并眼部及全身异常的基础上,无虹膜可有 4 种类型:

（1）伴有眼球震颤角膜血管翳，青光眼，而且视力减退。

（2）有明显的虹膜缺损但视力较好。

（3）伴有 Wilms 瘤（无虹膜-Wilms 瘤综合征）或其他泌尿生殖系统的异常。

（4）伴有精神发育迟缓。

【治疗要点】　在任何年龄均可佩戴有色或虹膜接触镜，也可以配戴有色眼镜。但这种眼镜对视力并无增进。在幼小婴儿所有的摆动式的眼球震颤，早期戴用带色的接触镜使眼球震颤减轻。有晶状体异常者，予以矫正屈光不正。如果两眼视力不等而眼的结构无不同，则对 10 岁以下儿童应将视力较好的眼进行严格遮盖。如黄斑发育不良不很严重，可以获得双眼视，因此斜视手术应尽早施行。

至于无虹膜症并发青光眼的治疗，药物治疗比较安全，但只能维持较短的时间。毛果芸香碱可使睫状肌收缩而使房水排出增加，但可使视力下降。局部也可应用拟交感神经药、β 受体阻断药及碳酸酐酶抑制药，必要时应考虑手术治疗。

（四）晶状体先天异常

详见第 6 章晶状体病"九、晶状体先天异常"。

第12章

眼 眶 病

一、眼眶蜂窝织炎

眼眶蜂窝织炎是儿童常见的眼球突出病因,需要急诊处理。常继发于副鼻窦、面部、口腔感染,蚊虫叮咬,外伤或者手术等;最常见致病原为细菌,其次为真菌和寄生虫等。在没有使用抗生素的情况下,可引起海绵窦血栓造成失明或死亡。按解剖部位可分为眶隔前蜂窝织炎和眶深部蜂窝织炎。

【诊断要点】

1. 眼部检查 红、肿、热、痛,包括:眼眶压痛、眼球转动痛、眼球突出、运动受限、眼睑红肿、结膜充血水肿、上睑下垂、眼睑开启困难等,重者可有视力下降、脓肿形成(皮肤面/结膜面)。

2. 全身情况 可有白细胞计数增高,体温升高,副鼻窦炎症,眶壁骨折者还要注意脑脓肿、脑膜炎等。

3. 影像学检查 CT 和 MRI 可以帮助区分感染部位(眶隔前/后),这对选择治疗方法非常重要;CT 上可见感染部位呈边界不清高密度阴影,MRI 增强扫描可见脓肿壁强化。

【治疗要点】 早期可以冷敷,减轻水肿;在找到致病原之前应先全身给予广谱抗生素,考虑鼻部来源者给予血管收缩药治疗,同时做结膜囊、副鼻窦、血液的细菌培养及药物敏感试验,一有结果立刻静脉给予敏感药物,至少 1～2 周。有脓肿者可以切开引流,引流条一般需要放置 7 日。以上治疗无效者,应考虑真菌感染、寄生虫、眶内异物、副鼻窦炎症及全身疾病等。

【处方】

处方 1 来自社区、近期无住院或卧病的患者：

0.9%氯化钠注射液　250ml

氨苄西林/舒巴坦　3g　静脉滴注　每 6 小时 1 次（成人）

0.9%氯化钠注射液　50～100ml

氨苄西林/舒巴坦　300mg/kg　静脉滴注　分 4 次，最大日剂量 12g（儿童）

或 0.9%氯化钠注射液　250ml

哌拉西林/他唑巴坦　4.5g　静脉滴注　每 8 小时 1 次（成人）

0.9%氯化钠注射液　250ml

哌拉西林/他唑巴坦　240mg/kg　静脉滴注　分 3 次，最大日剂量 18g（儿童）

处方 2 对青霉素过敏,而能耐受头孢菌素的成人,应用万古霉素并联合：

0.9%氯化钠注射液　250ml

头孢曲松 2g　静脉滴注　每日 1 次

甲硝唑 500mg　静脉滴注　每 6～8 小时 1 次（每天不超 4g）

处方 3 对青霉素及头孢菌素均过敏的成人,应用甲硝唑并联合：

0.9%氯化钠注射液　250ml

莫西沙星 400mg　　静脉滴注　每日 1 次

或 0.9%氯化钠注射液　250ml

环丙沙星 400mg　　静脉滴注　每 12 小时 1 次

或 0.9%氯化钠注射液　250ml

左氧氟沙星 750mg　　静脉滴注　每日 1 次

二、眼眶炎性假瘤

眼眶炎性假瘤是一种急性或者慢性、特发性、增殖性病变,是成人常见的眼球突出的病因之一。多为单侧,可累及泪腺、眼外肌、视神经以及其他眶内软组织。病因不明。目前多认为与自身免疫有关。病理一般分为淋巴细胞型、硬化型和混合型。

【诊断要点】

1. 眼部症状　眼睑水肿发红,结膜充血水肿、疼痛,眼球运动障碍,眼球突出,复视甚至视力下降。

2. 全身症状　可伴头痛、恶心等。

3. 影像学　B超多可看到不规则的低回声区;CT可见块状不规则高密度影,偶有骨质破坏,MRI在淋巴细胞型可见 T_1 为低信号, T_2 为稍高信号,在硬化型可见 T_1 和 T_2 都是低信号,增强扫描有强化,可以在排除其他疾病的情况下确诊。

【治疗要点】　需系统使用非甾体抗炎药,糖皮质激素,免疫抑制药或者放射治疗。在使用激素时要注意全身情况,逐渐减量。另外,对于早期病例,可以在炎性假瘤局部注射糖皮质激素(短效地塞米松,长效曲安奈德),这样可以适当减少全身的激素用量。

【处方】

泼尼松　80～100mg　口服　晨起顿服[儿童 1mg/(kg·d)]

雷尼替丁　150mg　口服　每日2次

【注意事项】　每1～2日复诊。对激素治疗敏感者初始剂量持续3～5日,之后2周内减量至40mg/d,之后减量放缓,数周内减量至20mg/d以下。如患者对激素治疗不敏感,应及时做活检。

三、甲状腺相关性免疫眼眶病

甲状腺相关性免疫眼眶病是成人最常见的眼球突出的病因,

是由眼肌肌腹的水肿和增粗引起的一系列眼部不适,多为双眼发病,但两只眼的病情程度可以不同;部分患者可以伴有甲状腺功能亢进,女性多于男性,中青年多发。病因不明。目前多认为与复杂的自身免疫性疾病有关,也有人认为与遗传和环境因素有关。

【诊断要点】

1. 眼部症状:上睑退缩、迟落,眼睑肿胀,瞬目反射减少,畏光,流泪,异物感,眶周疼痛,进行性眼球突出,运动障碍,复视,严重者可有视力下降,暴露性角膜炎等。

2. 部分患者可有甲状腺功能亢进,血清中总 T_3 和 T_4 升高,TSH 下降。

3. 影像学检查:B 超可显示眼外肌肥厚;CT 和 MRI 可显示病变眼肌的位置,下直肌最易受累;肥厚程度。主要以肌腹肥厚为主,呈梭形改变。需要水平位与冠状位结合,除外眶内肿瘤。

【治疗要点】

1. 有甲亢者需内科治疗甲状腺功能亢进。

2. 使用人工泪液、眼药膏等保持角膜湿润。

3. 5％硫酸胍乙啶滴眼可暂时治疗眼睑退缩。

4. 全身系统给予激素治疗以减轻水肿,可以口服或者大剂量冲击;可以联合环孢素。眶内局部注射糖皮质激素可以减轻水肿。

5. 眼眶减压术可治疗暴露性角膜炎及视神经受压迫水肿;眼肌手术治疗斜视;眼睑手术治疗眼睑退缩。

6. 低剂量的眼眶放射治疗可用于抑制成纤维细胞的增殖,适用于早期尤其是疾病的活动期及进展期。

【处方】

(1)急性炎症期使用激素可作为眼眶减压术前的过渡措施:
甲强龙 200mg 静点 每日 1 次 连续 3 日 停药 4 日。

(2)右旋糖酐羟丙甲纤维素(泪然)滴眼液 滴眼 每日 4～

6次

或玻璃酸钠滴眼液 滴眼 每日4～6次

重组牛碱性成纤维细胞生长因子(贝复舒)滴眼液 滴眼
每日4～6次

【注意事项】

1. 应告诫所有甲状腺相关性免疫眼眶病的患者吸烟可加重
病情,加快病情进展速度。

2. 手术治疗应分步进行,首先考虑眶减压术(必要时),然后
进行斜视矫正术(如有显著的斜视),最后进行眼睑手术。如不按
上述原则,则手术效果难以预期。

四、眶静脉曲张

眶内静脉可呈不规则、囊状、蜂窝状、条状等扩张。在特殊体
位可使眼球突出。重者可有静脉破裂,眶内出血而影响视力。眶
内静脉先天发育异常导致此病,但多在成年人发病。

【诊断要点】

1. 眼部 体位性眼球突出;精神因素也可致眼球突出;突发
性眼球突出,可有视力下降(多为出血造成);可伴头痛或一过性
视力下降;眼球内陷;结膜、眼睑和其他部位的静脉异常;眼球
搏动。

2. 影像学检查 ①B超:压迫颈内静脉时可探及眶内无回声
区或不均匀低回声区;②CT与MRI:可显示病变范围、形态、位
置,有"静脉石"者CT显示高密度影,MRI显示低信号区。

【治疗要点】 手术是比较有效的方法,但是风险很高;只有
在视力受到影响或病情加重时再考虑手术。考虑急性出血时可
行眶内穿刺放血,减轻眶压。另外,静脉内栓塞也有效果。

五、颈动脉海绵窦瘘

颅内海绵窦内的颈内动脉或颈内-外动脉分支破裂,导致动脉

血向眼上静脉引流,致使眶内眼上静脉扩张,纡曲,甚至眶内出血,眶压增高压迫视盘水肿,引起视力下降。外伤、动脉硬化、动脉瘤破裂、先天性动-静脉交通或先天性壁薄等可引发此病。

【诊断要点】

1. 眼部症状　眼睑肿胀,球结膜水肿,眼球表面血管怒张,搏动性眼球突出,麻痹性斜视,眼底静脉曲张,眼压升高,视力下降等。

2. 全身体征　血管杂音性耳鸣,与心率同步;头痛。

3. 影像学检查　B超示眼上静脉扩张、搏动,静脉反向和动脉化血流,眶内软组织结构肿胀;CDI示眼上静脉扩张,较强的血流信号;CT示眼上静脉扩张,强化后显示海绵窦影扩大,眼外肌轻度增粗;MRI和DSA可显示扩张的海绵窦和眼上静脉及血流方向,还可显示颈内动脉-海绵窦瘘的瘘口部位。

【治疗要点】　轻者观察,重者可行选择性动脉或静脉内栓塞,颈动脉结扎治疗。

六、皮样囊肿

皮样囊肿起源于胚胎组织表皮外胚层,在发育期间陷到软组织内或者眼眶的骨缝之间,常包含表皮组织结构如角蛋白、毛发等。该病程较长,早期呈渐进性、无痛性眼球突出,晚期可致眼球运动障碍,视力下降;多发于颞上象限;囊内富含油脂状液体;并发炎症者可有窦道及瘘管形成。

【诊断要点】

1. 眼部症状　可触及圆形、光滑的肿块,质硬,多与骨壁紧密连接;无疼痛与压痛;眼球突出及运动障碍;重者可有眶压增高。

2. 影像学检查　B超可见圆形或者类圆形低回声区,内部不均匀;CT与MRI可确定位置、大小及与骨壁关系,因内容物的不同,MRI可有不同表现,如内含液体可见"界面征",同时要注意有无颅眶沟通。

【治疗要点】 表皮样囊肿比较容易手术切除,但是囊皮要完整摘除,否则容易复发。其内容物外泄可致严重的眶内炎症,注意冲洗干净。皮样瘤因其基底部分较深,必须切除时小心其他重要组织结构,不一定要完整摘除。另外要注意,如有与颅内沟通者,需与神经外科联合手术。

七、血管瘤

在眼眶肿瘤中所占比例较高。发病缓慢,晚期可有视力受损。依据来源和形态可以分为毛细血管瘤、海绵状血管瘤。

(一)毛细血管瘤

90%发生于出生后头 6 个月,在第 1 年生长较快,在随后的 6～7 年逐渐退缩。表浅者呈红色(草莓痣),深部者呈暗蓝色。内、外皮细胞和残存的平滑肌细胞发育成血管细胞,形成错构瘤。

【诊断要点】

1. 眼部症状 红色或者暗蓝色肿块,质软,边界清晰,可位于皮内或皮下。眼球突出,斜视,上睑下垂,弱视。

2. 检查 B 超示圆形或类圆形、不均强回声,可以压缩,界限不清;MRI 显示 T_1 为等信号,T_2 为高信号。

【治疗要点】 小的没有影响其他结构和功能的血管瘤可以观察,大部分会自行退化;影响眼肌及上睑提肌或瘤体较大造成弱视的需要治疗,可以局部注射皮质激素或者手术;其他治疗方法还包括长时间加压,系统激素治疗,局部注射硬化剂,冷冻,激光,放疗。

(二)海绵状血管瘤

海绵状血管瘤为良性,生长缓慢,多在成年产生症状。它不像毛细血管瘤那样能自发退化,常需手术切除。内、外皮细胞和残存的平滑肌细胞发育成血管细胞,形成错构瘤。生长形态与毛细血管瘤不同。

【诊断要点】

1. 眼部 皮下圆形肿块,质地中等,表面光滑,可移动,与皮肤无粘连;眼球突出,运动受限;重者因视神经受压造成视力下降。

2. 影像学检查 B超显示圆形或椭圆形强回声,界限清楚,可压缩;CT和MRI显示眼眶扩大,骨壁受压改变,但无骨质破坏,增强扫描可见渐进性强化。

【治疗要点】 因其不能自行退化,并且有逐渐增大趋势,手术摘除是有效的方法。对于比较小的肿瘤和眶深部而视力较好者可暂行观察。

八、淋巴管瘤

淋巴管瘤是由胚胎时期的内皮组织或淋巴组织发育异常所致,为良性缓慢生长,出现症状的时间可以更晚。组织学上分为毛细管状、囊状和海绵状淋巴管瘤。儿童以前两者多见,易发生瘤体内自发出血;成人以后两者多见。瘤体由大量充满血清的管腔和淋巴小泡构成。

淋巴管瘤可以间歇性瘤体内自发出血并恶化,引起眼球突出,视力下降。

【诊断要点】

1. 眼部 与血管瘤症状相似;瘤体内自发出血者可突然增大,结膜下出血;部分患者结膜下可见大量细小透明淋巴囊泡。

2. 影像学检查 B超显示多发圆形暗区,可压缩,伴出血时可见锥形低回声区;MRI示与血管瘤相同,可确诊,强化时略快。

【治疗要点】 急性出血时可以穿刺抽血,能临时解决眶压高的问题;手术切除是主要方法,但不容易完整切除,容易复发。某些病例中医治疗有效。

九、眼眶脑膜瘤

眼眶脑膜瘤是蛛网膜的浅层及内层细胞增生形成的,分为视神经鞘脑膜瘤、眶骨膜脑膜瘤和异位细胞性脑膜瘤。视神经鞘脑膜瘤按部位又分为视神经内、早期突破硬脑膜和混合型。生长于视神经内的脑膜瘤早期即可影响视力,而早期突破硬脑膜者对视力的影响较晚。脑膜瘤大多为良性,多发于中年女性。病程较长,早期症状多见眼球突出,晚期视神经受压而导致视力下降。向视神经管或颅内蔓延者,早期即可出现严重症状。

【诊断要点】

1. 眼部　脑膜瘤"四联征"包括眼球向正前方渐进性无痛性突出,视力下降,如果视神经受压,早期可有视盘水肿性萎缩,视盘睫状静脉。运动受限,复视。

2. 影像学检查　B超示圆形或椭圆形低回声区,可压缩,有钙化时可见强回声;CDI 显示瘤体内有丰富的血流信号;CT 和 MRI 示眼眶扩大,骨质增生、钙化点,T_1 为中信号,T_2 为高或中信号,增强扫描有强化。

【治疗要点】　有症状者以手术切除为主,但是术后复发率较高;对于视神经管和颅内的肿瘤,需与神经外科合作。

十、视神经胶质瘤

视神经胶质瘤是由视神经内的星形胶质细胞和少突胶质细胞病理性增殖形成。多为良性肿瘤,常见于儿童。因其早期即侵犯视神经,故视力下降为初发症状,然后有眼球突出,运动受限等。它也可以向颅内蔓延。

【诊断要点】

1. 眼部　视力下降,慢性无痛性眼球突出,运动受限,视神经水肿或萎缩,斜视。其他:皮肤色素斑。

2. 影像学检查　B超示视神经旁有暗区,呈梭形或葫芦形低回声;CT 和 MRI 示肌锥内可见梭形、葫芦形肿块,可向颅内蔓延者,可见视神经孔扩大,T_1 为低或等信号,T_2 为高信号,增强扫描,强化明显。

【治疗要点】 有严重症状者可考虑手术切除,但是风险很高;蔓延到视神经管和颅内者,需与神经外科合作手术。

十一、横纹肌肉瘤

横纹肌肉瘤居儿童眼眶恶性肿瘤首位。起病急,进展快,容易蔓延和转移,预后较差。该肿瘤发生于横纹肌,一些研究认为与某些蛋白表达过量有关。

【诊断要点】

1. 眼部 眼睑红肿,眼球突出,结膜充血水肿,流泪;眶内可及固定质硬肿块,可有压痛;可伴有颌下、耳前淋巴结肿大。

2. 影像学检查 B 超示圆形或类圆形均匀回声,压缩性差;CT 和 MRI 示软组织密度增加,眶骨骨壁深凹及移位,眼眶或眶上裂扩大,骨质破坏,可侵及颅内,增强扫描可强化。

【治疗要点】 确诊后应按急诊处理,根据病变部位和范围,可以手术联合化疗与放疗,重度者可行眶内容摘除术。同时,要注意有无全身转移,及时处理转移灶。术后要定期严密随诊。

第 13 章

眼 外 伤

一、化学烧伤

化学烧伤是指酸、碱或其他有强刺激性的化学物质溅入眼部而引起的损伤,其损伤程度和预后取决于化学物质的性质、浓度、渗透力、作用方式、与眼部接触的时间、面积,以及温度、压力等。化学性眼外伤的预防工作十分重要。一旦发生眼部化学伤应立刻进行治疗,紧急治疗完成后再进行详细的眼部检查。

紧急治疗:充分冲洗是化学性眼外伤紧急治疗最初也是最关键的一步。一旦发生眼化学伤,应争分夺秒急救,现场的冲洗急救是最重要的。凡从事酸、碱等工作人员,都应具备自救与互救的知识。自救或互救后应去医院检查,医师应首选生理盐水或乳酸林格液反复充分冲洗患眼。现场不具备条件时,未经消毒的水也可用于冲洗。但注意不要用酸或碱性液体来中和碱或酸。冲洗时可点少许表面麻醉药。特别要注意充分暴露和冲洗穹隆部。冲洗完成后 5～10 分钟后可用 pH 试纸检测穹隆部 pH,pH 应达到 7。一定要注意上、下穹隆部分结膜有无固体化学物质残留,可用湿棉签擦拭,并除去坏死组织。

(一)眼部酸性烧伤

酸烧伤分有机酸和无机酸烧伤。临床常见无机酸即硫酸、盐酸、硝酸、冰醋酸等烧伤。酸性溶液基本上属于水溶性,易为角膜上皮屏障所抑制。酸与组织接触后致组织蛋白变性、凝固,这样就有效地阻止了剩余酸继续向深层组织渗透,故对角膜的损伤程度往往较碱性物质为轻。高浓度的酸性溶液,其渗透性和破坏性虽不及同等浓度的碱性溶液强,但亦不能轻视,临床上亦有强酸烧伤后视力严重损害的病例。

【诊断要点】

1. 病史　详细询问酸烧伤的时间,酸性物质的种类,冲洗的时间,以及其他治疗措施。

2. 症状　根据酸性物质的种类和浓度,可引起眼部不同程度的刺激症状,如刺痛、畏光、流泪和眼睑痉挛,视力不同程度地下降。

3. 主要体征

(1)低浓度酸烧伤:球结膜充血,结膜及角膜上皮缺损。角膜缘无明显缺血。

(2)高浓度酸烧伤:浓度愈高或接触时间愈久,损伤也愈严重。接触部位的表面,被覆白色略带黄色或污秽灰色的薄膜(坏死性薄膜)。轻度的表面烧伤,经几天之后,薄膜可脱落,代之以新生上皮。较重的烧伤,可有明显的球结膜水肿和深部组织坏死。极重度酸烧伤可以出现眼睑皮肤组织溃疡,角膜全层混浊,穿孔,甚至眼球萎缩。

【治疗要点】　治疗原则:现场急救,彻底冲洗,清除化学物质,预防感染,促进创面愈合,预防并发症。

1. 急救及早期治疗　除前述的紧急治疗措施外,急救及早期治疗还包括:

(1)黏膜分离:大面积的化学烧伤,每天可用带有油膏的玻璃棒分离上、下睑穹隆部以防止形成睑球粘连。实际上由于睑、球结膜之间有创面,以后还是形成程度不同的睑球粘连。

(2)结膜切开术:如烧伤后球结膜高度水肿或球结膜呈苍白贫血状,应做数个垂直于角膜缘的放射状结膜切开,用生理盐水在结膜下冲洗,这样的切口有利于保护角膜周围血管网,改善角膜的血供。

(3)结膜下注射妥拉苏林12.5～25mg以扩张结膜血管,增进角膜营养,注射维生素C 0.5ml(100mg)。自家血1ml结膜下注射,每周2次,可以促进组织再生,改善角膜营养。

(4)睫状肌麻痹药散瞳,但应避免使用收缩血管的去氧肾上腺素。

(5)早期使用大量维生素C静脉注射:烧伤早期,消化道外或局部大量应用维生素C,对烧伤后角膜基质层的重建或修复具有极为重要的作用。可持续使用2周或至角膜上皮复生为止。

(6)注意观察眼压:眼压升高时应用降眼压药物,如口服乙酰唑胺或醋甲唑胺。局部点β受体阻断药如0.5%马来酸噻吗洛尔滴眼液等。

(7)胶原酶抑制药:角膜组织释放胶原酶的高峰一般在1周左右,在此时应用胶原酶抑制药能起到防止溃疡形成和角膜穿孔的功效。常用的胶原酶抑制药有两种:①0.5%EDTA。为间接性胶原酶抑制药,作用较短暂,需频繁滴眼。②亦可用EDTA亲水性软性角膜接触镜,根据病情轻重每日或2～3日更换一次软镜,直到角膜溃疡坏死基本愈合为止。

(8)皮质类固醇的应用:皮质类固醇滴眼,可使角膜表层细胞坏死和脱落,出现溶解,并能激活胶原酶。因此在上皮未形成的情况下应禁用。上皮形成后可密切观察慎用,可减轻眼内外炎症反应,抑制新生血管生长及防止睑球粘连。应用7～10日后应减量或停用。

(9)局部应用抗生素。

2. 晚期治疗　主要是针对并发症进行相应治疗:睑球粘连分离及成形术、眼干燥症的治疗、角膜移植。

【处方】

(1)1%阿托品滴眼液　　　　滴眼　每日3次

　或 0.5%复方托吡卡胺滴眼液　滴眼　每日3次

（2）妥布霉素滴眼液	滴眼	每日 4 次
或 左氧氟沙星滴眼液	滴眼	每日 4 次
（3）0.3％妥布霉素眼膏	涂眼	入睡前 1 次
或 氧氟沙星眼用凝胶	涂眼	入睡前 1 次
（4）10％维生素 C 溶液	滴眼	每小时 1 次
或 0.5％EDTA	滴眼	每日 6 次
或 半胱氨酸滴眼液	滴眼	每日 6 次

（5）重组牛碱性成纤维细胞生长因子滴眼液　滴眼　每日 4～6 次

或 小牛血去蛋白提取物滴眼液	滴眼	每日 4～6 次
（6）维生素 C 注射用　0.2g	结膜下注射	每日 1 次
（7）吲哚美辛　25mg	饭后口服	每日 3 次
（8）泼尼松　30mg　晨起顿服	每日 1 次	连用 7 日
（9）50％葡萄糖注射液　40ml		
维生素 C 注射液　2.0g	静脉注射	每日 1 次
（10）复合维生素 B　2 片	口服	每日 3 次
（11）头孢拉定　0.5g	口服	每日 4 次

【注意事项】

1. 伤后早期应每日检查患眼,应用抗生素及睫状肌麻痹药,注意有无角膜并发症等。伤后晚期应定期检查患眼,观察有无并发症,决定进一步处理。

2. 皮质类固醇滴眼药应在伤后 1 周后停用,以免引起角膜溶解及穿孔。

（二）眼部碱性烧伤

常见的致伤物质有氢氧化钾、氢氧化钠、石灰和氨水等。碱性物质接触眼组织,与细胞膜的脂质发生皂化反应,生成既有水溶性又有脂溶性的物质,从而破坏了角膜上皮屏障,迅速地穿透角膜面到达眼内组织。碱烧伤的创面,边界不清楚,可在 1～2 日创面继续扩大,组织水肿及炎性刺激症亦加重,故在伤后 1～2

日,难以判断预后。有的碱性物质,如生石灰(氧化钙)与组织接触后,可吸收组织中的水分,变成熟石灰(氢氧化钙),造成强碱烧伤;同时在反应过程中,由于释放热量,又造成组织热烧伤;对角膜的胶原、黏液质、蛋白质、间质细胞及内皮细胞均产生严重影响。

【诊断要点】

1. 症状　由于碱性物质对眼的刺激,患者可表现畏光、流泪、眼睑痉挛。视力下降或骤降。

2. 主要体征　睑球粘连,球结膜充血、水肿,甚至坏死,角膜周围血管网被破坏,角膜上皮剥脱、混浊,可反复发生无菌性角膜溃疡,前房水混浊。其他体征:继发性青光眼,并发性白内障,眼球萎缩,眼睑皮肤肌肉溃疡,以及假性翼状胬肉、角膜葡萄肿等。

【治疗要点】　治疗原则:现场急救,彻底冲洗,清除化学物质,预防感染,促进创面愈合,预防并发症。

1. 除前述的紧急治疗措施外,急救及早期治疗还包括:

(1)黏膜分离:可用带有油膏的玻璃棒分离上、下睑穹隆部以防止形成睑球粘连。

(2)结膜切开术。

(3)前房穿刺术:碱性物质接触时间愈久,房水 pH 升高的持续时间愈长。房水绿染是行急诊前房穿刺术的指征。手术愈早愈好,最好在伤后 1～2 小时进行,以减少碱性物质对眼组织的损害。前房穿刺时要用滤纸测 pH,轻压伤口后唇多次,直至房水 pH 下降至正常为止。前房穿刺不仅排出有害物质,新生房水亦有消炎和营养作用,有助于受伤组织的修复。次日可从原穿刺口放液,再置换房水,根据临床情况连续重复放液数次。在前房穿刺术的同时,若结膜苍白,可同时行球结膜放射状切开术。

(4)结膜下注射基本同酸烧伤。

(5)睫状肌麻痹药散瞳,但应避免使用收缩血管的去氧肾上腺素。

(6)注意观察眼压,眼压升高时应用降眼压药物。

(7)早期使用大量维生素 C 静脉注射,同酸烧伤。

(8)胶原酶抑制药:烧伤后 1 周内不会产生胶原酶,碱烧伤的早期(24 小时内)主要为碱性物质对眼组织的直接腐蚀作用。伤后 3 日至 1 周左右是溃疡加深扩大与组织再生交替的病理生理过程,此时是角膜组织释放胶原酶的高峰(一般在 1 周左右),应用胶原酶抑制药能起到防止溃疡形成和角膜穿孔的功效。

(9)皮质类固醇:皮质类固醇滴眼,可使角膜表层细胞坏死和脱落,出现溶解,并能激活胶原酶。应用 7～10 日后应减量或停用。

(10)局部应用抗生素和散瞳药。

(11)频点无防腐剂的人工泪液或凝胶。

(12)必要时佩戴软性角膜接触镜。

2. 晚期治疗

(1)睑球粘连分离及成形术:晚期治疗睑球粘连,必须等碱烧伤反应完全静止后(即伤后至少半年到 1 年)方可考虑手术。过早手术会使术后炎症加重,粘连复发,手术失败。

(2)干眼:严重碱烧伤后,结膜广泛坏死,破坏了结膜的杯状细胞,使之不能产生黏液;主泪腺导管亦被破坏,致使泪液显著减少或缺如,形成干眼。亲水软性角膜接触镜配合人工泪液滴眼可减轻眼干燥症状。

(3)角膜移植:由于角膜新生血管多,瘢痕面积大及眼内并发症等,使手术成功率较低,失败的主要原因是角膜缘干细胞衰竭及干眼。

二、角膜上皮擦伤

【诊断要点】

1. 症状　刺痛、畏光、异物感、流泪,由于不适频繁眨眼、患眼有刮擦史或碰撞史。

2. 裂隙灯显微镜检查　角膜上皮缺损、荧光素着染(画图标出其位置)。其他体征:结膜充血、眼睑肿胀、轻度前房反应。

3. 翻转上、下眼睑检查有无异物　尤其是在垂直或线状擦伤的病例。

【治疗要点】　预防感染治疗。

【处方】

(1)左氧氟沙星滴眼液　　　　　　　滴眼　每日 4 次

或 妥布霉素滴眼液　　　　　　　　滴眼　每日 4 次

(2)氧氟沙星眼用凝胶　　　　　　　涂眼　入睡前 1 次

(3)0.25%东莨菪碱滴眼液　　　　　滴眼　每日 3 次

或 0.5%复方托吡卡胺滴眼液　　　滴眼　每日 3 次

(4)重组牛碱性成纤维细胞生长因子滴眼液　滴眼　每日 4~6 次

或 小牛血去蛋白提取物滴眼液　滴眼　每日 4~6 次

【注意事项】　在擦伤的范围很大、愈合不良、患者极度不适并且排除感染后才会使用。使用过程中必须预防性使用抗生素滴眼,每天复查并更换角膜接触镜。

三、角膜异物和结膜异物

角膜异物和结膜异物很常见。异物损伤的因素包括机械性损伤,化学损伤,有无继发感染等。根据异物性质,所在眼内位置、时间、反应的不同,处理方法也不同。

(一)结膜异物

灰尘、煤屑、虫毛、谷壳、炸药末等异物进入结膜囊内,可以单个也可多个,后者多见于爆炸伤,进入速度较慢者黏附在结膜表层,速度较快者可以进入结膜下。

【诊断要点】

1. 病史　有眼部外伤史。确定有无佩戴防护眼镜。

2. 症状　随异物所在位置而异,位于睑板下沟者,瞬目动作可摩擦损伤角膜,异物刺激感症状明显。若异物位于穹隆部、半月皱襞或结膜下,可无症状。

3. 体征

(1)结膜金属异物:如铁质异物,可产生结膜铁质沉着症。裂隙灯显微镜下,中央呈金色反光,四周有棕色颗粒。在结膜上的铜异物常并发化脓性溃疡或坏死。

(2)结膜内植物性异物:可引起炎症反应,产生异物性肉芽肿。

(3)许多化学性不活动的异物,如玻璃、塑料、煤屑及碎石等在结膜均不产生化学反应。

【治疗要点】

1. 浅层异物:贴附在结膜表面的单个或多个异物,可用生理盐水冲掉,或用湿棉签蘸去。

2. 对无刺激的结膜下异物,可观察或待异物有排出倾向时再取。

3. 多发性结膜下异物无炎症及刺激症状者可不取。

4. 有结膜铁锈沉着症可刮除之。若为多发异物引起的铁锈症,可用 0.5%EDTA 滴眼液滴眼。

【处方】

(1)左氧氟沙星滴眼液	滴眼	每日 4 次
或 妥布霉素滴眼液	滴眼	每日 4 次
(2)0.5%EDTA	滴眼	每日 6 次

【注意事项】 注意须详细检查睑板下沟和半月皱襞等处,以防遗漏异物。

(二)角膜异物

【诊断要点】

1. 病史 有眼部外伤史。

2. 症状 常突然感觉眼部刺激症状,如异物感,畏光,流泪,结膜充血,眼睑痉挛,甚至视力障碍等。

3. 主要体征

(1)铁质异物存留数日后可出现锈环或浸润晕,若不除去,铁锈可波及角膜上皮、前弹力层及附近的基质,产生角膜刺激症状,导致局部角膜混浊。

(2)铜质异物在角膜的反应取决于铜的含量,含铜多者,局部可有化脓性改变,异物多可自动排出;含铜少者,可产生直接性铜质沉着症,裂隙灯显微镜下可见上皮层、前弹力层及基质浅层有金红色小粒堆聚。若铜质异物位于角膜深层,部分进入前房,可以出现间接性铜质沉着症,晶状体呈向日葵样白内障。

(3)植物性角膜异物,尤其部分进入前房者,有时可有前房积脓。

(4)许多化学性不活动的异物,如玻璃、塑料、煤屑及碎石等在角膜均不产生化学反应,但可有明显的刺激症状。

(5)裂隙灯显微镜检查确定异物位置深度,有无角膜穿通,前房、虹膜、晶状体情况。排除巩膜穿通伤。散瞳查眼底,除外玻璃体视网膜异物可能。眶部 B 超,UBM 和 CT 检查可协助诊断眼内异物。但可疑金属异物应避免行 MRI 检查。

【治疗要点】 角膜异物应尽早取出。术中应严格无菌操作,以避免术后发生感染,操作要轻巧、准确,避免不必要的损伤。

1. 角膜浅层异物:可用生理盐水冲洗除去,如无效可在表面麻醉后,以生理盐水棉签将异物轻轻拭去。

2. 嵌入角膜的浅层异物:在表面麻醉后,用 4 号针头轻轻将其剔除。

3. 原则上角膜深层异物均应立即取出,特别是金属异物和植物异物,前者可引起铁锈或铜锈沉着症,后者容易发生感染性角膜溃疡。深层角膜异物若为磁性异物,可在手术显微镜下,先将浅层角膜切开,直达异物,然后以磁铁吸出,如为非磁性异物或磁性异物不易吸出者,可以异物为中心,做一尖端指向角膜缘的"V"形切口,直达异物所在平面,露出异物后,用注射器针头挑出异物,或用微型无齿镊将异物夹出,可不缝合,术后加压包扎。若角膜瓣较大,可用 10-0 尼龙线缝合。术前缩瞳,以防异物在术中坠入前房,损伤晶状体或异物坠入后房。

4. 爆炸伤引起的角膜多发性异物,早期可分次取出较大的或突出于角膜表面的异物,然后等异物逐渐排向表层时分次取出。那些极细小、泥沙样异物,没必要也不可能取净。若异物多而刺激重,视力又低于 0.1 者,可考虑板层角膜移植术。

5. 对于化学性质较稳定的细小异物,其表层角膜组织已愈合,不会引起患眼磨痛,则可观察而不急于取出。甚至在瞳孔区,也不主张做异物取出的操作。因其会造成角膜新的、更大范围的损伤而影响视力。

6. 角膜锈环:可于异物剔除后,立即用异物针将其刮去。

7. 异物取出后要滴用抗生素滴眼液及涂眼药膏,必要时结膜下注射抗生素。如发生感染,应按角膜炎处理。

【处方】

(1)左氧氟沙星滴眼液　　　　　　　滴眼　　每日 4 次

　或 妥布霉素滴眼液　　　　　　　滴眼　　每日 4 次

(2)0.5%EDTA　　　　　　　　　　滴眼　　每日 6 次

(3)重组牛碱性成纤维细胞生长因子滴眼液　　滴眼　　每日 4～6 次

　或 小牛血去蛋白提取物滴眼液　　滴眼　　每日 4～6 次

(4)0.25%东莨菪碱滴眼液　　　　　滴眼　　每日 3 次

　或 0.5%复方托吡卡胺滴眼液　　　滴眼　　每日 3 次

四、结膜裂伤

【诊断要点】

1. 轻度疼痛、眼红、异物感,通常有眼外伤史。

2. 结膜荧光素着色,结膜可出现撕裂、边缘翻卷,可见白色的巩膜暴露,常见结膜和结膜下出血。

3. 眼眶 CT 检查以排除眼内或眶内异物或眼球破裂。B 超检查亦有助于诊断。

4. 怀疑眼球破裂时,应在手术室行伤口探查术。

【治疗要点】　除外眼球破裂后,予抗生素眼膏涂眼,裂伤大于 1～1.5cm 时可用 8-0 可吸收线缝合伤口。

【处方】

　　左氧氟沙星滴眼液　　　　滴眼　每日 4 次

　或 妥布霉素滴眼液　　　　滴眼　每日 4 次

　和　氧氟沙星眼用凝胶　　　涂眼　入睡前 1 次

【注意事项】　缝合时,注意应对合结膜,勿夹带 Tenon 囊,勿将半月皱襞或泪阜与结膜缝合。

五、外伤性虹膜炎

【诊断要点】

1. 通常在外伤后 3 天内出现,伤眼感觉迟钝、酸痛或搏动性疼痛、畏光、流泪。

2. 主要体征:前房出现漂游细胞和房水闪辉。其他体征:光照对侧眼时伤眼疼痛,伤眼眼压降低或升高、瞳孔缩小、开大困难或瞳孔扩大、睫状充血、视力下降以及飞蚊症。

【治疗要点】　散瞳、局部激素治疗。

【处方】

(1)0.25% 东莨菪碱滴眼液　　　　　　滴眼　每日 3 次

　或 0.5%复方托吡卡胺滴眼液　　　　滴眼　每日 3 次

(2)0.125%～1% 醋酸泼尼松龙滴眼液　滴眼　每日 4 次

　或 妥布霉素地塞米松滴眼液　　　　滴眼　每日 4 次

【注意事项】　有角膜上皮缺损时不要滴用激素。受伤后 1 个月,前房角镜检查房角是否后退,间接检眼镜联合巩膜压迫法检查视网膜是否有裂孔或脱离。注意监控眼压,如有眼压升高者,须合并使用降眼压药物治疗。

六、前房积血

钝挫伤常合并前房积血。虹膜血管的渗透性失常或虹膜血管破裂可引起前房积血。出血来源于虹膜动脉大、小环,睫状体血管。原发性出血多发生在受伤当时。继发性出血多发生在伤后 2～5 日,可反复发作,常为继发性青光眼的原因,亦可伴发角膜血染。

【诊断要点】

1. 眼痛、视物模糊、眼球钝挫伤史。

2. 前房微量积血:仅在裂隙灯显微镜下发现房水中只有悬浮的红细胞;少量积血:红细胞逐渐形成沉积,前房积血呈液平面;大量积血:可充满整个前房,致眼压增高,积血量多时可致视力暂时性完全丧失。

3. 前房积血可引起继发性青光眼。晚期可发生角膜血染。如前房积血量多,伴发眼压增高及角膜内皮层损伤,积血的分解产物可经内皮层侵入并沉着于角膜基质层内,称为角膜血染。初为棕色,以后逐渐变为黄绿色以至灰褐色。一般先自周边部吸收,最后可遗留有角膜中央区的灰白色混浊。

4. 检查首先要确定有无眼球破裂伤。裂隙灯显微镜检查确定出血量,测量眼压。无法窥见眼底时可行 B 超检查。怀疑晶状体破裂或其他前节改变时可行 UBM 检查。疑有眶骨骨折、眼内异物时可行眼眶 CT 检查。

【治疗要点】

1. 急症处理:双眼包扎,半卧位,限制活动。也有主张用眼罩遮盖患眼,不要包扎,以便及时发现再次出血时的视力丧失。应用止血药物。不能服用阿司匹林及其他非甾体抗炎药物。一般情况下不散瞳亦不缩瞳,必要时用托吡卡胺(托品酰胺)散瞳以活动瞳孔。有虹膜睫状体炎时用皮质类固醇滴眼液。

2. 反复出血者应加用云南白药。将小量粉末状凝血酶

(200～300U)置于下穹隆部以促进前房积血吸收。前房内积血多并有凝血块,超过 7 日不吸收者或眼压高经乙酰唑胺及甘露醇治疗无好转者,应行前房穿刺冲洗术,或用 1:5000 尿激酶生理盐水溶液冲洗前房,血块可溶解吸出。

3. 角膜血染:已有角膜血染或有角膜血染倾向者,应及时做前房穿刺冲洗术。如血染吸收后,留有中央混浊严重影响视力者,可行穿通性角膜移植术。

4. 眼压高者应用降眼压药物。积极药物治疗无法控制眼压可行前房穿刺冲洗术。

【处方】

(1)0.9％氯化钠注射液　20～40ml

　　血栓通注射液　2～5ml　静脉注射　每日 1～2 次

(2)0.5％EDTA 滴眼液　滴眼　每日 3 次(角膜血染后)

【注意事项】　伤后 2 周内白天应配戴眼镜或眼罩,晚上应配戴眼罩,如有潜在损伤的危险,患者应佩戴保护性眼镜。嘱患者创伤后 2 周内不能进行剧烈运动(包括下蹲和用力呼气)。伤后应密切随诊,可根据前房积血量,有无潜在眼压升高危险及其他眼内和眼眶损伤的程度定期复查。所有患者伤后 2～4 周均应行房角检查,必要时行 UBM 检查,散瞳巩膜压迫法检查眼底。注意随诊,最好每年复诊,以便及时发现发生房角后退引发青光眼。

七、虹膜根部离断和睫状体脱离

虹膜根部离断:虹膜由巩膜突离断,小梁网受损或虹膜周边前粘连导致眼压升高。睫状体脱离:睫状体由巩膜突断离,最初由于经葡萄膜巩膜引流增加造成低眼压,随后由于睫状体脱离复位造成眼压升高,导致青光眼。

【诊断要点】

1. 如果不进展为青光眼、低眼压或者低眼压性黄斑病变,通常无症状。大范围的虹膜根部离断可造成单眼复视、眩光和畏光。二者均为眼球钝挫伤或眼球穿通伤造成。常单眼发病。

2.房角镜下典型表现如概要所述。

【治疗要点】

1.戴太阳镜、具有人造瞳孔的角膜接触镜,如果虹膜根部离断范围大并且患者有症状,则行手术矫正。

2.如果青光眼进展,治疗同原发性开角型青光眼。一线治疗通常是应用房水抑制药。不要使用缩瞳药,因其可使睫状体再脱离,造成低眼压。强力散瞳药可使睫状体脱离闭合,造成眼压波动。

3.如果由睫状体分离导致的低眼压综合征加重,应首选应用阿托品促使睫状体与巩膜突接近并应用类固醇减轻炎症。

【处方】

(1)0.5%噻吗洛尔滴眼液	滴眼	每日2次
或 卡替洛尔滴眼液	滴眼	每日2次
或 盐酸倍他洛尔滴眼液	滴眼	每日2次
或 布林佐胺滴眼液	滴眼	每日2次
(2)1%阿托品滴眼液	滴眼	每日1次
或 0.25%东莨菪碱滴眼液	滴眼	每日3次
(3)0.125%~1% 醋酸泼尼松龙滴眼液	滴眼	每日4次
或 妥布霉素地塞米松滴眼液	滴眼	每日4次

【注意事项】 每次复诊应详查双眼,伤眼和未受累眼的迟发性开角型青光眼和激素性青光眼的发生率均很高。

八、眼睑裂伤

【诊断要点】

1.眶周疼痛、撕裂样疼痛。

2.眼睑部分或全层裂伤,累及皮肤及皮下组织。表皮裂伤或擦伤可能掩盖深层裂伤及泪道引流系统(如泪小点、泪小管、泪总管、泪囊)、眼眶、眼球及颅骨损伤。

3. 对有眼球破裂伤或严重的眼球钝挫伤患者,应行颅脑和眶部的 CT 检查。

4. 如果伤口位于上、下泪小点鼻侧,即使没有明显穿过泪道系统,即看起来非常表浅,也应行泪点扩张和泪道冲洗,以排除泪道受累。

【治疗要点】

1. 破伤风预防治疗。

2. 疑有伤口污染或异物应全身应用抗生素 5～7 日。

3. 评估眼睑裂伤程度,行眼睑裂伤缝合手术。

【处方】

(1)破伤风抗毒素 1500U　肌内注射　即刻(皮试)

(2)头孢氨苄 250～500mg　口服　每日 4 次(儿童每日按 25～50mg/kg,分 4 次给药)

九、眼眶爆裂性骨折

【诊断要点】

1. 症状　眼球运动痛(眶底骨折、眼球垂直运动时疼痛;眶内壁骨折、外转或内收时疼痛)、局部压痛、眼睑肿胀、双眼复视、鼻吹气后出现捻发音、近期外伤史。溢泪可能是鼻泪管骨折合并眶内侧壁骨折或上颌骨骨折或鼻筛骨复合体骨折的症状,但通常在外伤晚期。急性溢泪多是由于眼表的刺激造成(如结膜水肿、角膜擦伤、虹膜炎)。

2. 主要体征　眼球运动受限,尤其是向上或向外注视时明显,皮下或结膜气肿,眶下神经分布区(同侧面颊和上唇)感觉减退,压痛,眼球内陷(发病初期可被眼眶水肿遮盖)。其他体征:鼻出血,眼睑水肿、出血斑。

3. 完善眶部及面中部 CT 检查

【治疗要点】

1. 对那些患有慢性鼻窦炎、糖尿病或其他免疫力减弱的患者建议使用抗生素。

2. 告知患者不要擤鼻涕。

3. 减轻鼻充血的药物连用 3 日。

4. 伤后 24～48 小时内眼睑冷敷,每小时 20 分钟,每 2 小时更换冰袋。休息时头高位身体呈 30°角倾斜。

5. 对所有的骨折,包括眶顶、额窦或筛板的骨折,或与颅内出血相关的所有骨折,建议神经外科会诊。额窦、面中部和下颌骨骨折,应请耳鼻咽喉科和口腔颌面外科会诊。

6. 白眼样爆裂性骨折需要紧急行眼眶探查手术,松弛被嵌顿的肌肉,从而降低由于肌肉缺血和纤维化导致的永久性限制性斜视的发生率,并缓解眼心反射造成的全身症状。

7. 陈旧性骨折导致眼球内陷和下方移位可延迟手术治疗。

【处方】

(1)头孢氨苄 250～500mg   口服   每日 4 次
(2)羟甲唑啉喷鼻剂   喷鼻   每日 2 次

十、外伤性球后出血

【诊断要点】

1. 症状   疼痛,视力下降,眼睑肿胀、睁眼困难,近期眼球或者眼眶外伤或手术史。

2. 主要体征   眼球前突,压迫有抵抗感,眼睑紧张,睁眼困难,弥漫性结膜下出血,视力不同程度下降,眼压升高,传入性瞳孔障碍,色觉异常,视网膜血管阻塞征象。其他体征:眼睑瘀斑,球结膜水肿,结膜血管扩张,眼球向特定方向或各方向活动受限。眼底检查可有挤压性视神经病变所致的视盘水肿。

3. 眼眶CT   典型表现为肌锥内弥漫增大的网状影。与眼球后极相连的视神经极度受牵拉可致眼球呈泪滴形,这是预后不良的放射影像学体征,尤其是后巩膜角度小于 130°。CT 检查可能延误治疗时机,导致视力进一步损害,建议在眶间隔综合征缓解,视功能稳定后进行。

【治疗要点】 球后出血治疗关键是及时有效的减压术。

1. 如已经出现视神经病变,即刻行外眦角切开和下方眦角分离术降低眶压。

2. 如无眼眶体征,但眼压升高,可采取降低眼压措施。用药见原发性开角型青光眼。

3. 术后出血病例在 6～8 小时可能进展,故近期外伤史,球后出血视神经功能正常患者需在医院或急诊室严密观察 8～12 小时。

4. 病情允许情况下,可酌情停用抗凝药(华法林)和抗血小板制剂(阿司匹林),防止继续出血。

十一、外伤性视神经病变

外伤性视神经病变(traumatic optic neuropathies,TON)根据受伤部位(前部和后部)和受伤机制(直接和间接)分类。前部 TON 为病变发生于视网膜中央动脉进入视神经入口之前的病变。直接 TON 为视神经直接受压所导致的压伤挫伤或撕裂伤。间接性 TON 多由于视神经遭受剪切力或传导力间接受损,或视神经管内供血障碍所致,少见于眼球急速旋转所致的撕脱伤。

【诊断要点】

1. 询问病史:受伤机制,受伤后意识是否清醒、恶心呕吐、头痛、流清涕(提示脑脊液漏),既往眼部病史。

2. 主要体征:外伤眼新出现的传入性瞳孔阻滞。其他体征:受伤眼色觉异常,视野缺损,其他外伤体征。多数后部间接性 TON 患者,急性期视盘表现正常。前部 TON 患者,如不合并玻璃体积血,眼底检查可见明显的视盘撕脱伤。同时可合并眼外肌撕脱或者挫伤所致的眼球活动障碍。TON 患者常合并颅内创伤。

3. 完善色觉、视野、B 超检查;完善头颅和眼眶 CT 检查以除外眶内异物和骨折。CT 检查正常不能排除间接视神经损伤。

【治疗要点】

1. 眶内出血导致压迫性视神经病变　见外伤性球后出血。

2. 眶内异物导致的压迫性视神经病变　见眶内异物。

3. 视神经鞘膜血肿　可考虑视神经鞘膜开窗术。

4. 视神经撕裂伤　无有效治疗方法。

5. 视神经乳头撕脱伤　无有效治疗方法。

6. 缓冲伤　后部间接性 TON 治疗效果有限。无颅脑外伤症状,受伤 8 小时窗口期,无相关疾病禁忌证的患者,可使用糖皮质激素治疗。

7. 视神经管骨性传导伤　特殊病例可行内镜下视神经管或眶尖减压术。

【处方】　注射用鼠神经生长因子 $30\mu g$　每日 1 次　肌内注射　连续给药 1～3 周。

【注意事项】　轻中度后部间接性 TON 在伤后 3～6 个月视功能可有改善,但重度患者预后很差。

十二、眶内异物

高速飞溅的异物贯穿眼睑或眼球进入眶内。大多数为金属异物,如铁屑、铜片、铅弹,其他如树枝、玻璃、塑料等。

【诊断要点】

1. 症状　视力下降,疼痛,复视,或无症状。近期或远期外伤史。

2. 体征　触及眶部肿块,眼球活动受限,眼球突出,眼睑或结膜裂伤伴水肿,红斑或瘀斑形成。传入性瞳孔障碍提示 TON。

3. 眼眶 CT 或 B 超发现眶内异物

【治疗要点】

1. 禁止在未确定异物深度和插入方向前提下,于裂隙灯显微镜下盲目拔出异物,因其可导致颅内出血或者脑脊液漏等。

2. 手术探查,冲洗,取出异物,其适应证如下:

(1)炎症或者感染征象(如发热,眼球突出,眼球活动受限,严重球结膜水肿,可触及眶部肿块,CT示脓肿形成)。

(2)有机或木质异物(感染概率大,并发症严重可危及视力)必须取出,铜质异物可合并严重的炎症,也应及时取出。

(3)感染性瘘管形成。

(4)视神经压迫症或眼球固定性黑矇。

(5)异物体积大,边缘锐利、易于取出者。

(6)同时合并眼球破裂时应在眼球破裂修复后,必要时行眶内异物取出。

3. 应用破伤风抗毒素。

4. 口服抗生素 10～14 日。

【处方】

(1)破伤风抗毒素　1500U　　肌内注射　即刻(皮试)

(2)头孢氨苄　250～500mg　口服　　每日 4 次

【注意事项】 术后复查异物是否完整取出。

十三、角膜裂伤

(一)板层角膜裂伤

【诊断要点】

1. 前房未穿破,角膜未穿透。

2. 裂隙灯显微镜下仔细检查排除眼球穿通伤。溪流征阳性,角膜穿通伤可明确。溪流征阴性提示为板层角膜裂伤或者自闭性良好愈合的全层角膜裂伤。

【治疗要点】

1. 睫状肌麻痹药和抗生素滴眼液。

2. 遇到中度或较深角膜裂伤形成伴伤口形成,宜于手术时紧密缝合伤口,减少瘢痕形成和角膜散光,角膜伤口位于光轴上时更应及时修补。

3. 角膜异物存在时参照角结膜异物处理。

【处方】

(1)左氧氟沙星滴眼液　　　　　　　滴眼　每日 4 次

或 妥布霉素滴眼液　　　　　　　　滴眼　每日 4 次

(2)重组牛碱性成纤维细胞生长因子滴眼液　滴眼　每日 4～6 次

或 小牛血去蛋白提取物滴眼液　　　滴眼　每日 4～6 次

(3)0.25％东莨菪碱滴眼液　　　　　滴眼　每日 3 次

或 0.5％复方托吡卡胺滴眼液　　　滴眼　每日 3 次

【注意事项】 每日观察直至上皮愈合。

(二)全层角膜裂伤

裂伤小,伤口自闭性好,渗漏少的裂伤处理:治疗性软镜,房水生成抑制药,抗生素滴眼液。禁止使用皮质类固醇类滴眼液。

裂伤大时参照眼球破裂和眼球穿孔伤处理。

十四、眼球破裂和眼球穿孔伤

【诊断要点】

1. 症状:疼痛,视力下降,眼内容物脱出,高空坠落或锐利物体进入眼内的外伤史。

2. 体征:全层角巩膜裂伤,严重的全周球结膜下出血,呈疱状,与对侧眼比较,前房极深或极浅,瞳孔呈泪滴形或者不规则形,虹膜透照缺损,前房可见晶状体皮质或者玻璃体,眼球向破裂方向活动受限,眼球内容物脱出。

3. 颅脑眼眶 CT 检查排除眼内异物,必要时 B 超排除后巩膜裂伤(如眼球前部裂伤,明确禁止急性期行 B 超检查)。

【治疗要点】

1. 全身应用抗生素。

2. 应用破伤风抗毒素。

3. 恶心、呕吐时应用止吐药,防止因呕吐所致腹腔压力升高所致眼内容物进一步脱出。

4. 尽快行裂伤修复术。

【处方】

(1)破伤风抗毒素 1500U　　　　肌内注射　即刻(皮试)

(2)0.9％氯化钠注射液　　100～250ml

　　头孢唑林 1g　　　　　　　静脉滴注　每日 3 次

或 0.9％氯化钠注射液　　250ml

　　万古霉素 1g　　　　　　　静脉滴注　每日 2 次

(3)术后用药

　　左氧氟沙星滴眼液　　　　　滴眼　　　每日 4 次

　　重组牛碱性成纤维细胞生长因子滴眼液　滴眼　每日

4～6 次

　　0.5％复方托吡卡胺滴眼液　滴眼　每日 3 次

十五、眼内异物

根据异物性质分为:眼内磁性异物及眼内非磁性异物。眼内异物中磁性异物占 82％～90％。非磁性异物中以铜异物居多,其次为石头、玻璃等,眼内异物是眼外伤中常见的一种急症,较单纯穿孔伤更为严重,不仅造成机械性损伤,还可以带入病原微生物引起感染。眼内异物并发症多,失明率高,特别是金属异物,在眼内存留时间越长,对眼组织损伤越大,手术预后越差。

【诊断要点】

1. 病史:多数患者可询及外伤史,如锤打金属崩入眼内异物。详细询问异物成分,确定异物是否为磁性。

2. 症状:眼痛,视力下降或无症状。

3. 主要体征:可见角膜或者巩膜穿通伤口、虹膜破孔、眼内异物,CT、UBM、B 超可见异物存在。其他体征:周边角膜上皮微小囊样水肿形成(提示该部位前房角异物可能性大)。异物长期存在可导致铁锈沉着症、瞳孔大小不等,虹膜异色,角膜内皮或者上皮下沉着物,前囊下晶状体混浊,晶状体脱位及视神经萎缩等。

4. 长期反复发作的不明原因的单眼虹膜睫状体炎或全葡萄膜炎,应详细询问外伤史并进行其他检查以证实或排除眼内异物的存在。青壮年不明原因的单眼白内障,有时可由晶状体内异物或穿过晶状体的异物所致。

【治疗要点】

1. 全身应用抗生素。

2. 应用破伤风抗毒素。

3. 尽量急诊手术取出异物,以降低感染概率。

(1)异物的处置:若角膜伤口较大,在处置伤口时,酌情考虑从原伤口取出异物。如前房内异物,嵌入晶状体的金属异物,必要时用磁石从原伤口吸出。但不要造成眼内容物脱出或强取。

(2)眼内异物的摘除途径有直接摘除、经玻璃体手术摘除、经前房角膜缘切口摘除及摘除异物联合穿通性角膜移植。伤口可见异物及前段磁性异物可采取直接摘除方法,对于屈光间质混浊的睫状体部微小异物、玻璃体内异物、后极部异物、异物存留同时合并视网膜脱离者均应采取玻璃体手术摘除。眼内异物的摘除又分为急诊摘除与择期摘除,前段异物合并眼内炎者应及时摘除异物,而出血较多以及非金属异物则待病情稳定 2 周左右择期摘除。

4. 眼内炎时,参照外伤性眼内炎处理。

【处方】

(1)破伤风抗毒素　1500U　肌内注射　即刻(皮试)

(2)0.9%氯化钠注射液　250ml

　　头孢他啶 1g　　　　静脉滴注　每日 2 次

或 0.9%氯化钠注射液　250ml

　　万古霉素 1g　　　　静脉滴注　每日 2 次

或 0.9%氯化钠注射液　250ml

　　加替沙星 400mg　　静脉滴注　每日 1 次

【注意事项】　密切观察住院患者有无炎症和感染的迹象,很有必要进行长期(甚至数年)随诊,观察有无迟发的炎症反应。若眼内异物未能取出,在安全的条件下应尽快行视网膜电图(ERG)检查,确定有无视网膜毒性反应。在异物取出后,视网膜毒性反应通常会逆转。

十六、视网膜震荡

病变部位与致伤外力方向相对,眼球钝挫伤力量传导至后极,导致光感受器受损,光感受器外段破裂和视网膜色素上皮间水肿即表现为视网膜水肿变白。

【诊断要点】

1. 视力下降,可无症状,近期眼球外伤史。

2. 融合成片状分布的视网膜水肿变白区,发生在后极部即称Berlin水肿。水肿变白区视网膜血管正常,可有视网膜出血等其他眼部外伤的表现。

【治疗要点】　无需治疗,该病可自行好转,病变累及黄斑中心凹时可因光感受器损伤导致不可逆的视力下降。

【注意事项】　1~2周随诊观察眼底,如出现视网膜脱离的症状应及时就诊。

十七、外伤性脉络膜破裂

【诊断要点】

1. 症状　视力下降或无症状,眼球外伤史。

2. 主要体征　邻近视盘见新月形视网膜下黄白色线条,可单发或者多发。早期可被出血遮挡,多于受伤 2 日或者几周后出现。其他体征:破裂灶可呈放射状,可继发脉络膜新生血管,或者同时伴有外伤性视神经病变。

3. FFA 检查　明确有无脉络膜新生血管及位置。

【治疗要点】　所有类型的脉络膜新生血管治疗首选玻璃体

腔注射抗 VEGF 药物,根据脉络膜新生血管位置选择性实施手术、激光光凝或光动力疗法。

【处方】

雷珠单抗　0.5mg/0.05ml　　　玻璃体腔注射

或 康柏西普　0.5mg/0.05ml　　玻璃体腔注射

【注意事项】　眼外伤球内出血,遮挡脉络膜,应每隔 1~2 周进行眼底检查直至出血吸收,眼底可见。如脉络膜破裂诊断明确,应嘱患者定期检查 Amsler 表,如表中方格有变形区出现应及时就诊。

十八、鸟枪弹样脉络膜视网膜病变

高速异物穿过眼眶,未触及眼球,异物行进过程产生震荡波经眶壁传导致脉络膜损伤。

【诊断要点】

1. 症状　视力下降,程度与病变累及部位有关,高速度异物击伤眼眶的病史(如气枪子弹、子弹或者弹片)。

2. 主要体征　眼底检查可见脉络膜视网膜破裂或坏死后遗留的白色巩膜暴露区,可见视网膜下、视网膜内和视网膜前,以及玻璃体积血,可累及黄斑。积血吸收后纤维组织替代。其他体征:眼内异物,脉络膜毛细血管和玻璃体后界膜的爪样细纹形成,玻璃体基底部受牵拉可形成锯齿缘离断。

3. 眼眶 CT　明确巩膜内、眼内和眶内异物。必要时用 B 超和 UBM 检查。

【治疗要点】　无有效治疗,表现典型时建议观察,并发视网膜脱离或者锯齿缘离断时对症治疗。长期不吸收的玻璃体积血可行手术治疗。

【注意事项】　每 2~4 周随诊眼部变化,注意有无视网膜脱离和出血吸收情况,直至出血部位瘢痕化。

十九、远达性视网膜病变

病因尚不明确。全身各系统疾病可导致补体激活,纤维蛋白聚集,血小板或白细胞聚集或者脂肪栓子形成等均可导致周边视网膜小动脉阻塞。

【诊断要点】

1. 症状:突然视力下降,颅脑或四肢挤压伤病史,无眼部外伤史。

2. 主要体征:视盘周围多发棉絮斑和浅层出血;可有浅表视网膜水肿变白,双眼发病,偶见单眼非对称发病。其他体征:黄斑区渗出脱离,血管纤曲扩张,硬性渗出,视盘水肿,也可表现为正常,相对传入性瞳孔阻滞,最终视神经萎缩。

3. 如重度颅脑或者胸部挤压伤病史明确,临床表现典型即可明确诊断,无有效治疗方案。如无外伤史,则建议患者行全面检查,排除其他病因(如监测基础代谢指标、淀粉酶、脂肪酶、全血细胞计数、血压测量、类风湿病相关检查)。

4. 颅脑、胸部或者长骨骨干 CT 检查。

5. FFA 显示视网膜水肿变白区内有无毛细血管无灌注区。

【治疗要点】 根据病因治疗原发病,防止眼部病变加重,眼局部治疗无特殊。

【注意事项】 发病 2~4 周反复眼底检查,几周或者几个月后视网膜病变消退,视力下降,但仍有 50% 病例视力可恢复至正常。

二十、婴儿摇晃综合征/儿童期遭受的神经损伤

突然剧烈晃动婴儿导致其颅内出血,颅骨骨折或视网膜各层出血为表现的综合征,可同时合并其他部位外伤(如长骨或者肋骨骨折),外部表现不明显。

【诊断要点】

1. 症状 精神状态异常,癫痫发作,进食差,易激惹状态且哭闹不止,眼跟随反射减弱或者消失。患者年龄多小于 1 岁,大于 3 岁者少见。

2. 80%患儿出现视网膜各层出血,20%为非对称性,2%单眼发病,视网膜出血可少可多,视网膜劈裂形成。常合并蛛网膜下腔和硬脑膜下出血。

3. CT 和 MRI 检查。

【治疗要点】 支持治疗为主,注意全身并发症。观察眼部表现,重度玻璃体积血,行玻璃体切除术预防遮盖性弱视和近视。

【注意事项】 预后不确定,30%死亡率,幸存者可遗留重度认知障碍,20%因视神经萎缩或脑外伤致视力严重受损。

第 14 章

眼科一般性疾病

一、von Hippel-Lindau 综合征

von Hippel-Lindau 综合征为血管瘤增殖性病变,单发于视网膜者称 von Hippel 综合征,合并脑组织同样性质病变者,称 von Hippel-Lindau 综合征或中枢神经系统血管瘤综合征。一般为常染色体显性遗传。

【诊断要点】

1. 主诉　合并中枢系统病变可有头痛、恶心、眩晕、呕吐、单侧运动失调等表现。合并视网膜脱离或病变波及黄斑者视力可明显下降。

2. 眼部检查　可见视网膜血管瘤,单个多见,直径 2～4PD,隆起 2～6D。血管瘤周围可见环形黄色硬性渗出。黄斑区可见星芒状渗出,视网膜可有少量出血,亦可有大量玻璃体积血。继发青光眼、白内障、低眼压甚至眼球萎缩。

3. 全身表现　颈强直、癫痫、精神错乱、智力低下。

4. 辅助检查　血常规示血红细胞计数增高。B 超:肾囊肿、附睾囊肿等多有发现。脑血管造影和头颅 CT:脑血管瘤。

【治疗要点】

1. 视网膜血管瘤影响视力时,可行光凝、低温疗法、光动力疗法。

2. 遗传咨询。

3. 根据临床表现进行全身治疗。

【注意事项】 每 3～6 个月随访 1 次。

二、Stevens-Johnson 综合征

Stevens-Johnson 综合征又称重型多形性红斑；Neumann 黏膜溃疡病；Fissinger-Rendu 综合征；Baader 综合征，渗出性多形性红斑综合征等等。

【诊断要点】

1. 主诉 发热伴眼红。全身不适，可有关节痛。有咳嗽、咽痛等上呼吸道感染症状。皮肤可有皮疹出现。

2. 急性期眼部表现 黏液脓性或假膜性结膜炎，角膜水肿溃疡，并可穿孔，浅层巩膜炎或虹膜炎，可前房积脓，眼内炎。

3. 全身症状 体温升高，急性呼吸道感染症状。口腔黏膜溃疡。生殖器、肛门溃疡。胃肠道溃疡，肾炎。

4. 皮肤损害 四肢、躯干及面部皮肤水疱、溃疡或红色丘斑疹。皮损愈合后留色素斑块，皮肤 Nikolsky 征阴性。

5. 血液检查 红细胞沉降率快，白细胞计数增加。

【治疗要点】

1. 卧床休息。

2. 抗生素、激素全身应用。

3. 对症处理：泪液缺乏可用人工泪液、眼膏等、颌下腺移植等。虹睫炎可局部滴用皮质类固醇。

4. 按烧伤方案处理全身皮肤创面损伤。

5. 手术治疗晚期并发症：如睑内翻矫正、穿透性角膜移植等。

【处方】

(1)泪然滴眼液	滴眼	每日 4～6 次
或 玻璃酸钠滴眼液	滴眼	每日 4～6 次
(2)0.05％环孢素滴眼液	滴眼	每日 4～6 次
(3)0.25％东莨菪碱滴眼液	滴眼	每日 3 次

或 0.5%复方托吡卡胺滴眼液	滴眼	每日3次
(4)1%醋酸泼尼松龙滴眼液	滴眼	每日4次
或 妥布霉素地塞米松滴眼液	滴眼	每日4次
(5)妥布霉素滴眼液	滴眼	每日4次
或 左氧氟沙星滴眼液	滴眼	每日4次

【注意事项】

1. 重症期约为10日,经治疗15～30日可痊愈。

2. 痊愈后,病情可反复。

3. 可遗留视力障碍

4. 严重病例可死亡。

5. 角膜移植术前需确定患者泪液分泌量足够。

三、Terson综合征

蛛网膜下腔出血导致的玻璃体积血和视网膜前出血。

【诊断要点】

1. 视力下降。

2. 玻璃体积血,常集中于玻璃体中轴后部。视网膜出血,可形成视网膜前膜、视网膜脱离。

3. 早期颅内出血体征,意识障碍等。

4. 眼科B超检查;头颅CT检查,必要时腰椎穿刺。

【治疗要点】

1. 早期药物治疗,促进出血吸收。

2. 若出血较多,药物治疗效果较差,视功能改善不明显,有视网膜脱离趋势或已有视网膜脱离者,待脑出血情况稳定后,考虑行玻璃体切除术。

【处方】

血栓通胶囊	1～2粒	口服	每日3次
或 三七通舒胶囊	1粒	口服	每日3次
或 血府逐瘀胶囊	6粒	口服	每日2次

【注意事项】

1. 伴有视网膜出血的死亡者是未出血的 2 倍。

2. 出血吸收较快或玻璃体手术及时,患者多保留较好的视功能。

四、妊娠

妊娠可导致多种眼科疾病。

1. 屈光变化

(1)孕妇体液分布、激素水平改变或二者共同作用的结果,在分娩后可恢复正常。

(2)主诉视物模糊或视力下降。

(3)妊娠时角膜厚度增加可引起屈光度发生变化。眼底无异常改变。

(4)重新验光或小孔镜可提高视力。

(5)分娩后几周再重新验光配镜。

(6)接触镜佩戴困难:角膜的生理变化妨碍角膜接触镜。因为妊娠时角膜敏感性降低,最好不要佩戴接触镜。

2. 妊娠高血压综合征

(1)发生于妊娠后 3 个月,以及妊娠 6 个月以后。

(2)主诉视物模糊,闪光,幻视,复视,视野有暗点。

(3)眼底改变与高血压呈正相关。若原有高血压,症状出现较早或加重。临床表现为高血压视网膜病变:局限或弥漫性小动脉狭窄,火焰状出血,棉絮状斑,视盘水肿、渗出性视网膜脱离。控制血压后可消退。

(4)FFA 示早期脉络膜毛细血管迟缓充盈,中期和晚期沿无灌注区逐渐出现强荧光,荧光渗漏到视网膜,呈融合的强荧光区,视网膜色素上皮色素变动,形成色素脱失及沉着,显示透见荧光和荧光遮蔽。

(5)妊娠高血压综合征分期

①视网膜动脉痉挛期:视网膜小动脉功能性收缩。表现为局限性小动脉狭窄,也可为均一性普遍性小动脉狭窄。动静脉比可为 1:2、1:3 或 1:4。

②视网膜动脉硬化期:动脉管径变窄,管壁中心光反射增宽,动静脉交叉压迫征。

③视网膜病变期:视网膜水肿,渗出,毛细血管无灌注区,棉絮斑,黄斑星芒状渗出,严重者视盘水肿,渗出性视网膜脱离。严重妊娠高血压综合征患者可有皮质盲。

(6)治疗

①妊娠高血压视网膜病变的严重程度与胎儿的死亡率及孕妇肾脏的损害密切相关。病变出现早且广泛,胎儿死亡率较高,也影响孕妇产后的视力。

②仅有动脉功能性收缩,产科处理症状可缓解,可观察继续妊娠。

③治疗全身情况不改善或加重,视网膜出血水肿渗出,渗出性视网膜脱离,需终止妊娠。

3. 中心性浆液性脉络膜视网膜病变

(1)主诉视物模糊或视力下降。

(2)黄斑区浆液性渗出。

(3)大多数患者在分娩后渗出吸收,症状好转。

(4)矫正远视可暂时提高视力。

(5)不需要激光治疗。

4. 糖尿病性视网膜病变

(1)主诉视物模糊或视力下降。

(2)对妊娠合并糖尿病患者的处理基于妊娠前对本病的诊断。

(3)妊娠性糖尿病:无视网膜病变的危险,不需治疗和随访。

(4)在妊娠前无视网膜病变或单纯性视网膜病变（Ⅰ期）:大多数患者病情不进展,不影响视力,妊娠前、后 3 个月时进行检查,不需治疗;单纯性视网膜病变(Ⅱ、Ⅲ期):部分患者会发生恶化,但分娩后恢复,每3个月检查一次,不需治疗。

(5)高危的增殖前期视网膜病变:50%的患者会发生恶化,分娩后恢复。每个月检查一次,监视病情。发生高危增殖性改变时需要治疗。

(6)增殖性视网膜病变:在早期增殖性视网膜病变有快速恶化的趋势,妊娠妇女更应该积极治疗,采用全视网膜激光光凝。但无终止妊娠指征。每个月检查一次。

(7)屏气(Valsalva动作)可引起玻璃体积血。

5.Purtscher视网膜病变

(1)与分娩时炎症介质释放有关。

(2)主诉视物模糊或视力下降,视力下降至0.1或更低。

(3)在后极部出现广泛棉絮斑、火焰样出血,视网膜前出血。眼底改变可在几周内吸收,但部分患者的视力障碍持续存在。

(4)不需治疗。

6.垂体腺瘤

(1)患有垂体腺瘤的妇女在妊娠期可因垂体腺瘤增大造成视野异常(双额侧偏盲)和头痛。

(2)MRI及腰椎穿刺排除本病引起的蛛网膜下腔出血。

(3)垂体腺瘤生长增大,特别是有蛛网膜下腔出血的孕妇应该终止妊娠,以避免在分娩时发生卒中,分娩后出血或休克可能引起希恩(Sheehan)综合征。

注:所有头痛主诉的妊娠妇女应测量血压和视野,检查眼底(特别注意视盘水肿)。必要时进行MRI和(或)脑脊液检查。

五、中毒

(一)吩噻嗪类药物中毒

使用硫利达嗪(甲硫达嗪)后中毒症状和体征可以在开始吩噻嗪类药物治疗后数周内出现,特别是服用剂量特别大时(>

2000 mg/d）。通常引起毒性的剂量为 800 mg/d，且长期使用。

【诊断要点】

1. 视物模糊，夜视困难。

2. 在后极与赤道部之间的色素团，视网膜脱色素区，视网膜水肿。

3. 视野异常（中心暗点和视野广泛缩小）；ERG 降低或熄灭。

【治疗要点】

1. 用药前应检查视力，眼科检查，眼底照像，色觉检查，视野，必要时 ERG 检查。

2. 停止用药。

3. 用药期间定期眼部检查。每 6 个月随访一次。

(二)氯丙嗪中毒

长期服用氯丙嗪总剂量超过 300g 者可发生晶状体和角膜的改变；超过 500g 者，几乎均可发生眼部病变。一般出现毒性的剂量为 1200～2400mg/d，用药时间长于 12 个月。

【诊断要点】

1. 多双眼发病，损害为不可逆性，多与长期服用氯丙嗪后日光或紫外线照射有关。视物模糊或无症状。

2. 眼睑、角膜、结膜（尤其是睑裂内）异常色素沉着。眼睑呈灰蓝色或紫色，结膜暴露部呈棕色，角膜内皮和后弹力层可见弥漫性浅棕色或白色微粒沉着，逐渐发展至实质层，越近浅层色越淡，上睑遮盖部位无损害。晶状体前囊及前囊下可见浅棕色或灰白色小点沉着，甚至晶状体全混浊。眼底有色素沉着，黄斑区有游离棕色色素，呈点状，可簇状堆积。

【治疗要点】

1. 用药前应检查视力，眼科检查，眼底照像，色觉检查，视野，必要时 ERG 检查。

2. 停止用药。

3. 用药期间定期眼部检查。每 6 个月随访一次。

(三)氯喹/羟氯喹中毒

长期或大剂量应用氯喹可导致角膜或视网膜病变。产生毒性一般所需的剂量:氯喹,累计总量>300 g;羟氯喹,每日服用>750 mg,持续达数个月至数年以上。也有认为氯喹总量超过100g或长期服用超过 1 年者可导致眼部病变。

【诊断要点】

1. 视力下降,色觉异常,暗适应困难,全身症状有头晕、皮疹。

2. 角膜病变为可逆性改变,停药后即可恢复正常或自行消失。表现为上皮或上皮下氯喹的沉着。裂隙灯显微镜下可见细小灰白小点沉淀,呈环状混浊,继而发展成为稍带黄绿色的混浊小条纹于实质层内。开始位于角膜中下部,有视物不清、畏光、虹视等。也可有角膜知觉减退,睫状肌调节功能减弱。

3. 氯喹对视网膜损害不可逆。黄斑色素沉着,围以环形脱色素区,外周再围以色素环,表现为靶心状,呈牛眼样黄斑,中心凹反光消失。后期视神经萎缩呈蜡黄色,动脉普遍狭窄。

4. 视野:中心视力下降,中心或旁中心暗点,最后可形成管状视野。偶有双颞侧偏盲。EOG、ERG 异常,暗适应异常。

【治疗要点】

1. 用药前应检查视力,眼科检查,眼底照像,色觉检查,视野,必要时 ERG 检查。

2. 如果出现毒性症状,停止原有内科治疗。

3. 用药期间定期眼部检查。每 6 个月随访一次。

第 15 章

鼻 外 伤

　　鼻部邻近眼球及颅脑,鼻部外伤所涉及的问题较为广泛和复杂。外伤早期(24 小时内)多为外伤的直接影响,如出血、骨折、呼吸困难、咽下困难、听力和平衡障碍等;中期(伤后 1 个月)多为感染和并发症的结果;晚期(1 个月以上)多为瘢痕狭窄、畸形或功能障碍的后果,如鼻腔狭窄、闭锁、畸形等。

一、鼻部软组织外伤

【诊断要点】

　　1. 外伤史。

　　2. 临床表现

　　(1)鼻部软组织损伤类型有擦伤、挫伤、挫裂伤、刺伤、切割伤、撕伤、咬伤、爆炸伤、非贯通伤等。

　　(2)出血、疼痛、缺损、畸形等。

　　3. 用探针探查可了解损伤深度和范围。

【治疗要点】

　　1. 清创缝合　　准确对位缝合以尽可能恢复原来外形,尽可能取出异物。

　　2. 鼻部畸形的整复

【处方】　抗生素预防感染

0.9%氯化钠注射液　250ml

头孢孟多酯　2.0g　静脉滴注　每日 2 次

二、鼻骨骨折

鼻骨位于梨状孔的上方,与周围诸骨连接,受暴力作用易发生骨折,临床上可见单纯鼻骨骨折,或合并其他颌面骨和颅底骨的骨折。

【诊断要点】

1. 外伤史

2. 临床表现 鼻梁歪斜、塌陷;鼻背、鼻根塌陷或膨隆;外鼻及其周围组织肿胀、瘀斑;鼻出血:鼻腔淤血或活动性出血;鼻中隔膨隆;鼻中隔偏曲;鼻腔内黏膜破损。

3. X线或CT检查 可显示鼻骨骨折的部位、性质及碎骨片的移位方向。

4. 鼻内镜检查 能够直观判断是否存在鼻中隔偏曲、血肿及脓肿、判断出血部位及有无脑脊液漏。

【治疗要点】

1. 对于无移位的单纯性骨折,鼻腔外形、鼻通气不受影响者,不需特殊处理,待其自然愈合。

2. 有鼻骨移位的鼻骨骨折,应在伤后组织肿胀发生之前复位,不仅复位准确且有利于早期愈合。如肿胀明显,可暂缓进行,但一般在2周以内复位,以免发生错位愈合。根据病情、年龄等考虑是否住院。

3. 鼻背部有伤口者需清创缝合。

4. 鼻中隔血肿和脓肿一旦发生,需早期手术清除,以免发生软骨坏死。

5. 应尽早治疗并预防感染,以免面部日后遗留畸形。

6. 有伤口者注射破伤风抗毒素。

【处方】

处方1 鼻腔黏膜收缩药,用于鼻腔黏膜肿胀、鼻出血者

1%麻黄碱滴鼻液 滴鼻 每日3次 连续用2～3日

云南白药　0.5g　口服　每日 3 次

处方 2　抗生素,预防感染,抗过敏,用于鼻腔需填塞者

头孢丙烯　0.25g　　　　　　口服　每日 3 次

西替利嗪片　10mg　　　　　口服　每晚 1 次

处方 3　镇痛药,用于疼痛明显者

双氯芬酸胶囊　50~100mg　口服　必要时

处方 4　用于皮肤破溃者

破伤风抗毒素(皮试)　1500U　肌内注射　立即

【注意事项】

1. X 线显示鼻骨骨折无明显移位,鼻梁无明显偏斜,可无需复位。

2. 鼻骨复位后鼻腔无活动性出血,术后鼻腔可无需填塞。

3. 鼻中隔血肿清除术后鼻腔必须予膨胀海绵填塞 48 小时后拆除,并密切观察鼻腔情况。

4. 鼻骨骨折复位时间不宜超过 10 日。

三、鼻窦骨折

鼻窦骨折以上颌窦和额窦较多,筛窦次之,蝶窦最少。严重外伤所致的鼻窦骨折,常伴有颅面骨联合性骨折。如早期复位则预后较好。

【诊断要点】

1. 外伤史

2. 临床表现

(1)上颌窦骨折:可发生在上壁(额突、眶下孔、内壁、下壁上牙槽突)、前壁等处。常和鼻骨、颧骨及其他鼻窦的骨折联合出现,可出现复视、呼吸道阻塞、咬合错位、颅面畸形等。

(2)额窦骨折:因前壁有骨髓,易患骨髓炎,故情况较严重。前壁骨折可发生额部内陷,如软组织出现水肿,则骨折处不易抬起,眼睑常有皮下淤血。后壁骨折易引起颅内并发症,故后果较前壁骨折严重,如伴有硬脑膜撕裂,则易发生脑脊液鼻漏。X 线摄片如见颅内有积气,可确诊为后壁骨折。额窦骨折常伴有窦内黏膜撕裂,故常有鼻出血甚至昏迷。

(3)筛窦骨折:常与面部中段骨折、颅底骨折同时发生。如损及筛板并引起硬脑膜撕裂,则发生鼻出血及脑脊液鼻漏,常有发生脑膜炎的风险,多数情况下嗅觉也丧失。X 线片有时可见颅内前部积气。纸板骨折,可引起眶内出血,形成血肿,继发感染则形成眶内脓肿。筛窦骨折单独发生者极为罕见,一般为额筛眶联合骨折或称复合体骨折。其症状常包括:①颅脑损伤,如颅底骨折、脑震荡、脑脊液鼻漏等;②鼻部损伤,可发生鼻额管损伤、鼻根部塌陷、额窦和筛窦骨折;③眼部损伤、泪器损伤、视神经管骨折,出现视力障碍。

(4)蝶窦骨折:单独发生者极为罕见,一般伴有颅底骨折,血液、脑脊液鼻漏经鼻咽部流入胃中又呕出,在休克或昏迷状态下,血液或呕出物呛入喉内可发生窒息,须引起警惕。累及蝶鞍者可发生创伤性尿崩症。如碎骨片刺破颈内动脉可突然发生喷射状大量鼻出血,潜伏期为 2～4 周。

3. 神经系统检查

4. X 线片、CT 扫描　有助于诊断颅内前部积气为额窦后壁或筛窦骨折的有力证据。

【治疗要点】

1. 上颌窦骨折　24 小时内可行早期整复,24 小时后因软组织肿胀,应在受伤 2 周消肿后再予复位。

(1)前壁骨折内陷:可在下鼻道开窗,用弯形金属器经窗口伸入窦内将骨折部分抬起复位。

(2)上壁(眶底)骨折:采用上颌窦根治术进路,用器械抬起骨折。

(3)下壁骨折:即上牙槽突骨折,复位后,牙间用钢丝固定。

2. 额窦骨折

(1)单纯性骨折又无移位者,无需处理。

（2）前壁骨折,额部有明显塌陷而无皮肤裂伤或未发生感染时,可循眉弓做切口,用分离器从骨折缝伸入挑起塌陷部分,使其复位。此法不成,可将窦底凿开,用鼻中隔分离器伸入窦内复位。术后禁止用力擤鼻。

（3）额窦前壁发生复杂性骨折,皮肤有伤口或已感染者,则清除异物及完全断离的碎骨片。全身应用抗生素,感染控制后再行复位或整形术。

（4）也可完全凿除额窦前壁,将窦外皮肤及皮下组织压入窦内,将额窦完全封闭,日后再纠正额部畸形。

3. 筛窦骨折

（1）筛窦单独骨折一般不需手术处理。

（2）额筛眶复合体骨折无视力障碍者可行早期骨折复位。如有视力减退者应先行眼科急救处理,然后行次期骨折复位。

4. 蝶窦骨折　如可疑碎骨片刺破颈内动脉,可在病情允许时行颈内、外动脉数字减影血管造影,以明确受损血管并行血管栓塞治疗。如大出血可行紧急颈内动脉结扎术。

【处方】

处方 1　鼻腔黏膜收缩药,用于鼻腔黏膜肿胀、鼻出血者

1%麻黄碱滴鼻液　滴鼻　每日 3 次

处方 2　抗生素,预防感染,抗过敏,用于鼻腔需填塞者

（1）0.9%氯化钠注射液　100 ml

　　头孢曲松钠　2.0 g　　静脉滴注　每日 1～2 次

（2）西替利嗪片　10 mg　　口服　每晚 1 次

处方 3　止血药

　　血凝酶　1～2U　　　入壶　每日 1 次

　　云南白药　0.5g　　　口服　每日 3 次

处方 4　镇痛药,用于疼痛明显者

　　双氯芬酸胶囊　50～100 mg　口服　必要时

处方 5　用于皮肤破溃者

破伤风抗毒素（皮试）　1500 U　肌内注射　立即

【注意事项】　鼻腔鼻窦骨折在行一期整复时一定要注意术后鼻腔功能的恢复,因此要注意放置鼻腔扩张管,以防术后鼻腔狭窄。

四、脑脊液鼻漏

脑脊液经颅前窝底、颅中窝底或其他部位的先天性或外伤性骨质缺损、破裂或变薄处流入鼻腔,称之为脑脊液鼻漏。

在各种脑脊液鼻漏中,以外伤性者最多见。筛骨筛板和额窦后壁骨板很薄,并与硬脑膜紧密相连,外伤时若骨板与硬脑膜同时破裂,则发生脑脊液鼻漏。颅中窝底骨折可损伤较大蝶窦的上壁而致脑脊液鼻漏。中耳乳突天盖或咽鼓管骨部骨折造成的脑脊液漏可经咽鼓管流到鼻腔,称为脑脊液耳鼻漏。医源性脑脊液鼻漏系手术所致,如中鼻甲或筛窦切除术使筛骨筛板损伤,经蝶窦垂体瘤切除术等。非外伤性脑脊液鼻漏较少见,与肿瘤或脑积水等因素有关。自发性脑脊液鼻漏,又名原发性脑脊液鼻漏,最为罕见。脑脊液鼻漏的分类如下:

1. 外伤性　又分医源性和意外性及急性或迟发性。

2. 非外伤性　①高颅内压性:包括肿瘤(直接性、间接性)、脑积水等。②平颅内压性:先天性畸形(阻塞性、交通性)、局部萎缩、颅骨骨髓炎(嗅神经的、鞍内的)等。

【诊断要点】

1. 临床表现　外伤时血性液体自鼻腔流出,痕迹的中心红色而周边清澈,或鼻孔流出的无色液体干燥后不呈现症状者;在低头用力、压迫颈静脉等情况下有流量增加者,均应考虑脑脊液鼻漏可能。

2. 体格检查　瘘孔定位:首先根据临床表现,判断大致的位置。如鼻孔流出的液体随头位变动而改变,则提示从鼻窦特别是从蝶窦而来；伴单侧嗅觉丧失，提示瘘孔在筛板处；单侧视力障碍，提示瘘孔在鞍结节、蝶窦或后组筛窦；眶上神经分布区感觉消失，提示瘘孔在额窦后壁，三叉神经上颌支分布区感觉消失，提示瘘孔在颅中窝。其次，进行准确的瘘孔定位。

3. 辅助检查　最后确诊依靠葡萄糖定量分析，其含量需在 1.7mmol/L（30 mg%）以上。

【治疗要点】　外伤性脑脊液鼻漏大都可以通过降低颅内压、预防感染等保守治疗而愈。脑脊液漏长期不愈，将导致细菌性脑膜炎发作。对保守治疗无效者应行手术治疗。

【处方】

处方 1　高渗液，减轻颅内水肿

　　20%甘露醇　250ml　　静脉滴注　每 8 小时 1 次

处方 2　抗生素抗感染治疗

　　0.9%氯化钠注射液　100ml

　　头孢曲松钠　2.0g　　静脉滴注　每日 2 次

处方 3　止血药

　　血凝酶　2U　　　　入壶　　每日 1 次

或 5%葡萄糖　500ml

　　氨基己酸　6.0g　　静脉滴注　每日 1 次

或 5%葡萄糖　500ml

　　酚磺乙胺　3.0g　　静脉滴注　每日 1 次

处方 4　抗过敏，用于黏膜水肿及鼻腔填塞

　　氯雷他定　10mg　　口服　　每晚 1 次

或 西替利嗪片　10mg　　口服　　每晚 1 次

处方 5　通畅大便，防止颅内压增高

　　开塞露　20ml　　纳肛　　每日 1 次

【注意事项】　脑脊液瘘孔定位在脑脊液鼻漏的诊断中最为重要。定位的方法较多，如鼻内镜法、粉剂冲刷法（利用脑脊液冲刷鼻腔内事先喷好的粉剂寻找瘘孔）、X 线平片（显示骨折线和蝶窦内液平面)、椎管内注药法(经腰椎穿刺注入着色剂,观察鼻腔内不同部位棉片着染的情况)、CT 脑池造影法(经腰椎穿刺注入造影剂,做蝶鞍至额窦前壁的冠状 CT 及眶耳轴位薄层 CT)等。比较准确而无害者首推鼻内镜法。即在前鼻孔插入鼻内镜,按从顶前部、后部、蝶筛隐窝、中鼻道、咽鼓管咽口 5 个部位仔细观察。检查每个部位时,可压迫双侧颈内静脉使颅内压增高,察看脑脊液从何处流入鼻腔。例如脑脊液来自鼻顶者,瘘孔在筛骨筛板;来自中鼻道者,瘘孔在额窦;来自蝶筛隐窝者,瘘孔在蝶窦;来自咽鼓管者,瘘孔在鼓室或乳突。

第16章

鼻外部炎性疾病

一、鼻前庭炎

鼻前庭炎是鼻前庭皮肤的弥漫性炎症,分急、慢性两种,糖尿病患者易发。常见病因有急、慢性鼻炎,鼻窦炎,鼻腔异物刺激,长期有害粉尘(如水泥、石棉、皮毛、烟草等)刺激,挖鼻致皮肤损伤继发感染。

【诊断要点】

1. 临床表现

(1)急性者:鼻前庭剧痛,局部及其附近皮肤弥漫性红肿或糜烂。

(2)慢性者:鼻前庭痒、灼热、干和异物感,鼻毛脱落而稀少,局部皮肤增厚,甚至结痂或皲裂,揭痂后可有出血。

2. 应与鼻前庭湿疹鉴别

【治疗要点】

1. 祛除病因:治疗鼻腔疾病,加强鼻腔清洁,避免有害粉尘刺激,改正挖鼻习惯。

2. 急性期湿热敷或局部红外线照射。

3. 慢性结痂者涂以抗生素软膏。

4. 皮肤糜烂和皲裂处涂以 10% 硝酸银,再涂抗生素软膏,每日 3 次。

【处方】

处方 1　控制炎症,局部使用

　　金霉素眼膏　　　　　局部涂抹　每日 2 次

处方 2　控制感染

　　头孢丙烯　0.25g　　口服　每日 2 次

【注意事项】

1. 反复发作的鼻前庭炎,要注意原发病的治疗。

2. 鼻前庭炎症禁止用手去刺激,如炎症明显,鼻孔周围皮肤明显充血、结痂,要及时足量抗感染。谨防海绵窦血栓性静脉性炎等严重并发症发生。

3. 本病需与鼻前庭湿疹相鉴别。

二、鼻疖肿

　　鼻疖肿是鼻前庭或鼻尖部的皮脂腺或毛囊的急性化脓性炎症,包括毛囊炎和皮脂腺炎。

【诊断要点】

1. 临床表现

(1)疖肿初期即感搏动性局部剧烈胀痛,有头痛、畏寒、发热及全身不适等症状。

(2)检查见鼻尖部或一侧前鼻孔红肿,呈局限性逐渐隆起,红肿中心常有鼻毛,随症进展而出现脓点。

(3)常见并发症有鼻翼或鼻尖部软骨膜炎、颊部及上唇蜂窝织炎、眼蜂窝织炎、海绵窦栓塞。

2. 鉴别诊断

(1)症状和体征明显,容易诊断。

(2)须与鼻部丹毒、鼻前庭炎、皮肤皲裂、脓疱疮等疾病鉴别。

(3)可疑眼和颅内并发症时,请相关科室会诊。

【治疗要点】

1. 初期可用抗生素软膏等涂抹。局部用氦-氖激光治疗可促使疖肿消散。当出现脓点时,切忌挤压及滥行切开。可用碘酒消毒后,用刀尖将脓点表面挑破,但切不可扩大切开周围浸润部分,更忌挤压排出脓栓。

2. 全身治疗:为防止并发症,此外注意通大便,多饮水,适当休息。

3. 可疑眼和颅内并发症时,请相关科室共同治疗。

4. 预防:经常保持颜面及鼻部清洁,戒除挖鼻孔及拔鼻毛等不良习惯;切忌摩擦及挤压疖肿等,切勿轻易做切开引流术。

【处方】

处方 1 控制炎症,局部使用

金霉素眼膏 局部涂抹 每日 2 次

处方 2 全身抗感染治疗

头孢丙烯 0.25g 口服 每日 2 次

或 0.9%氯化钠注射液 100ml

头孢曲松钠 2.0g 静脉滴注 每日 1～2 次

处方 3 清热解毒类药

牛黄解毒片 3 片 口服 每日 3 次

【注意事项】 鼻疖发生时,切忌局部挤压,否则有诸多并发症。

1. 鼻翼或鼻尖部软骨膜炎 炎症向深层扩散,波及软骨膜所致。

2. 颊部及上唇蜂窝织炎 提示炎症已向上方扩散,易合并海绵窦感染。

3. 眼蜂窝织炎

4. 海绵窦栓塞 为鼻疖最严重的颅内合并症。多因挤压疖肿使感染扩散,经内眦静脉、眼上下静脉而入海绵窦所致。临床表现寒战、高热、头剧痛、病侧眼睑及结膜水肿、眼球突出、固定甚或失明,以及眼底静脉扩张和视盘水肿等。

三、鼻前庭囊肿

鼻前庭囊肿系位于鼻前庭底部皮肤下、上颌骨牙槽突浅面软组织内的囊肿。生长缓慢,早期多无症状,待囊肿长大,一侧鼻翼附着处、鼻前庭内或梨状孔缘前外方隆起。局部有膨胀感。如继发感染,引起肿物增大及疼痛。

【诊断要点】

1. 临床表现

好发人群:中年女性患病较多,发病年龄多在 30—50 岁。

2. 症状

(1)早期无自觉症状。囊肿长大后,一侧鼻翼附着处、鼻前庭内或梨状孔的前外方等处日渐隆起。

(2)囊肿大者可有同侧鼻腔呼吸受阻,鼻内或上唇发胀。

(3)鼻翼附着隆起处,可触及弹性而柔软的肿块。

(4)合并感染则囊肿迅速增大,局部疼痛明显。

3. 鉴别诊断　局部检查及口腔前庭和鼻前庭双指联合触诊有助于诊断,并与牙源性囊肿鉴别,多发生于上颌骨内或上颌窦内或上颌牙牙根部。

【治疗要点】

1. 若囊肿较大、已有面部畸形及鼻塞症状或有反复感染病史者,应取唇龈沟径路行手术切除。

2. 手术方法:在靠近上唇系带的囊肿一侧做一横切口,朝梨状孔方向分离软组织,暴露囊壁后仔细分离并完整切除。如有囊壁与鼻前庭皮肤紧密粘连者,仍应以彻底切除囊壁为原则。此时术中难免撕裂鼻前庭皮肤,其处理方法是术后用凡士林纱条压迫该处,待肉芽逐日修复之。

3. 术后保持口腔清洁卫生。行口腔内刷牙,注意保护创面不受损伤,以免造成伤口撕裂。

【处方】　术后预防性抗感染治疗。

0.9％氯化钠注射液　100ml

头孢孟多酯　2.0g　静脉滴注　每日 2 次

【注意事项】

1. 合并感染时应用抗生素,待感染控制后手术治疗。

2. 手术方法首选鼻前庭内"揭盖法"。

四、酒渣鼻

酒渣鼻为中老年人外鼻常见的慢性皮肤损害。以鼻尖及鼻翼处皮肤红斑和毛细血管扩张为其特征,通常伴有痤疮。发病原因不清,可能的诱因有:嗜酒及喜食辛辣刺激性食物、胃肠道疾病及便秘、内分泌紊乱,月经不调、毛囊蠕形螨寄生等。

【诊断要点】

按病程进展可分为以下 3 期。

第一期:红斑期。外鼻皮肤潮红,皮脂腺开口扩大,分泌物增加使皮肤呈油状,饮酒、进餐、冷热刺激或情绪紧张时加重。

第二期:丘疹脓疱期。外鼻皮肤潮红持续不退,皮肤毛细血管渐显扩张,常并发丘疹和脓疱疮,日久皮肤逐渐增厚,呈橘皮样。

第三期:鼻赘期,上述病变加重,皮肤毛细血管扩张显著,皮脂腺结缔组织增生,终使外鼻皮肤呈分叶状肿大,外观似肿瘤,称鼻赘。

【治疗要点】

1. 寻找并祛除可能的诱因或病因。

2. 局部治疗主要是控制充血、消炎、去脂、杀灭螨虫。

3. 如已形成鼻赘,可在局麻下将增殖部分切除,彻底止血,植游离皮片。

【处方】

处方 1　米诺环素(二甲胺四环素)　0.1g　口服　每日 2 次连续 2～4 周

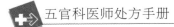

处方 2　替硝唑片　0.2g　口服　每日 2 次,连续 6 周

处方 3　5％硫黄霜　局部涂抹　每日 2～3 次

【注意事项】　同"鼻前庭炎"。

第17章

鼻中隔疾病

一、鼻中隔偏曲

鼻中隔偏曲系指鼻中隔形态上向一侧或两侧凸起,影响鼻腔生理功能。发病以成年人为多,男性多于女性,左侧较右侧多。

【诊断要点】

1. 临床表现

(1)鼻塞:最常见,多呈持续性鼻塞。C形偏曲或嵴突引起同侧鼻塞,久之对侧下鼻甲代偿性肥大。S形偏曲引起双侧鼻塞。

(2)头痛:偏曲部位压迫下鼻甲或中鼻甲,引起同侧反射性头痛。

(3)鼻出血:多见于偏曲的凸面或嵴、棘处,因黏膜张力较大,鼻中隔软组织供血丰富,易出血。

(4)鼻窦炎:高位鼻中隔偏曲妨碍鼻窦引流时可出现。

(5)耳鸣:影响咽鼓管通气时可出现。

2. 体征

(1)鼻中隔偏曲根据形态学,可呈C形、S形、棘或嵴;根据偏曲部位,有高低位偏曲;根据构成,有软骨部、骨部或混合性偏曲。

(2)外伤所致鼻中隔偏曲多不规则,常伴有外鼻畸形。与发育障碍有关的中隔偏曲,外鼻多无畸形,但可见腭弓增高。

(3)鼻中隔偏曲凹面侧鼻腔增宽、干燥,下鼻甲肥大或鼻腔黏膜增厚。

【治疗要点】

1. 鼻中隔轻度偏曲不引起症状者，不必治疗。

2. 外伤引起的偏曲在伤后早期可试行手法复位。

3. 手术可行鼻中隔黏膜下切除或鼻中隔成形。

【处方】

处方 1　鼻中隔偏曲处黏膜糜烂，间歇性涕血

复方薄荷脑滴鼻液　1～2 滴　滴鼻　每日 3～4 次

处方 2　间歇性鼻塞

盐酸羟甲唑啉滴鼻液　1 滴　滴鼻（小于 1 周）

糠酸莫米松（内舒拿）　100μg（2 喷）　每日 1 次

丙酸氟替卡松（辅舒良）　100μg（2 喷）　每日 1 次

处方 3　鼻中隔偏曲处黏膜糜烂

金霉素眼膏　外用　每日 3～4 次

处方 4　伴发鼻窦炎者参照"鼻窦炎"的治疗。

【注意事项】

1. 18 岁以下者不主张行鼻中隔矫正术。

2. 本病常因鼻中隔外伤及鼻中隔的骨和软骨发育不均衡所致，此外要警惕肿瘤或异物压迫鼻中隔，儿童腺样体肥大及硬腭高拱限制了鼻中隔发育。

3. 手术适应证：鼻中隔偏曲引起长期持续性鼻塞者；鼻中隔高位偏曲影响鼻窦引流者；因鼻中隔偏曲致反复鼻出血者；因鼻中隔偏曲而引起反射性头痛者；有鼻中隔明显偏曲的血管运动性鼻炎。

4. 手术禁忌证：鼻内急性感染者；未经治疗的鼻窦炎；某些全身性疾病和糖尿病、肺结核、严重高血压、心功能不全、血液病等；女性患者月经期期间。

二、鼻中隔穿孔

鼻中隔穿孔系指鼻中隔因挖鼻、手术、外伤或特种感染而穿通,形成两侧鼻腔相通的孔洞。

【诊断要点】

1. 临床表现

(1)鼻腔干燥结痂、易出血,重者有鼻塞。

(2)鼻中隔前端的小穿孔在呼吸时可有口哨声。

(3)梅毒活动期可有鼻痛和恶臭。

2. 体征　鼻中隔穿孔大小不一,孔缘干燥或结痂。如穿孔位于鼻中隔偏曲部后方,易被漏诊。

【治疗要点】

1. 祛除病因。

2. 冲洗鼻腔,去除痂皮,局部滴用洗必泰、鱼肝油或涂保护性软膏。

3. 全身病因及局部炎症控制后,可行鼻中隔穿孔修补术。

【处方】

处方 1　鼻腔保湿剂

　　复方薄荷脑滴鼻液　1～2 滴　滴鼻　每日 3～4 次

处方 2　抗感染治疗

　　2%黄降汞或金霉素眼膏　　　　外用　每日 3～4 次

或 5%硫代硫酸钠软膏　　　　　　外用　每日 3～4 次

处方 3　局部灌洗剂,用于鼻腔有脓痂者

　　0.9%氯化钠溶液　20ml　　　冲洗鼻腔　每日 4～6 次

　　1%庆大霉素　20ml　　　　　冲洗鼻腔　每日 4～6 次

【注意事项】

1. 由于引起鼻中隔穿孔的病因多种多样,故它可以表现为一种独立疾病,也可作为某一疾病的局部表现,后者的临床表现是复杂的。

2. 鼻的特殊性传染病,如结核、狼疮、麻风引起的穿孔多在鼻中隔软骨部,若穿孔位于鼻中隔骨部,且易发鞍鼻。

三、鼻中隔血肿

鼻中隔血肿系指鼻中隔软骨或骨膜下积血。多源于鼻中隔外伤、手术等。发病以成年人较多,双侧多见。

【诊断要点】

1. 临床表现及体征

(1)鼻塞:若为鼻中隔一侧血肿,则单侧鼻塞;若为鼻骨骨折、鼻中隔骨折或脱位,或于鼻中隔手术后出现血肿时,则双侧鼻塞。

(2)鼻部不适:鼻部跳痛感并向额部放射,毒素吸收则有畏寒、发热。

(3)鼻出血:在鼻黏膜损伤时出现。

(4)鼻中隔有表面光滑的半圆形或球形隆起,呈红色或暗红色,有弹性。

【治疗要点】

1. 早期手术引流,减少鼻中隔软骨坏死的危险。

(1)对于小血肿,穿刺抽吸。

(2)对于较大的血肿,应在表面黏膜麻醉下,在血肿下方沿鼻底做一长切口,通过切口吸出积血及坏死组织。

(3)如因鼻中隔手术引起,应重新打开手术切口,清除血肿。

2. 清创后双鼻腔填塞凡士林纱条,压迫止血,全身应用抗生素,防止继发性感染。

【处方】

处方 1　鼻腔保湿剂

　　复方薄荷脑滴鼻液　　1～2滴　　滴鼻　　每日3～4次

处方 2　抗感染治疗

　　2%黄降汞或金霉素眼膏　　　　外用　　每日3～4次

或 5%硫代硫酸钠软膏　　　　　　外用　　每日3～4次

处方 3　局部灌洗剂,用于鼻腔有脓痂者

　　0.9%氯化钠溶液　　　　　　冲洗鼻腔　　每日4～6次

1%庆大霉素　20ml　　　　冲洗鼻腔　每日 4～6 次

【注意事项】

　　1. 鼻中隔血肿应及时抽出或清除积血,积极预防感染,以防止脓肿形成及其后的鞍鼻畸形。

　　2. 切开引流时勿在两侧鼻中隔面同时做切口,以免引起鼻中隔穿孔。

　　3. 是外伤引起者需注意是否合并颌骨及颅脑外伤。

　　4. 自发性血肿临床少见,假如出现应警惕是否由各种出血性疾病引起。

第18章

鼻腔普通炎性疾病

一、急性鼻炎

急性鼻炎系鼻腔黏膜的急性感染性炎症，主要为病毒感染，后期可并发细菌感染。许多急性传染病常以鼻炎为其前驱症状。

【诊断要点】

1. 临床表现及体征

(1)初期有鼻内和鼻咽部干燥、瘙痒感，频发喷嚏，常伴有疲乏、头痛、周身不适。检查：鼻黏膜潮红、干燥。

(2)起病1～2日后即有鼻塞、大量流清涕。常有咽痛、发热，体温一般37～38℃，同时有头部闷胀、四肢腰背酸痛，此期持续1～2日。前鼻镜检查：鼻腔黏膜充血肿胀，鼻腔内可见黏涕。

(3)鼻塞、鼻涕转为脓性，如累及鼻窦可有较严重的头痛，向下呼吸道发展可出现咳嗽，此期3～5日。但易有鼻窦炎、气管炎等并发症使流脓涕、咳嗽、咳痰拖延日久。检查：下鼻甲肿胀、鼻道内有多量脓涕。

2. 血常规白细胞计数常偏低。

3. 注意排除过敏性鼻炎。过敏性鼻炎为突发性鼻痒、喷嚏、流清涕，鼻部症状常较短，半天以内。全身症状很轻或无全身症状。

4. 此病与麻疹、猩红热等急性传染病的前期表现常相同，应注意鉴别。

【治疗要点】　病毒感染须等待体内抗体生成而逐渐康复,治疗的目的是减轻、控制症状,防止并发症出现。

1. 注意休息,保证热量供给。

2. 应用中药抗病毒、祛风散寒、清热解毒。

3. 酌情应用抗病毒西药。对抵抗力低下者,可酌情选用抗生素预防细菌感染。

4. 酌情应用抗组胺药以缓解流涕、喷嚏和鼻塞。

5. 酌情应用解热镇痛药以缓解全身不适、酸痛和头痛等症状。

【处方】

处方 1　局部用鼻腔减充血药,改善通气、引流

盐酸羟甲唑啉喷雾剂　喷鼻　每日 4～6 次(连续用少于 1 周)

处方 2　抗病毒药

板蓝根　10g　　　　　　　口服　每日 3 次

四季抗病毒口服液　10ml　　　　口服　每日 3 次

处方 3　抗生素药

头孢丙烯分散片　0.25g　　口服　每日 3 次

处方 4　解热镇痛药

布洛芬缓释胶囊　0.3g　　口服　每日 2 次

【注意事项】　鼻腔减充血药只能短期应用,原则上应用不能超过 1 周。急性鼻炎要注意与下列疾病鉴别:

(1)流感:全身症状重,如高热、寒战、头痛、全身关节及肌肉酸痛等。上呼吸道症状不明显。

(2)变应性鼻炎:常被误诊为急性鼻炎。本病表现为突发性喷嚏和清水涕,然后迅速消失,发作时间极少有超过半天以上。发作过后一切恢复正常,无发热等全身症状。鼻腔分泌物细胞学检查、皮肤试验、激发试验及特异性 IgE 抗体测定等有助于鉴别。

(3)急性传染病:许多呼吸道急性传染病早期可出现鼻急性

炎症,如麻疹、猩红热、百日咳等。这类疾病除有急性鼻炎表现外,尚有其本身疾病的表现,且全身症状重,如高热、寒战、头痛、全身肌肉酸痛等。通过详细的体格检查和对病程的严密观察可鉴别之。

二、慢性鼻炎

慢性鼻炎是鼻黏膜和黏膜下层的慢性炎症,以黏膜肿胀、分泌物增多为特点。病因较为复杂,除鼻腔黏膜反复发生急性炎症逐渐转化为慢性炎症外,鼻腔解剖结构的异常、鼻窦病灶刺激、局部长期应用血管收缩药、吸入有害物质也是重要的病因。全身营养状况不良、维生素缺乏、内分泌紊乱及长期口服一些药物如降压药也可导致慢性鼻炎症状的出现。一般分为慢性单纯性鼻炎和慢性肥厚性鼻炎两类。

(一)慢性单纯性鼻炎

因鼻黏膜深层动、静脉功能紊乱,使鼻甲肿胀,黏液腺功能活跃使分泌物增多、黏稠。

【诊断要点】

1. 临床表现

(1)鼻分泌物增多,较黏稠,常有鼻涕倒流。

(2)间歇性、交替性鼻塞,合并鼻中隔偏曲或其他病变使鼻塞加重。

(3)嗅觉减退、闭塞性鼻音。

(4)头痛、记忆力减退。

(5)下鼻甲肿胀,黏膜中度充血,鼻甲黏膜表面平滑,用探针轻触下鼻甲黏膜,立即出现凹陷,并可迅速恢复原状。用减充血剂后黏膜肿胀迅速消退。

2. 鼻甲单纯性肿大,不伴明显增生,血管收缩药可使肿胀的鼻甲黏膜迅速收缩。

3. 注意降压药物、避孕药物及血管收缩药的应用史。

4.注意鼻腔结构的解剖异常,必要时行鼻窦内镜及 CT 检查。

【治疗要点】

1.祛除病因,矫正鼻腔畸形,避免长期鼻腔应用减充血药。

2.中药治疗,消炎消肿。

3.局部治疗

(1)羟甲唑啉喷鼻,以缓解鼻塞症状。用药少于 1 周。

(2)鼻喷激素。

(3)理疗:如氦氖激光。

4.外科治疗:鼻塞严重、内科治疗无法改善症状者可用温控射频、等离子射频消融下鼻甲。

【处方】

处方1 局部用鼻腔减充血药,改善通气、引流

　　　盐酸羟甲唑啉喷雾剂 喷鼻 每日 4～6 次 连续用少于 3～5 日

　　或 1%麻黄碱   滴鼻 每日 3 次(不超过 7 日)

处方2 局部用糖皮质激素,控制炎症

　　　布地奈德鼻喷剂 2 喷 喷鼻 每日 2 次 连续 2～3 个月

处方3 口服中药,改善通气功能

　　　鼻渊通窍颗粒剂 10g 口服 每日 3 次 连续用 4 周

处方4 抗生素类药

　　　克拉霉素分散片 0.25g 口服 每日 2 次 连续用 2 周

(二)慢性肥厚性鼻炎

是以鼻黏膜肥厚、增生为特征的鼻炎。可由慢性单纯性鼻炎转化而来,也可继发于变应性鼻炎、鼻中隔偏曲对侧下鼻甲的代偿性肥厚。

【诊断要点】

1.临床症状

(1)鼻塞多为持续性,轻重不一。

（2）黏涕不易擤出。

（3）嗅觉减退，鼻音重。

（4）下鼻甲肥大、苍白、表面不光滑，严重者呈桑葚状。减充血药收缩效果差。

2. 排除鼻窦炎、鼻息肉所致的上述症状。

【治疗要点】

1. 祛除病因。

2. 用含激素喷鼻剂（如丙酸氟替卡松鼻喷雾剂）。

3. 下鼻甲减容。

4. 息肉样变、桑葚样变者可切除下鼻甲增生样部位。

5. 弥漫增生者可用等离子射频消融。

6. 骨性肥大者可用下鼻甲成形术或黏膜下切除术。

7. 下鼻甲减容应在矫正鼻腔其他畸形的基础上进行。

【处方】

处方1 局部用鼻腔减充血药，改善通气、引流

盐酸羟甲唑啉喷雾剂 喷鼻 每日4～6次（连续用少于3～5日）

或 1%麻黄碱 滴鼻 每日3次 不超过7日

处方2 局部用糖皮质激素，控制炎症

布地奈德鼻喷剂 2喷 喷鼻 每日2次 连续2～3个月

处方3 口服中药，改善通气功能

鼻调通窍颗粒剂 10g 口服 每日3次 连续用4周

处方4 抗生素类药

克拉霉素分散片 0.25g 口服 每日2次 连续用2周

【注意事项】 切除肥厚的下鼻甲黏膜，主要是下鼻甲下缘及后端肥厚的黏膜。原则上不应超过下鼻甲的1/3，如切除过多可引起继发性萎缩性鼻炎。下鼻甲骨肥大宜做下鼻甲粘-骨膜下切除术,既可改善鼻腔通气引流,又无损黏膜的生理功能。

三、药物性鼻炎

口服某些药物,或鼻腔局部长期使用减充血药所致的鼻塞称药物性鼻炎。常见引起药物性鼻炎的药物有 α 肾上腺素阻断药、抗乙酰胆碱酯酶药、抗交感神经药、某些避孕药及萘甲唑啉(滴鼻净)药物。

【诊断要点】

1. 持续性鼻塞,轻重不一,并有逐渐加重的趋势。

2. 检查可见鼻腔黏膜呈紫红色、肿胀,或苍白色水肿,表面不平,触之有橡皮感。

3. 对减充血药收缩反应差。

【治疗要点】

1. 停用致病药物。

2. 用含激素喷鼻剂(如丙酸氟替卡松鼻喷雾剂)替代。

3. 下鼻甲减容,如下鼻甲中、后段下缘部分切除。

4. 可用等离子射频消融。

5. 骨性肥大者可行下鼻甲成形术或黏膜下切除术。

6. 下鼻甲减容应在矫正鼻腔其他畸形的基础上进行。

【处方】

处方 1　局部用糖皮质激素,控制炎症

布地奈德鼻喷剂　2 喷　喷鼻　每日 2 次(连续 2～3 个月)

处方 2　能量合剂

ATP 片　40mg　口服　每日 3 次

【注意事项】　鼻腔减充血药只能短期应用,原则上应用不能超过 1 周。用药期间,可口服维生素 C 以减轻药物对鼻腔的不良反应。婴幼儿、新生儿应禁用此类药物。小儿用萘甲唑啉后可引起面色苍白,血压下降,心动过缓,昏迷甚至呼吸困难等中毒现象。

四、萎缩性鼻炎

萎缩性鼻炎是一种以鼻黏膜萎缩或退行性变为其病理特征的慢性炎症。发展缓慢,病程长。女性青年患者相对较多。本病在发达国家日益少见,在发展中国家的发病率仍然较高。在我国,本病亦渐少见,但在贫困的山区和边远地区仍相对多见。

【诊断要点】

1. 临床表现　鼻、咽干燥感,鼻塞(为鼻腔内脓痂阻塞所致)。鼻黏膜萎缩变薄、干燥而致鼻出血,嗅区黏膜萎缩所致嗅觉丧失。晚期和严重者脓痂中蛋白质腐败分解所致呼出气有恶臭,旁人靠近可闻到臭味,但患者自己不觉(嗅觉丧失)。故本病又称臭鼻症。鼻黏膜和鼻甲萎缩、调温保湿功能缺失、吸入冷空气或脓痂刺激所致头晕头痛。

2. 体格检查

(1)鼻梁宽平——鞍鼻,自幼发病,影响外鼻发育。

(2)鼻黏膜干燥,鼻腔宽大,鼻甲缩小(尤以下鼻甲为甚),大量灰绿色脓痂充塞并有恶臭。若病变发展至鼻咽、口咽和喉咽部,亦可见同样表现。

【治疗要点】

1. 尚无特效疗法,目前多采用局部和全身综合治疗。全身治疗包括维生素治疗和微量元素治疗。

2. 生理性海水鼻腔冲洗。

3. 鼻内用药:①滴鼻剂:应用1%复方薄荷樟脑液状石蜡、清鱼肝油等滴鼻,以润滑黏膜、促进黏膜血液循环和软化脓痂便于擤出。②用1%链霉素滴鼻,以抑制细菌生长,减少炎性糜烂和利于上皮生长。③用1%新斯的明涂抹黏膜,促进黏膜血管扩张。④用0.5%雌二醇或己烯雌酚油剂滴鼻,可减少痂皮、减轻臭味。⑤用50%葡萄糖液滴鼻,可能具有刺激黏膜腺体分泌的作用。

4. 手术治疗方法：①鼻腔外侧壁内移加固定术。②前鼻孔闭合术，两侧可分期或同期进行，约 1.5 年鼻黏膜基本恢复正常后重新开放前鼻孔。③鼻腔粘-骨膜下埋藏术。

【处方】

处方 1　局部保湿药

1％复方薄荷樟脑液状石蜡	滴鼻	每日 4～6 次

处方 2　局部用抗感染药

1％链霉素	滴鼻	每日 4～6 次

处方 3　激素类促进腺体分泌药

0.5％雌二醇或己烯雌酚油剂	滴鼻	每日 4～6 次

处方 4　促纤毛运动剂

桃金娘油胶囊　0.3g	口服	每日 2 次	
桉柠蒎胶囊　0.3g	口服	每日 2 次	饭前

处方 5　维生素类药

维生素 A　2.5 万 U	口服	每日 1 次
维生素 B_2　0.1g	口服	每日 3 次
维生素 C　0.2g	口服	每日 3 次
维生素 E　100mg	口服	每日 1 次

【注意事项】　慢性肥厚性鼻炎手术治疗时，切除下鼻甲一定不能超过下鼻甲 1/3，否则术后易导致萎缩性鼻炎。鼻内镜手术同样要注意尽可能保护好正常黏膜。

五、干燥性鼻炎

干燥性鼻炎是以鼻黏膜干燥、分泌物减少，但无鼻黏膜和鼻甲萎缩为特征的慢性鼻病。

【诊断要点】

1. 临床表现　鼻干燥感明显，鼻涕少，黏稠不易排出。由于鼻黏膜干燥，易致鼻出血。

2. 体格检查

(1)鼻黏膜干燥,充血,失去正常红润光泽,表面少量痂皮,局部黏膜可能有糜烂,少数溃疡形成,累及软骨,甚至可有鼻中隔穿孔。

(2)鼻黏膜干燥,鼻腔宽大,鼻甲缩小(尤以下鼻甲为甚),大量灰绿色脓痂充塞并有恶臭。若病变发展至鼻咽、口咽和喉咽部,亦可见同样表现。

【治疗要点】

1. 尚无特效疗法,根据病因可改善工作生活环境。药物治疗包括维生素治疗治疗。

2. 鼻腔局部用滴鼻,鼻腔用0.9%氯化钠溶液冲洗。

【处方】

处方1 局部保湿药

1%复方薄荷樟脑液状石蜡　滴鼻　每日4~6次

处方2 促纤毛运动剂

桃金娘油胶囊　0.3g　　　口服　每日2次

桉柠蒎胶囊　0.3g　　　口服　每日2次　饭前

处方3 维生素类药物

维生素A　2.5万U　　　口服　每日1次

复合维生素B　0.1g　　　口服　每日3次

维生素C　0.2g　　　口服　每日3次

维生素E　100mg　　　口服　每日1次

【注意事项】　干燥性鼻炎与萎缩性鼻炎在诊断上有一定差别。萎缩性鼻炎是以鼻黏膜及鼻甲萎缩为特征,鼻腔宽大,下鼻甲萎缩,晚期大量干痂,味臭,伴嗅觉障碍。干燥性鼻炎无鼻黏膜和鼻甲萎缩,无嗅觉减退。

第19章

鼻 出 血

鼻出血系各种原因引起的鼻腔、鼻窦黏膜血管或周围血管破裂、血液经前后鼻孔流出的临床现象。整个人群中约60％的人一生中有过鼻出血。鼻出血可因鼻腔、鼻窦局部外伤、炎症、畸形和肿瘤所致,也可为系统性血管和凝血机制功能障碍的局部表现或与局部因素协同所致。出血部位以鼻中隔居多。

【诊断要点】

1. 临床表现

(1)黏膜糜烂或局部血管纡曲、怒张:常见于鼻中隔前下部易出血区、下鼻甲前端,出血常不十分猛烈,易于压迫止血或出血可自行停止。有反复出血的特点。常伴有鼻中隔偏曲等局部解剖畸形因素。

(2)各种外伤所致的鼻出血:如挖鼻、机械外伤等出血部位多在鼻腔前部。而颅底骨折所致出血部位较深。

(3)鼻腔炎症、异物、肿瘤引起的出血:可发生在鼻腔不同部位,出血量差别很大,也有反复出血的特点。

(4)老年人及高血压病相关的鼻腔出血量:常较大,出血较猛烈,出血点位置多于鼻腔后部,常有反复出血而止血困难。

(5)全身系统性疾病,如血液系统疾病、肝肾疾病和严重营养缺乏所致或相关的鼻出血常有黏膜广泛或弥漫性出血,并伴有其他部位和器官的出血及功能障碍。亦可合并前述症状出现。

(6)长期慢性出血常致贫血,而短期性大出血可致患者休克,猛烈出血可致患者窒息。

2. 详细询问病史及出血情况,确认出血源于鼻腔或相邻组织,排除咯血和呕血。

3. 确定出血部位:前鼻镜、内镜、血管造影。

4. 确定出血原因:局部检查及全身检查,必要时辅以多种影像学检查。

5. 估计出血量,评估患者当前循环系统状况,有无出血性休克。

6. 检测患者出凝血功能。

7. 全身性疾病的排查。

【治疗要点】

1. 应遵循"急治其标,缓治其本"的原则,对活动性出血者应尽快找到出血点,有效止血,同时进行全身治疗。对非活动性出血者应明确病因对因治疗。

2. 全身治疗:应适度控制高血压,失血过多应补液、输血、抗休克,应用止血药物,镇静药。

3. 局部处理

(1)局部药物止血:①收敛药:麻黄碱、肾上腺素、羟甲唑啉等。②止血药:氨基己酸、氨甲苯酸、凝血酶、吸收性明胶海绵、云南白药等。③黏膜下药物注射:巴曲酶、利多卡因、多种硬化剂。④化学烧灼:硝酸银结晶或50%硝酸银液出血点烧灼。

(2)局部物理治疗:①热金属丝烧灼出血点。②双极电凝、微波局部烧灼。③冷冻止血。④激光止血:Nd-YAG、二氧化碳、He-Ne 激光。

(3)鼻腔填塞止血:应用油纱条、碘仿纱条、膨胀海绵、气囊等填塞鼻腔止血。①前鼻孔填塞。②后鼻孔填塞。

(4)血管阻断:①介入性血管造影和栓塞。②血管结扎:颈外动脉、筛前后动脉、颌内动脉结扎。

(5)手术治疗:电凝止血,鼻中隔偏曲矫正等。

【处方】

处方 1 镇静药:有助于稳定情绪,辅助降低血压,增强局部止血效果,对紧张而又恐惧的鼻出血患者尤为重要。

地西泮	10mg	静脉注射	每日 2 次
或 地西泮	5mg	口服	每日 2 次

处方 2 止血药

血凝酶	2U	静脉注射	每 12 小时 1 次
云南白药	0.5g	口服	每日 3 次

【注意事项】

1. 绝大部分鼻出血通过简单的出血点组织凝固或填塞,镇静、止血药应用均能获得满意的疗效。对严重鼻腔大出血,采用前后鼻孔填塞在迅速有效止血的同时,有可能由于鼻腔填塞,引发低氧血症和血二氧化碳潴留,使既往有心脑血管疾病、心肺功能不全的老年患者病情加重,应予以足够的重视,严密观察患者的心肺功能。

2. 血管结扎止血,要注意到责任血管的侧支循环及其交通,常使结扎血管疗效不稳定,术后仍需填塞等治疗。

3. 前后鼻孔填塞可引起鼻-鼻窦继发性感染或继发急性中耳炎,所以有预防性应用广谱抗生素指征,适当应用。前后鼻孔填塞引起疼痛,严重影响患者情绪和睡眠,应予以镇痛治疗。

4. 严重的大量鼻出血可引起失血性休克,及时、有效地发现和积极抗休克治疗对挽救患者生命尤为重要。应适当补液扩容、纠正贫血。

第20章

鼻 窦 炎

一、急性鼻窦炎

急性鼻窦炎是鼻窦黏膜的急性化脓性炎症,重者可累及骨质。上颌因窦腔较大,窦底较低,而窦口较高,易于积脓,且居于各鼻窦之下方,易被他处炎症所感染,故上颌窦炎的发病率最高,筛窦炎次之,额窦炎又次之,蝶窦炎最少。

【诊断要点】

1.症状体征

(1)全身症状:因常继发于感冒或急性鼻炎,故原症状加重,出现畏寒、发热、食欲减退、便秘、周身不适等。小儿患者可发生呕吐、腹泻、咳嗽等消化道和呼吸道症状。

(2)局部症状

①鼻塞:多为患侧持续性鼻塞,如两侧同时罹患,则为双侧持续性鼻塞。均因鼻黏膜炎性肿胀和分泌物积蓄所致。因鼻塞可致嗅觉暂时性减退或丧失。

②多脓涕:鼻腔内大量脓性或黏脓性鼻涕,难以擤尽,脓涕中可带少许血液。厌氧菌或大肠埃希菌感染者脓涕恶臭(多是牙源性上颌窦炎)。脓涕可后流至咽部和喉部,刺激局部黏膜引起发痒、恶心、咳嗽和咳痰。

③头痛或局部疼痛:为本病常见症状,其发生机制是脓性分泌物、细菌毒素和黏膜肿胀刺激与压迫神经末梢所致。一般而

言,前组鼻窦炎引起的头痛多在额部和颌面部,后组鼻窦炎的头痛则多位于颅底或枕部。

但各窦引起的疼痛各有特点:a. 急性上颌窦炎:前额部痛,晨起轻,午后重,可能伴有同侧颌面部痛或上列磨牙痛。b. 急性筛窦炎:一般头痛较轻,局限于内眦或鼻根部,也可能放射至头顶部。前组筛窦炎的头痛有时与急性额窦炎相似,后组筛窦炎有时则与急性蝶窦炎相似,疼痛位于枕部。c. 急性额窦炎:前额部痛具周期性,即晨起即感头痛且逐渐加重,午后开始渐轻,至晚间完全消失,次日又重复发作。d. 急性蝶窦炎:颅底或眼球深处钝痛,可放射至头顶、耳后。亦可引起枕部痛,早晨轻、午后重。

2. 疾病病因

(1)全身病因:多因全身抵抗力降低所致,如过度疲劳、受寒受湿、营养不良、维生素缺乏和生活与工作环境不卫生等。此外,特应性体质、全身性疾病(贫血和糖尿病)、内分泌疾病(甲状腺、脑垂体和性腺功能不足)、上呼吸道感染和急性传染病(流感、麻疹、猩红热和白喉)等均可诱发本病。

(2)局部病因

①鼻腔疾病:急慢性鼻炎、鼻中隔偏曲、中鼻甲肥大、变应性鼻炎、鼻息肉、鼻腔异物和肿瘤等均可阻塞鼻道,妨碍鼻窦通气引流。

②邻近器官的感染病灶:扁桃体炎、腺样体肥大。此外,上列第二前磨牙和第一、二磨牙的根尖感染,以及拔牙损伤上颌窦壁或龋齿残根坠入上颌窦内,可引起上颌窦炎症。

③直接感染:鼻窦外伤骨折或异物穿入鼻窦,以及游泳跳水不当或游泳后用力擤鼻致污水挤入鼻窦。

④鼻腔填塞物留置时间过久:引起局部刺激、污染和妨碍窦口通气引流。

⑤气压骤变:高空飞行迅速下降致窦腔负压,使鼻腔炎性物或污物被吸入鼻窦,称为非阻塞性航空性鼻窦炎。致病菌多见化

脓性球菌,如肺炎双球菌、溶血型链球菌、葡萄球菌和卡他球菌等;其次为杆菌,如流感嗜血杆菌、变形杆菌和大肠埃希菌等;此外,厌氧菌感染亦不少见。应注意多数为混合感染。

3. 病理生理

(1)初起为卡他期:黏膜短暂贫血,继而血管扩张和充血,上皮肿胀,固有层水肿,多形核白细胞和淋巴细胞浸润,纤毛运动缓慢,浆液性或黏液性分泌亢进。

(2)进而发展为化脓期:上述病理改变加重,上皮坏死,纤毛脱落,小血管出血,分泌物转为脓性。

(3)少数病例炎症侵及骨质或经血道扩散引起骨髓炎或眶内、颅内并发症。

4. 诊断检查

(1)鼻腔内镜检查:用 1‰麻黄碱和 1‰～2%丁卡因棉片作鼻黏膜收缩和麻醉后,擤尽鼻腔脓涕。应用可曲性纤维鼻咽喉镜或硬性鼻-鼻窦内镜,利用其不同视角检查鼻腔各壁,并伸入鼻道检查窦口及其附近黏膜,可精确判断鼻腔黏膜,尤其是窦口及其附近黏膜的病理改变,包括窦口形态、黏膜红肿、息肉样变及脓性物来源等。

(2)鼻窦 X 线检查:可显示窦黏膜增厚,如有脓性物积蓄,则可见窦腔密度增高,发生在上颌窦者可见液平面。

(3)上颌窦穿刺冲洗:须在患者无发热和抗生素控制下施行。观察有无脓性液,若有,应做细菌培养和药物敏感试验,以利于进一步治疗。

(4)详细检查

①血常规、尿常规、粪常规。

②X 线检查。

③心血管检查。

④耳鼻咽喉科特殊检查。

⑤标本涂片染色。

⑥细菌培养。

⑦CT 检查。

【治疗要点】

原则有三：根除病因；保证引流通畅；控制感染和预防并发症。

1. 治疗方法

（1）一般治疗：同上呼吸道感染和急性鼻炎，适当注意休息。

（2）抗炎治疗：最重要。

①全身足量抗生素治疗，及时控制感染，以及防止发生并发症和转为慢性。

②局部治疗基本同急性鼻炎。

（3）体位引流：目的是促进引流。

（4）物理治疗：局部热敷、短波透热或红外线照射等，可促进炎症消退和改善症状。

（5）上颌窦穿刺冲洗：既可用于诊断，也可用于治疗。应在全身症状消退和局部炎症基本控制后施行。有的患者一次冲洗即愈。否之，则每周冲洗 2 次，直至再无脓液冲洗出为止。冲洗后可向窦内注入抗生素、类固醇激素混合液。一些患者经大量抗生素治疗症状仍不改善，行上颌窦穿刺冲洗后症状可消退。

方法：

①表面麻醉：先用 1% 麻黄碱棉片收缩下鼻甲和中鼻道黏膜，然后用浸有 1%～2% 的丁卡因（内可加少许 0.1% 肾上腺素）的棉签置入下鼻道外侧壁，距下鼻甲前端 1～1.5cm 的下鼻甲附着处稍下的穿刺部位（该部位骨壁最薄，易于穿透），麻醉 10～15 分钟。

②穿刺操作：在前鼻镜窥视下，将上颌窦穿刺针（带有针芯）尖端引入下鼻道外侧壁的穿刺部位，针尖斜面朝向下鼻道外侧壁，并固定。一般穿刺左侧上颌窦时，右手固定患者头部，左手拇指、示指和中指持针，掌心顶住针的尾端。针之方向对向同侧耳

廓上缘,稍加用力钻动即可穿通骨壁进入窦内,此时有一"落空"的感觉。

③冲洗:拔出针芯,接上注射器并回抽检查有无空气或脓液,以判断针尖端是否确在窦内,抽出的脓液送培养和药物敏感试验。证实针尖确在窦内后,撤下注射器,用一橡皮管连接于穿刺针和注射器之间,再徐徐注入温生理盐水以冲洗。如上颌窦内积脓,即可随生理盐水一并自鼻腔冲出。如此连续冲洗,直至脓液冲净为止。必要时可以冲净脓液后注入抗生素药液。冲洗完毕,按逆进针方向退出穿刺针,穿刺部位用棉片压迫止血。

每次冲洗应记录脓液性质(黏脓、脓性、蛋花样或米汤样)、颜色、臭味和脓量。如一次不能治愈,可根据病情每周 1 次或 2 次重复穿刺冲洗。亦可经穿刺针腔引入硅胶管留置窦腔,一端固定于前鼻孔外,以便连续冲洗。

因此,在行上颌窦穿刺冲洗时应注意:a. 进针部位、方向正确,用力适中,一旦有"落空"感即停。b. 切忌注入空气。c. 注入生理盐水时,如遇阻力则说明针尖可能不在窦内或在窦壁黏膜中,此时应调整针尖位置和深度,再行试冲,如仍有较大阻力应即停止;有时因窦口阻塞亦可产生冲洗阻力,如能判断针尖确在窦内,可用 1% 麻黄碱棉片收缩中鼻道黏膜后再试冲,如仍有较大阻力,亦应停止。d. 冲洗时应密切观察患者的眼球和面颊部,如患者诉有眶内胀痛或眼球有被挤压出的感觉时应停止冲洗;如发现面颊部肿起亦应停止冲洗。e. 穿刺过程中患者如出现晕厥等意外,应即刻停止冲洗,拔除穿刺针,让患者平卧,密切观察并给予必要处理。f. 拔除穿刺针后如遇出血不止,应做止血处理。g. 如疑发生气栓,应急置患者头低位和左侧卧位(以免气栓进入颅内血管和动脉系统、冠状动脉),应立即给氧及其他急救措施。

(6)额窦环钻术:急性额窦炎保守治疗无效且病情加重时,为避免额骨骨髓炎和颅内并发症,须行此术。

(7)如为牙源性上颌窦炎,应同时治疗牙科疾病。

2. 疾病预防　增强体质,改善生活和工作环境。谨防感冒和其他急性传染病。积极治疗贫血和糖尿病。及时、合理地治疗急性鼻炎以及鼻腔、鼻窦、咽部和牙的各种慢性疾病,保持鼻窦通气引流和防止感染扩散。

【处方】

处方 1　可选用以下任一种抗生素

　　克拉霉素缓释片　0.5g　口服　每日 1 次(2 周)

或　阿莫西林/克拉维酸钾片　0.375g　口服　每日 3 次(2 周)

或　头孢丙烯分散片　0.5g　口服　每日 2 次(2 周)

或　莫西沙星片　0.1g　口服　每日 1 次(1 周)

　　甲硝唑片(厌氧菌感染者)　0.2g　口服　每日 2 次(1 周)

处方 2　发热、全身症状明显者可选用

　　生理盐水　100ml

　　头孢西丁　2.0g　静脉滴注　每日 2 次(1 周)

处方 3　稀释黏液和黏膜纤毛活性药可选用

　　桃金娘油胶囊　0.3g　口服　每日 3 次(4 周)

或　欧龙马滴剂　6ml　口服　每日 3 次(4 周)

处方 4　变应性体质者选用

　　枸地氯雷他定片　8.8mg　口服　每晚 1 次(1 周)

处方 5　激素类药,减轻炎症水肿

　　布地奈德喷鼻剂　2 喷　喷鼻　每日 1 次(大于 4 周)

或　丙酸氟替卡松喷鼻剂　2 喷　喷鼻　每日 1 次(大于 4 周)

处方 6　减充血药,改善通气、引流

　　盐酸羟甲唑啉滴鼻液　1 滴　滴鼻　每日 3 次(小于 1 周)

处方 7　局部灌洗剂

　　生理盐水　20ml　冲洗鼻腔　每日 6 次(4 周)

【注意事项】

1. 急性鼻窦炎引起的头痛较为明显,多有时间规律性,可出现在不同的部位,急性上颌窦炎眶上额部痛,晨起轻,午后重,可伴同侧面颊部或上列牙痛;急性额窦炎前额部周期性疼痛,晨起感头痛逐渐加重,午后减轻,晚间消失;急性筛窦炎一般较轻,局限于内眦或鼻根部;急性蝶窦炎颅底或眼球深处钝痛,可放射至头顶或耳后,亦可引起枕部痛,早晨轻,午后重。需与神经系统疾病相鉴别。

2. 抗生素的选择,可根据细菌对药物的敏感试验选用药物,未能明确者可用广谱抗生素,如青霉素类、头孢菌素等;明确有厌氧菌感染的同时选用抗厌氧菌药。

3. 由于抗生素的应用及诊断技术的提高,急性鼻窦炎并发症的发生率已显著降低,但由于如眶内炎性水肿、眶内蜂窝织炎、球后视神经炎和颅内并发症如硬脑膜外脓肿、硬脑膜下脓肿、化脓性脑膜炎、脑脓肿、海绵窦血栓性静脉炎等的后果严重,故仍应重视。特别注意可能有 2~3 种颅内并发症同时发生,亦可能合并眶内并发症一起发生,如急性额窦炎可同时引起骨髓炎、骨膜下脓肿、硬脑膜外脓肿和脑脓肿、眶骨膜下脓肿和眶内感染等。

二、慢性鼻窦炎

慢性鼻窦炎为鼻窦的慢性化脓性炎症。较急性者多见,常为多个鼻窦同时受累。慢性鼻窦炎影响患者的生活质量,加重患者的呼吸道感染症状,严重者有引起颅眼肺并发症的可能,导致视力改变,甚至感染加重而死亡。在药物、手术治疗下大多数慢性鼻窦炎患者可以治愈,少数伴过敏、哮喘、阿司匹林不耐受等特异体质的患者,疾病常反复发作。

【诊断要点】

1. 临床表现

(1) 好发群体:所有人群均易发生,低龄、年老体弱者更多见。

（2）疾病症状

①局部症状：a. 脓涕：鼻涕多为脓性或黏脓性，黄色或黄绿色，量多少不定，可倒流向咽部，单侧有臭味者，多见于牙源性上颌窦炎或真菌感染。b. 鼻塞：轻重不等，多因鼻黏膜充血肿胀和分泌物增多所致。c. 嗅觉障碍：鼻塞和炎症反应可导致嗅觉障碍。d. 头痛：慢性鼻窦炎一般无明显局部疼痛或头痛。如有头痛，常表现为钝痛或头部沉重感，白天重，夜间轻。前组鼻窦炎多表现前额部和鼻根部胀痛或闷痛，后组鼻窦炎的头痛在头顶部、后枕部。患牙源性上颌窦炎时，常伴有同侧上列牙痛。e. 其他：由于脓涕流入咽部和长期用口呼吸，常伴有慢性咽炎症状，如痰多、异物感或咽干痛等。若影响咽鼓管，也可有耳鸣、耳聋等症状。

②其他症状：眼部有压迫感，亦可引起视力障碍，但少见。头部沉重压迫感，或仅有钝痛或闷胀痛。

③全身症状：较轻缓或不明显，一般可有头晕、易倦、精神抑郁、萎靡不振、食欲缺乏、失眠、记忆力减退、注意力不集中、工作效率降低等症状。极少数病例若已成为病灶者，可有持续低热。

2. 检查

（1）鼻腔检查：病变以鼻腔上部变化为主，可见中鼻甲水肿或肥大，甚至息肉样变。有的可见多发性息肉。前组鼻窦炎可见中鼻道及下鼻甲表面有黏脓性分泌物附着，后组鼻窦炎可见嗅裂及中鼻道后部存有黏脓液，严重者鼻咽部可见脓性分泌物。

（2）辅助检查

①鼻内镜检查：即前、后鼻孔镜检查，用麻黄碱收缩鼻黏膜，然后仔细检查鼻腔各部，可见水肿、脓涕或息肉。

②体位引流：疑有慢性鼻窦炎而中鼻道或嗅裂无脓液存留时，可行体位引流检查。

③上颌窦穿刺冲洗术：上颌窦穿刺冲洗既是对上颌窦炎的一种诊断方法，也是一种治疗措施。冲出液宜做需氧细菌培养和药

敏试验。

④X 线鼻窦摄片:对诊断不明确或怀疑有其他病变者,可协助诊断。

⑤牙科检查:在可疑牙源性上颌窦炎时,应进行有关牙的专科检查。

⑥鼻窦 CT 诊断:鼻窦 CT 有助于明确病变范围,明确局部骨质变化情况,有助于与鼻腔肿瘤相鉴别。CT 由于其较高的分辨率,观察病变较为细致和全面,是目前诊断慢性鼻窦炎的良好指标。

⑦鼻窦 MRI:MRI 对鼻窦内软组织和液体有较好的区分度,对术前制订完备的手术方案有益。

【治疗要点】

1. 一般治疗　局部常用有上颌窦穿刺冲洗术;额窦引流;鼻窦置换。

2. 药物治疗　包括全身用药,局部用药。全身用药包括抗生素、糖皮质激素、抗组胺药、稀释黏液和黏膜纤毛活性药;局部用药常可鼻腔冲洗、鼻用血管收缩药和鼻用糖皮质激素。

3. 手术治疗　鼻腔手术可解除鼻塞,改善鼻窦引流,促进鼻窦炎症的消退;鼻窦手术应在正规的非手术治疗无效后采用,其目的是保持和恢复鼻腔和鼻窦的生理功能。

【处方】

处方 1　可选用以下任一种抗生素

克拉霉素缓释片　0.5g　口服　每日 1 次(2 周)

或 阿莫西林/克拉维酸钾片　0.375g　口服　每日 3 次(2 周)

或 头孢丙烯分散片　0.5g　口服　每日 2 次(2 周)

或 莫西沙星片　0.1g　口服　每日 1 次(1 周)

甲硝唑片(厌氧菌感染者)　0.2g　口服　每日 2 次(1 周)

处方 2　促纤毛运动剂

桃金娘油胶囊　0.3g　口服　每日 3 次(12 周)

或　欧龙马滴剂　6ml　口服　每日 3 次（12 周）

或　桉柠蒎胶囊　0.3g　口服　每日 2 次　饭前

处方 3　变应性体质者选用抗过敏治疗

枸地氯雷他定片　8.8mg　口服　每晚 1 次（1 周）

处方 4　激素类药，减轻炎症水肿

布地奈德喷鼻剂　2 喷　喷鼻　每日 1 次（大于 4 周）

或　丙酸氟替卡松喷鼻剂　2 喷　喷鼻　每日 1 次（大于 4 周）

处方 5　减充血药，改善通气、引流

盐酸羟甲唑啉滴鼻液　1 滴　滴鼻　每日 3 次（小于 1 周）

处方 6　局部灌洗剂

生理盐水　20ml　冲洗鼻腔　每日 6 次（4 周）

1％庆大霉素　20 ml　冲洗鼻腔　每日 6 次（4 周）

【注意事项】

1. 鼻内镜鼻窦手术也称功能性鼻内镜鼻窦手术，已日益成熟，应作为当代慢性鼻窦炎手术治疗的首选。其目的是保持和恢复鼻腔和鼻窦的生理功能，以解除鼻腔和鼻窦口的引流和通气障碍为关键，尽可能地保留鼻腔和鼻窦结构，如中鼻甲及鼻窦正常黏膜和可良性转归的病变黏膜。

2. 因慢性鼻窦炎病变黏膜的转归常需 12 周左右的时间，所以一次正规的药物治疗疗程应大于 12 周，只有在正规的保守治疗无效后方可采用手术治疗。

3. 因慢性鼻窦炎多与鼻炎同时存在，也称鼻-鼻窦炎。为缓解鼻塞，在选用激光、射频、微波等物理方法治疗时要注意掌握范围，应尽可能在黏膜下进行，以免过度损伤黏膜，影响鼻腔功能。

三、儿童鼻窦炎

(一)儿童急性鼻窦炎

小儿以上颌窦炎发病率为最高，因上颌窦腔最大，窦口高，一旦发炎化脓引流不畅，易积脓。筛窦形似蜂窝，气房大小不一，亦

引流不良,因此,小儿急性筛窦炎发病率亦较高。

【诊断要点】

1. 临床表现

(1)小儿急性鼻窦炎的早期症状与急性鼻炎、感冒相似,常见鼻塞和鼻涕多。急性鼻炎或感冒一般在3～4日后鼻涕变黏性并逐渐减少,约1周恢复。随病情发展及感染性分泌物在鼻窦内的潴留,局部和全身症状较成人重。除局部症状外,患儿明显不安静、哭闹,多有发热和脉搏增快。

(2)小儿鼻窦炎常有些特殊症状,如咳嗽和胃肠道症状,更常见于年龄小的小儿中。因其不会擤鼻涕,黏脓性鼻涕经后鼻孔流入气管、支气管内,导致咳嗽,尤以夜间明显,有时突然咳嗽惊醒。如将黏脓性鼻涕咽下,可引起食欲缺乏、恶心呕吐和腹泻等胃肠症状。

(3)急性感染性上颌窦炎可使婴幼儿患侧面部红肿。患侧上颌处有疼痛和压痛或主诉牙痛。

2. 临床检查:主要是鼻部。在做鼻镜检查以前需用左手拇指将患儿鼻尖抬起,观察鼻前庭。其检查方法与成人一样,用前鼻镜检查很重要,但应使用儿童型小号者进行,防止突然用鼻镜将鼻孔扩大引起患儿恐惧。

3. 特殊情况下,可行鼻窦CT扫描、内镜检查,进行诊断和鉴别诊断。呼吸道症状和鼻窦检查有异常,均高度提示患儿有鼻窦炎。

【治疗要点】

1. 一般治疗:急性鼻窦炎患儿应注意保暖和休息,避免再受凉、过度疲劳或感染。年龄较大的小儿可用蒸汽熏鼻或面部热敷,也可对症治疗,不宜用镇静药和止痛药,因其可掩盖症状,使感染继续扩散,影响及早辨别。

2. 局部治疗:急性鼻窦炎的局部治疗主要是促进鼻窦引流。

3. 药物治疗:儿童急性鼻窦炎的药物治疗通常包括抗生素、

减充血药、稀释分泌物药物及湿化吸入空气;儿童很少应用抗组胺药、色甘酸钠及局部使用类固醇;可使用中药治疗。这样的治疗可以治愈 80% 的儿童急性鼻窦炎。

4. 在儿童鼻窦炎治疗过程中,抗组胺药、减充血药、类固醇、色甘酸钠、全身用稀化分泌物药及湿化吸入空气,须与抗生素结合应用。

【处方】

急性期、发热、全身症状明显者可选用

生理盐水　　100ml

头孢西丁　1.0g　静脉滴注　每日 2 次(小于 1 周)

(二)儿童慢性鼻窦炎

小儿慢性鼻窦炎较急性者多见,但过去未引起临床注意。儿童慢性鼻窦炎病因包括:

1. 多因急性鼻窦炎未能及时适当治疗或反复发作所致。

2. 感染而肥大的腺样体引起鼻阻塞、妨碍鼻腔和鼻窦黏膜及纤毛的正常活动。

3. 变态反应为其发病的一个重要因素。变态反应常引起鼻腔和鼻窦黏膜水肿、妨碍引流,容易导致鼻窦炎。有变态反应体质的小儿常易伤风感冒,鼻黏膜的感染又增加变应原对身体的敏感作用,常互为因果而形成恶性循环。

4. 下呼吸道慢性炎症,如慢性支气管炎和慢性支气管扩张的小儿常患鼻窦炎。此类患儿常有咳嗽,易将气管、支气管内的分泌物咳至鼻咽腔引起鼻窦炎;反之,鼻窦炎的分泌物流入支气管内又会引起支气管炎和支气管扩张,二者常互相影响。

5. 遗传因素及全身性疾病。

6. 其他如鼻腔异物、鼻外伤、腭裂、唇裂、鼻石或肿瘤等也常引起鼻窦炎。

【诊断要点】

1. 临床表现:小儿慢性鼻窦炎的症状有的严重,有的不明显,差别较大,常见的是鼻塞和黏脓性鼻涕多。

(1)鼻塞及脓性鼻涕:前组鼻窦炎的脓性鼻涕多由前鼻孔流出,后组鼻窦炎的脓涕则常倒流入鼻咽部。小儿不会擤鼻涕,脓涕倒流入喉或气管内引起刺激性咳嗽,夜间较为严重。

(2)面部疼痛或头痛:慢性鼻窦炎并不一定有头痛,有头痛者亦不如急性鼻窦炎的程度严重,一般多为钝痛,年龄大者可说出头痛部位。时间与体位变化有关,如咳嗽、低头、弯腰时加重,年龄较小患儿一般不会叙述,常表现为烦躁,较小儿易激惹和哭闹。

(3)慢性咳嗽:一方面与脓涕倒流有关,另一方面与慢性气管炎或支气管扩张有关,由于鼻窦炎脓液的长期刺激,可发生咽部干痛、异物感或恶心。

(4)行为变化:小儿精神萎靡、不思活动、记忆力差等,少数儿童有恶心呕吐。若出现高热、惊厥或抽搐及喷射性呕吐等,应警惕出现颅内并发症的可能。

(5)听力减退:因咽鼓管水肿或增殖体肥大导致其功能障碍,引起分泌性中耳炎。

2. 鼻腔检查:仔细检查鼻腔,年龄较大儿童可进行鼻内镜检查,提高了鼻窦炎的正确诊断率和治疗效果。检查鼻腔时,用不同角度鼻内镜检查各鼻窦口有无红肿、脓性分泌物或息肉,在直视下取活检。鼻内镜检查的优点是诊断可靠,可将窦内脓性分泌物吸净,可确知窦口通畅情况,了解治疗结果,缺点是年龄较小患儿不能配合和耐受。注意鼻腔内脓性分泌物的部位和来源,必要时应先用 $0.5\%\sim1\%$ 麻黄碱液喷入鼻腔或用麻黄碱棉签或棉片放于中鼻道和嗅裂处,然后做体位引流 $3\sim5$ 分钟后再做鼻腔检查。

3. 详细检查鼻腔后,尚应检查口咽部,因鼻窦炎患儿咽侧淋巴索和咽后淋巴滤泡常常增生。5 岁以上的患儿,由于后鼻孔常有分泌物蓄积,刺激腺样体增大。总之,诊断上应非常仔细、耐心,有的病例需要多次检查才能明确诊断。

4. 变态反应学检查：Parsons 等报道在接受功能性鼻内镜手术儿童中有 80％皮肤试验阳性。对考虑手术治疗的患儿，术前应做食物组和吸入组变态反应试验，并进行适当的治疗。由于鼻窦炎患者变应性疾病的发生率很高，对最初药物治疗不理想者，无论是否有变态反应病史，均应做变态反应学检查。影像学检查主要依靠普通 X 线摄片和鼻窦 CT 扫描。

【治疗要点】　目前越来越多的证据表明儿童慢性鼻窦炎为一般可经药物治疗的疾病，并非必须手术。只有在药物治疗失败后才考虑手术。如果检查发现有鼻息肉，则必须手术治疗。

【处方】

处方 1　可选用以下任一种抗生素

阿奇霉素干混悬剂　0.1g　　　　口服　每日 1 次（2 周）

或 阿莫西林混悬剂　0.375g　　　口服　每日 3 次（2 周）

或 头孢丙烯分散片　0.25g　　　　口服　每日 1 次（2 周）

处方 2　稀释黏液和黏膜纤毛活性药可选用

桃金娘油胶囊　0.12g　　　　　口服　每日 3 次（4 周）

或 欧龙马滴剂　5ml　　　　　　口服　每日 3 次（4 周）

处方 3　变应性体质者选用

氯雷他定干糖浆　5ml　　　　　口服　每晚 1 次（1 周）

处方 4　局部用糖皮质激素

糠酸莫米松喷鼻剂（2 岁以上）　1 喷　喷鼻　每日 2 次（大于 4 周）

或 丙酸氟替卡松喷鼻剂（4 岁以上）　1 喷　喷鼻　每日 2次（大于 4 周）

或 布地奈德喷鼻剂（6 岁以上）　1 喷　喷鼻　每日 2 次（大于 4 周）

处方 5　局部用鼻腔减充血药

盐酸羟甲唑啉滴鼻液　1 滴　滴鼻　每日 3 次（小于 1周）

处方 6　鼻腔局部灌洗剂

生理盐水　　20ml　　　　冲洗鼻腔　每日 6 次(4 周)

1％庆大霉素　20ml　　　冲洗鼻腔　每日 6 次(4 周)

【注意事项】

1. 儿童鼻窦炎的诊断比较困难,主要依据病史分析和细致的临床检查。儿童鼻窦炎的症状与成人不完全相同,咳嗽、鼻漏及慢性中耳炎在儿童常见,成人则表现为慢性头痛、鼻阻塞及异常引流。

2. 儿童鼻窦炎常常不是一个孤立的疾病,急性者常以上呼吸道感染的合并症出现,此时症状和体征比上呼吸道感染更为严重和持续;慢性者常伴有邻近器官的病变,如中耳炎、腺样体炎、哮喘或支气管炎等。儿童鼻窦炎完全可以发生在学龄前,如"流感"持续 1 周、脓涕不见减少甚至增多及症状加重者,应考虑合并鼻窦炎。

3. 儿童鼻腔和鼻道狭窄,鼻窦发育不全,鼻窦黏膜嫩弱,淋巴管和血管丰富,一旦感染致黏膜肿胀较剧和分泌物较多,极易阻塞鼻道和窦口,引起鼻窦引流和通气障碍。

4. 抗生素的广泛应用已使并发症明显减少,但儿童因身体未发育完善和抵抗力低,发生并发症的倾向仍高于成人,尤其是年幼患儿。如中耳炎、下呼吸道感染,甚者还可发生上颌骨骨髓炎、眼眶蜂窝织炎、脑膜炎、海绵窦血栓性静脉炎和视神经炎等严重并发症。因此,对年幼患儿除详细检查鼻和鼻窦外,尚应注意听力、肺部、眼睑、眼球活动、视力及中枢神经系统功能等情况,以便及早发现并发症并治疗。

第21章

鼻炎及鼻窦炎的并发症

一、鼻源性眼部并发症——眼眶骨膜炎及骨膜下脓肿

鼻窦与眼眶关系极为密切,眼眶 2/3 为鼻窦骨壁。其上、内、下三面仅有菲薄的骨板与鼻窦相隔,且有直接相通的孔道,如筛骨纸板、额窦底壁、上颌窦顶壁、蝶窦前壁及侧壁都有天然小孔,有血管穿越其间,鼻窦的静脉回流,均经过眼眶内血管流向静脉丛。因上述解剖上的密切关系,鼻窦炎可因骨壁坏死致感染进入眶内,引起眼眶骨膜炎及骨膜下脓肿,发生眼眶综合征。后组鼻窦炎可引起眼眶骨膜下脓肿。常见的并发症为球后视神经炎,视神经萎缩和眼肌麻痹,视力丧失。足量抗生素的使用可避免并发症的发生,致病菌多为金黄色葡萄球菌、链球菌、肺炎球菌等。

【诊断要点】

1. 临床表现

(1)有上呼吸道感染史,急性鼻窦炎史。

(2)慢性鼻窦炎急性发作史。

(3)鼻、眼部外伤史或异物史。

(4)急性期发热,可有高热、头痛、眼痛、败血症。

(5)眼睑水肿,眼球结膜水肿,眼球有压痛,视力下降。

(6)鼻塞、有脓涕。

2. 脓肿形成,眼球突出、易位,额窦炎时眼球多被挤向前下方,而筛窦炎时偏向外方。

3. 眼眶胀痛,头痛,眼球运动受限,复视,失明。脓肿可自眼眶内侧向外溃破形成瘘管。

4. 眼眶骨膜下脓肿穿破眶骨膜而造成眶内组织的破坏,可因栓塞性静脉炎形成脓毒性血栓,使感染进入海绵窦而引起死亡。

5. 血象:白细胞计数明显增多,中性为主。

6. 影像学检查:CT 可见眼球突出,眶内局限性圆形均匀或不均匀影,鼻窦软组织影、骨壁破坏。若有异物,在 CT 上可见鼻窦和眶壁有异物影。

7. 眼球突出度测量:患侧明显高于对侧,视力检查下降,眼球活动度检查受限。

【治疗要点】

1. 一般治疗　卧床休息,给予退热药和镇痛药,鼻腔内滴 1% 麻黄碱,加强鼻窦通气引流。

2. 药物治疗　足量的抗生素治疗,静脉滴注以早期控制感染。

3. 局部治疗

(1)眶内穿刺排脓术。

(2)鼻内镜下鼻窦开放术,以利引流。

(3)骨膜下脓肿切开引流。

(4)瘘管形成,必要时行上颌窦根治术,去除窦内肉芽组织,取出腐骨。

【处方】

处方 1　抗生素抗感染治疗,视病情严重程度选择一组或多组同时使用

(1)生理盐水　100ml

　　头孢曲松钠(罗氏芬)　1.0g　静脉滴注　每日 2 次 1 周

(2)生理盐水注射液　250ml

　　左旋氧氟沙星(左克)　0.2g　静脉滴注　每日 2 次(1 周)

(3)0.2%甲硝唑　100ml　静脉滴注　每日2次(1周)

处方2　糖皮质激素

生理盐水　100ml

地塞米松　15mg　静脉滴注　每日1次(1周)

【注意事项】

1. 经抗生素和激素治疗视力不能改善者适时做视神经管减压手术,是抢救视力的有效措施,处理必须果断。

2. 感染病灶引流是彻底治疗本组病变的重要环节,应予高度重视。

二、鼻源性颅内并发症——海绵窦血栓性静脉炎

鼻源性海绵窦血栓性静脉炎是严重的鼻源性颅内并发症。过去病死率高达90%以上。磺胺类药和抗生素问世以后,预后大为改观,病死率也随之锐减。海绵窦疾病有无菌性血栓和血栓性静脉炎两种,前者又名原发性血栓,后者又称继发性血栓。原发无菌性血栓较为罕见,继发海绵窦血栓性静脉炎原因多为头面部化脓性病灶所引起,尤以鼻窦、眼眶及外鼻疖肿为最多见。

【治疗要点】

1. 临床表现

(1)原发灶症状:由鼻疖或上唇疖肿引起者,先有鼻侧及颊部肿胀及疼痛等,继之出现典型的眼部症状。因耳病引起者,先有乳突肿胀及压痛。其他由口、鼻及咽腔病所致者,亦各有其相应的临床症状。

(2)静脉回流受阻:海绵窦管腔已为血栓完全阻塞时,首先出现眼部静脉的循环障碍,可致眼球突出,眼睑和鼻根部水肿,色泽阴暗呈青色,球结膜水肿,眼底静脉扩张弯曲,眼底出血,视盘水肿、视网膜脱离等。此种表现可于48小时后蔓延至对侧眼球。自抗生素应用以来,侵犯对侧眼球者已不多见。

(3)邻近脑神经受累症状:因窦腔炎症肿胀,使视神经、动眼

神经、滑车神经及展神经等脑神经受压迫,发生上睑下垂、瞳孔散大,眼球运动受限,视力减退或消失等症状。若影响三叉神经第 1 支,则可发生眼痛、怕光、流泪及前额部疼痛。严重者使神经麻痹,出现角膜反射及周围知觉消失。若压迫三叉神经第 2 支,则有同侧上颌部疼痛。

(4)败血症症状:寒战,弛张型高热,盗汗,呕吐,脉数,呼吸急促等。血培养呈阳性,但亦可呈阴性。在发生脑膜炎时,可有颈强直、谵妄、昏迷等。脑、肺、肝、肾、脾等处发生转移性脓肿或栓塞时,可出现相应症状。自使用抗生素以来,转移性多发性脓肿已很少发生。

(5)其他症状:感染不能控制,炎症可波及岩上窦、岩下窦和大脑中静脉等。发生其他静脉窦栓塞、脑膜脑炎、脑脓肿等。此时脑脓肿症状常被其他症状所掩盖,应特别注意。

2.本病须与眼眶蜂窝织炎、海绵窦动静脉瘘及眶内恶性肿瘤等相鉴别。

【诊断要点】

1.**控制感染** 应积极采取原发鼻窦炎病灶分泌物进行细菌药敏试验或寒战高热期做血培养,以选择敏感抗生素合理应用,但实际情况是在药敏试验结果出来之前就要使用大量抗生素。因此,可根据各地区实际情况选择广谱抗生素静脉滴注。目前多选用 β-内酰胺类抗生素、第二代头孢菌素、第三代头孢菌素,对厌氧菌感染可加用甲硝唑静滴。

2.**去除病灶** 若本病由鼻窦炎引起,应待急性期全身症状控制后,酌情行相应的鼻窦手术;若为乳突炎引起,应行乳突根治术;对面部疖肿,则须待局限化后再慎重切开引流,以免细菌再度进入血流内;有脑膜炎症状者,须行腰椎穿刺,以利引流,并根据脑脊液化验结果,了解病情变化。

3.**防止血栓扩散** 文献中有使用抗凝药治疗本病的报道。抗凝药可防止血栓继续扩大,对已形成的血栓并无影响,因此只用于缓发型早期病例。如果应用不当反而会引起出血,影响病灶清除手术,须慎用,并每天化验凝血时间。常用药有肝素。

4. **支持疗法** 可按具体情况决定,如输血、输液,维持电解质和酸碱平衡,应用大剂量维生素 C、维生素 B 等。

5. **手术疗法** 海绵窦部位较深且为多囊性,手术比较困难,但在化脓时可以考虑经眼眶的眶尖引流术。

【处方】

处方 1 抗生素抗感染

生理盐水 100 ml

头孢曲松钠(罗氏芬) 2.0 g 静脉滴注 每日 2 次

处方 2 糖皮质激素

生理盐水 100 ml

地塞米松 15mg 静脉滴注 每日 1 次

处方 3 高渗液,减轻颅内水肿,防止颅内高压

20% 甘露醇 250ml 静脉滴注 每 6 小时

【注意事项】

1. 鼻源性颅内并发症病情严重,发展迅速,需要及时诊断和处理,以挽救生命。必须与神经外科密切合作,联合治疗。

2. 营养支持,调节水电解质平衡,增强抵抗力是本组疾病不可或缺的治疗手段。降低颅内压是减少死亡的有效措施。

第 22 章

鼻黏膜高反应性疾病

一、变应性鼻炎

变应性鼻炎是常见的耳鼻咽喉科变应性疾病,初步估计我国每年有 2000 万～4000 万人患病。其流行率有逐年增加的趋势,这种趋势为全球性的。变应性鼻炎可能并发哮喘、鼻窦炎、中耳炎和结膜炎等,鉴于上、下呼吸道炎症反应的一致性,现已将变应性鼻炎和哮喘视为一个疾病实体,约 1/3 变应性鼻炎患者合并哮喘,约 80％哮喘患者合并变应性鼻炎,变应性鼻炎是哮喘发生的危险因素之一。

定义:特应性个体接触变应原后,介导肥大细胞释放介质(主要是组胺)和多种炎症细胞和细胞因子等参与的鼻黏膜慢性炎症反应;伴有骨髓和血液改变,为全身性疾病。根据症状是否持续分为季节性和常年性两类,前者由季节性变应原引起,主要为花粉,其一年中在固定时间发病,与致敏花粉传粉期一致;后者由常年性变应原引起,主要为屋尘螨和宠物皮屑等引起,其在一年内大多数的日子里有症状,基本无症状的日子里鼻黏膜也呈最轻炎症持续状态。

【诊断要点】

1. 临床表现

(1)症状:①鼻痒、喷嚏、流涕和鼻堵塞是主要 4 大症状。②部分患者可能有眼部症状如结膜充血、水肿和眼睑肿胀等。

③也可能有嗅觉减退。④全身症状：疲倦、乏力、头痛和头部沉重感。

以上典型的 4 大症状或 4 大症状中至少有 3 个。

（2）体征：鼻塞，张口呼吸；下鼻甲黏膜苍白、水肿或充血、肿胀；儿童长期、持续鼻堵塞可引起腺样体面容。

2. 鼻分泌物涂片和黏膜刮片可查到嗜酸性粒细胞。

3. 如不合并鼻窦炎、鼻息肉等无需行影像学检查，也没有必要做鼻内镜检查。

4. 变应原皮肤试验呈阳性反应，可作为判定变应原的参考，有条件者可采取末梢血做放射变应原吸附试验（radioallergosorbent test，RAST）。

【治疗要点】

1. 避免接触变应原。

2. 药物治疗：主要有两种药物。

（1）抗组胺药（口吸或鼻腔局部应用）：根据嗜睡作用的多少或有无，分为第一代和第二代抗组胺药，第一代包括氯苯那敏、苯海拉明等，有明显的嗜睡、认知能力下降和口干作用，而为第二代（如西替利嗪、氮䓬斯汀等）所取代。近年来第二代药物的代谢产物问世，如非索非那定、地氯雷他定等，特别是既有抗组胺作用，又有抗炎活性，有更好的疗效。

（2）类固醇药物（鼻腔局部应用）：有良好的抗炎活性，在炎症反应的不同阶段或不同平面起到抗炎作用，因而可取得良好的治疗效果。如丙酸氟替卡松、糠酸莫米松。此外，尚有减充血药、肥大细胞膜稳定药和抗胆碱能药物。

3. 免疫治疗：又称脱敏疗法，应采用标准化或纯化的变应原浸液或疫苗，坚持数年可有疗效。但应注意不良反应。

4. 手术治疗：下鼻甲部分切除术、筛前神经切断或电灼术等。

【处方】

处方 1　轻度间歇性变应性鼻炎

枸地氯雷他定片　8.8mg　口服　每晚 1 次（至鼻痒、喷嚏、流清涕消失）

盐酸羟甲唑啉滴鼻液　1 滴　滴鼻　每日 3 次（至鼻塞好转，小于 1 周）

处方 2　中度间歇性变应性鼻炎

枸地氯雷他定片　8.8mg　口服　每晚 1 次（至鼻痒、喷嚏、流清涕消失）

布地奈德或丙酸氟替卡松喷鼻剂　1 喷　喷鼻　每日 2 次

（4 周后症状好转减至每日 1 次，其后减至隔日 1 次，即最小维持量）

喷鼻剂缓解鼻塞效果不佳可用：盐酸羟甲唑啉滴鼻液　1 滴　滴鼻　每日 3 次（小于 1 周）

处方 3　轻度持续性变应性鼻炎

枸地氯雷他定片　8.8mg　口服　每晚 1 次（至鼻痒、喷嚏、流清涕消失）

布地奈德或丙酸氟替卡松喷鼻剂　1 喷　喷鼻　每日 2 次

（4 周后症状好转后减至每日 1 次；其后减至隔日 1 次，即最小维持量）

喷鼻剂缓解鼻塞效不佳可用：

盐酸羟甲唑啉滴鼻液　1 滴　滴鼻　每日 3 次（小于 1 周）

粉尘螨滴剂 1,2,3,4,5 号　1 滴　口服　每日 1 次（2 年）

伴哮喘者可用：

孟鲁司特钠片　5mg　口服　每日 1 次（1 年）

说明：中至重度持续性变应性鼻炎处方用药同轻度持续性变应性鼻炎。

处方 4　间歇性和轻度持续性可选用

氮䓬斯汀喷鼻剂　1 喷　喷鼻　每日 2 次（4 周）

处方5 严重鼻塞,伴发鼻息肉,一线药物控制不佳时可选用

泼尼松片 30mg 口服 1次/早餐后(1～3日)

泼尼松片 20mg 口服 1次/早餐后(4～6日)

泼尼松片 10mg 口服 1次/早餐后(7～10日)

处方6 流涕控制不理想时可选用

异丙托溴铵气雾剂 80μg 喷鼻 每日4次

【注意事项】

1. 变应性鼻炎目前尚不能彻底根治,但通过长期、正规的综合治疗,症状可得到良好的控制,患者的生活质量可得到改善。

2. 由于上、下气道具有相关性,变应性鼻炎和哮喘经常同时存在,被称为"同一气道,同一疾病",有效治疗变应性鼻炎对改善哮喘症状、减少哮喘的发作有显著意义。

3. 由于变应性鼻炎通常首发于儿童,所以儿童变应性鼻炎的治疗应引起足够重视,其药物治疗的原则与成人基本相同,但要注意药物的适用年龄及剂量。

4. 免疫治疗:通过用反复和递增变应原剂量的方法注射或舌下含化特异性变应原,提高患者对致敏变应原的耐受能力,达到再次暴露于致敏变应原后不再发病或虽发病但其症状却明显减轻的目的。临床上是否使用免疫疗法,多年来一直有争议,争论的焦点是其不良反应及其是否具有确切的疗效。凡药物治疗效果不理想,属于Ⅰ型变态反应,吸入致敏物明确且难以避免者,都是适应证。免疫治疗前应做变应原特异性IgE检测,且应与药物治疗相结合。

5. 手术治疗:不能治疗变应性鼻炎本身,出现下列情形之一者,可考虑外科治疗:鼻内结构解剖畸形明显影响通气或鼻窦引流,如鼻中隔偏曲明显、下鼻甲肥大;不可逆病变组织,如鼻黏膜增殖性改变或较大息肉,以缓解鼻塞为目的。

二、血管运动性鼻炎

血管运动性鼻炎是神经内分泌对鼻黏膜血管、腺体功能调节失衡而引起的一种高反应性鼻病。根据发病因素,其可分成 3 种临床类型:物理性反应型、精神性反应型、特发性反应型。根据临床特点又可分为两种类型:鼻塞型,鼻溢型。

【诊断要点】

1. 临床表现

(1)病史:了解病史,分析诱发因素,鼻部症状每天累计超过 1 小时,病程长达 1 个月以上者。

(2)鼻塞,多为间歇性:一些患者晨起时鼻塞严重,白天减轻或消失。也有的患者每晚加重,常伴有随体位变化的交替性鼻塞。时有喷嚏,但程度较轻。喷嚏过后鼻塞可获短暂缓解。

(3)流清涕:水样鼻涕增多为其主要症状,多伴有发作性喷嚏。发病常为连续数天,鼻内发痒,但很少有结膜受累、眼痒等症状。症状持续数天或数周后可自行减轻或消失,经过一定间歇期后在一定诱因作用下又可发病。

(4)嗅觉减退、头晕等:因黏膜持续肿胀充血、水肿而引起。

2. 体格检查

(1)鼻镜检查:鼻黏膜色泽无恒定改变。

(2)有由充血产生的暗红色,或由容量血管扩张产生的浅蓝色,或由黏膜水肿产生的苍白色。

(3)一侧鼻黏膜色泽可不一致。鼻甲肿大者一般对麻黄碱收缩反应尚好,但病程长者或反复使用萘甲唑啉者,则收缩反应差。

【治疗要点】

1. 一般治疗　避免或祛除诱发因素,改善工作条件和环境,掌握生活节奏,稳定情绪,不要过度疲劳与紧张。对患者实施必要的心理治疗或暗示性语言,有时也会收到明显效果。由内分泌因素引起者,应视情况请内分泌科医生协助治疗。

2. **药物治疗**　可选择的药物如鼻减充血药、抗组胺药、抗胆碱药、鼻用糖皮质激素。

【处方】

处方 1　抗过敏药

枸地氯雷他定片　8.8mg　口服　每晚 1 次(1 周,至鼻痒、喷嚏、流清涕消失)

处方 2　局部用鼻腔减充血药

盐酸羟甲唑啉滴鼻液　1 滴　滴鼻　每日 3 次(至鼻塞好转,小于 1 周)

处方 3　局部用糖皮质激素

布地奈德或丙酸氟替卡松喷鼻剂　1 喷　喷鼻　每日 2 次

【注意事项】

1. 血管运动性鼻炎与变应性鼻炎相似,但往往以一种症状突出,以鼻塞为主的患者多在夜晚加重并常伴有随体位变化的间歇性鼻塞,白天减轻或消失,系与夜晚交感性张力减低有关。

2. 血管运动性鼻炎诊断确立前,需排除变应性鼻炎、感染性鼻炎、非变态反应性嗜酸性细胞增多性鼻炎、阿司匹林不耐受三联征。

3. 出现下列情形之一者,可考虑外科治疗　①经保守治疗 1 年以上症状不能控制且有加重趋势;②鼻内结构解剖畸形明显,影响通气或鼻窦引流;③不可逆病变组织如鼻黏膜增殖性改变或较大息肉。

第23章

鼻及鼻窦良性肿瘤

一、鼻及鼻窦囊肿

(一)鼻窦黏液囊肿

鼻及鼻窦黏液囊肿在临床较为常见,一般好发于鼻窦内。发展缓慢,随其体积逐渐增大,可对邻近骨质产生压迫,久之使骨质吸收变薄乃至破坏。鼻塞骨壁一经破坏,囊肿发展迅速,并可侵入邻近区域,造成一定程度的功能障碍和颅面部相应部位变形。

【诊断要点】

1. 临床表现

(1)眼部额、筛窦囊肿:侵及眼眶压迫眼球,使其向外、下移位或突出,产生复视、眼痛、流泪等症状。蝶窦囊肿的压迫可造成第Ⅱ、Ⅲ、Ⅳ、Ⅴ、Ⅵ对脑神经的功能障碍,出现视力减退、眼肌瘫痪、复视、眼球突出、头痛,构成眶尖综合征。上颌窦囊肿如破坏眶底,可使眼球向上移位。

(2)面部囊肿:造成所在窦腔扩大,在面部相应部位出现膨隆变形。额窦囊肿引起眶内上角隆起,而后可发生患侧前额部膨隆。筛窦囊肿在患侧内眦部隆起,上颌窦囊肿易使患侧面颊部隆起。这类膨隆早期骨质尚完整时触之较硬,如骨质吸收变薄或破坏,触诊有乒乓球感或破蛋壳感。

(3)鼻部额窦囊肿:可使鼻腔顶部膨隆,筛窦囊肿在中鼻道内隆起,蝶窦囊肿体积大时可在鼻咽顶部看到肿物。上颌窦囊肿可使鼻腔外侧壁内移,硬腭、牙槽突隆起。上述改变常引起鼻塞、流涕、嗅觉减退。如囊肿反复自行破溃,可有大量黄色液体自鼻腔流出史。

(4)脑部囊肿:可压迫窦内或邻近感觉神经,引起相应部位麻木、偏头痛和枕、额、面颊、眼后等部位疼痛。蝶窦囊肿若压迫脑垂体,可出现内分泌症状,如尿崩、闭经、性功能减退等。

(5)继发感染囊肿:若继发感染可出现畏寒、发热等感染症状,局部疼痛、肿胀、皮肤充血发红,严重者出现眶内、颅内感染性并发症。

2. 诊断性穿刺　上颌窦囊肿可经下鼻道行上颌窦穿刺,筛窦囊肿的中鼻道隆起处穿刺可在鼻内镜导引下进行。穿刺液如为黏液即可确诊。

3. X 线鼻窦摄片　显示病变鼻窦窦腔扩大,肿物呈圆或半圆形、密度均匀、边缘光滑的阴影。邻近骨质变薄或吸收,但无明显浸润性破坏。

4. CT 检查　有助于了解囊肿扩展范围和对邻近组织的压迫程度。

【治疗要点】　诊断明确者应尽早手术治疗。手术目的为切除囊肿,建立病变鼻窦与鼻腔的引流通道。视囊肿的位置和大小,手术进路分鼻外和鼻内两种。

1. 鼻外进路:适用于额窦、筛窦大的黏液囊肿或无鼻内镜条件者。手术进路一般均采用传统的额、筛窦鼻外根治术进路。上颌窦囊肿经传统的上颌窦根治术进路。

2. 鼻内进路:经传统鼻内筛窦开放术进入筛窦、额窦和蝶窦切除小的囊肿。

3. 鼻内镜切除在临床的广泛使用,可使大部分鼻窦囊肿在鼻内镜下切除,尤其对蝶窦囊肿,更为便利。

4. 术中应尽量保留鼻窦骨壁,以免术后面部畸形。对窦内黏膜一般不必搔刮,若发现囊壁与窦壁粘连紧密不易分离,尤其额窦后壁、筛窦外侧壁和蝶窦侧壁,不可强行分离。

5.鼻内若有阻塞窦口的病变,如鼻中隔偏曲、鼻息肉、中鼻甲肥大、窦口鼻道复合体结构异常等,均应手术处理。

【处方】

术前目前暂无特殊用药。

本手术为Ⅱ类切口,术后预防感染可酌情使用抗生素治疗。

生理盐水　250ml

头孢孟多酯　2.0g　静脉滴注　每日2次

【注意事项】　囊肿贴近邻近重要解剖结构时,手术中做囊壁开窗,通畅引流,以防手术伤及重要的组织结构,引起严重并发症。

(二)鼻窦黏膜囊肿

黏膜囊肿多发于上颌窦,多见于上颌窦的内壁和底壁。其体积较小,不致使病变鼻窦骨壁吸收变薄或破坏,窦腔也不会扩大。

【诊断要点】

1.临床表现

(1)由于囊肿多不大,故患者多无明显症状。

(2)可有患侧面颊部不适或同侧上列牙疼痛。

(3)可有慢性上颌窦炎症状,偶有前头部钝痛。

(4)有时鼻腔间歇性流出黄色液体。

2.根据上述症状行鼻窦X线片或CT扫描,见上颌窦内壁或下壁有一单发、局限性边缘清楚的半月形阴影。

3.上颌窦穿刺拔除针芯时流出黄色液体。

【治疗要点】

1.无明显症状者可不作处理。

2.若囊肿较大、症状较重者可行上颌窦根治术切除。

【处方】

术前目前暂无特殊用药。

本手术为Ⅱ类切口,术后预防感染可酌情使用抗生素治疗。

生理盐水 250ml

头孢孟多酯 2.0g 静脉滴注 每日2次

【注意事项】 手术中尽量保护好正常窦腔黏膜和上颌窦引流自然开口,如引流不充分,适当开大上颌窦自然开口,保护好自然开口下缘引流结构,防止术后鼻后孔滴漏。

(三)牙源性囊肿

含牙囊肿多发于上颌牙槽突或上颌窦前壁的骨内,生长较慢。长大后可压迫周围骨质,使之吸收变薄、破坏。囊肿可向上侵入鼻腔、上颌窦内,也可向硬腭方向扩展。早期多无症状,待囊肿长大或合并感染才可引起临床症状。

【诊断要点】

1. 临床表现

(1)颊部膨隆,触诊有破蛋壳感。

(2)鼻腔外侧壁内移、隆起,造成鼻塞、流涕。

(3)患侧面颊部麻木、酸胀或疼痛。

(4)上列牙数不足。

(5)继发感染者可发热,局部疼痛明显;如化脓囊肿可向鼻腔、口腔或面部破溃。

2. 上颌窦X线片可见窦内有一圆形透光区,区内有牙冠或整体牙。

3. 肿块穿刺抽出液体。

【治疗要点】

1. 小的含牙囊肿可经口前庭切开其表面黏骨膜,凿开骨壁扩大骨口,剥除整个囊肿。

2. 侵入上颌窦者经上颌窦根治术切除。

【处方】 术前目前暂无特殊用药。

本手术为Ⅱ类切口,术后预防感染可酌情使用抗生素治疗。

生理盐水 250ml

头孢孟多酯 2.0g 静脉滴注 每日2次

【注意事项】

1. 较小的囊肿可以临床观察,暂不手术。

2. 根尖囊肿要和牙科医生共同处理病牙。

二、内翻性乳头状瘤

鼻腔和鼻窦内翻性乳头状瘤是常见的鼻和鼻窦肿瘤之一。该病虽属于良性肿瘤,但其组织形态学介于癌组织与正常上皮组织之间,临床上具有局部呈破坏性生长,术后容易复发和癌变等特点。人乳头瘤病毒(HPV)是其诱发和促进因素。

【诊断要点】

1. 临床表现

(1)症状:40 岁以上男性多见,单侧进行性鼻塞,流黏脓涕,有时带血,随着肿瘤的扩大和累及的部位不同,也可出现相应的症状。

(2)体征:肿瘤多发生于鼻腔外侧壁,上颌窦和筛窦最易受侵犯,极少数可侵入颅内。外观呈息肉样或小乳头状突起,淡红色,质地较硬,触之易出血。

2. X线、CT 及 MRI 检查对明确病变部位、大小、骨质破坏程度等有一定意义。

3. 诊断主要依靠组织病理学检查,必要时需反复、多部位活检。

4. 临床分级(Krouse,2000)

T1 肿瘤局限于鼻腔,无鼻窦侵犯。肿瘤可位于鼻腔的一个壁或一个区,或鼻腔内的广泛区域,但不侵犯鼻窦或鼻外;无恶变。

T2 肿瘤侵犯窦口鼻道复合体、筛窦和(或)上颌窦的内侧壁,伴或不伴鼻腔侵犯;无恶变。

T3 肿瘤侵犯上颌窦的外侧壁,下壁、上壁前壁或后壁鼻室和(或)额窦,伴或不伴侵犯上颌窦的内侧壁、筛窦或鼻腔;无恶变。

T4 肿瘤侵犯至鼻-鼻窦外,累及毗邻的结构,如眼眶、颅内或翼突上颌区;已有恶变。

【治疗要点】

1. 彻底手术治疗

(1)术前处理:根据鼻内镜、影像学及病理学检查,明确肿瘤的原发部位、病变范围及有无恶变。

(2)手术方法:对于不同分级的肿瘤采取不同的手术方式。

①T1 和 T2 期:可采用鼻内镜手术治疗,可以彻底切除肿瘤。

②T3 期:由于病变涉及上颌窦,在鼻内镜下完全清除该处肿瘤(尤其是病灶位于前壁者)有一定难度。故对于估计鼻内镜下不易处理的上颌窦病变,宜采用鼻内镜结合 Caldwell-Luc 手术,彻底清除病变组织。也可采用 Wormald PJ 上颌窦前壁钻孔器,在上颌窦前壁打孔,放入切割器,并从鼻腔扩大中鼻道开口,双进路切除上颌窦外侧壁和大部分前壁的肿瘤。

③T4 期:由于病灶范围广,超出鼻窦范围,单纯依靠鼻内镜术清除所有病灶确有困难,此时应根据病变情况决定手术方案。可选择鼻侧切开等,彻底清除病灶。

2. 本病对放化疗均不敏感,不作为首选的治疗方法。对于肿瘤不能彻底切除的、多次复发的、伴恶变的及不适合手术的患者应考虑放射治疗。

3. 定期随访观察。

【处方】

术前目前暂无特殊用药。

本手术为Ⅱ类切口,术后预防感染可酌情使用抗生素治疗。

生理盐水 250ml

头孢孟多酯 2.0g 静脉滴注 每日 2 次

【注意事项】

1. 本病术后易于复发和有恶变倾向,故应定期随访观察。

2. 术前影像学检查,判断肿瘤大小、范围、局部破坏和侵犯情况,便于彻底手术。

3. 根据肿瘤性质和局部侵犯程度,选择鼻内镜手术、鼻侧切开术、内侧上颌骨切除术等。对内翻性乳头状瘤应同时开放筛窦,必要时开放蝶窦。保证鼻室通气与引流。

4. 如有癌变按恶性肿瘤处理。

三、血管瘤

在鼻及鼻窦的良性肿瘤中,血管瘤占首位。鼻部血管瘤可分为毛细血管瘤和海绵状血管瘤两大类,前者多发生于鼻中隔,后者多发生于下鼻甲及上颌窦内,少数发生于鼻骨。

【诊断要点】

1. 临床表现

(1)症状:反复鼻出血是鼻腔血管瘤的特点,出血量不等,可引起继发贫血,可有进行性鼻塞。

(2)体征:鼻腔血管瘤呈紫红色柔软肿块,易出血,可有细蒂。鼻窦血管瘤较大者可有局部骨质破坏的表现,如面部畸形、眼球移位、视力减退、复视及头痛等。

2. X线及鼻窦 CT 可见肿物或骨质破坏影。

3. 因易出血,术前一般不做活检。确诊依靠术后病理。

【治疗要点】

1. 鼻中隔血管瘤可以将肿物及根部黏膜一并切除,根部用化学药物、电烧灼或激光处理防止复发。

2. 鼻窦或较大的血管瘤可经上颌窦根治术或鼻侧切开术切除。

3. 为减少术中出血,可于术前局部冷冻、注射硬化剂、结扎颈外动脉或选择性血管栓塞。

【处方】 术前目前暂无特殊用药。

本手术为Ⅱ类切口,术后预防感染可酌情使用抗生素治疗。

生理盐水　250ml

头孢孟多酯　2.0g　静脉滴注　每日 2 次

【注意事项】

1. 手术应连同肿瘤基底及其周围的部分黏膜一起切除。

2. 遇有严重贫血,应在纠正贫血后进行手术。

3. 估计术中出血量较多者,术前备血。

第24章

鼻及鼻窦恶性肿瘤

一、鼻腔鼻窦恶性肿瘤

鼻腔鼻窦恶性肿瘤较常见,占全身恶性肿瘤的 $2.05\%\sim$ 3.66%,占耳鼻咽喉科恶性肿瘤的 $21.7\%\sim49.22\%$,$60\%\sim89\%$ 原发于上颌鼻窦,$70\%\sim80\%$ 为鳞状细胞癌。本病与免疫功能低下、长期慢性鼻窦炎、鼻息肉、接触致癌物质等因素有关。

【诊断要点】

1. 上颌窦恶性肿瘤

(1)临床表现

①鼻塞:一侧鼻腔进行性鼻塞,其原因或为肿瘤侵犯鼻腔,或为鼻腔外侧壁向内移位。

②脓血涕:成人一侧鼻腔持续性脓血涕,有恶臭。

③面部疼痛和麻木:多为发生于上颌窦顶部肿瘤侵犯眶下神经所致。

(2)体格检查

①磨牙:松动和疼痛。

②面颊部隆起:肿瘤破坏上颌窦前壁,并侵犯面部软组织和皮肤,形成癌性溃疡。

③眼部症状:溢泪,眼球移位、眼球运动障碍、复视。

④口部症状:硬腭下塌,牙齿松动、脱落;顽固性头痛和张口受限:肿瘤侵犯翼腭窝或翼内肌。

⑤内眦包块、张口受限、颞部隆起、头痛、耳痛:肿瘤侵犯颞下窝,到达颅前窝或中颅底。

⑥颌下淋巴结肿大:晚期同侧颌下淋巴结转移。

2．筛窦恶性肿瘤

(1)临床表现

①鼻塞:肿瘤侵犯鼻腔,引起单侧进行性鼻塞。

②血涕:嗅觉异常或嗅觉丢失。

③头痛:肿瘤侵犯筛板、硬脑膜或颅内转移时出现剧烈头痛。

(2)体格检查

①眼球症状:肿瘤侵犯眼眶致眼球突出、移位、复视、动眼神经麻痹、上眼睑下垂。

②上颈部或颌下淋巴结肿大:晚期肿瘤转移至区域性淋巴结。

3．额窦恶性肿瘤

(1)临床表现:额部疼痛;麻木;鼻出血。

(2)体格检查:前额部及眶上内缘隆起;眼球向下移位、眼球突出、复视:提示肿瘤向颅内扩展。

4．蝶窦恶性肿瘤

(1)临床表现:头痛,鼻出血。

(2)体格检查:眼部症状如复视,眼球移位、视力减退。

5．辅助检查

(1)鼻内镜检查:可发现鼻腔恶性肿瘤或侵犯鼻腔的鼻窦肿瘤;鼻腔外侧壁内移。

(2)病理:病理活检确定肿瘤性质和病理类型。上颌窦穿刺冲洗脱落细胞检查可发现早期肿瘤。

(3)CT/MRI:必要时增强,确定肿瘤范围、大小、局部侵犯及其与邻近组织结构的关系;观察有无颈淋巴结转移。

(4)全身检查:包括肝、肾功能,肝胆 B 超,全胸 X 线,摄片等,有条件者可做全身 PET-CT 以期发现有无远处转移。

【治疗要点】 联合化疗、放疗及手术的综合治疗。

1. 术前放射治疗 50～60Gy。

2. 放疗后 6 周手术。

3. 手术后放疗、化疗。

4. 治疗后随访。

【处方】

处方 1 化疗药物

(1)氟尿嘧啶＋ CF＋ DDP 方案,28 天重复,2～6 次

(2)5％葡萄糖 500ml

　　氟尿嘧啶 1000 mg/m² 静脉滴注(泵 24 小时)1～4 日

(3)生理盐水 250ml

　　CF 250mg/m² 静脉滴注(2 小时,于氟尿嘧啶前用)1～4 天

(4)生理盐水 500ml

　　DDP 25mg/m² 静脉滴注 1～4 日

处方 2 减少胃酸分泌

　　生理盐水 500ml

　　西咪替丁(甲氰咪胍) 0.6g 静脉滴注 1～5 日

处方 3 维生素类药物

5％葡萄糖 500ml

　　维生素 C 3g

　　维生素 B₆ 0.2g 静脉滴注 1～5 日

处方 4 止吐药

　　昂丹司琼 8mg 静脉注射(化疗前 30 分钟) 1 日

处方 5 糖皮质激素

　　地塞米松 10mg 静脉注射(化疗前 30 分钟) 1 日

【注意事项】

1. 鼻腔鼻窦恶性肿瘤需和血管瘤、乳头状瘤、鼻息肉、上颌窦良性出血性新生物、上颌窦囊肿相鉴别(详见本书有关章节)。

2. 强调术前放疗,有助于控制肿瘤发展和转移。

3. 对晚期和颈淋巴结转移或者颅内转移不能手术者联合化疗。

二、鼻部恶性肉芽肿

本病属发生于鼻腔的淋巴瘤,分为 T 细胞、B 细胞和 NK 细胞淋巴瘤。B 细胞淋巴瘤多位于鼻窦,以西方人多见。鼻 T/NK 细胞淋巴瘤多位于鼻腔,多见于亚洲、墨西哥和南美洲人。

【诊断要点】

1. 临床表现

(1)前驱期:为一般伤风或鼻窦炎表现,间歇性鼻塞。鼻中隔可出现肉芽肿性溃疡,伴血性分泌物,也可有鼻内干痂。此期持续 4～6 周。

(2)活动期:鼻塞加重,有脓涕,常有臭味。全身状况尚可,但食欲缺乏,常有低热。鼻黏膜肿胀、糜烂、溃疡性肉芽,表面有灰白色坏死假膜。多先累及下鼻甲和鼻中隔,后可发生鼻中隔穿孔或腭部穿孔。累及咽部者可见咽部黏膜肉芽肿性糜烂、溃疡。此期持续数周至数个月。

(3)终末期:患者衰弱、恶病质,局部毁容。鼻、腭、咽中线部位及其邻近组织的黏膜、软骨和骨质广泛严重破坏,最后患者全身衰竭,高热,肝脾大,肝、肾衰竭和弥散性血管内凝血,终致死亡。

2. 体格检查:有如上发现。虽局部破坏严重,但全身状况尚可,局部淋巴结不肿大。

3. 病理检查:可发现以血管为中心的多种形态的细胞浸润和组织破坏,并可检测到细胞抗原表型为 $CD56^+$ 和 $CD2^+$ 的淋巴细胞。

4. EB 病毒抗体检测可呈阳性。

5. 若损害延及呼吸道、消化道、肾和睾丸等处,则为鼻型 T/NK 细胞淋巴瘤。

【治疗要点】

1. 化学药物疗法　主要是 CHOP(环磷酰胺、多柔比星、长春新碱和泼尼松)方案。

2. 局部放射疗法。

3. 局部清洁,全身支持疗法。

【处方】

处方 1　CHOP 方案,每 3 周重复一次,共 3～6 次

(1)生理盐水　50ml

　　CTX　$750mg/m^2$　静脉注射　1 日

(2)生理盐水　50ml

　　ADM　$40mg/m^2$　静脉注射　1 日

(3)生理盐水　20ml

　　VCR　1.4mg　静脉注射　1～8 日

(4)PDN　100mg　口服　1～5 日

处方 2　维生素类

　　5%葡萄糖　500ml

　　维生素 C　3g

　　维生素 B_6　0.2g　静脉滴注　1～8 日

处方 3　止吐药

　　昂丹司琼　8mg　静脉注射(化疗前 30 分钟)　1～8 日

处方 4　糖皮质激素

　　地塞米松　10mg　静脉注射(化疗前 30 分钟)　1～8 日

【注意事项】

1. 病理活检组织的免疫表型是鉴别诊断的主要依据。

2. 注意与其他鼻腔、咽腔溃疡性疾病的鉴别,如非特异性慢性溃疡、Wegener 肉芽肿、特发性非愈合性肉芽肿。

3. 注意与原发于鼻腔的非霍奇金淋巴瘤(B/T 细胞型)相鉴别。

第25章

鼻腔异物

鼻腔异物有内源性和外源性两大类。内源性异物如死骨、凝血块、鼻石、痂皮等。外源性异物有植物性、动物性和非生物性3种。

【诊断要点】

1. **临床表现** 视异物性质、大小、形状、所在部位、刺激性强弱和滞留时间的长短而表现不同的症状。

儿童鼻腔异物表现单侧鼻阻塞、流黏脓涕和鼻出血或涕中带血以及呼气有臭味等。因工伤、误伤或战伤引起者,除面部有外伤外,其他临床表现则要视异物性质、大小、所在位置和滞留时间而有所不同,如损伤视神经或视神经管则视力障碍;如损伤血管则有较大量出血;活的动物性异物(如水蛭)常有虫爬感;医源性异物则有异物滞留侧鼻塞、脓涕(有臭味)和头痛等。

2. **体格检查** 前鼻镜及鼻内镜检查明确异物性质、大小、部位。

3. **辅助检查**

(1)探针检查:如异物滞留过久,鼻腔内有肉芽组织生成,需用探针辅助检查。

(2)影像学检查:异物如在鼻腔以外部位,诊断的关键在定位,对碎石、木块及金属类异物应行正位和侧位头、颈X线摄片定位,必要时行CT检查定位。

【治疗要点】 根据异物大小、形状、部位和性质的不同,采用不同的取出方法。一般儿童鼻腔异物可用头端钩状或环状的器械,从前鼻孔轻轻进入绕至异物后方,再向前钩出。动物性异物须先用1%丁卡因麻醉鼻腔后再用鼻钳取出。对在鼻腔以外部位的异物,明确定位后选择相应的手术进路和方法。必要时需在X线荧光屏或在鼻内镜监视下施行手术,可提高成功率和减少危险性。如异物较大且位于大血管附近,须先行相关血管阻断(结扎或血管内栓塞),再施行手术取异物。无症状的细小金属异物若不处在危险部位,可定期观察,不必急于取出。

【处方】 目前无特殊药物处方。

【注意事项】 儿童鼻腔异物切勿用镊子夹取,尤其是圆滑的异物,因为夹取有使异物滑脱和推向后鼻孔或鼻咽部、误吸入喉腔或气管内的危险。

第 26 章

咽及颌面部畸形

一、咽及颌面先天性畸形

鳃裂囊肿、瘘管和甲状腺管囊肿及瘘管是颈部较为常见的先天性疾病,是在人体胚胎发育时期,鳃裂的咽沟未能完全闭合形成的囊肿或瘘,即成为咽及颌面部先天性鳃裂囊肿及瘘管。从第一到第四咽沟,都可出现此类畸形,但以第一、第二咽沟多见。治疗原则是手术彻底切除囊肿或瘘管。

【诊断要点】

1. 临床表现　儿童或青少年发现颈部无痛性包块,有或无瘘口,感染时常伴有颈部疼痛肿胀,瘘口有分泌物排出,全身常伴有发热。

2. 体格检查

(1)颈部发现瘘管开口或扪及囊性肿物或条索状物。

(2)囊肿穿刺可抽出黄色液体,其中可含多量胆固醇结晶,诊断一般比较容易。

(3)有感染病史者瘘口周围常有瘢痕形成。

(4)感染期可形成脓肿,触及有波动感。

3. 辅助检查　经瘘口行碘油造影 X 线,可明确诊断和确定部位。

4. 鳃裂瘘口常见部位

(1)第一鳃裂瘘管:下颌角后下方、胸锁乳突肌前方或耳垂附近发现瘘孔。瘘管另一端开口于外耳道前壁,有时深达外耳道软骨与骨交界处,或在耳屏与对耳屏之间。

(2)瘘管的外口位于同侧胸锁乳突肌前缘中、下 1/3 交界处或稍下方,沿颈动脉鞘走行,穿过颈动脉分叉止于腭扁桃体窝,内口位于扁桃体窝上部。

(3)第三鳃裂瘘管外口多位于胸锁乳突肌前缘下方,瘘管沿颈动脉上行,内口开口于梨状窝。

(4)第四鳃裂瘘管的外口位于锁骨上部皮肤处,穿入颈阔肌深部,沿颈动脉鞘下降到胸部,然后再上升返回到颈部,跨过舌下神经后,到达食管上段,内口即开口于梨状隐窝、食管入口。

【治疗要点】 手术切除,彻底切除囊壁及瘘管是唯一治疗方法。术中应注意沿瘘管的走行,分离至瘘管内口所达到的部位,如与咽腔相通,应立即缝合。本手术为无菌手术,术后根据情况适当给予抗生素预防感染。

【处方】

抗生素抗感染治疗,视病情严重程度选择一组或多组同时使用

生理盐水　100ml

头孢孟多酯　2.0g　静脉滴注　每日 2 次　用 7 日

和(或)　5％葡萄糖生理盐水注射液 250ml

左旋氧氟沙星注射液(左克)　0.2g　每日 2 次　用 7 日

和(或)　0.2％甲硝唑注射液　100ml　每日 2 次　用 7 日

【注意事项】

1. 瘘管和囊肿可继发感染,并可反复发作。

2. 手术是唯一的治疗手段,但是如果切除不尽,可发生继发感染。

二、咽及颌面部获得性畸形

(一)咽憩室

咽憩室为咽黏膜和黏膜下层组织向外膨出形成的囊袋状结

构,根据其发生部位可分为咽侧憩室和咽后憩室两类,以后者多见。病因不明,可能与以下因素有关:①咽壁薄弱,尤以老年人多见。②环咽肌和食管功能紊乱以及咽腔压力增加。③先天性局部薄弱。

【诊断要点】

1. 临床表现　根据憩室的大小、位置的不同而不同。小的憩室可无症状,或仅有口臭、咽部异物感等症状;较大的憩室可有吞咽困难、声嘶,黏膜有炎症时可有疼痛。

2. 体格检查　可发现咽侧憩室者,在扁桃体窝、会厌谷、梨状窝等处有小的开口,可用探针探入憩室内,颈部可摸到随咽部空气压力变化而胀缩的包块。压迫肿块能缩小,有时带有响声。咽后憩室则可扪及颈后三角下部饱满。

3. 辅助检查　进行充气、吞钡造影看见咽部憩室即可明确诊断;也可经咽喉镜或食管镜检查憩室开口。

【治疗要点】

1. 憩室小而无症状者可不予处理。

2. 憩室较大或症状明显者可行手术治疗。根据憩室的大小,可经颈外或行支撑喉镜切除憩室。

【处方】

本手术为有菌Ⅱ类切口手术,术后应适当使用头孢菌素类和抗厌氧菌抗生素预防感染

(1)生理盐水　250ml

　　头孢孟多酯　2.0g　静脉滴注　每日 2 次

(2)0.2%甲硝唑注射液　100ml　静脉滴注　每日 2 次　用7 日

(二)腭咽闭合不全

腭咽闭合不全是由于软腭或咽壁病变使腭咽不能正常闭合而出现发音和吞咽障碍。

【诊断要点】

1. 临床表现

(1)发音不清或有开放性鼻音;吞咽时食物可反流入鼻腔,以流质明显。

(2)由于咽鼓管不能正常开放,可有耳闷、耳鸣、听力下降等。

2. 体格检查　可见软腭有瘢痕、缺损等体征,发"啊"声时软腭不能接触到咽后壁。

【治疗要点】　对轻症者可行软腭活动训练、语言训练以增强软腭的运动。瘢痕明显或缺损较多、症状严重者可行手术治疗。

【处方】　目前尚无特殊用药处方。

【注意事项】

1. 腭咽闭合不全是因软腭麻痹使得软腭不能上抬与咽后壁接触,软腭或咽部创伤造成软腭缺损或瘢痕挛缩,咽部的特异性或非特异性炎症造成软腭瘢痕挛缩而发生本病。

2. 如为瘢痕挛缩或软腭缺损造成者,手术效果一般不佳。

第 27 章

咽部创伤及咽部异物

一、咽部灼伤

咽部灼伤分为热灼伤及化学灼伤两大类。热灼伤是指由于火焰、高热蒸汽、热空气、热饮食或其他高温液体引起的咽部灼伤。化学灼伤是由于误吞腐蚀性化学物如强酸、强碱、重金属盐、甲酚皂溶液(来苏儿)、碘酊或其他有毒物质等引起的咽部灼伤,多伴有食管灼伤。

【诊断要点】

1. 临床表现

(1)口腔、咽喉疼痛和咽下痛。伴灼热感、流口水、发声障碍、喘鸣以及呼吸困难等症状。

(2)检查可见口腔、咽喉部水肿、假膜、水疱、坏死及特征性黏膜颜色。如硝酸灼伤呈黄色或棕褐色,硫酸灼伤为黑色,醋酸灼伤呈白色或灰色。碱性灼伤黏膜呈胶冻样,半透明水肿。碘、氨水及醋酸中毒时,常闻到特征气味。

(3)早期灼伤分三度:Ⅰ度出现黏膜弥漫充血、水肿;Ⅱ度出现严重水肿、白膜或水疱;Ⅲ度出现黏膜深层的坏死。

(4)后期可遗留咽部、喉部或食管狭窄甚至闭锁。

2. 剩余的毒物和容器保存送检。可检测呕吐物、尿及粪便中的毒物。

【治疗要点】

1. 局部处理:抗生素的冰块含化,漱口,鼻饲饮食并根据病情长期保留胃管等。

2. 中和治疗:强酸或强碱所致的咽喉灼伤,伤后 3～4 小时应给予中和剂。

3. 抗生素控制和预防感染。

4. 早期应用激素,不宜过早停药。

5. 对呼吸困难的处理

(1)Ⅰ度灼伤:可应用抗生素及激素治疗,并严密观察 24 小时直至呼吸开始好转后。

(2)Ⅱ度灼伤:应做好随时气管切开术的准备,同时全身给予抗生素及激素治疗,如呼吸困难继续加重,立即行气管切开术。

(3)Ⅲ度灼伤:立即行气管切开术。

6. 后遗的咽喉部、食管狭窄或闭锁,手术矫治。

【处方】

处方 1　弱酸剂,用于碱性损伤

食醋　口服　立即

处方 2　弱碱剂,用于酸性损伤

氢氧化铝凝胶　口服　立即

处方 3　抗生素抗感染治疗

生理盐水　250 ml

头孢孟多酯　2.0g　静脉滴注　每日 2 次　3～7 日(具体视病情而定)

处方 4　糖皮质激素

生理盐水　100ml

地塞米松　10mg　静脉滴注　每日 1 次　用 3 日(具体视病情而定,并逐渐减量)

处方 5　漱口液

朵贝氏漱口液　500ml　漱口　每日 3 次

【注意事项】　咽部灼伤发生后,其病情发展较快,须注意呼吸道的通畅情况,做好气管切开术的准备,以防气管因喉水肿发生窒息。轻度灼伤者,如无继发感染,3～5 日后假膜自行消退,伤口愈合。重度灼伤者,在 2～3 周后,由于结缔组织增生,形成瘢痕和粘连,可发生咽喉狭窄甚或闭锁。

二、咽部机械性损伤

咽部位于头颈深部,毗邻口腔、颌和舌部,与气管、食管及颈部血管、神经、肌肉、甲状腺等结构关系密切,故咽部外伤往往合并有多器官的损伤,有时能够造成广泛、复合的致命创伤。咽部外伤可分为由切伤、刺伤、挫伤造成的咽外部创伤和咽异物造成的咽内部损伤两大类。

(一)咽部切伤

利刃造成的刎颈切伤多为横行,尤以甲状舌骨平面者为多见。

【诊断要点】

1. 临床表现

(1)出血:局部创面血肿和出血,重者出血性休克或死亡。

(2)吞咽困难:因喉软骨或舌骨移位、骨折、肌肉断裂,或局部肉芽组织增生和瘢痕形成,后遗狭窄都可造成吞咽困难。

(3)伤口流涎:切伤进入喉咽部,导致吞咽时伤口流涎,伤口四周组织溃烂易造成咽瘘。

(4)发热:开放性创口继发感染,可导致全身中毒症状。

(5)呼吸困难:创口出血入喉、伤及颏舌骨肌导致舌后坠、切断的会厌后坠入喉部、伤及双侧喉返神经致双侧声带麻痹等,均是呼吸困难的原因。

(6)休克:创口出血过多可致失血性休克;刺激或切断颈神经的反射作用可引起神经性休克。

2. 明确的颈部切伤病史。

3. 需注意判断切伤累及的范围及相关器官结构。

【治疗要点】

1. 急救处理:以止血、解除窒息和治疗休克为原则。

(1)止血:大量出血时,开放创口,寻找损伤的动、静脉,予以结扎;如颈部受伤的血管较多,情况危急,可结扎颈外动脉;应注意颈部血管的继发性出血,如已发现血管壁有损伤,需做预防性结扎。

(2)保持呼吸道通畅:吸出口腔、气管内的分泌物或血液;如情况危急,可将气管套管由伤口插入管腔,保持呼吸道通畅,待病情稳定后在损伤处下2~3个气管环重新切开。

(3)抗休克治疗:失血性休克,应及时予以输血、输液补充血容量,神经性休克亦应给予吸氧、保持身体温暖支持治疗。

2. 处理创口:力争在受伤当时彻底清创、修复整形、预防感染。

3. 全身治疗,术后应密切观察出血及呼吸情况。

【处方】

处方 1 嘱患者减少吞咽动作,鼻饲饮食维持营养

处方 2 预防破伤风感染

破伤风抗毒素(TAT) 1500U 肌内注射 立即(使用前TAT皮试)

处方 3 抗生素预防感染

生理盐水 250ml

青霉素G 800万U 静脉滴注 每日1次 3~5日(具体视病情而定,青霉素皮试)

处方 4 复方硼砂液漱口 250ml 漱口 每日3次

(二)咽部刺伤

咽部刺伤分为内部刺伤与外部刺伤。内部刺伤多由于口含棒状物体突然跌倒而刺伤咽部,小儿多见;外部刺伤是由于锐器直接刺伤颈前或颌面部贯通咽部而造成,其特点是入口小、深部

不定。

【诊断要点】

1. 咽部刺伤病史。

2. 临床表现

(1)出血:内部刺伤患者多口吐鲜血,颈部大血管的继发性大出血可引起出血性休克。

(2)吞咽困难:伤及软腭、咽后壁所致。

(3)声音嘶哑:伤及喉返神经,致声带麻痹。

(4)感染:外部刺伤造成的盲管刺伤易感染而形成蜂窝织炎;贯通伤造成涎液从创口溢出形成咽瘘。

3. 需注意判断刺伤累及的范围及相关器官结构。

【治疗要点】

1. 彻底止血,颈部大血管的血管壁如有损伤,须做预防性结扎。

2. 早期缝合,以免唾液污染颈深部组织。缝合时消灭无效腔。

3. 咽后壁刺伤易形成咽后壁脓肿,创口须每日清创一次,必要时扩开创口,直至愈合。

4. 刺伤如造成咽旁脓肿,可沿胸锁乳突肌前缘切开,将颈动脉鞘向外侧牵引,进入咽旁隙和食管旁间隙,进行引流,注意勿将引流管与大血管接触。

5. 伤后时间较久的外部贯通伤,易形成咽瘘,应局部扩创、搔刮,直至露出新鲜创面,再从咽黏膜逐层向外缝合直到外部创口,放置引流。

【处方】

处方 1　嘱患者减少吞咽动作,鼻饲饮食维持营养

处方 2　预防破伤风感染

破伤风抗毒素(TAT)　1500U　肌内注射　立即(使用前TAT 皮试)

处方 3 抗生素预防感染

生理盐水 250ml

头孢孟多酯 2.0g 静脉滴注 每日 2 次 3～5 日(具体视病情而定,头孢皮试)

处方 4 复方硼砂液漱口 250ml 漱口 每日 3 次

(三)挫伤

挫伤是指钝器的击伤或挤压跌撞所致的损伤。

【诊断要点】

1. 颈部挫伤病史。

2. 临床表现

(1)颈部皮肤瘀斑,皮下发生淤血、水肿。

(2)疼痛:伤处局部钝痛,外力较大损伤可致深部组织断裂。

(3)声音嘶哑:咽部挫伤常伴有喉挫伤,因此常使喉返神经受损致声带麻痹、喉软骨脱位、声带黏膜下出血。

3. 注意判断深部组织损伤。

【治疗要点】

1. 皮下、黏膜下淤血可不予处置,待其自然吸收。

2. 咽部如出现血疱,用针刺破,含漱液漱口,抗生素预防感染。

3. 深部组织如有损伤,对症分别处理。

【处方】 咽部如出现血疱,用针刺破后做如下处理。

处方 1 抗生素预防感染

生理盐水 250ml

头孢孟多酯 2.0g 静脉滴注 每日 2 次 3～5 日(具体视病情而定,头孢皮试)

处方 2 复方硼砂液漱口 250ml 漱口 每日 3 次

三、咽部异物

咽部异物为常见病,大多易被发现和取出,但若处理不当,也可发生各种并发症,重者危及生命。

【诊断要点】

1. 咽部异物史。

2. 临床表现

(1)咽喉刺痛:吞咽时加剧,流唾液。

(2)鼻塞:鼻咽部异物可导致单侧或双侧鼻塞,流涕带臭味,有时可并发中耳炎。

(3)咳嗽:喉咽部异物刺激喉黏膜,引起发痒、咳嗽。

(4)呼吸困难:异物可致喉黏膜水肿、血肿和脓肿,致喉阻塞;巨大异物阻塞喉入口,可导致呼吸困难。

(5)颈部胀痛:深部异物如有继发感染,可致颈部肿胀,局部压痛,波动感提示有脓肿形成,炎症若扩展到纵隔,则引起胸背痛,且出现全身症状。

3. 咽部检查:发现异物可确诊,不能确切发现异物的病例,需结合具体症状和体征进一步检查以期确诊。患者开始觉刺痛,检查时未见异物,提示黏膜擦伤。疼痛多于 24 小时后逐渐减轻或消失。日久病史不明的病例,如检查发现局部肉芽生长,提示有异物存留的可能。婴幼儿患者若闻及臭味并伴鼻塞、流涕,提示鼻咽部异物长期存留,可做触诊探查,必要时牵引软腭,做鼻咽镜检查。

4. 结合异物性质、辅助检查结果判断异物部位。

(1)小而尖锐的异物多刺入扁桃体、咽侧壁、舌根及会厌谷处;吞咽动作可使腭扁桃体受挤压,而致异物刺入扁桃体内。混在食物内的异物,易坠入喉咽部;昏迷、癫痫发作时,可将义齿或牙托坠入喉咽部。

(2)由鼻腔向后坠入的异物可阻塞于鼻咽部。

(3)牙托、骨片、金属异物等可用 X 线透视或摄片以确定其大小及位置。

【治疗要点】

1. 口咽部异物可于直视下取出;若鱼刺很小或刺入咽喉黏膜或扁桃体内,表面无法看到,可暂时观察 1~2 日,异物刺入点可形成小的溃疡面或红肿而易于识别,再设法取出。

2. 鼻咽部需先用探针触诊,牵引软腭,用后鼻孔弯钳,向下取出异物;嵌顿的异物可试用旋转法松动后,挟住一端再取出。

3. 舌根、会厌谷或梨状窝处异物,在间接喉镜下摘取异物;亦可在直接喉镜明视下取异物。

4. 咽深部金属异物取出困难时,可先行 X 线定位,再取出异物。

5. 咽部异物已发生感染时,应以抗生素治疗。待炎症消退后,再将异物取出。若局部有咽后脓肿或咽旁脓肿形成,可从咽内或咽外实行切开排脓术,同时取出异物。

【处方】 咽部异物已发生感染时或异物取出后有黏膜损伤时,可应用抗生素治疗。

生理盐水　250ml

头孢孟多酯2.0g　静脉滴注　每日 2 次　3~5 日(具体视病情而定,头孢皮试)

【注意事项】 尖锐异物嵌顿存留下咽或刺破咽壁,可引起咽旁间隙气肿甚至纵隔气肿,可导致吞咽困难和呼吸困难。如较大异物嵌顿数天,发生感染,可形成咽瘘。

第28章

非特异性咽炎

一、急性单纯性咽炎

急性单纯性咽炎是咽部黏膜、黏膜下组织的急性炎症，多累及咽部淋巴组织。此病可单独发生，亦常继发于急性鼻炎或急性扁桃体炎。常见于秋、冬季及冬、春季之交。

【诊断要点】

1. 临床表现

（1）症状

局部症状：一般起病较急，成人以局部症状为主。①咽部干燥、灼热、微痛，吞咽时明显。可放散到耳部及颈部，重者转头困难。②软腭及悬雍垂发生明显肿胀时吞咽更感不适，并常引起咳嗽。③累及喉部，可有声嘶。④累及咽鼓管时可有听力减退。⑤致病菌或其毒素侵入血液循环，如急性脓毒性咽炎，全身及局部症状加重。

全身症状：一般较轻，可有发热。①全身不适、头痛、食欲缺乏，口干，四肢酸痛。②幼儿可有寒战、高热，甚至恶心、呕吐。

（2）检查

①口咽部黏膜呈急性弥漫性充血、肿胀，呈深红色，以口咽外侧壁为甚。

②咽后壁淋巴滤泡肿大、充血。

③悬雍垂、软腭及扁桃体充血、水肿。

④下颌角淋巴结肿大有压痛。

⑤鼻咽及喉咽部也可水肿。

2. 应与急性传染病的前驱症状或并发症相区别,尤其小儿更为重要,如麻疹、猩红热、流行性感冒、传染性单核细胞增多症等。

3. 须与血液病性咽峡炎相鉴别,如急性粒细胞减少性咽峡炎、淋巴细胞白血病咽峡炎等。

【治疗要点】

1. 一般治疗

(1)隔离患者,以防传染他人。

(2)卧床休息,多饮水及进流质饮食,注意通畅大便。头痛、发热、四肢酸痛及咽痛剧烈者可给予解热镇痛药。

2. 全身治疗

(1)病情严重者给予抗生素类。

(2)病毒感染所致者,可用抗病毒药物。

(3)局部治疗,含漱液漱口,可用1％碘甘油或10％蛋白银涂搽咽壁,以利消炎。若炎症侵及喉部及气管,可选用适当抗生素及激素雾化吸入治疗。颈部淋巴结肿痛者,可用热敷疗法。

【处方】

处方1　抗病毒药物,用于早期病毒性感染

　　板蓝根颗粒　1包　　　　　冲服　每日3次　1周

处方2　抗生素抗感染

　　头孢氨苄　0.5g　　　　　口服　每日2次　1周

处方3　严重者可静脉用抗生素

　　生理盐水　250ml

　　五水头孢唑林钠　2.0g　静脉滴注　每日2次　3日

处方4　漱口液

　　复方硼酸溶液　500ml　　漱口　每日3次

处方5　含化片润喉

　　银黄含片　1片　　　　　含服　每日4次

或　复方草珊瑚含片　　　　　1 片　含服　每日 4 次

处方 6　清热解毒药

　　一清胶囊　1.5g　　　　　　口服　每日 3 次　1 周

处方 7　若炎症侵及喉部及气管,可用雾化吸入治疗

　　生理盐水　10ml

　　泼尼松　10mg　　　　　　　雾化吸入　每日 2 次　3 日

【注意事项】

　　1. 本病多是上呼吸道感染的一部分,可由病毒或细菌感染引起。病毒多通过飞沫和亲密接触而传染,以柯萨奇病毒、腺病毒、副流感病毒引起者多见;细菌感染以链球菌、葡萄球菌和肺炎双球菌为主,其中以 A 组乙型链球菌引起者症状较重。

　　2. 急性咽炎还可由物理化学因素,如烟雾、粉尘、刺激性气体等刺激所致。

　　3. 急性咽炎可单独发生,亦可继发,一般病程在 1 周左右,多发生于冷暖交换之际。在幼儿,急性咽炎常为急性传染病的前驱症状或伴发症状,如麻疹、猩红热、流感、风疹等。

　　4. 急性咽炎如果不能控制,可引起中耳炎、鼻窦炎、喉炎、气管支气管炎及肺炎。若致病菌及其毒素侵入血液循环,则可引起急性肾炎、风湿热、败血症等全身并发症。

　　5. 本病需与流行性感冒、急性坏死性咽炎、疱疹性咽峡炎相鉴别。

二、慢性咽炎

　　慢性咽炎是咽黏膜、黏膜下及淋巴组织的慢性炎症,多因急性炎症反复发作或病程迁延,以及邻近器官病灶刺激引起。弥漫性炎症常为上呼吸道慢性炎症的一部分。局限性炎症多为咽部淋巴组织炎症。本病极为常见,多见于成年人,病程长,易反复发作。临床上多将此病分为 3 型:慢性单纯性咽炎、慢性肥厚性咽炎和慢性干燥性咽炎。

【诊断要点】

1. 临床表现

(1)慢性单纯性咽炎

症状:各型慢性咽炎全身症状均不明显,以局部症状为主。①咽部不适,如异物感、痒感、灼热感、干燥感或刺激感、微痛感等。②咽部敏感,易恶心。③刺激性咳嗽,无痰或有颗粒状藕粉样分泌物咳出。④炎症若累及咽鼓管,则有耳鸣、听力障碍等症状,向下累及喉部可出现声嘶。

检查:①咽部敏感,张口做咽部检查易引起恶心。②咽部黏膜充血,呈暗红色,多位于咽后壁,尤以软腭边缘、腭弓、扁桃体更明显。③咽后壁可见少数散在的淋巴滤泡,扩张的小血管互连成网状。④悬雍垂可增粗、下垂与舌根接触。

(2)慢性肥厚性咽炎

症状:又名慢性增生性咽炎或颗粒性咽炎。常因慢性单纯性咽炎屡次急性发作而成,两者症状相似。

检查:①早期咽壁有黏脓性分泌物,后期分泌物稠厚。②咽后壁见增生的淋巴滤泡分散突起,或互相融合成红色块状组织,突出黏膜表面。有时淋巴滤泡表面有黄白色小点。③咽侧索增厚者,咽腔相对狭小。④少数患者有悬雍垂肥厚增生,与舌根相接触。

(3)干燥性咽炎

症状:①咽部干燥为此病突出症状,同时可有咽部不适、干燥感、异物感及干咳等。②咽部可形成干痂,晨起加重。③一般疼痛不显著。④病变延及喉部,常有声嘶、咳嗽等。

检查:①早期咽部黏膜干燥,萎缩变薄,色泽淡红。②病变重者,黏膜干燥显著,咽腔变大,咽后壁隐约可见颈椎椎体的轮廓。③病变更严重者,黏膜表面有片状干痂,深灰色或棕褐色,患者不易自行排出。④腭弓变薄,悬雍垂变短窄。⑤上述病变以口咽部为主。如鼻腔黏膜萎缩向咽部延伸,可仅见于鼻咽部;病变严重时,咽部及喉部可同时发生萎缩性病变。

2. 鉴别诊断

(1)慢性单纯性咽炎及慢性肥厚性咽炎:对有咽部异物感主诉者不可贸然诊断为慢性咽炎,需排除鼻咽部、鼻腔及鼻窦疾病继发改变。查明下呼吸道、上消化道等致病原因。鉴别咽喉部及食管肿物。

(2)慢性干燥性咽炎:咽部的某些特异性炎症及传染性肉芽肿有时可误诊为干燥性咽炎。如咽部结核、梅毒及狼疮等。应与麻风所致咽部干燥、萎缩及结痂鉴别。

【治疗要点】

1. 慢性单纯性咽炎

(1)病因治疗:①加强体育锻炼,增强体质。②针对病因,如鼻腔鼻窦疾病、腺样体肥大、慢性扁桃体炎及全身其他疾病应及时治疗。③减少咽部刺激尤为重要。戒烟酒,少食辛辣食物,少讲话。④避免接触粉尘及有害气体。

(2)全身治疗:中药治疗效果较好,以"益阴清热理气"为准则。一般不应用抗生素治疗。

(3)局部治疗:①应用含漱剂。②含服含薄荷类药物。③咽部涂布药液法:常用药液为 1%～2% 硝酸银,10% 弱蛋白银等。④物理治疗:如超短波、透热疗法、药物离子导入疗法等。

2. 慢性肥厚性咽炎

(1)病因治疗及全身治疗:同慢性单纯性咽炎。

(2)局部治疗:宜用冷含漱剂,涂布碱性或含薄荷的溶液。对咽壁隆起增生淋巴颗粒的处理:①化学药物疗法:多选用 20% 硝酸银溶液烧灼肥大的淋巴滤泡。②采用激光、微波或射频治疗仪治疗烧灼咽后壁淋巴滤泡,亦可收到一定疗效。对肥厚增生的悬雍垂的治疗:若经含漱剂或局部涂搽收敛药液不见效,则可考虑施行悬雍垂截短术。

3. 干燥性咽炎

(1)病因治疗:①处理局部病灶,如继发萎缩性鼻炎或其他鼻及鼻窦疾病者,当原发疾病治疗好转,咽部症状亦可改善。②消除外界刺激因素,戒烟酒。③改善卫生环境,减少粉尘等有害气体刺激。

(2)全身治疗:①口服维生素 B$_2$ 有利于维持黏膜上皮正常功能。②口服碘化钾,可使黏液腺分泌增多。

(3)局部治疗:①咽部灌洗。②局部用药:15%～25%碘甘油涂布或喷雾。③蒸汽及雾化吸入。④不可施行烧灼法。考虑施行扁桃体摘除术时应慎重,因可加重咽干症状。

【处方】

处方 1　含化片润喉

银黄含片	1 片	含服	每日 4 次
或 复方草珊瑚含片	1 片	含服	每日 4 次

处方 2　漱口液

复方硼酸溶液	500ml	漱口	每日 3 次

处方 3　清热解毒药

一清胶囊	2 片	每日 3 次	持续 15 天

【注意事项】　慢性咽炎多由咽部的反复刺激引起。全身因素中的多种慢性病,如消化不良、胃食管反流性疾病、心血管疾病、慢性下呼吸道炎症、内分泌紊乱、肝肾疾病、免疫功能紊乱等都可引发本病。

第 29 章

咽淋巴环的疾病

一、急性扁桃体炎

急性扁桃体炎是腭扁桃体的急性非特异性炎症,常伴有不同程度的咽黏膜和淋巴组织炎症,是一种很常见的咽部疾病。主要致病菌为乙型溶血性链球菌,多发生于儿童及青年,在春秋两季气温变化时最易发病。

【诊断要点】

1. 临床表现

(1)全身症状:①起病急,可有畏寒、高热,一般持续 3～5 日。②头痛,食欲缺乏,疲乏无力及四肢酸痛。小儿患者可因高热而引起抽搐、呕吐及昏睡。

(2)局部症状:咽痛,为其主要症状,吞咽或咳嗽时咽痛加重,疼痛较剧者可致吞咽困难,也可引起耳部放射痛。可表现为言语含糊不清;系软腭运动障碍引起。若炎症向鼻咽部发展,波及咽鼓管,可出现耳闷、耳痛症状。扁桃体肿大显著,在幼儿还可引起呼吸困难。

2. 检查

(1)咽部黏膜呈弥漫性充血,以扁桃体及两腭弓最严重。腭扁桃体肿大,在其表面可见黄白色脓点或在隐窝口处有黄白色或灰白色点状豆渣样渗出物,可连成一片形似假膜,不超过扁桃体范围,易拭去,不易出血。

(2)下颌角淋巴结常肿大,且有明显压痛。

（3）血液学检查白细胞总数升高,中性粒细胞增高。

（4）应注意与咽白喉、樊尚咽峡炎及某些血液病引起的咽峡炎等疾病相鉴别。

【治疗要点】

1. 一般疗法:患者须卧床休息,进流质饮食及多饮水,加强营养及疏通大便,咽痛较剧或高热时,可口服解热镇痛药。

2. 全身应用抗生素:包括静脉滴注,肌内注射或口服(头孢丙烯等)抗生素。

3. 局部治疗:常用复方硼砂溶液、复方氯己定含漱液或1:5000呋喃西林液漱口。

4. 中医中药理论认为本病系内有痰热,外感风、火,应疏风清热,消肿解毒。常用银翘柑橘汤或用清咽防腐汤。

【处方】

处方1　局部用抗生素,用于感染较轻者

阿莫西林　0.25g　口服　每日3次　5日

处方2　解热镇痛药,用于头痛发热者

复方对乙酰氨基酚　1片　每日2次

处方3　漱口液,用于有化脓感染者

复方硼砂溶液　500ml　漱口　每日3次

处方4　严重者可静脉用抗生素

生理盐水　500ml

青霉素　800万U　静脉滴注　每日1次　5日

或 生理盐水　250ml

头孢曲松钠　2.0g　静脉滴注　每日2次　5日

【注意事项】

1. 急性扁桃体炎主要致病菌一般为乙型溶血性链球菌,非溶血性链球菌、葡萄球菌、肺炎双球菌、流感嗜血杆菌及腺病毒或鼻病毒、单纯性疱疹病毒等也可引起本病。急性扁桃体炎具有典型的临床表现,不难诊断。但应注意与咽白喉、猩红热、樊尚咽峡炎及某些血液病所引起的咽峡炎等疾病相鉴别。

2. 某些病原体存留于正常人的咽部,当人体抵抗力降低时,病原体则大量繁殖,毒素破坏隐窝上皮,细菌侵入其实质而发生炎症。受凉、潮湿、过度劳累、烟酒过度、有害气体刺激、上呼吸道有慢性病灶存在等均可成为诱因。

3. 急性扁桃体炎波及邻近组织产生局部并发症,常见扁桃体周蜂窝织炎、扁桃体周脓肿、咽旁脓肿,也可引起急性中耳炎、急性鼻炎及鼻窦炎、急性淋巴结炎等;急性扁桃体炎可引起全身各系统许多疾病,常见的全身并发症者有风湿热、急性关节炎、心肌炎及急性肾炎等,其发病机制尚在探讨中。一般认为这些并发症的发生与各靶器官对链球菌所产生的Ⅲ型变态反应有关。

二、慢性扁桃体炎

慢性扁桃体炎多因急性扁桃体炎反复发作或因扁桃体隐窝引流不畅,窝内细菌、病毒滋生感染而演变为慢性炎症,链球菌和葡萄球菌为本病的主要致病菌。

【诊断要点】

1. 临床表现

(1)常有急性发作病史,而平时多无明显自觉症状。

(2)咽部经常不适或有口臭。

(3)扁桃体具有丰富的末梢神经感受器,故在炎症时期易产生各种反射失调现象,如阵发性咳嗽,咽异物感,刺痛感或各种感觉异常。

(4)扁桃体过于肥大,可引起呼吸困难,咽下困难或言语含糊不清,但均少见。

(5)隐窝脓栓被咽下,对胃肠敏感患者可引起消化障碍。

(6)由于毒素吸收,可引起头痛、四肢无力、易疲劳或低热。上述症状并非全部出现,也可全无自觉症状。

2. 检查扁桃体和腭舌弓呈慢性充血,黏膜呈红色,用压舌板挤压腭舌弓时,隐窝口有时可见黄、白色干酪样点状物溢出。扁桃体大小不定,成人扁桃体多缩小,但可见瘢痕,凹凸不平,常与周围组织粘连。患者常有下颌角淋巴结肿大。

3. 应根据病史,结合局部检查进行诊断,患者有反复急性发作的病史,为本病诊断的主要依据。扁桃体的大小并不表明其炎症程度,故不能以此作出诊断。

4. 本病应与扁桃体生理性肥大,扁桃体角化病及扁桃体肿瘤等病相鉴别。

【治疗要点】

1. 非手术疗法

(1)基于慢性扁桃体炎是感染-变应性疾病的观点,本病治疗不应仅限于抗菌药物或动辄手术,而应结合免疫疗法或抗变应性措施,包括使用有脱敏作用的细菌制品(如用链球菌变应原和疫苗进行脱敏),以及各种增强免疫力的药物,如注射胎盘球蛋白。

(2)加强体育锻炼,增强体质和抗病能力。

2. 手术疗法　施行扁桃体切除术。

【处方】

处方 1　漱口液

复方硼砂溶液 500ml　漱口　每日 3 次

处方 2　慢性炎症急性发作时

阿莫西林　0.25g　口服　每日 3 次　5 日

【注意事项】

1. 慢性扁桃体炎在受凉、受潮、身体衰弱、内分泌紊乱或生活及工作环境不良的情况下,容易产生多种并发症,如风湿性关节炎、心脏病、肾炎、长期低热等,因此,慢性扁桃体炎常被视为全身其他部位疾病的"病灶"。

2. 本病发病机制尚不清楚,链球菌和葡萄球菌为本病的主要致病菌,急性扁桃体炎反复发作,使隐窝内上皮坏死,隐窝引流不畅,细菌与炎性渗出物聚集其中,导致本病。一些学者认为部分慢性扁桃体炎与自身变态反应有关。

3. 慢性扁桃体炎可分为三型:增生型,多见于儿童;纤维型;隐窝型。

4. 扁桃体切除手术适应证

适应证 ①慢性扁桃体炎反复急性发作或多次并发扁桃体周围脓肿;②腭扁桃体过度肥大,妨碍吞咽、呼吸功能及言语含糊不清者;③下颌角淋巴结肿大原因不明者;④白喉带菌者经非手术治疗无效;⑤扁桃体为其他疾病的病灶;⑥扁桃体肿瘤;⑦茎突截短术的前驱手术;⑧慢性鼻炎或鼻窦炎经久不愈,考虑与扁桃体炎有关者。

禁忌证 ①急性扁桃体炎;②造血系统疾病及凝血功能障碍者;③妇女月经期或经前 3～5 天内;④干燥性咽炎患者。

三、急性腺样体炎

急性腺样体炎为儿童常见疾病,以 3－10 岁多见,男女发病率无差别。病因易为病毒或细菌感染,致病的主要细菌为乙型溶血性链球菌、葡萄球菌等,病毒常为流感病毒、腺病毒、鼻病毒等。有急性卡他性和滤泡性腺样体炎两类。

【诊断要点】

1. 临床表现

(1)患儿常突起发热,体温高达 40℃。

(2)鼻塞严重,张口呼吸,哺乳困难,如并发咽炎则有吞咽痛。

(3)炎症如波及咽鼓管,可有耳内闷胀、耳痛、听力下降。感染严重者,可引起化脓性中耳炎。

2. 鼻腔和口咽部有不同程度的急性炎症现象,咽后壁有分泌物附着。

3. 腺样体肿大,充血,表面覆盖脓性分泌物。

【治疗要点】

1. 注意休息,多饮水,清淡饮食。

2. 全身应用抗生素以控制感染,预防并发症发生。

3. 局部使用 0.5%～1%麻黄碱生理盐水滴鼻。

【处方】

处方 1　解热镇痛药,用于发热患儿

对乙酰氨基酚　160～320 mg　每日 2 次(根据年龄和体重服用)

处方 2　局部用鼻腔减充血剂

0.5%麻黄碱滴鼻液　1 支　滴鼻　每日 1 次(不超过 7 日)

处方 3　抗生素抗感染治疗

生理盐水　250ml

头孢孟多酯　2.0g　静脉滴注　每日 2 次

【注意事项】

发生于儿童的急性腺样体炎常与上呼吸道感染同时发生,如果感染不能及时得到控制,往往会并发急性中耳炎。

四、腺样体肥大

正常生理情况下,腺样体于 6－7 岁时发育为最大,10 岁以后逐渐萎缩,到成人则基本消失,若腺样体增生肥大,且引起相应症状者称腺样体肥大。本病多发生在 3－5 岁儿童,成年罕见。鼻咽部及其毗邻部位或腺样体自身的炎症反复刺激,使腺样体发生病理性增生。

【诊断要点】

1. 临床表现

(1)局部症状

①鼻部症状:常并发鼻炎、鼻窦炎,有鼻塞及流鼻涕等症状。说话时带闭塞性鼻音,睡时发出鼾声。

②耳部症状:耳闷胀感、听力下降、耳鸣。

③咽、喉及下呼吸道症状:常引起阵咳,易并发气管炎。

④严重者有腺样体病容:长期张口呼吸,影响骨发育,上颌骨变长,腭骨高拱,牙列不齐,咬合不良,上切牙突出,唇厚,下颌下

垂,表情淡漠。

（2）全身症状

①神经精神症状:睡眠多噩梦,惊叫、磨牙、遗尿、喘鸣性痉挛或哮喘。

②慢性中毒症状:营养不良,反应迟钝,注意力不集中。

2.腺样体面容:硬腭高而窄。

3.鼻咽部检查:可见鼻咽顶后壁红色团块状物隆起。鼻咽部触诊触及柔软的淋巴组织团块。

4.鼻咽 X 线侧位摄片或 CT 扫描,有助于诊断。

【治疗要点】

1.腺样体肥大出现临床症状者,应尽早行腺样体切除术。

2.可在扁桃体手术时同时切除,或单独进行。

3.近年来国内很多医院在鼻内镜直视下采用吸割器切除腺样体已取得满意疗效。

【处方】　术前无特殊用药处方。

术后预防感染可酌情使用抗生素治疗。

生理盐水 250ml

头孢孟多酯　2.0g　静脉滴注　每日 2 次

【注意事项】　腺样体出生后即存在,6－7 岁时最为显著,因此在该年龄段的患儿最多,症状表现也最重。10 岁后腺样体逐渐萎缩。腺样体肥大是儿童阻塞性睡眠呼吸暂停低通气综合征(OSAHS)最常见的病因之一。睡眠时鼾声过大和憋气,睡眠期张口呼吸,汗多,晨起头痛,白天嗜睡,学习困难等也是常见症状。由于长期张口呼吸,致使颌面部骨骼发育不良,上颌骨变长,腭骨高拱,牙列不齐,上切牙突出,唇厚,表现为"腺样体面容"。

五、咽角化症

咽角化症系咽部淋巴组织的上皮发生过度角化的非炎症性疾病。在其表面形成分散的白色或黄色突出物。多发生于腭扁桃体,少见于舌扁桃体、咽后壁、咽侧索等,偶见于腺样体、腭扁桃体和喉部淋巴组织。

【诊断要点】

1. 临床表现

(1)病程长、发展缓慢。

(2)多无明显症状,常于普查、体检或张口时无意中发现。

(3)偶有咽部干燥,不适,异物感。

2. 口咽检查可见扁桃体隐窝或其他淋巴组织表面有乳白色或黄白色角化物,突出于黏膜。其大小及数量不定。

3. 质坚硬,不易除去,强行拔除,常留一出血面。

4. 周围黏膜无充血现象。

5. 注意与扁桃体结石、化脓性扁桃体炎、咽部白斑病及咽真菌病鉴别。

【治疗要点】

1. 无症状者可不处理,随访观察。

2. 25%碳酸氢钠溶液,硼酸溶液漱口,保持口腔清洁。

3. 局部涂用2%碘甘油。

4. 激光烧灼,位于咽后壁、舌根部少量的角化物可用激光烧灼,或用电灼其基底。

5. 角化症局限于扁桃体者,可手术切除扁桃体。

【处方】

处方1 复方硼砂溶液 500ml 漱口 每日3次

处方2 需扁桃体切除者,此手术为Ⅱ类切口,术后预防感染可酌情使用抗生素治疗。

生理盐水 250ml

头孢孟多酯 2.0g 静脉滴注 每日2次

第30章

咽部及颈深部脓肿

一、扁桃体周脓肿

扁桃体周脓肿为扁桃体周围间隙内的化脓性炎症。在脓肿未形成之前,称为扁桃体周炎。其致病菌与扁桃体炎相同。各种细菌都有,多数为链球菌。

【诊断要点】

1. 临床表现

(1)先有急性扁桃体炎症状,如咽痛、吞咽时加重、发热等。

(2)2～3 日后出现咽痛偏向一侧,且逐渐加剧,疼痛常向一侧耳部及牙齿蔓延。

(3)口臭,流涎,说话带闭塞音,似口中含物。

(4)软腭肿胀,活动受限制,饮水自鼻腔反流。

(5)患者呈急性重病容,表情痛苦。

(6)颈部呈假性僵直,转动头部时常连肩部协同转动。

(7)头偏向患侧,常用手托腮以减轻痛苦。

(8)常伴有颈部淋巴结肿痛。

2. 局部隆起明显,病侧腭弓及软腭红肿突出,腭垂水肿偏向对侧,扁桃体被遮盖且被推向下方。

3. 隆起处穿刺有脓。

【治疗要点】

1. 脓肿形成前的治疗　按急性扁桃体炎处理,选用足量抗生素及适量的糖皮质激素控制炎症。

2. 脓肿形成后的治疗

(1)穿刺抽脓:可明确脓肿是否形成及脓肿部位。

(2)切开排脓:经穿刺抽到脓液后,可作切开排脓。

3. 腭扁桃体切除术　因本病易复发,主张在炎症消退 2 周后行腭扁桃体切除术。

【处方】

处方 1　抗生素抗感染

　　生理盐水　250ml

　　头孢孟多酯(皮试)　2.0g　静脉滴注　每日 2 次

　或 生理盐水　250ml

　　五水头孢唑林钠(皮试)　2.0g　静脉滴注　每日 2 次

5～7 日(具体视病情而定)

　　联合使用 0.2％甲硝唑注射液　100ml　静脉滴注　每日 2 次　5 日

处方 2　糖皮质激素

　　生理盐水　100ml

　　地塞米松　10mg　静脉滴注　每日 1 次　2～3 日

【注意事项】

1. 本病大多继发于急性扁桃体炎,尤其多见于慢性扁桃体炎屡次急性发作者。由于扁桃体隐窝被堵塞致引流不畅,其中的细菌或炎症产物破坏上皮组织,向深部发展,穿透腭扁桃体包膜,进入腭扁桃体周围间隙所致。常见致病菌有金黄色葡萄球菌、乙型溶血性链球菌、甲型草绿色链球菌等。

2. 镜下见腭扁桃体周围疏松结缔组织中大量炎症细胞浸润,继之组织细胞坏死液化、融合形成脓肿,炎症浸润和组织水肿影响局部血液循环,常可导致患侧腭扁桃体上方软腭充血肿胀,腭垂水肿,偏向健侧。

3. 炎症扩散到咽旁隙,可发生咽旁脓肿;向下蔓延,可发生喉炎及喉水肿,迅速出现呼吸困难。少数病例可发生颈内静脉血栓,化脓性颈淋巴结炎、败血症或脓毒血症。

4. 穿刺抽脓时,以 1‰丁卡因表面麻醉后,用 16-28 号组针头于脓肿最隆起处刺入。穿刺时应注意方位,不可刺入太深,以免误伤咽旁隙内的大血管。

5. 切开排脓。对前上型者,在脓肿最隆起处切开排脓。常规定位是从腭垂根部做一假想水平线,从腭舌弓游离缘下端做一假想垂直线,二线交点稍外即为适宜的切口处。对后上型者,则在腭咽弓处排脓。切开黏膜及浅层组织后,用长弯血管钳插入切口,沿腭扁桃体包膜外方进入脓腔,充分排脓。术后第 2 日复查伤口,必要时可用血管钳再次撑开排脓。

二、咽后脓肿

咽后脓肿属咽后间隙的化脓性炎症。咽后间隙内为疏松结缔组织,在中线密集成中缝,将间隙分隔为二,每侧间隙内有淋巴结 3～8 个,3—5 岁后逐渐萎缩消失。咽后脓肿的发病机制不同,分为急性和慢性。①急性较常见,脓肿多偏向一侧,常发生于 3 岁以内幼儿。②慢性多见于成人,由颈椎结核引起,在椎体与椎前筋膜之间形成寒性脓肿。

【治疗要点】

1. 临床表现

(1)急性型

①发病急,畏寒、发热、烦躁不安。

②咽痛与吞咽困难:拒食、吐奶、奶汁反流入鼻腔或吸入呼吸道引起。

③可出现呼吸困难及张口呼吸。

④语音不清:说话及哭声含糊不清,如口中含物。

⑤颈强直,偏向患侧或头向前伸。颈部僵直,转头时连身肩部和躯干一同转向。

⑥颌下及颈部淋巴结肿大疼痛。

检查见:咽后壁一侧呈半球形充血、膨隆。颈侧位 X 线摄片:咽后壁厚度增大,有时可见液平和气泡。实验室检查:白细胞计数增高,切开排脓后 1～2 日即可下降。脓液培养多为链球菌和葡萄球菌。

(2)慢性型

①发病缓慢,症状隐匿,可有结核症状,如低热、盗汗。吞咽困难:早期多无此症状,脓肿增大后可出现。呼吸困难:脓肿很大时,可出现此症状。

②颈强直,偏向患侧:颈椎结核性咽后脓肿因颈部转动受限,易误诊为固定性斜颈。

③颌下及颈部淋巴结肿大疼痛。

④检查见:整个咽后壁隆起,黏膜无明显充血。

⑤颈侧位 X 线摄片:咽后壁厚度增大,颈椎体骨质破坏、吸收或椎间隙距离改变。小儿结核性咽后脓肿,病变易侵犯上、下邻近两个椎体,后期可出现椎体楔形塌陷。

⑥实验室检查:白细胞计数不高,脓液培养可培养出结核分枝杆菌,有时需动物接种方可确定。

2. 体征　颌下及颈部淋巴结肿大压痛,咽后壁一侧呈半球形向前膨隆、充血;慢性型整个咽后壁隆起,黏膜无明显充血。

3. 颈侧位 X 线摄片　咽后壁厚度增大,有时可见液平和气泡。慢性可见颈椎体骨质破坏、吸收或椎间隙距离改变。

4. 实验室检查　白细胞计数增高,慢性则不高。脓液培养多为链球菌和葡萄球菌;慢性型可培养出结核杆菌。

5. 穿刺抽脓为确诊的主要方法

【治疗要点】

1. 急性咽后脓肿　一经确诊,施行切开排脓,多以经口切开为主。同时给予抗生素治疗和支持疗法。

(1)手术器械准备:主要有长粗穿刺针头、长柄尖刀、长血管钳、注射器、吸引器、开口器及气管切开包和氧气等。

（2）麻醉：婴幼儿不用麻醉，成人喷用 1‰丁卡因溶液。

（3）患者位置：婴幼儿多采用仰卧头低位，成人可采取坐位或卧位。

2. 慢性咽后脓肿　若脓肿位置较深且较大，或脓肿已扩展到咽旁间隙，颈部明显肿胀，均应行颈外侧切开排脓。以手指探查脓腔，刮除肉芽和死骨，冲洗脓腔，安放引流条。术后每日换引流条，并注入链霉素。有颈椎骨质破坏，应与骨科医师共同处理。

【处方】

处方 1　抗生素抗感染，用于急性咽后脓肿的治疗

生理盐水　250ml

头孢孟多酯　2.0g　静脉滴注　每日 2 次

或 生理盐水　250ml

五水头孢唑林钠（皮试）　2.0g　静脉滴注　每日 2 次

5～7 日（具体视病情而定）

联合使用 0.2%甲硝唑注射液　100ml　静脉滴注　每日 2 次　5 日

处方 2　联合使用抗结核药物，用于慢性咽后脓肿的治疗

异烟肼　0.3g　每日 1 次　6～9 个月

利福平　0.45g　每日 1 次　3～6 个月

硫酸链霉素注射液　0.5g　肌内注射　每日 2 次　2 个月

【注意事项】

1. 检查时，操作宜轻柔，以避免患儿哭闹挣扎导致脓肿破裂。如发生意外，应速将患儿头部倒下，防止脓液流入气管，发生窒息或引起吸入性肺炎。另外，检查可发现患侧或双侧颈淋巴结肿大，压痛明显。

2. 可行 X 线侧位摄片，以判断脓肿的大小及范围，有时尚能见到液平面，CT 检查有利于脓肿与蜂窝织炎的鉴别。

3. 咽后脓肿切开引流时，取仰卧头低位，压迫舌根暴露口咽后壁,看清脓肿部位,在脓肿最隆起处用长组穿刺针抽脓。然后用尖刀在脓肿下部最低处做一纵行切口,并用血管钳扩大切口,排尽脓液并充分吸出。对喉咽部脓肿,可在直接喉镜下进行手术。术中应准备好气管切开包、氧气、喉镜及插管等器械,以便在意外情况出现时使用。

4. 并发症。脓肿破裂,吸入下呼吸道,可引起吸入性肺炎甚至窒息;脓肿向下发展,可引起急性喉炎、喉头水肿、纵隔炎;脓肿向外侧可侵入咽旁间隙导致咽旁隙脓肿,继之侵蚀大动脉,可发生致死性大出血。

5. 因为慢性咽后脓肿为结核性,不可从咽部切开引流和排脓,以免伤口长期不愈。

三、咽旁脓肿

咽旁脓肿为咽旁隙的化脓性炎症,早期为蜂窝织炎,随后发展成脓肿。

【诊断要点】

1. 临床表现

(1)全身症状:畏寒发热,头痛出汗,食欲缺乏。发热可呈持续性高热或脓毒血症的弛张热,严重时可呈衰竭状态。

(2)局部症状:咽旁及颈侧剧烈疼痛、吞咽困难、语言不清,头部活动或张口时疼痛加剧。脓肿影响翼内肌时,可出现张口困难。

(3)检查:患者呈急性重病容、颈部僵直、活动受限。患侧颈部及颌下区肿胀,压痛明显,无波动感。如已形成脓肿,则局部变软有波动感。咽部可见患侧咽侧壁隆起、充血,扁桃体及腭弓被推向中线,但扁桃体无红肿。

2. 实验室检查　白细胞增高,可达 $20 \times 10^9/L$,中性粒细胞$>88\%$。

3. 穿刺　必要时行穿刺抽脓,明确诊断。

【治疗要点】

1. 脓肿形成前的治疗　　全身使用广谱、足量抗生素及适量糖皮质激素,以防感染蔓延和并发症的发生。

2. 脓肿形成后的治疗　　立即经颈侧路行脓肿切开排脓,术后继续抗感染。

【处方】

处方 1　抗生素抗感染

生理盐水 250ml

头孢孟多酯　2.0g　　静脉滴注　每日 2 次　5～7 日

或 生理盐水　250ml

头孢曲松钠　2.0g　　静脉滴注　每日 2 次　5～7 日

(具体视病情而定)

联合使用 0.2%甲硝唑注射液　100ml　静脉滴注　每日 1 次　7 日

处方 2　糖皮质激素

生理盐水　100ml

地塞米松　10mg　　静脉滴注　每日 1 次　3 日

【注意事项】

1. 因脓肿位于深部,由颈外触诊时,不易摸到波动感,故不能以有无波动感为诊断咽旁脓肿的依据。必要时可在压痛最显著处作诊断性穿刺抽脓,明确诊断。

2. 需与腭扁桃体周围脓肿及咽后脓肿等鉴别。

3. 脓肿切开排脓一般经颈外进路切开。局麻下,以下颌角为中点,在胸锁乳突肌前缘做一纵切口,用血管钳钝性分离软组织进入脓腔。排脓后,置入引流条,切口部分缝合。术后继续抗感染治疗。

4. 脓肿可向周围扩展,可波及咽后间隙而致咽后脓肿,继而向下蔓延可发生喉头水肿;沿大血管向下发展,可发生纵隔炎。严重者,若侵蚀颈内动脉,可致颈内动脉壁糜烂而引起致命的大出血。颈内静脉受侵犯,可引起血栓性静脉炎。

四、颈深部弥漫性蜂窝织炎

颈深部弥漫性蜂窝织炎为颈部各筋膜间隙弥漫性化脓性炎症。颈深部筋膜间隙很多,与外界不相通,造成化脓性细菌和厌氧菌繁殖的有利条件。致病菌除咽部常见的溶血性链球菌外,多数合并厌氧菌感染,常见为产气荚膜杆菌等。

【诊断要点】

1. 临床表现

(1)畏寒高热,呈稽留热或弛张热,脉搏快。如中毒严重者,体温反低于正常,出汗虚脱,迅速衰竭。

(2)颈部肿胀发展迅速,在1~2日可上达耳根,下至锁骨上窝和胸骨上窝,甚至蔓延到胸上部和超过颈中线。

(3)疼痛剧烈,转动头部和张口均使疼痛加重。

(4)肿胀向内压迫咽喉和气管,可出现吞咽困难、咽痛及呼吸困难。

(5)患侧颈部弥漫性肿胀,坚硬如板,有明显压痛。如指压局部有压痕,提示颈深部感染局限性脓肿已形成。

(6)皮肤弥漫性潮红,间或有小的皮内或皮下出血。

(7)有厌氧菌感染时,则出现皮下气肿、水肿,触诊有捻发感。

(8)颌下淋巴结肿大。

(9)可出现颈静脉怒张、迷走神经或颈交感神经瘫痪征。

2. 超声探测和 CT 扫描有助于诊断。

3. 脓肿位置深,由颈外触诊时,不易摸到波动感,故不能以有无波动感作为诊断咽旁脓肿的依据。

4. 在压痛最明显处做诊断性穿刺抽脓,可明确诊断。

【治疗要点】

1. 一般治疗　早期用大量抗菌药物和全身支持治疗。

(1)抗菌药物:选用对厌氧菌敏感及对其他化脓性细菌有控

制作用的抗生素。可根据细菌培养和药敏试验结果调整用药。

（2）支持疗法：卧床休息，防止和纠正水、电解质紊乱和酸中毒。

2. 手术治疗 重症或有脓肿形成时，应及时手术切开引流，清除坏死组织，减少毒素吸收，并使局部氧气增加，抑制厌氧菌繁殖。

【处方】 选用对厌氧菌敏感及对其他化脓性细菌有控制作用的抗生素。

处方 1 0.2％甲硝唑注射液 100ml 静脉滴注 每日 1 次 7 日

处方 2 生理盐水 250ml

青霉素 G 800 万 U 静脉滴注 每日 1 次 3～5 日（具体视病情而定，青霉素皮试）

处方 3 盐酸莫西沙星氯化钠注射液 0.4g(250ml) 静脉滴注（缓慢） 每日 1 次 7 日

第31章

咽部神经性及功能性疾病

一、咽感觉麻木或迟钝

咽部麻木常与咽运动瘫痪同时存在,导致吞咽困难。其原因可分为中枢性和末梢性两类。

【诊断要点】

1. 临床表现

(1)咽感觉麻木或迟钝可为单侧和双侧,常伴有软腭瘫痪、吞咽困难。

(2)中枢性病变:可发生相应部位的感觉和运动障碍体征。

(3)末梢病变:可伴有舌部的味觉损伤等。

2. 有中枢性或末梢性疾病病史。

3. 用压舌板或探针触及咽后壁或侧壁黏膜,咽反射明显减退或完全消失。

4. 头颅 CT 或 MRI 等影像学检查可发现相应的中枢性病变。咽喉部的纤维镜检查可发现有无喉麻痹存在。

5. 心、肺检查,注意有无吸入性肺炎等全身并发症。

【治疗要点】

1. 针对病因治疗。

2. 按咽瘫痪治疗原则。

【处方】

维生素类

复合维生素　　1 片　口服　每日 1 次　30 日

维生素 C　　　0.1g 口服　每日 3 次　30 日

二、咽感觉异常

咽感觉异常是耳鼻咽喉科门诊常见的疾病,患者咽喉部有异物样梗阻感觉,而客观检查未见器质性病变。但某些肿瘤的早期,如食管上段癌、环状软骨后癌等,可伴有咽喉部异物感,如果对其缺乏警惕性,极易误诊。

【诊断要点】

1. 临床表现:咽感觉异常患者,所述症状常常不一,有异物梗阻感,咽之不下,咯之不出,或上下移动,或固定不动。咽喉部烧灼或不适感觉。可伴有嗳气、胸闷。以上症状时轻时重,并无规律。常常伴有焦虑、急躁和紧张等精神症状,其中以恐癌症较多见。

2. 仔细检查鼻咽、口咽、喉咽等,包括咽部、颈部的触诊。必要时行纤维喉镜、纤维食管镜或胃镜检查,血常规、胸部 X 线摄片、颈椎摄片、食管吞钡摄片、颈部及甲状腺 B 超检查等。

3. 注意区分器质性因素和功能性因素。

4. 注意区分全身性因素和局部因素。

【治疗要点】

1. 病因治疗。

2. 心理治疗。

3. 对症治疗。

【处方】

处方 1　中枢神经系统镇静药

地西泮　2.5mg　　　口服　每晚 1 次　15 日

处方 2　含化片

草珊瑚含片　1 片　含服　每日 4 次

处方 3　清热解毒药

一清胶囊　0.5g　口服　每日 3 次　15 日

【注意事项】

1. 本病常与以下几种因素有关。咽部疾病、咽邻近器官的疾病如茎突过长；远处器官的疾病如胃及十二指肠溃疡；严重的缺铁性贫血等全身因素及精神因素等。

2. 应对鼻、眼、耳、颈部及全身各处做相关检查。必要时，还应进行纤维喉镜、纤维食管镜或胃镜、血常规、胸部 X 线透视或摄片、颈椎摄片、X 线食管吞钡透视或摄片、颈部及甲状腺 B 超检查等。

3. 注意区分器质性病变和功能性病变，咽感觉异常的各种诱因中，精神性多于器质性病变，咽喉部局部病变多于全身其他部位病变。只有排除了咽喉部、颈部、上呼吸道、上消化道等部位的隐蔽性病变后，方能诊断为功能性感觉异常。

三、舌咽神经痛

舌咽神经为混合神经，内有运动、感觉、味觉及分泌等纤维。它经颈静脉孔出颅后，在颅外分布有 6 个分支：鼓室神经支、咽支、颈内动脉窦支、扁桃体支、舌支、茎突咽肌支。此病是一种在舌咽神经感觉区的发作性疼痛，故称为舌咽神经痛。

【诊断要点】

1. 临床表现

(1) 多发于老年男性患者，易在吞咽、谈话、打呵欠和咳嗽时发病。

(2) 常为单侧性，亦可为双侧性，较三叉神经痛为少见。

(3) 疼痛触发区在扁桃体、舌和外耳道。

(4) 疼痛呈阵发性，持续时间短，疼痛程度强弱不一。

（5）疼痛位于耳、咽、喉、舌和外耳道。

（6）无感觉丧失。舌咽神经痛有时可伴发心跳停止、晕厥、惊厥及抽搐等症。

2. 用 1‰丁卡因溶液作咽后壁或扁桃体区作表面麻醉,可立即止痛。

【治疗要点】

1. 针刺治疗　常用穴位有合谷、颊车、下关等。

2. 药物治疗　应用镇痛药、镇静药、表面麻醉药喷雾均可减轻疼痛。局部普鲁卡因封闭有较快的疗效。口服卡马西平、苯妥英钠等也有止痛效果。

3. 手术治疗　经上述各种治疗无效而病情严重者,可考虑手术治疗,方法有:舌咽神经颅外切断术、舌咽神经颅内切断术。

【处方】

神经镇痛药

布洛芬缓释胶囊（芬必得）　0.3g　口服　每日 2 次　10 日

或 卡马西平 0.1g　口服　每日 3 次　10 日

【注意事项】　此病易于作出诊断,但须排除由该区的炎症、茎突过长、咽喉结核、鼻咽和喉咽恶性肿瘤等病导致的疼痛。

四、咽痉挛

(一)强直性咽痉挛

常发生于破伤风、狂犬病、士的宁中毒、先天痉挛性两侧瘫痪和癔症等。

【诊断要点】

1. 临床表现

（1）破伤风、狂犬病和士的宁中毒表现为牙齿紧闭,张口困难。

（2）先天性痉挛性两侧瘫痪症,可引起发声障碍和吞咽困难症状,一般伴有两侧上、下肢痉挛性瘫痪。

(3)癔症多见于青年妇女,于情绪波动时出现。

2. 先天性痉挛性两侧瘫痪症,出生后即呈现两侧上、下肢痉挛性瘫痪;若皮质延髓束有病变,可引起发声障碍和吞咽困难症状。

3. 青年妇女,情绪波动时,有咽喉痉挛的表现,但检查无阳性体征。

【治疗要点】

1. 病因治疗。

2. 给予镇静解痉治疗。

3. 属于精神性者,可予药物暗示与精神治疗。

【处方】

中枢神经系统镇静药

地西泮　2.5mg　口服　每日2次

(二)节律性腭咽喉部肌阵挛

本病为一种少见病,是单一或一组肌肉的不随意颤动样收缩,可局限于一处,或在几个部位同时发生。致病原因以血管病变、小脑和脑干梗死最常见。病变位置多在脑干下橄榄区域的肌痉挛三角处。

【诊断要点】

1. 临床表现

(1)多发于中年以后,起病缓慢,间歇发作。

(2)阵挛为不随意性,以双侧多见,不受脉搏、呼吸所影响。

(3)肌阵挛可发出"咯咯"声,且声音较大。若咽弓的收缩使软腭运动,可出现自觉性或他觉性耳鸣。

2. 应排除血管搏动及其他神经病变

【治疗要点】

1. 尽可能查明病因,并进行根治。

2. 针刺天鼎、扁桃体穴、太冲和合谷等穴位。

3. 利多卡因静脉注射。

4. 可选择应用镇静药或强壮药。

【处方】

中枢神经系统镇静药

地西泮　2.5mg　口服　每日 2 次

第 32 章

阻塞性睡眠呼吸暂停低通气综合征

阻塞性睡眠呼吸暂停低通气综合征一般是指成人于 7 小时的夜间睡眠时间内,至少有 30 次呼吸暂停,每次发作时,口、鼻气流停止流通至少 10 秒以上;或呼吸暂停指数>5,上气道呼吸气流暂停时仍有胸腹式呼吸活动。除上述阻塞呼吸暂停外,临床上还有中枢性睡眠呼吸暂停和混合性睡眠呼吸暂停。

【诊断要点】

1. 临床表现

(1)睡眠时明显打鼾,伴呼吸暂停。

(2)晨起头痛,倦怠,嗜睡。

(3)记忆力下降,注意力不集中,工作效率低,性格行为怪异。

(4)儿童患者可出现夜间惊叫、遗尿、梦游、智力发育迟缓。

(5)重度患者可并发高血压、心律失常、心肺功能衰竭。

2. 耳鼻检查可发现上气道有解剖性狭窄。

3. 多导睡眠描记仪监测睡眠期有呼吸暂停,呼吸暂停指数>5。

4. 伴低氧血症。

5. 影像学检查证实有上气道狭窄。

【治疗要点】

1. 减肥。

2. 调整睡眠姿势,尽量侧卧,减少舌根后坠或置舌固定装置。

3. 鼻腔持续正压通气是一种有效的治疗方法。

4. 外科手术解除上气道狭窄,如鼻息肉切除、鼻中隔矫正、肥大扁桃体、腺样体切除等。

5. 口咽腔狭窄者可行腭垂腭咽成形术。

6. 重症患者,可先行气管切开术。

【处方】　术前无特殊用药处方。

此手术为Ⅱ类切口,术后预防感染可酌情使用抗生素治疗。

生理盐水 250ml

头孢孟多酯　2.0g　静脉滴注　每日 2 次

【注意事项】

1. 阻塞性睡眠呼吸暂停低通气综合征的病因尚不完全清楚,目前研究表明本病成因主要和 3 方面有关:上气道解剖结构异常导致气道不同程度的狭窄、上气道扩张肌肌张力异常、呼吸中枢调节功能异常。

2. 可应用纤维鼻咽喉镜辅以 Muller 检查,上气道持续压力测定,头颅 X 线测量,头颅 CT、MRI 等方法,评估上气道阻塞部位和分析可能的病因。

3. 由于反复出现的打鼾、呼吸暂停及微觉醒,患者可出现一些病理生理改变:①睡眠结构紊乱、睡眠有效率下降,从而导致患者白天嗜睡、乏力、记忆力下降,并可导致生长激素分泌下降,影响儿童发育;由于 REM 期睡眠减少等因素,可导致患者性器官末梢神经损害,可致性功能障碍。②血氧饱和度下降可导致儿茶酚胺分泌增高,导致高血压形成。血氧饱和度下降还可以导致心律失常,促红细胞生成素升高导致血红蛋白升高、红细胞升高等因素,诱发冠心病、脑血栓等。

4. 腭垂腭咽成形术应用最为广泛,其他手术方法还有舌骨悬吊术,下颌骨前移术等,但是需要根据个体情况严格选择手术病例,是手术成败的重要因素。

第33章

咽及喉咽肿瘤

一、咽旁间隙肿瘤

咽旁间隙肿瘤是指发生在咽旁间隙的肿瘤。咽旁间隙上起颅底，下至舌骨，位置深在。咽旁间隙肿瘤并不多见，约占头颈部肿瘤的 0.5%，病理表现因咽旁间隙组织来源广泛，故病理类型众多。据国内外报道，原发咽旁间隙的肿瘤 80% 为良性肿瘤，恶性肿瘤绝大多数是转移淋巴结。

【诊断要点】

1. 临床表现　早期多无症状，其临床表现与肿块性质、部位、生长速度和大小有关。咽腭肿物是最常见的咽旁间隙肿瘤，症状可分为邻近器官症状及神经受累症状两类。

（1）邻近器官症状：①咽部不适感或异物感。②吞咽困难。③发声改变：肿瘤位于鼻咽时有鼻塞、闭塞性鼻音，肿瘤位于喉咽部时可出现含物音，语音含糊不清。④呼吸困难：肿块逐渐增大，可压迫或阻塞咽喉腔，使其变小，而致呼吸困难。⑤耳鸣、耳聋、耳闷：肿瘤接近咽鼓管，可使其通气引流障碍，引起卡他性中耳炎等一系列耳部症状。⑥张口困难：多为翼内、外肌受累所致。⑦其他：包括颈部运动障碍和颈动脉移位等。

（2）神经受累症状：可伴Ⅸ-Ⅻ对脑神经、交感神经、面神经等神经受累症状和体征。①颈痛、咽痛、耳痛：较少见，系肿瘤压迫、牵拉神经所致，常伴有其他症状。②声音嘶哑：多为迷走神经受累,引起声带麻痹所致。③舌半侧麻痹:为舌下神经受损害所致。④面瘫:多见于腮腺深叶的恶性肿瘤。⑤颈交感神经麻痹综合征。

2. **体征**　表现为软腭、咽侧壁和颈颌部肿物:咽旁间隙后下隙的表浅肿瘤,可以首先出现上颈侧、颌下区肿物。巨大的咽旁间隙肿瘤可以同时出现颈部及咽侧的隆起。相应神经受累主要是舌下神经、交感神经及面神经受累,表现为同侧声带麻痹、面瘫、伸舌偏向患侧、患侧舌萎缩。

3. **检查**

(1)X 线检查:包括鼻咽正侧位、颅底、喉侧位、颏顶位下颌骨摄片等。

(2)CT 检查:特别是 CT 三维图像重建,可较好地提供肿瘤所在位置、大小、范围,肿瘤的边缘是否光滑和周围重要结构的关系。

(3)血管造影检查:对疑为血管性肿瘤、副神经瘤的可进行颈动脉造影或数字减影造影检查。另外,术前行相应动脉栓塞,可使肿瘤变小,供血中断,提高手术切除率。

(4)活检检查。

【治疗要点】

咽旁间隙肿瘤的治疗以手术治疗为主。根据肿瘤的部位选择不同的手术径路。

1. **手术并发症**　常见并发症有:呼吸困难、神经损伤、严重出血、骨坏死、伤口积液、感染、咽瘘和肿瘤复发等。熟悉咽旁间隙的解剖,术前预防性气管切开可降低并发症的出现率。

2. **预后**　咽旁间隙良性肿瘤的复发率极低,其中以多形性腺瘤复发者多见,手术应广泛暴露肿瘤包膜,避免破溃,力争完整切除肿瘤。恶性肿瘤多预后不良,复发和残余病变最终可导致死亡。

【处方】　术前无特殊用药处方。

此手术为Ⅱ类切口,术后预防感染可酌情使用抗生素治疗。

生理盐水　250ml

头孢孟多酯　2.0g　静脉滴注　每日2次

二、口咽部恶性肿瘤

(一)扁桃体恶性肿瘤

扁桃体恶性肿瘤为口咽部常见恶性肿瘤,可分为扁桃体癌与肉瘤两大类,前者占大多数,可分为鳞状细胞癌、淋巴上皮癌、未分化癌、腺癌等几类。其他病理类型尚包括淋巴肉瘤、网织细胞肉瘤、横纹肌肉瘤、恶性血管内皮瘤、恶性黑色素瘤等。

【诊断要点】

1. 临床表现

(1)咽部不适或咽部异物感:较早期的症状,易被忽视。

(2)咽部疼痛:一侧自发性咽痛,吞咽时明显,可放射至同侧耳部。

(3)吞咽困难:肿瘤增大阻塞咽腔或侵犯软腭、舌根或磨牙区,影响吞咽的协调动作所致。严重时影响呼吸与说话。

(4)出血、口臭、消瘦:肿瘤破溃及恶病质所致。

(5)耳鸣、听力减退:肿瘤侵犯鼻咽与软腭,进而影响咽鼓管功能。

(6)颈淋巴结转移:可为首发症状或主要表现,以二腹肌下淋巴结转移最早和最多。

(7)远处转移表现:发生率为10%～20%,可转移至腋部、纵隔、肺、肝、骨、骨髓、肾上腺等。淋巴肉瘤和网织细胞肉瘤易致腹膜后淋巴结转移,亦可侵犯全身淋巴结,导致淋巴肉瘤病。

2. 年龄　40岁以上,长期咽部不适、异物感、持续性轻微咽痛,经抗感染治疗不愈而症状继续加重者,应注意有无癌肿可能。

3. 体检　注意扁桃体大小,有无溃疡、新生物,触诊腭舌弓、扁桃体,检查质地、压痛、有无血性分泌物等。颈部检查有无肿大淋巴结。

4. 活组织检查 扁桃体癌一般位于表面,易于取材,而肉瘤常发生于全扁桃体,必要时手术摘除整个扁桃体进行检查。病理结果对本病的诊断有决定意义。

5. 口咽、颈部 CT 检查 确定扁桃体恶性肿瘤的范围、向周围组织的浸润程度及颈部淋巴结转移情况,以明确病情,确定诊疗方案。

【治疗要点】

1. 手术治疗 根据具体情况可采取经口腔单纯扁桃体摘除术、扩大扁桃体切除术、下颌骨正中裂开扩大扁桃体切除术及颈淋巴结清扫术等。

2. 放疗 扁桃体自身为淋巴组织,发生的淋巴肉瘤、网织细胞肉瘤等均对放疗较为敏感,可采用放射治疗。

3. 化疗 采取术前诱导化疗或放疗后辅助化疗,有助于提高手术及放疗的治疗效果,并可防止晚期扁桃体恶性肿瘤的全身性微小转移癌灶。

【处方】

目前无特殊用药处方。

【注意事项】 成人出现单侧腭扁桃体明显肿大,表面溃烂,溃疡中心如火山口,溃疡边缘卷起,质地较硬,不活动,伴有同侧下颌角下方或颈上段淋巴结肿大,诊断较易。但如遇一侧腭扁桃体肿大充血,表面光滑,颈部无肿大淋巴结时,易误诊为急性扁桃体炎,应特别警惕,必要时取活检确诊。MRI 检查可以了解瘤体实际大小和咽旁隙浸润情况。

(二)舌根癌

舌根与舌体的胚胎组织起源不同,占据舌的后 1/3,构成口咽的前壁。舌根癌多为鳞状细胞癌,并常来自扁桃体癌,继发性舌根肉瘤少见。原发性舌根癌极少,尚不及全身恶性肿瘤的 1%。由于舌淋巴引流广泛,因此转移早,预后差。

【诊断要点】

1. 临床表现

(1)舌头不适:常发现舌根处有无痛肿块或硬结。

(2)咽痛、吞咽疼痛:癌肿溃疡感染或浸润时出现,讲话、进食时加剧,可放射至耳颞部,常伴有讲话含糊不清,可有血性分泌物。

(3)口臭、流涎、严重吞咽困难:癌肿侵犯全舌 1/3 以上时,可导致舌运动障碍。

(4)舌根癌可广泛浸润咽、腭、扁桃体,妨碍下颌骨运动。

(5)巨舌:舌根淋巴管被瘤栓阻塞,妨碍淋巴引流,而致舌体严重肿胀。

(6)颈淋巴结转移:早期即可出现,可为单侧或双侧,质硬、固定。

(7)远处转移:舌根未分化癌和淋巴肉瘤早期即可出现肺、肝、纵隔等处转移。

2. CT 检查　可明确肿瘤位置、大小、周围组织浸润程度,并有助于与舌根其他肿瘤相鉴别。

3. 活组织检查　明确诊断及病理类型、组织分级,便于制订治疗方案。

【治疗要点】

1. 手术治疗

(1)手术适应证:①局限于一侧舌根的腺癌和鳞癌,可切除一侧舌根;如有颈淋巴结转移,应同时行颈淋巴结清扫术;②放射治疗失败,估计手术尚有治疗希望者;③舌根癌向下侵犯会厌及喉部时,在切除肿瘤同时,合并行喉切除术及颈淋巴结清扫术。

(2)手术径路:①经口腔内直接切除。②经口外咽侧径路:同时行颈淋巴结清扫及缺损修复。③经下唇、下颌骨正中裂开,下颌骨外旋径路:适合于偏一侧的较大肿瘤,可同时行颈淋巴结清扫及缺损修复。④经下唇、下颌骨及舌体正中径路:适合于舌根中线肿瘤、双侧颈淋巴结转移或需同时行组织缺损修复。舌根缺损修复方法：根据情况，可选用额部皮瓣、带蒂胸大肌肌皮瓣、胸大肌肌瓣、前臂游离皮瓣等组织瓣修复舌根。

2. 放疗与化疗　一般作为手术前后的辅助治疗。

【处方】　目前无特殊用药处方。

三、喉咽部恶性肿瘤

喉咽部恶性肿瘤较为少见，国内统计占全身恶性肿瘤的0.065％，头颈部恶性肿瘤的0.2％。患者多为40岁以上的男性。喉咽癌（又称下咽癌）分为梨状窝癌、咽后壁癌与环状软骨后癌3种。由于喉咽癌恶性肿瘤位置隐匿，早期难以发现，肿瘤又容易侵犯周围组织及发生颈淋巴结转移，因此预后较差，文献报道总的5年生存率为35％～45％。

【诊断要点】

1. 临床表现

（1）吞咽不适或轻微疼痛早期表现，易被忽视。

（2）随肿瘤体积增大，阻塞下咽及食管入口，引起进行性吞咽困难，开始可仅有梗塞感，晚期只能进食流质食物。

（3）咽喉疼痛、耳痛：肿瘤感染或溃破即可出现一侧的咽喉疼痛，并常放射至同侧耳部。

（4）咳嗽：梨状窝内黏液潴留或环状软骨受到破坏，造成唾液、食物反流入喉，引起刺激性咳嗽，甚至吸入性肺炎，多在进食中或进食后出现。

（5）声音嘶哑、呼吸困难：肿瘤压迫、侵犯喉腔所致。

（6）颈淋巴结转移：常为最早的症状。常见于一侧颈中部的颈动脉三角及胸锁乳突肌深面，表现为质硬、无痛、迅速增大的包块。

（7）远处转移：晚期癌肿可出现肺、骨、肝转移，患者出现恶病质。

2. 内镜检查　间接喉镜，直接喉镜，纤维喉镜，纤维食管镜。

3. 颈部 X 线检查　正侧位片可了解咽腔大小、形状、喉软骨移位、破坏等情况。钡剂检查可清晰显示梨状窝、食管形态，了解肿瘤位置及腔内浸润情况。

4. 颈部 CT 检查　可准确显示肿瘤的位置、大小，喉、食管、咽腔、咽周受累程度及颈淋巴结转移范围、颈动脉受累等情况，利于制订完善的治疗方案。

5. 活组织检查　确定肿瘤的病理类型、组织分级，明确诊断，结合临床可提示预后。

【治疗要点】

目前多主张手术加放疗和(或)化疗的综合疗法，其中以根治性手术为主。

1. 手术治疗　主要目的在于根治性根除肿瘤及颈部转移灶，恢复消化道的连续性及吞咽功能，并尽可能保留喉功能。根据具体病情可采取喉咽部分切除术、喉及喉咽完全切除术、喉及喉咽和颈段食管全切除术等，通常均应清扫患侧引流区域淋巴结。

(1)手术适应证：①患者一般情况较好，无远处转移表现，且不伴有严重心、肺、肝、肾等全身性疾病；②肿瘤分化较好，局部虽有侵犯，但未累及颈椎、颈总动脉、颈内动脉、颅底等结构；③淋巴结转移局限于颈部，未累及锁骨上窝、上纵隔、二腹肌上方，且与颈部大血管、臂丛神经等重要结构无明显粘连。

(2)手术方法

①肿瘤切除：a. 梨状窝癌：T_1 或 T_2 期可通过咽侧入路暴露肿瘤后直接切除，T_3 期癌肿出现半喉固定时，应同时切除患侧半喉，并尽可能利用肌筋膜瓣等方法重建喉腔，恢复喉功能。T_4 期肿瘤侵犯梨状窝尖时需同时切除颈段食管上段，不宜保留喉功能。b. 喉咽后壁癌：咽侧入路暴露肿瘤后，于椎前筋膜表面直接切除。c. 环后癌：除非常表浅、局限的肿瘤外，一般需将喉体连同

肿瘤一并切除。

②消化道重建：a. 梨状窝癌：如健侧梨状窝完整，且梨状窝尖保留完好，一侧梨状窝切除不需特殊修复，直接拉拢局部黏膜关闭咽腔即可，如拉拢缝合估计会出现狭窄时，可利用带蒂岛状胸大肌肌皮瓣等肌皮瓣修补患侧壁，扩大下咽腔。切除梨状窝尖及上段食管时可考虑喉气管瓣、胃上提、结肠上徙、游离空肠等代下咽食管方法。b. 喉咽后壁癌：缺损较小时，拉拢缝合黏膜，较大时可考虑应用替尔皮片修复咽后壁。椎前筋膜保留完好时，也可直接将周围黏膜断缘缝合固定于该层筋膜上，待四周黏膜上皮渐覆盖此筋膜。c. 环后癌：未累及食管入口的肿瘤，全喉切除后可直接关闭咽腔。累及食管入口的肿瘤，可考虑使用胃上提、结肠上提、游离空肠等代下咽食管方法。

③颈淋巴结清扫：常规清扫患侧的Ⅱ区淋巴结，超过中线或发生于中线的癌肿尚需要清扫对侧区淋巴结。环后癌及累及梨状窝尖的下咽癌应注意清扫两侧气管旁淋巴结。

2. 放疗 根治性放疗采用双颈侧大野照射，一般在6～7周完成。喉咽癌对放射线并不十分敏感，因此单纯依赖放疗一般不能彻底清除病变。但由于喉咽癌转移早、侵犯范围大，放疗可以起到有效缩减肿瘤、清除微小转移癌灶的效果，有利于提高手术全切成功率，巩固手术效果，也有利于喉功能的保留。

3. 化疗 作为综合治疗中辅助治疗，一般在手术或放疗前诱导化疗，可以缩小肿瘤，减少复发和转移。

【处方】

目前无特殊用药处方。

【注意事项】

1. 喉咽恶性肿瘤早期可无任何症状，或仅为喉咽部异物感。早期病变难以观察，容易被忽略，一旦发现可疑病变应及时活检。因容易发生颈淋巴结转移，应注意检查是否有颈部淋巴结肿大。

2. 根据肿瘤侵犯范围采取不同的手术方式。肿瘤累及喉部需同时行喉切除,有颈部淋巴结转移者,需行颈淋巴结廓清术。根据术后创面大小,采用带蒂、肌皮瓣、胃上提、结肠代食管等进行修复。亦可用胃上提或结肠代食管手术,术后辅以放疗和化疗。本病预后较差。

第 34 章

喉损伤性疾病

一、喉外伤

喉位于颈前部,其前上有下颌骨、前下有胸骨、后有颈椎、两侧有胸锁乳突肌保护,故损伤机会较少,喉外伤及颈部其他组织外伤约占全身外伤的 1%。喉外伤战时都可见,平时多为交通、工伤、运动等事故引起,战时多为枪伤、炮弹伤、爆炸伤或刺伤等。

喉外伤根据损伤病因和损伤部位皮肤有无破裂分为 3 大类。①闭合性喉外伤:多由于颈部受到撞击、跌碰、绞勒、挤压等暴力引起挫伤。轻者咽喉黏膜撕裂、声带血肿,重者喉软骨骨折、脱位。②开放性喉外伤:多由于枪、炮弹、利刃、玻璃、爆炸物碎片等切割或刺伤。轻者仅伤及皮肤和软组织,重者可伤及喉气管软骨、食管、颈部大血管及神经等。③喉内部伤:喉气管插管术已广泛用于抢救各种危重患者,如昏迷、脑外伤、呼吸骤停、呼吸衰竭等。许多全麻手术亦多用喉气管插管。由于插管不当或插管时间过长,引起喉气管内部损伤发病率也增加,国内外报道为 $10\% \sim 20\%$。异形或巨大异物及喉气管镜检查,亦可致喉内损伤。

喉与口腔、咽腔、颈段气管、食管、颈部大血管、神经和颈椎相邻,外伤常为合并伤,还需注意有无颅脑、颌面、胸腹内脏和四肢损伤。损伤早期可出现呼吸困难、吞咽困难、大出血、休克、窒息等危象,如抢救不及时可造成死亡。损伤中期可继发创口感染及肺部、纵隔等邻近器官感染等并发症,或出现继发性出血。损伤后期容易出现咽喉、气管、食管瘢痕性狭窄、瘘管或声带麻痹等后遗症。

(一)闭合性喉气管外伤

【诊断要点】

1. 临床表现

(1)有外伤史。

(2)咽喉疼痛和压痛。

(3)声音嘶哑或失声。

(4)咯血一般量较少,有时也可有较严重出血。

(5)呼吸困难,根据外伤程度不同发生不同程度呼吸困难。可于伤后立即出现,也可缓慢、数日后发生。喉气管断离者可立即发生严重呼吸困难危及生命。

(6)吞咽困难,如吞咽时有呛咳现象应进一步检查排除并发声带麻痹或气管食管瘘。

(7)颈部皮下气肿、皮肤肿胀和瘀斑和"捻发音",纵隔气肿、气胸。

(8)喉结可变形或移位,有时可扪及骨擦音。

2. 喉镜检查(间接、直接、纤维喉镜)。可见到喉部黏膜充血、水肿,或血肿,或声带活动受限或瘫痪,或撕脱,杓状软骨脱位,声门变形和喉气管软骨有无骨折、移位。

3. 喉部 X 线侧位片或 CT 扫描。可显示喉气管腔有无阻塞、软组织及软骨损伤情况。

4. 必要时食管碘油造影,以排除有无食管损伤、食管气管瘘。

5. 全身检查,胸部 X 线片检查,排除其他复合伤。

【治疗要点】

1. 保守治疗 适用于喉部轻度挫伤,喉黏膜及声带充血、水肿、淤血,软骨无骨折或骨折无移位者,采用咽喉部抗生素加激素雾化吸入治疗,全身给予抗生素及少量激素预防感染,减轻水肿,少说话,吃软食等。

2. 气管切开术　如出现呼吸困难做常规气管切开术。呼吸困难严重、疑有喉气管断离者,应做低位气管切开术,不可做喉气管插管或环甲膜切开术。

3. 喉裂开术　严重喉挫裂伤,喉黏膜及声带撕脱,软骨骨折、移位,影响呼吸道,应做喉裂开术,将撕脱黏膜和声带缝合,破碎软骨复位缝合,放入硅橡胶丁形管。喉气管断离者,应充分游离喉和气管,行喉气管端端吻合。

4. 合并气管食管瘘　瘘口小,经鼻饲饮食,可以自愈;瘘口大,应在喉气管手术同时予以修补。

5. 鼻饲饮食至伤口痊愈

6. 全身给予广谱抗生素及激素

【处方】

处方1　足量、联合应用抗生素

(1)生理盐水　500ml

青霉素　800万U　静脉滴注　每日1次(皮试阴性者使用)

(2)生理盐水　250ml

头孢孟多酯　2.0g　静脉滴注　每日2次

或 0.5%奥硝唑　100ml　静脉滴注　每日2次

处方2　糖皮质激素减轻组织水肿

生理盐水　100ml

地塞米松　10mg　静脉滴注　每日1次

处方3　止血药

(1)生理盐水　500ml

血凝酶　2U　静脉滴注　每日1次

(2)生理盐水　500ml

氨基己酸　6.0g　静脉滴注　每日1次

【注意事项】

1. 严重喉挫伤可导致外伤性或出血性休克、血液流入下呼吸道,引起呼吸喘鸣、窒息等危及生命。

2. 中至重度喉损伤瘢痕增生明显,有引起喉狭窄可能,处理需谨慎。

(二)开放性喉外伤

【诊断要点】

1. 临床表现

(1)出血:常较严重,可发生休克,如颈动脉或静脉损伤则出血更凶猛。

(2)呼吸困难:损伤的组织阻塞呼吸道、血块或血液流入下呼吸道,或并发气胸等而引起。

(3)声嘶、吞咽困难:如下咽、食管等损伤可出现咽瘘、食管气管瘘,吞咽呛咳现象及吸入性肺炎。

(4)皮下气肿:空气由损伤裂口进入皮下组织间隙引起。

(5)其他:如颈部大血管损伤,空气吸入静脉可引起空气栓塞,发生胸闷、胸痛、呼吸急促、脉搏快而不规则。大量空气吸入心脏内可出现心脏搏动停止,患者立即死亡。如颈部动脉窦受到刺激,可引起脑部反射性血液循环障碍,出现意识障碍、脉搏缓慢、血压下降及声门痉挛等。

2. 伤口大小、形态和数目　与致伤器械及力量有关。贯通喉腔者呼吸时空气自颈前瘘口漏出,有血性泡沫。穿通咽、梨状窝或食管上端,吞咽时有唾液自切口外溢。枪炮火器伤引起颈部组织广泛损伤,伤口不齐,可合并颈部气管、食管、大血管及颈椎等损伤。异物、污泥可随弹片带进伤道,遗留在软组织内。

3. 全身检查及生命体征观察　及时发现有无休克及危及生命的损伤,排除颅脑颌面及全身复合伤。

【治疗要点】

1. 止血:若见到明显出血点可用血管钳夹住,或结扎止血。如情况紧急,看不清出血点,先用纱布填塞压迫止血。出血凶猛、需用填塞压迫包扎止血时,颈部不可行环形绷带包扎,以免影响脑部血供及压迫气管,可将健侧上肢抬高过头作支架,再用绷带将健侧上肢连同伤侧用敷料一同包扎。如疑有颈部大血管出血,可用一手指压住血管向颈椎方向压迫止血。

2. 呼吸困难处理:取出阻塞咽喉异物,吸出血块或唾液,托起下颌,将舌伸出,或放入咽导管,吸氧。如伤口与喉气管腔相通,紧急情况下可将气管套管或麻醉插管或其他空心管代替,从伤口内插入,以保持呼吸道通畅,然后争取早作气管切开术。

3. 休克处理:给予输液、输血,注意保暖,必要时给予升压药。

4. 伤口处理:颈部软组织损伤、未伤及喉气管软骨、伤口无感染者,局部进行清创缝合。穿通喉腔的外伤、未做气管切开术者,先行气管切开,再进行清创缝合,清创时破碎的软组织及软骨应尽量保留,予以复位缝合。如软骨缺损较多,可用带蒂肌瓣、肌皮瓣、舌骨瓣、肋软骨瓣等组织移植修补,喉气管腔内放入喉扩张模或硅橡胶丁形管,有利于软骨愈合及预防喉狭窄。

5. 异物处理:伤口内表浅易取的异物可于术中取出。异物位置深,且靠近重要血管、神经,用 X 线摄片定位,考虑到手术的复杂性及危险性,进行充分准备后予以取出。

6. 鼻饲饮食既可保证营养又可以使局部伤口休息,有利于愈合。

7. 全身给予抗生素,加强局部换药,控制伤口感染。

【处方】

处方 1　足量、联合应用抗生素

(1)生理盐水 500ml

　　青霉素　800 万 U　静脉滴注　每日 1 次(皮试阴性者使用)

(2)生理盐水　250ml

　　头孢孟多酯　2.0g　　　　　静脉滴注　每日 2 次

　　或 (3)0.5％奥硝唑　100ml　静脉滴注　每日 2 次

处方 2　糖皮质激素减轻组织水肿

　　生理盐水　100ml

地塞米松　10mg　静脉滴注　每日1次

处方3　止血药

(1)生理盐水　500ml

血凝酶　2U　静脉滴注　每日1次

(2)生理盐水　500ml

氨基己酸　6.0g　静脉滴注　每日1次

【注意事项】

1.出血、呼吸困难、休克是开放性喉外伤的3个危机现象,应给予高度重视。

2.开放性喉外伤伤口内的血凝块及异物不可轻易取出,以免发生大出血。

(三)喉内伤

【诊断要点】

1.有喉气管插管、喉气管镜检查或喉异物损伤史。

2.临床表现

(1)声音嘶哑、咽喉疼痛、咳嗽,偶有痰中带血。

(2)损伤早期声门区有假膜或肉芽阻塞,可出现喘鸣、呼吸不畅。长期插管损伤严重,后期可遗留喉气管狭窄,出现呼吸困难。

3.喉镜检查见声带后部、杓状软骨声突及杓间隙有溃疡、假膜、肉芽肿形成,或杓状软骨脱位,或声带麻痹。

4.晚期有呼吸困难者,应做纤维支气管镜检查,观察声门区后部、声门下、颈段和胸段气管有无狭窄。

5.必要时做喉及气管CT,观察损伤部位及狭窄程度。

【治疗要点】

1.保守治疗:少说话,喉部雾化吸入治疗,必要时全身给予抗生素加激素。

2.手术治疗:如有肉芽肿可在喉镜下将肉芽摘除,有假膜影响呼吸时,去除假膜,杓状软骨脱位予以拨动复位。

3.有喉气管狭窄者行喉气管成形术。

【处方】

处方 1　足量、联合应用抗生素

(1)生理盐水 500ml

　　青霉素　800 万 U　静脉滴注　每日 1 次(皮试阴性者使用)

(2)生理盐水　250ml

　　头孢孟多酯　2.0g　　　　静脉滴注　每日 2 次

或 (3)0.5％奥硝唑　100ml　静脉滴注　每日 2 次

处方 2　糖皮质激素减轻组织水肿

　　生理盐水　100ml

　　地塞米松　10mg　　　　静脉滴注　每日 1 次

【注意事项】

1. 喉插管损伤根据损伤程度不同,临床表现不同,喉镜检查多可确诊。

2. 患者呕吐物或鼻咽分泌物吸入喉腔,对喉黏膜产生刺激,或患者自身有过敏体质,对外界刺激反应敏感而强烈均可导致喉部损伤。

二、喉损伤性溃疡及肉芽肿

(一)喉损伤性溃疡

用声不当,不间断地大声讲话,高音尖叫,两侧杓状软骨声突相互摩擦,黏膜损伤形成溃疡,合并感染或长期慢性刺激,溃疡表面也可有肉芽增生。病变多位于一侧或双侧声带突区。少数胃食管反流也可引起杓间区黏膜水肿,声带后端产生肉芽。

近年来,喉气管插管用于抢救心肺复苏,呼吸功能不全等患者和气管内插管麻醉病例日益增加,插管时患者颈短、紧张不配合,盲目插管或技术不熟练,管腔压迫时间过长,或气囊充气过多,或插管质量不好,如橡胶管插管造成喉气管黏膜直接损伤或局部缺血,黏膜坏死,形成溃疡,再发展成肉芽肿。严重者可以造成喉软骨坏死形成瘢痕狭窄。

【诊断要点】

1. 临床表现

(1)声音嘶哑,讲话声弱,易疲劳。

(2)咽喉异物感,不适或喉痛,可放射到耳部疼痛,常咳嗽。

2. 喉镜检查:两侧声带突处有浅表溃疡,边缘呈灰白色,周围黏膜充血、溃疡表现,间或可见肉芽肿。发音时一侧声带略突出,接触到对侧声带。杓状软骨运动正常。

3. 局部取组织病理检查,与肿瘤、结核、梅毒等特异性病变相鉴别。

【治疗要点】

1. 声带休息3~4周。

2. 有肉芽可切除,忌用腐蚀剂烧灼。

3. 雾化吸入治疗,也可配合理疗。

4. 进行发音训练,矫正不正常发音方式。

5. 治疗鼻、咽、口腔等感染病灶。

【处方】

雾化治疗

生理盐水　10ml

泼尼松　10g　雾化吸入　每日2次

(二)喉损伤性肉芽肿

【诊断要点】

1. 临床表现:喉部发胀不适感,声音嘶哑或喉部疼痛轻重不一,有刺激性咳嗽,肉芽肿大或双侧性肉芽肿,偶可引起喉喘鸣、发绀或呼吸困难。

2. 喉镜检查:可见声门后部有肉芽肿,大小不一,基底宽窄不同,单侧或双侧,灰白色或紫红色。双侧声带运动正常。

3. 局部取组织病理检查,与肿瘤、结核、梅毒或其他特异性感染相鉴别。

【治疗要点】

1. 喉镜下切除肉芽肿。

2. 喉部雾化吸入治疗，必要时全身抗生素及激素治疗。

3. 声带休息 1～2 周。

【处方】

处方 1　雾化治疗

生理盐水　10ml

泼尼松　10g　雾化吸入　每日 2 次

处方 2　生理盐水　250ml

头孢孟多酯　2.0g　静脉滴注　每日 2 次

三、喉部异物

喉黏膜比较敏感，异物进入喉腔时立即引起剧烈咳嗽，有些异物即被咳出，或被吸入气管支气管内，除非一些尖锐异物、巨大异物或呈膜状异物吸入时刺入喉黏膜或卡在喉腔、声门区成为喉异物。大或胶状异物卡在声门区极其危险，多因阻塞喉腔而引起窒息死亡。

【诊断要点】

1. 临床表现

（1）进食时突然强烈呛咳、呼吸困难及发绀。如异物大、阻塞喉腔可很快发生窒息死亡。

（2）声门下区异物可有呼吸困难、阵发性咳嗽、声音嘶哑及喘鸣。

（3）如喉黏膜被异物刺伤，可表现为咽喉疼痛、咯血，如尖锐异物刺穿喉组织，可出现皮下气肿。如合并感染，则疼痛加重，吞咽困难，甚至呼吸困难。

2. 听诊　吸气时有喘鸣声，或异物随咳嗽活动时有撞击声。

3. 喉镜检查　成人或配合好的儿童，声门上异物于喉镜检查时可以见到，声门下异物则看不见。

4. 喉部 X 线片　不透光异物有助于诊断及确定异物形态和嵌顿。

5. CT 检查

【治疗要点】

1. 间接喉镜下取出术：异物位于声门上、喉前庭区，患者配合好，用 1% 丁卡因表面麻醉后，用喉异物钳取出。

2. 直接喉镜下取出术：声门下异物可采用此法。喉部用 1% 丁卡因表面麻醉后，用直接喉镜挑起会厌，充分暴露声门，放入异物钳于声门下，如能见到异物直接取出。如见不到异物，可张开异物钳，等待咳嗽或呼气时异物咳上来接触到张开的异物钳，立即夹住异物，声门开大时取出异物。

3. 支气管镜取出：直接喉镜未能取出异物，或尖锐异物喉镜取出时有损伤危险者可全麻自支气管镜下取出。

4. 特殊异物如巨大、尖锐异物或嵌顿于喉腔异物，或无喉镜、支气管镜取出条件者，或已经有呼吸困难者，可行喉裂开术，或环甲膜切开术，或气管切开术取出。

5. 异物取出后注意观察呼吸情况，喉部雾化吸入治疗，必要时全身给予抗生素和激素，预防喉部感染及水肿。

【处方】　给予抗生素抗感染，糖皮质激素等超声雾化吸入，必要时静脉滴注糖皮质激素类药物减轻组织水肿。抗生素可选择青霉素、第一代头孢菌素、第二代头孢菌素或大环内酯类抗生素。

处方 1　足量、联合应用抗生素

(1)生理盐水 500ml

　　青霉素　800 万 U　静脉滴注　每日 1 次(皮试阴性者使用)

(2)生理盐水　250ml

　　头孢孟多酯　2.0g　　　　　静脉滴注　每日 2 次

(3)0.5% 奥硝唑　100ml　　　　静脉滴注　每日 2 次

处方 2　糖皮质激素减轻组织水肿

生理盐水　100ml

地塞米松　10 mg　　　　　　　　静脉滴注　每日 2 次

【注意事项】

1. 教育幼儿进食时不要哭笑及讲话,平时不要将针、钉、硬币等物含于口中,食物中的鱼骨、碎骨等要挑出,果冻类食物不要吸食,以免误吸入呼吸道。

2. 喉部外伤及异物是耳鼻咽喉科医生临床工作中经常遇到的急重症之一,如诊断不清,治疗不及时、方法不当,则将给患者造成极为严重的不良后果,甚至危及患者的生命。

第 35 章

喉部非特异性炎症

喉部非特异性炎症是指喉黏膜的一般炎症，个别可累及软骨膜和肌肉，是喉常见疾病，包括慢性喉炎、声带息肉、声带小结和喉关节病等。其中慢性喉炎又可分为慢性单纯性喉炎、慢性肥厚性喉炎和慢性萎缩性喉炎。该类疾病可能病因有：用声不当、烟酒刺激、局部器官炎症波及、药物作用、急性喉炎治疗不当等，但也有部分患者病因不明。

一、急性喉炎

急性喉炎指以声门区为主的喉黏膜的急性弥漫性卡他性炎症，是成人呼吸道常见的急性感染性疾病之一。多发于冬、春季，常于吸嗜过多烟酒、受凉、疲劳致机体抵抗力降低时发生，频繁用嗓的教师、演员、售货员发病率常较高，男性发病率高于女性。

【诊断要点】

1. 临床表现

(1)声音嘶哑。

(2)喉部疼痛不适、干燥异物感。

(3)干咳或咳出黏脓性分泌物。

2. 间接喉镜或者纤维喉镜见喉黏膜弥漫性充血肿胀，声带充血，但运动正常。

3. 可伴有上呼吸道感染症状。

4. 排除喉白喉、喉结核、变应性喉水肿等疾病。

【治疗要点】

1. 声休是最主要治疗措施。

2. 全身使用抗生素,声带肿胀显著者可使用皮质类固醇激素。

3. 雾化吸入。

【处方】

处方 1　症状较轻者

(1)口服药物

　　润喉开音颗粒　10g　口服　每日 3 次

　　肿痛安胶囊　2 粒　口服　每日 3 次

　　银黄含化片　1 粒　含化　每 2 小时 1 次

(2)必要时加口服抗生素

　　阿莫西林克拉维酸钾　2 粒　口服　每日 2 次

或 罗红霉素　0.15g　口服　每日 2 次

(3)局部雾化

　　生理盐水　10ml

　　泼尼松　10g　雾化吸入　每日 2 次

处方 2　(1)症状较重或伴明显呼吸困难者

　　生理盐水　250ml

　　头孢孟多酯　2.0g　静脉滴注　每日 2 次　5～7 日

　　或 生理盐水　250ml

　　头孢曲松钠　2.0g　静脉滴注　每日 2 次　5～7 日

(2)必要时加抗厌氧菌药物

　　替硝唑氯化钠注射液　0.8g　静脉滴注　每日 1 次

　　地塞米松　10mg　静脉滴注　每日 1 次　3～5 日炎症

消退后逐步减量

(3)局部雾化

　　生理盐水　10ml

　　泼尼松　10g　雾化吸入　每日 2 次

【注意事项】

1. 成人急性喉炎是一种自限性疾病,大多数患者 1 周后症状缓解,可不必用抗生素,中医药治疗有良好的效果。

2. 发病期间噤声、防止烟酒过度、禁食辛辣刺激食物,是有效的治疗措施。

3. 伴明显的上呼吸道感染时,需应用足量抗生素及激素彻底治疗,防止转变为慢性。

4. 支持对症治疗时严格噤声,多饮水、禁烟、酒及其他刺激性食物。

5. 症状较重或伴明显呼吸困难者应给氧、解痉、化痰,保持呼吸道通畅,严密观察生命体征。

6. 严重呼吸困难、喉梗阻Ⅲ度及以上者需行紧急气管切开。

二、慢性喉炎

慢性喉炎是喉黏膜的慢性炎症性病变,可波及黏膜下层和喉内肌。根据病变程度不同分为慢性单纯性喉炎、慢性肥厚性喉炎和慢性萎缩性喉炎,前两者临床多见,后者少见。急性喉炎治疗不当、邻近炎症蔓延或影响、各种物理化学刺激、用声不当、用声过度、胃食管反流、幽门螺杆菌感染等均可导致该病发生,某些全身疾病如风湿病、肺炎、糖尿病也可引起慢性喉炎。营养失调可能是慢性萎缩性喉炎病变之一。

(一)慢性单纯性喉炎

【诊断要点】

1. 具有易感因素接触暴露史。

2. 临床表现

(1)声嘶为其主要症状,初期为间歇性,随病程延长可转为持续性,用声过多后声嘶加重。

(2)喉部分泌物增加,患者感喉部黏痰附着,讲话前需咳嗽清除黏痰。

（3）喉部不适感，常有刺痛、烧灼感、异物感、干燥感。患者常干咳以缓解不适，这种干咳是慢性喉炎的特有症状。

3. 病程缓慢，易反复。患者除声嘶、喉部不适感、喉部分泌物增加症状外，无全身症状。

4. 间接喉镜与纤维喉镜检查：喉黏膜弥漫性充血、红肿；双声带呈粉红色或深红色，表面有纹状血管，与声带游离缘平行；声带边缘变钝，闭合时可出现裂隙；声带表面常有黏液附着，有拉丝现象。声带活动正常。

5. 频闪喉镜可见双声带振动不规则，振动波粗糙；声带振幅变大，双侧振幅不对称。

6. 排除喉结核等其他疾病。

【治疗要点】　祛除病因和发声休息是慢性喉炎治疗的关键。

1. 清除局部或全身病因。

2. 戒除烟酒等不良嗜好。

3. 避免物理化学刺激。

4. 限制用声，进行正确的发声方法训练。

5. 胃食管反流患者使用胃动力药和氢离子泵抑制药。

6. 分泌物黏稠不易咳出者行雾化吸入疗法。

7. 中医中药治疗。

【处方】

处方 1　红肿疼痛明显则按"急性喉炎"处理，加抗生素及糖皮质激素治疗

处方 2　局部用药

　　　生理盐水　　100 ml

　　　布地奈德混悬液　2mg　雾化吸入　每日 2 次

　或　庆大霉素　　8 万 U

　　　地塞米松　　5mg

　　　α-糜蛋白酶　5 mg

　　　生理盐水　　100ml　雾化吸入　每日 2 次

处方 3　对于反流性食管炎患者,使用抗反流止酸治疗

西咪替丁　0.8g　静脉滴注　每日 1 次

奥美拉唑　20mg　口服　每晚 1 次

西沙必利　5～10mg　口服　每日 3 次,剂量可酌情增减

【注意事项】　本病注意以下 3 点:①锻炼身体,增强体质,提高对外界气候的适应能力。②积极治疗全身疾病。③注意休息,当黏膜发生炎症反应后,应严格噤声,避免演变为慢性。

(二)慢性肥厚性喉炎

【诊断要点】

1. 临床表现

(1)声嘶为其主要症状,初期为间歇性,随病程延长可转为持续性,用声过多后声嘶加重。

(2)喉部分泌物增加,患者感喉部黏痰附着,讲话前需咳嗽清除黏痰。

(3)喉部不适感,常有刺痛、烧灼感、异物感、干燥感。患者常干咳以缓解不适,这种干咳是慢性喉炎的特有症状。

症状同慢性单纯性喉炎,但声嘶较重而咳嗽较轻。

2. 病程长,久治不愈。

3. 喉黏膜广泛肥厚,杓间区显著;双声带表面粗糙不平;室带肥厚,有时肥厚的室带会遮盖声带或发音时超越声带;杓会厌皱襞亦可增厚。

4. 频闪喉镜见声带振幅减弱,黏膜波减弱甚至消失,声门闭合差。

5. 排除喉结核、早期喉肿瘤等其他疾病。

【治疗要点】　治疗原则同慢性单纯性喉炎,祛除病因为主,其他治疗为辅。特殊治疗有:①局部理疗有助于软化消散早期肥厚增生组织。②增生肥厚严重影响发音者可手术切除部分肥厚黏膜组织,但勿损伤声韧带。③杓间区组织肥厚增生严重可行化学烧灼。

【处方】　药物治疗同慢性单纯性喉炎。

【注意事项】

1. 慢性单纯性喉炎需积极治疗,防止病情迁延发展为增生性喉炎。

2. 本病应注意:锻炼身体,增强体质,戒除烟酒等不良嗜好。

3. 对因胃食管反流所致咽喉炎,抗酸、消炎等病因治疗是有效的。

(三)慢性萎缩性喉炎

【诊断要点】

1. 临床表现:以阵发性咳嗽、声嘶和喉部不适感为其主要症状。分泌物黏稠、结痂为引起痉挛性咳嗽的原因,故常有痂块或黏稠分泌物随咳嗽排出,有时其中带有少量血液和带臭味痂皮。注意询问检查有无萎缩性鼻炎或其他萎缩性疾病表现。

2. 喉黏膜干燥光亮,喉后部和声门下区可见黑褐色或绿色结痂。

【治疗要点】

1. 寻找病因,对因治疗。

2. 口服维生素类药物,改善营养状况。

3. 予以含碘药物刺激腺体分泌,改善症状。

4. 蒸气雾化吸入。

【处方】　以中成药治疗为主,主要为活血化瘀、通络药。

　　　润喉开音颗粒　　　10g　口服　每日 3 次

　　或 甘桔冰梅片　　　　4 片　口服　每日 3 次

【注意事项】　本病应注意锻炼身体,增强体质,戒除烟酒等不良嗜好。积极治疗全身疾病。继发性慢性萎缩性喉炎多为萎缩性鼻炎、萎缩性咽炎、咽喉部放疗及长期喉部炎症引起,也可为 Sjogren 综合征的一部分,病因治疗尤为关键。

三、急性会厌炎

急性会厌炎又称声门上喉炎或会厌前咽峡炎,是一种特殊的、主要累及喉部声门上区的会厌及其周围组织(包括会厌谷、杓会厌襞等)的急性炎症病变,以会厌高度水肿为主要特征。急性会厌炎是喉科的急重症之一,儿童及成人均可出现,主要表现为全身中毒症状、吞咽及呼吸困难。急性会厌炎病情进展迅速,多数患者经及时治疗可获得痊愈,少数病情凶险,很快窒息,死亡率较高。

【诊断要点】

1. 临床表现 成人及儿童均可发病。国内多见于成人,国外儿童发病率较高。过去在欧美国家急性会厌炎多发于儿童,自从乙型流感嗜血杆菌疫苗的普及,儿童患此病者已很少见。近年来,成人患者有增加趋势。在儿童通常发生于 2～4 岁,在成人平均发病年龄约为 45 岁。男性患此病的概率大约是女性的 3 倍。急性会厌炎全年均可发生,但冬、春季多见。

急性会厌炎起病急骤,病程进展非常迅速,主要症状有剧烈的喉痛、吞咽困难和呼吸困难。

(1)全身症状:轻症者全身症状不明显,重症者多有发热、寒战,体温 38～39℃,少数可高达 40℃ 以上,此外还有头痛、乏力、周身不适、食欲减退等症状。查体可见急性病容。儿童及年老患者全身症状多较明显,病情进展迅速。小儿可迅速发生衰竭,表现为精神萎靡、体力衰弱、四肢发冷、面色苍白、脉快而细、血压下降,甚至晕厥、休克。

(2)局部症状

①咽喉疼痛:除婴儿不能诉喉痛外,多数患者咽喉疼痛剧烈并进行性加重,伴有明显的吞咽痛。有时因颈部的扭动会引起咽部的剧烈疼痛。

②吞咽困难:因剧烈的吞咽痛及会厌肿胀,严重影响吞咽功

能,甚至唾液也难咽下。重症者常饮水呛咳,张口流涎。轻者自觉咽部异物感。偶见张口困难。

③发音含糊:因会厌肿胀,患者多有咽喉阻塞感,语声含糊不清。声带常不受累,很少有声音嘶哑。

(3)呼吸困难:多在发病 24 小时内出现,当会厌高度肿胀,声门变小,黏痰阻塞时,出现吸气性呼吸困难,伴有吸气性喉鸣;重症者呼吸困难出现早,进展迅速,数小时内可以引起窒息。呼吸困难可表现在呼吸时的特殊体位,一般为前倾体位呼吸,小儿可表现为嗅探体位,即身体前倾,头部及鼻伸向前上方,如同闻气味一样。此外患者比较躁动,不能安静,呼吸节律变浅变快,可出现三凹征,即呼吸时胸骨上窝、锁骨上窝、肋间隙明显向下凹陷。

2. 检查

(1)间接喉镜检查:病程早期会厌肿胀增厚,呈苍白色或樱桃红色,尤以舌面为甚,严重时会厌可以肿大呈球形。后期会厌舌面可以有局限性脓肿形成,可见局部隆起,其上有黄色脓点、脓头或溢脓小瘘。偶见伴有溃疡。炎症累及杓会厌襞和杓状黏膜时,可见该处黏膜肿胀充血,因会厌不能上举,声门和声门下区难以窥见。炎症累及会厌喉面者极少见,一旦累及则呼吸困难更为严重。

(2)实验室检查:①血常规:如白细胞数增高等,提示感染或炎症表现。②动脉血气分析:血氧饱和度下降等缺氧表现。③血培养:可提示造成感染的病原菌类型。④免疫学检查:可发现特殊病原体的抗体等。

(3)影像学检查:①喉部侧位平片:正常会厌为菲薄、弧形的片状软组织影,与舌根通过会厌谷的空气隔开。急性会厌炎时会厌肿胀增大,同时可见喉咽腔气道阴影缩小,界限清楚,此外会厌谷影可消失。②颈部 CT:此项检查有延误病情风险。主要可用于观察脓肿形成,并除外其他疾病如颈深部脓肿、咽喉异物等。CT 可见会厌及其周围组织增厚,会厌前间隙消失等。③颈部

MRI:此项检查同样有延误病情风险。主要可用于除外其他疾病及确认相关并发症。

3. 鉴别诊断

(1)单纯喉水肿:起病急,迅速出现喉鸣、声嘶、呼吸困难,甚至窒息。常有喉部异物感及吞咽困难。查体见喉黏膜弥漫性水肿、苍白、表面光亮,杓会厌襞肿胀呈腊肠形,会厌也可肿胀。

(2)喉白喉:起病较缓,低热,有声嘶,无吞咽困难,呼吸困难发展缓慢,咳嗽剧烈。查体见咽喉有不易拭去的假膜。病原体为白喉杆菌。

(3)急性喉气管支气管炎:起病一般较急,多伴高热,可有声嘶,无吞咽困难,呼吸困难发展一般较快,阵发性咳嗽。查体见声门下黏膜充血、肿胀。病原体常为金黄色葡萄球菌或链球菌。

(4)喉异物:有误食异物史,查体多可发现异物。

【治疗要点】 急性会厌炎是喉科的急重症。出现急性剧烈喉痛或任何提示有呼吸困难的表现,怀疑急性会厌炎的患者,均应当马上去医院就诊。发病不足 24 小时的急性会厌炎患者均需要留院观察,密切观察呼吸变化,在药物治疗的同时,做好建立人工气道的准备。治疗原则包括保持呼吸道通畅及控制感染。

1. 药物治疗

(1)糖皮质激素:激素有治疗和预防会厌、杓会厌襞等水肿的作用,同时又有非特异性抗炎、抗过敏、抗休克等作用。早期与抗生素联合使用。

(2)抗生素:及早选择能针对乙型流感嗜血杆菌感染的广谱抗生素静脉滴注,病情稳定后改为口服抗生素。

(3)局部治疗:局部给予抗生素加激素喉部雾化吸入治疗,可减轻局部水肿,促进炎症消退。

2. 手术治疗

(1)切开排脓术:如有局部脓肿形成时应进行切开排脓术,有利于迅速控制感染,并可减少抗生素药物的用量,减轻毒血症,缩短病程。如感染灶尚未局限时,不可过早进行切开,以免炎症扩散。

(2)建立人工气道:包括经口或经鼻气管插管、环甲膜切开、气管切开术等。

3. 支持治疗 吸氧治疗以补充通气不足,改善全身情况。进食困难者予静脉补液等支持治疗。

4. 特殊类型——合并糖尿病 糖尿病患者的咽喉部感染远较非糖尿病患者的咽喉部感染病情复杂,因为糖尿病患者免疫功能降低,易发生严重的、快速发展型的感染,咽喉部软组织疏松,局部感染和水肿极易导致喉梗阻、窒息和死亡;同时感染可以加重糖代谢紊乱,诱发酮症酸中毒或非酮症高渗性昏迷等,增加糖尿病的病死率。对于糖尿病合并急性会厌炎者,治疗原则如下。

(1)控制血糖:对于血糖控制不佳的糖尿病患者,单纯抗感染治疗可能效果不好。对于这类患者,降糖治疗尤为重要。一般采用胰岛素皮下注射,必要时可采用静脉输液治疗。定期监测血糖,及时调整胰岛素用量。密切监测患者血浆 pH 及尿酮体情况,及时纠正代谢紊乱,消除酮症。

(2)抗生素:大剂量抗生素控制感染,并加用抗厌氧菌药物。抗生素的使用必须注意病原菌的种类及对药物的敏感性,避免盲目长期使用广谱抗生素而增加真菌感染的机会。

(3)糖皮质激素:对于糖尿病患者,激素的应用应该慎重。因为糖皮质激素能从多方面使血糖水平升高,导致糖尿病酮症酸中毒、高渗性非酮症高血糖性昏迷综合征等急性并发症的发生。因此,对于糖尿病伴有严重感染等应激情况下的患者,原则上不主张全身应用糖皮质激素,但对于危重症患者,在严密监测和控制血糖时,亦可考虑糖皮质激素的治疗。

【处方】

处方 1 急性感染性会厌炎应用足量强有力抗生素和糖皮质激素

(1)生理盐水 250ml

头孢孟多酯　2.0g　静脉滴注　每日2次

或（2）生理盐水　250ml

头孢曲松钠　2.0g　静脉滴注　每日2次

（3）地塞米松　10mg　静脉滴注　每日1次　3～5日　炎症消退后逐步减量

（4）必要时加抗厌氧菌药物

替硝唑氯化钠注射液　0.8g　静脉滴注　每日1次

处方2　急性变态反应性会厌炎以抗过敏、激素治疗为主

抗休克治疗:0.1％肾上腺素　0.1～0.2ml　皮下注射立即

地塞米松　10mg　肌内注射　立即

或　氢化可的松　100mg　肌内注射　立即

处方3　局部用药

生理盐水　10ml

地塞米松　5mg

α-糜蛋白酶　5mg　雾化吸入　每日2次

处方4　维持水电解质平衡,支持治疗

（1）复方氨基酸　500ml　静脉滴注　每日1次

（2）生理盐水　250ml

注射用12种维生素5ml　静脉滴注　每日1次

【注意事项】

1. 急性会厌炎起病急,病情进展迅速,需引起足够重视。对咽部疼痛主诉较重而咽部黏膜检查不匹配患者,应行进一步间接喉镜或纤维喉镜检查。

2. 部分以急性扁桃体炎起病患者常伴急性会厌炎发作,亦需行间接喉镜或纤维喉镜检查,以免误诊。

3. 在急性变态反应性会厌炎,病情往往进展迅速,咳嗽、探吸气或变更体位时,水肿组织可嵌入声门而突发窒息,需提高警惕,及时抢救。

4. 如会厌及杓会厌襞肿胀明显,应于水肿处切开 1～3 刀,减轻水肿。

5. 1 小时后如症状未见缓解,可行预防性气管切开。

四、声带息肉

喉息肉发生于声带者称为声带息肉,喉息肉绝大部分为声带息肉。用声不当或过度导致声带机械性损伤、上呼吸道病变影响、烟酒刺激、内分泌紊乱、变态反应都是可能导致该病的原因。

【诊断要点】

1. 职业用声、用声不当、用声过多史。

2. 临床表现:声嘶持续不易缓解,巨大息肉者可有呼吸困难和喘鸣。

3. 检查见声带边缘前中 1/3 交界处表面光滑的半透明带蒂新生物,单侧多见,也可双侧同时发生。

4. 活检除外真性肿瘤和特异性肉芽肿。

【治疗要点】　手术切除为主,辅以糖皮质激素、雾化吸入、中药等治疗。

1. 带蒂或较小息肉发音质量要求不高者,可在间接喉镜和纤维或电子喉镜下切除。

2. 较大息肉、广基息肉、声带息肉样变、局部麻醉无法配合的患者行支撑喉镜下显微手术,可保证术后较好的发音质量。

3. 特别巨大息肉或不能排除肿瘤者可行喉裂开术切除新生物。

【处方】

处方 1　中成药治疗:有改善局部充血、水肿,有助声带息肉消退,对于较小的水肿型息肉有治疗作用

　　　黄氏响声丸　6g　　　口服　每日 3 次

　　或 甘桔冰梅片　4 片　　口服　每日 3 次

处方 2　雾化吸入

生理盐水　　10 ml

布地奈德混悬液　　2mg　雾化吸入　每日 2 次

【注意事项】

1. 对于以声嘶为主诉患者,声门检查尤其重要,早期癌肿与初起息肉难以鉴别,切除后应常规送病理检查。

2. 初起水肿型、较小息肉,可通过噤声、改善不良生活习惯及中医药治疗获得恢复。

3. 手术患者,严禁损伤声带肌层,否则造成永久性声嘶。

五、声带小结

声带小结指双侧声带前中 1/3 交界部相对处有小结节。引起慢性喉炎的各种病因均可以引起声带小结。

【诊断要点】

1. 职业用声不当、过多史。女性多于男性,儿童也可发生。

2. 临床表现。早期发声易疲倦,间歇性声嘶,发高音时声嘶出现。病程进展,声嘶加重,转为持续性。

3. 声带游离缘前中 1/3 交界处小结节,一般双侧对称。

【治疗要点】　声休、正确的发声训练、药物和手术疗法。

1. 声带休息可使早期声带小结变小甚至消失。

2. 戒除烟酒不良嗜好。

3. 理疗或雾化吸入。

4. 进行正确的发声训练。

5. 较大的声带小结行支撑喉镜下喉显微手术切除。

【处方】

处方 1　中成药治疗:有改善局部充血、水肿,有助声带息肉消退,对于较小的水肿型息肉有治疗作用

黄氏响声丸　　6g　　口服　每日 3 次

或 甘桔冰梅片　　4 片　　口服　每日 3 次

处方 2 雾化吸入

生理盐水 10 ml

布地奈德混悬液 2mg 雾化吸入 每日 2 次

六、Reinke 水肿

Reinke 水肿是由过度用嗓和声带损伤而引起的疾病,而且与吸烟有密切关系。Reinke 水肿是因 Reinke 空间内的淋巴液潴留,静脉淤血等引起水分淤积而形成水袋样的水肿,好发于女性。

【诊断要点】 主要症状是持续性嗓音沙哑和低沉。病变部位变大则会堵塞声门部位,可能会引起呼吸困难。

【治疗要点】 必须要减少咽喉部位的紧张疲惫感,禁止吸烟。主要的治疗方法是利用激光进行喉显微手术,去除皮下层的水肿,帮助正常的声带组织重新长出来。利用 PDL 脉冲染料激光的手术,可以得到有效治疗。

【处方】

雾化吸入

生理盐水 10 ml

布地奈德混悬液 2mg 雾化吸入 每日 2 次

七、环杓关节炎

环杓关节炎可引起环杓关节和声带的运动障碍,是导致声嘶常见原因之一。杓状软骨处红肿、环杓关节活动受限为其临床特点,继续发展会导致环杓关节固定。病因包括:全身疾病如风湿性和类风湿关节炎、痛风等疾病的喉部表现;喉部炎症直接侵犯关节;喉内外伤累及环杓关节;喉部放射治疗;杓状软骨长期不活动。

【诊断要点】

1. 具有导致该病致病因素或原发病史。

2. 临床表现

（1）急性期症状：声嘶；喉痛，吞咽和发声时加重，喉痛常向耳部放射。

（2）慢性期症状：多不明显，随声带间位置不同可出现呼吸困难和喘鸣。

3. 喉头或甲状软骨后缘中央压痛。杓状软骨红肿，声带活动受限。

4. 排除环杓关节脱位、喉返神经麻痹、喉部肌肉病变。

【治疗要点】

1. 针对病因治疗全身相关疾病。

2. 急性期声休，颈部热敷理疗；糖皮质激素可全身使用，也可雾化吸入。

3. 急性炎症控制后酌情行杓状软骨拨动术，防止关节僵硬后遗症。

4. 关节已经僵硬无法恢复者，可行杓状软骨切除或外移术。

【处方】

处方 1　急性期全身糖皮质激素治疗

　　　地塞米松　10～20 mg　静脉注射或静脉滴注

　或　泼尼松龙　40mg　静脉滴注或肌内注射

　或　甲泼尼龙　20 mg　静脉滴注　每日 2 次，3～5 日，炎症消退后逐步减量

处方 2　急性期全身抗生素治疗

　　　（1）生理盐水　250ml

　　　头孢孟多酯　2.0g　静脉滴注　每日 2 次

　或　（2）生理盐水　250ml

　　　头孢曲松钠　2.0g　静脉滴注　每日 2 次

　或　（3）阿奇霉素（将阿奇霉素配制成浓度为 1.0～2.0 mg/ml 的注射液）

　　　成人：用量为 0.5g/d　静脉滴注　每日 1 次

　　　小儿：10mg/kg　静脉滴注　每日 1 次，连续应用不超过

1 周,以免出现肝损害

处方 3　解热镇痛制剂

吲哚美辛(消炎痛)　25mg　口服　每日 3 次

或　布洛芬片　0.1~0.2g　口服　每日 3 次

或　双氯芬酸(扶他林)　25mg　口服　每日 3 次,或 75mg

肌内注射　每日 1 次

第36章

喉 阻 塞

因喉部或其邻近组织的病变,使喉部通道发生狭窄和阻塞,引起呼吸困难者称为喉阻塞。小儿因声门狭小、喉黏膜下组织疏松、神经系统不稳定,更易发生喉阻塞。喉阻塞的原因有:局部炎症、外伤、异物、水肿、肿瘤、声带麻痹、喉畸形、喉狭窄等。

【诊断要点】

1. 临床表现

(1)吸气性呼吸困难:是喉阻塞的主要特征。

(2)吸气性喉喘鸣。

(3)吸气期软组织凹陷:肋间隙、胸骨上窝、锁骨上下窝、剑突下吸气期凹陷。

(4)声音嘶哑:病变累及声带方出现。

(5)缺氧症状:发绀、四肢发冷、烦躁。

2. 病情轻者行喉镜检查确定喉部病变;病情重者首先抢救生命,呼吸困难缓解后再详查病因决定后续治疗。

【治疗要点】 根据病因、呼吸困难程度、患者情况和客观条件决定。急性喉阻塞患者必须尽快解决呼吸困难,使患者脱离缺氧状态。按呼吸困难的程度,分别采用药物或手术治疗。如行气管切开,除紧急及特殊情况外,应向家属或本人交代手术风险及签署知情同意书。

1. Ⅰ度呼吸困难 明确病因,对因治疗。非特异性炎症引起者使用抗生素和糖皮质激素治疗。

2. Ⅱ度呼吸困难 非特异性炎症引起者,抗生素和糖皮质激素治疗,作好气管切开准备;呼吸道异物及早取出;喉部肿瘤引起者,可考虑气管切开。

3. Ⅲ度呼吸困难 非特异性炎症引起者首先使用药物和吸氧治疗,经治疗无明显好转或患者全身情况较差者,应及早行气管切开。

4. Ⅳ度呼吸困难 立即行气管切开术,十分紧急者先行环甲膜切开或穿刺术等立即改善呼吸困难状态的各种手段,病情稳定后再行正规气管切开。

【处方】

处方1 抗生素抗感染治疗

　　(1)生理盐水　250ml

　　　头孢孟多酯　2.0g　　静脉滴注　每日2次

或 (2)生理盐水　250ml

　　　头孢曲松钠　2.0g　　静脉滴注　每日2次

处方2 糖皮质激素

(1)生理盐水　10 ml

　　地塞米松　5mg　　雾化吸入　每日2次

(2)生理盐水　100ml

　　地塞米松　10mg　　静脉滴注　每日1次

第 37 章

喉功能性疾病

一、喉运动障碍

(一)成人喉痉挛

系支配声带或喉入口运动的肌肉发生痉挛,或者两者同时发生。病因有:喉部局部刺激、喉返神经受刺激、中枢神经性疾病、神经功能性疾病。

【诊断要点】

1. 发病前有喉部或喉返神经受刺激史、中枢神经疾病或者癔症史。

2. 临床表现

(1)骤然发作呼吸困难,吸气性呼吸困难伴吸气性喘鸣为主要症状。

(2)症状持续时间短暂,一次深吸气后症状可好转,但易反复发作。

(3)痉挛性咳嗽和痉挛性失声。

(4)发作过程中患者神志清醒。

3. 查体:吸气时双声带仍紧密闭合不能外展,发声时声带不规则运动。

【治疗要点】

1. 能找到原发疾病者应治疗原发疾病,不能恢复者考虑气管切开以免窒息。

2. 精神因素引起者嘱患者保持镇静,缓慢深吸气,亚硝酸异戊酯吸入或含化硝酸甘油片也可缓解症状。

【处方】

硝酸甘油片　0.25~0.5mg　舌下含服　立即

亚硝酸异戊酯吸入剂　0.2ml　立即

(二)小儿喉痉挛

小儿喉痉挛又名蝉鸣性喉痉挛,半岁至 3 岁幼儿多见。可能与血钙含量过低有关。

【诊断要点】

1. 临床表现

(1)夜间突发吸气性呼吸困难,伴吸气性喘鸣。

(2)面色发绀,惊恐不安,重者大小便失禁。

(3)深吸气症状即可消失,但可连续发作。

2. 无发热和声音嘶哑。

3. 患儿全身健康状况和营养不良有助于诊断。

4. 排除呼吸道异物和先天性喉喘鸣。

【治疗要点】

1. 发作时松解衣物,以冷水洗面,或将舌牵出可使痉挛消退。

2. 严重者吸氧,窒息者可行人工呼吸,必要时行气管切开。

3. 症状缓解后对因治疗,补充营养,增强体质。

【处方】

处方 1　维生素 D_2　10 000U　口服　每日 1 次

或　维生素 D_3 油剂　10 000U　口服　每日 1 次

处方 2　元素钙　1000mg　口服　每日 1 次

【注意事项】

1. 应与喉异物、先天性喉鸣等相鉴别。

2. 本病随着小儿的生长发育,多呈自限性,发作期以对症处理为主。

(三)癔症性失声

癔症性失声指在发音和讲话时两侧声带不能内收,说话声音低沉甚至完全无声。多见于 17—23 岁和 45—55 岁的女性。大部分患者与精神过度紧张和情绪剧烈波动有关。

【诊断要点】

1. 临床表现

(1)突然失声或失语,或仅能发耳语。

(2)咳嗽或哭笑时发音正常。

2. 首先排除器质性病变引起的发声障碍。

3. 精神过度紧张和情绪剧烈波动病史。

4. 查体:声带色泽正常。咳嗽和发笑时声带可内收,若嘱患者发音可见声带在发音前有短暂内收,但发音时声带分开,以致不能发声。

【治疗要点】 经详细诊查后告诉患者没有严重器质性病变,消除其思想顾虑,树立治愈本病的信心。对情绪紧张而激动者可口服地西泮 2.5～5mg 或氯氮䓬10mg。

【处方】

情绪紧张而激动者

地西泮 2.5～5mg 立即

或 氯氮䓬 10mg 立即

【注意事项】 行专科检查时必须详细观察喉的各处,注意有无声带小息肉、声门下肿瘤或环杓关节的病变。对有器质性病变可疑者应密切观察,直至完全排除为止。不可轻易作出癔症性失声的诊断。

二、喉感觉障碍

喉感觉障碍主要表现为喉感觉减退、感觉缺失、感觉过敏及感觉异常。多伴有喉运动障碍。常为喉上神经及其相关中枢病变引起。也可见于神经症患者。

(一)喉部感觉减退

喉部感觉减退主要指喉的感受功能减退,多伴有喉运动障碍。可由中枢性及周围性神经病变引起,如延髓病变、下脑干的网状系统、舌咽神经、迷走神经病变引起。

【诊断要点】

1. 详细了解病史,注意患者的情绪或精神表现。

2. 临床表现

(1)单侧喉部感觉减退可无症状。双侧者,可出现阵发性呛咳、误咽、饮食困难、口腔唾液积聚等吞咽功能紊乱现象。

(2)喉镜检查喉腔结构及形态正常,梨状窝可有较多唾液积聚。触诊可发现黏膜感觉迟钝。

(3)中枢神经系统及周围神经系统病变的其他表现。

(4)神经症患者,可有精神或情绪的变化。或伴发癔症、癫痫的发作。

3. 体检包括局部及神经系统的检查。

4. 排除器质性病变后,才可诊断为神经症。

【治疗要点】　主要针对病因治疗。

1. 神经症患者多采用暗示疗法。周围神经系统病变者,可服用铁剂,碘化钾,维生素等,改善末梢神经的感应性。理疗可促使喉部感觉的恢复。

2. 饮食训练嘱患者饮食时采用主动的吞咽动作。可先进糊状或块状食物,少用流质饮食,然后逐渐过渡到正常饮食。

【处方】　周围神经系统病变者,可服用铁剂、碘化钾、维生素等。

(二)喉部感觉缺失

喉部感觉缺失主要指喉的感觉丧失,多为器质性病变引起。除神经系统病变外,某些中毒(如铅中毒)、传染病(如白喉)、外伤也可引起。喉的感觉也可在意识丧失、服用过多镇静药及局部应用麻醉药而消失。

【诊断要点】

1. 分析病史,常首先表现为原发病的特征。

2. 临床表现

(1)饮食困难,饮食误咽,缺乏有效的呛咳。

(2)患者常常不能饮水,唾液积聚于口内,伴发吸入性支气管炎或吸入性肺炎。

(3)原发疾病的表现很突出。

(4)喉镜检查:以卷棉子触及喉部黏膜,可发现感觉缺失;黏膜可有充血的表现;梨状窝可见积液或食物残渣。

3. 喉黏膜触诊可明确诊断。

【治疗要点】

1. 积极治疗原发病。

2. 吸入性支气管炎或吸入性肺炎患者应选用抗生素。

3. 饮食困难者,可鼻饲流质饮食。

4. 原发疾病好转后,进行饮食训练。

【处方】

吸入性支气管炎或吸入性肺炎患者应选用抗生素

生理盐水　250ml

头孢孟多酯　2.0g　静脉滴注　每日 2 次

(三)喉部感觉过敏及感觉异常

喉部感觉过敏指喉黏膜感受一般刺激的敏感性增强。正常情况下,食物或唾液接触喉黏膜,引起反射性的呛咳,从而发挥喉的吞咽保护功能。病理情况下,感觉过敏的喉黏膜对刺激反应过强,呛咳呈持续状态,致使喉痉挛或喉晕厥的发生。喉部炎症、肿瘤可使喉部感觉异常,某些全身性疾病,如心血管疾病、肺病也可有喉感觉异常。喉感觉异常还见于:神经官能症患者,妇女月经期、绝经期及用嗓过度的患者,某些接触有害粉尘、气体的职工,嗜烟酒、辛辣食物的人群。

【诊断要点】

1. 根据发病情况及表现,可作出诊断。

2. 临床表现

(1)喉部感觉异常是主要症状,如喉内瘙痒、干燥、灼热、黏着、阻塞、异物感等。在受到刺激后,持续呛咳、喉痛、呼吸困难、干咳、反复吞咽,有的患者不停地"清嗓",说话不能持续。

(2)喉部受到扩张刺激时,如支气管镜检查或气管内插管,可引起心血管反射,致心律不齐、心搏缓慢甚至心搏骤停。此种反应增强不能用表面麻醉剂抑制,可用阿托品缓解。

(3)神经症的患者可有神经衰弱、癔症的表现,也有"恐癌"的多疑心理特征。

(4)喉镜检查喉黏膜慢性或急性充血,干燥或水肿。分泌物黏稠。多数患者对喉镜检查难以耐受,或出现过强反应。

3. 注意排除喉、咽部、颈部肿瘤,以及全身其他器质性病变。

【治疗要点】

1. 缓解症状。用含化片、喷雾剂或雾化吸入疗法等。

2. 对神经症患者,做心理指导。讲解病情,消除顾虑,可用暗示疗法。

3. 对职业病患者,加强其防护意识。

4. 戒除烟酒,少食辛辣食物。避免强烈刺激。

【处方】

处方 1　可选用利咽化痰、疏肝理气中成药

　　甘桔冰梅片　4 片　口服　每日 3 次

　　或 金嗓利咽丸　60 粒　口服　每日 3 次

处方 2　含化类药物:银黄含化片、清咽滴丸、草珊瑚含片、西瓜霜含化片等

【注意事项】

1. 咽部感觉异常需完善检查,排除梨状窝、环状软骨后方有无病变,排除环后区、喉咽部肿瘤。

2. 改善不良生活习惯及正确用嗓,有助于缓解喉部感觉不适等症状。

三、声带麻痹

声带麻痹指支配喉肌的运动神经受损引起声带运动障碍。病因分为中枢性和周围性两种,中枢性是由中枢神经系统的出血、血栓、肿瘤、感染和外伤引起;周围性由喉返神经及其周围的外伤、肿瘤、炎症所致。

【诊断要点】

1. 有导致声带麻痹的中枢性或者周围性易感因素。

2. 临床表现

(1)喉返神经不完全麻痹:单侧性症状不显著,短期声嘶后随即恢复;双侧者出现明显呼吸困难。

(2)喉返神经完全麻痹:单侧发音嘶哑,易疲劳,后经代偿可好转;双侧者声音嘶哑,气促而无呼吸困难,常有误吸引起吸入性肺炎。

(3)喉上神经麻痹:声音粗弱,双侧者可因误吸导致吸入性肺炎。

(4)混合性喉神经麻痹:喉上神经和喉返神经全部麻痹。单侧者发声尚可,双侧者失声,易发生呼吸道分泌物潴留。

3. 单侧或双侧声带麻痹、声带松弛、张力下降。麻痹声带可处于轻外展、中线、旁正中或中间位。

【治疗要点】

1. 仔细寻找导致麻痹原因,施行对因治疗。

2. 单侧性麻痹者以保守疗法为主,如营养神经药物、糖皮质激素、理疗等。代偿不满意者可试行患侧声带注射治疗及声带内移手术。

3. 双侧性者有严重呼吸困难需先行气管切开,观察6个月后无改善则行扩大声门手术。

【处方】

处方 1　手术外伤引起不完全麻痹,确实神经未离断者,可予适量糖皮质激素治疗

地塞米松　10mg　　静脉滴注

或 甲泼尼龙　40mg　　口服,1 周后减量

处方 2　神经营养药物:维生素 B,维生素 B_2 等神经营养剂

甲钴胺　500μg　　静脉注射　每日 2 次

维生素 B_1　10mg　口服　　每日 3 次

处方 3　能量合剂、活血、扩张血管等药物

(1)5% 葡萄糖　　　500ml

ATP　　　　40mg

腺苷　　　　0.6g

辅酶 A　　　100U

普通胰岛素　　8U　静脉滴注　每日 1 次

(2)丹参 20ml　静脉滴注　每日 1 次

【注意事项】

1. 对外伤及手术所致喉返神经麻痹,应及早手术探查,解除致病因素,挽救神经损伤。

2. 双侧声带麻痹引起呼吸困难者,要及早行气管切开。

第38章

喉部肿瘤

一、喉部良性肿瘤

(一)会厌囊肿

会厌囊肿常因会厌黏膜黏液腺管阻塞或喉先天性畸形疾病造成。多由于喉小囊扩大并充满黏液及喉慢性炎症、机械刺激和创伤引起。

【诊断要点】

1. 临床表现

(1)会厌舌面囊肿:多见,小囊肿多于检查中无意发现,大者可有异物感、吞咽阻挡感,并可影响发音、呼吸,若并发感染可引起咽痛、发热。

(2)声门区囊肿:多位于声带前1/3下方,可有声嘶。

2. 间接喉镜或纤维喉镜检查 可见会厌舌面有半球状、半透明的囊肿,表面有血管纹,呈淡红色或淡黄色,穿刺有液体;声带囊肿则与声带息肉相似。

【治疗要点】

1. 小的会厌囊肿可以观察,大者应于直接喉镜或支撑喉镜下将其切除,或仅切除其大部囊壁,以利其引流,防止复发。也可用激光治疗。

2. 声带囊肿应于显微喉镜下切除,注意勿伤及周围正常组织。

【处方】

术前无特殊用药,需手术治疗者,因术区为Ⅱ类切口,术后可酌情予抗生素预防感染治疗

生理盐水　250ml

头孢孟多酯　2.0g　静脉滴注　每日2次

(二)声带囊肿

声带囊肿,确切说是声带黏膜下囊肿并不少见,病变位于声带任克层内,声带表面找不到囊肿开口。可导致咽喉部疾病发生的原因有很多,如上呼吸道感染、某些职业因素如吸入生产性粉尘或有害气体等。

【诊断要点】　主要的临床症状为声音嘶哑,典型的声带囊肿诊断较为简单,电子喉镜下声带表面或边缘可见黄白色隆起,透过声带的黏膜可见其内黄白色的囊液,而对于较深在的声带囊肿及巨大声带囊肿,电子喉镜下诊断有一定的难度,巨大的声带囊肿有时易误诊为声带水肿及息肉样变。

对于不能确诊的病例,频闪喉镜有助于诊断,声带振幅变小,黏膜波减弱、不连续或消失提示为声带囊肿。声带囊肿的手术,也经历了间接喉镜、直达喉镜、支撑喉镜喉显微手术几个阶段。

【治疗要点】　随着电子喉镜在国内的使用,以其清晰的视野吸引了众多的喉科医生。电子喉镜下声带囊肿开放术(袋形成形术)具有微创、不需全麻、操作准确等优点,已经在临床广泛开展,通过长期的随访观察,电子喉镜下声带囊肿手术和支撑喉镜下喉显微手术疗效相仿。

【处方】

术前无特殊用药,需手术治疗者,因术区为Ⅱ类切口,术后可酌情予抗生素预防感染治疗

生理盐水　250ml

头孢孟多酯　2.0g　静脉滴注　每日2次

(三)喉乳头状瘤

乳头状瘤为喉部常见的良性肿瘤,可能与人乳头瘤病毒感染有关。手术后易复发,易恶变,恶变者多见于中年以上的患者,应警惕。幼儿型喉乳头状瘤与病毒感染及慢性刺激有关,青春期后有自行停止生长的趋势。声嘶、干咳,严重者喉鸣及呼吸困难。

【诊断要点】

1. 临床表现

(1)持续性声音嘶哑。

(2)肿瘤较大者可引起呼吸困难。

(3)儿童喉乳头状瘤极易复发,成人喉乳头状瘤可发生恶变。

2. 间接喉镜或纤维喉镜检查　可见声带、喉室、室带等处有灰白或淡粉红色乳头状新生物,声带活动好。

3. 活检　可证实为乳头状瘤。

【治疗要点】　手术原则为切除肿瘤,尽量勿伤及周围组织。

1. 儿童喉乳头状瘤:为避免肿瘤播散和发生医源性喉狭窄,一般可于支撑喉镜下以喉钳反复切除,应用激光气化烧灼,视野清晰,准确率高,复发少,目前最为常用。成人喉乳头状瘤:可于支撑喉镜下切除,疑有恶变者可行喉裂开术将其彻底切除。

2. 若患者有喉阻塞表现,可行气管切开;但应尽量避免,以减少种植。

3. 药物多用于儿童型,且需长期应用才有效。

【处方】

处方 1　干扰素疗法

儿童:$3×10^6$ 干扰素开始,成人:$(4～10)×10^6$ 开始,肌内注射,每周 3 次。病情稳定后每 3 个月减少药 1/3。

半年后以开始剂量的 1/3 维持治疗 6 个月。

处方 2　抗病毒药

吗啉呱　成人:0.2～0.4g　口服　每日 3 次

小儿:10～20mg/(kg·d)　口服

或　阿糖胞苷　　成人:1～2mg/d,加入 5％葡萄糖注射液中缓慢静脉滴注,每日 1 次,5 次为 1 个疗程

　　或　阿糖腺苷　　成人:每次 10～15 mg/kg,加入 5％葡萄糖注射液中静脉滴注(浓度不超过 0.7 mg/ml),12 小时内滴完

　　或　阿昔洛韦　　成人:每次 200～400 mg,口服,每日 4～5 次,疗程为 5～10 日

　　或　利巴韦林(病毒唑)　　成人:200mg　口服　每日 3 次

　　处方 3　转移因子(属于过继免疫疗法):1～2 支/周,注射于淋巴回流较丰富的部位,如上臂内侧皮下或肌内注射

　　【注意事项】

　　1. 目前认为本病由喉乳头瘤病毒(HPV)感染引起。

　　2. 成年型者常为单个带蒂,发展较缓慢,有恶变倾向;儿童型者常为多发性,基底广,生长较快,易复发,常需多次手术治疗。

　　3. 手术时应注意保护喉内正常黏膜,防止瘢痕粘连。

二、声带白斑

　　声带白斑为声带黏膜上皮角化增生和过度角化所发生的白色斑块疾病,比较常见,多见于成年男性,与吸烟、嗜酒、喉慢性炎症及维生素 A、维生素 B 缺乏等因素有关。常被认为是癌前病变,与喉癌发病有关。但声带白斑发展缓慢,数年或十几年后才有可能癌变。所以,发现声带白斑后,既不可掉以轻心,也不必惊慌失措,声带白斑可以治愈。

　　【诊断要点】　主要症状是声嘶,随病变发展而加重。喉镜检查见声带表面或其边缘白色斑块或斑片状病变,多为单个,大小数毫米。病变轻者质地较软,边界清楚且稍高于黏膜表面。重者呈疣状或颗粒状。伴有糜烂者应警惕恶变。声带运动正常。如发生癌变,可能使声带活动受限。

　　根据症状、局部检查一般诊断不难。如声带窥视不清,可加做纤维声带镜或电子喉镜检查。声带白斑的诊断注意与声带囊

肿,喉炎声带附着黏稠分泌物以及声带癌相鉴别。确诊仍依靠病理检查。

【治疗要点】

1. 首先要戒烟、酒　声带白斑和喉癌一样,主要发生在成年男性,主要原因是与烟、酒刺激有关。所以发现声带白斑后,首先要戒烟、酒,要少吃刺激性食物。另外,白斑发生与人机体免疫力下降有关,所以发现声带白斑后,生活要有规律,平时要劳逸结合,不要熬夜及过度劳累;注意锻炼身体,增强体质。

2. 声带白斑手术　声带白斑为癌前病变,又无特效药物治疗,所以一经诊断,临床应采用手术方法切除声带白斑。可选择支撑喉镜下显微手术,如声带白斑已经恶变,可喉内进路激光切除。

【处方】　目前暂无特殊用药处方。

【注意事项】

1. 喉角化症多认为是一种细菌感染产生的角化质,发病与喉淋巴组织慢性炎症有关。对一些刺激诱发因素应积极防治。

2. 喉白斑发病局部与吸烟、嗜酒、喉慢性炎症等因素刺激有关,全身因素与维生素 A、维生素 B 缺乏有关,有人认为喉白斑病与喉癌发病有关,如伴有糜烂应考虑可能有恶变。

3. 轻度喉白斑窥视不清,可加做纤维声带镜或电子喉镜检查。

三、喉癌

喉癌为耳鼻咽喉科最常见的恶性肿瘤之一,其发病率仅次于鼻咽癌与鼻腔鼻窦癌,呈逐年上升之势。喉癌多发于 50—70 岁,男性明显多于女性,我国北方男女比为(2~3):1,南方可达(8~10):1。喉癌发病机制不清,与吸烟、酗酒等有关。有些疾病,如喉白斑病、喉乳头状瘤等被认为是其癌前病变。喉癌的病理类型中,鳞癌最为常见,其他类型的癌肿罕见,总共仅占 1%～2%。根据癌肿的发生部位,喉癌一般可分为声门上型、声门型与声门下型,此 3 型的症状、扩散与转移各不相同,故应分开讨论其临床表现,也具有细分跨声门型、喉室型。

【诊断要点】

1. 临床表现

(1)声门型:此型最为常见,占 50%～70%。早期即可出现声音嘶哑,并逐渐加重;晚期肿瘤增长到一定程度,阻塞呼吸道,可出现呼吸困难,以吸气性为主,表面溃破后可出现痰中带血,咽喉疼痛及吞咽困难等少见。因其症状出现早,诊治较早;且由于声门区淋巴管及血管少,肿瘤多生长缓慢,不易扩散、转移,故预后较好。

(2)声门上型:较为常见,占 30%～40%。平常无明显症状,仅有咽部不适或异物感,随肿瘤的发展逐渐出现咽痛、痰中带血、吞咽阻挡感等症状,当肿瘤累及声门区时,可出现声嘶、呼吸困难。因声门上区淋巴管丰富,肿瘤早期即可出现转移,多位于同侧颈动脉三角处,无痛,质硬,逐渐增大。由于此型喉癌早期无明显症状,不易引起注意,发展较快,因此确诊时多为晚期,预后较差。

(3)声门下型:此型罕见。由于病变位置隐蔽,早期常无症状。癌肿增大,表面溃破后可有咳嗽、痰中带血,向上发展累及声门区可致声嘶,继续增大阻塞呼吸道可致呼吸困难。可转移到同侧颈部淋巴结,此型易局部扩散,破坏环甲膜累及甲状腺。

2. 间接喉镜检查　可以发现喉部有新生物,呈菜花状、结节状或溃疡状,原发于喉室的癌肿位于喉室深部,表面黏膜尚正常,故不易发现。

3. 纤维喉镜检查　可弥补间接喉镜检查的不足,看清会厌喉面、喉室、声门下区等间接喉镜不易看清的部位。

4. 活检　可于间接喉镜或纤维喉镜下进行,可以确诊。

5. 喉部 CT 扫描　均应强化,可以清晰显示肿瘤的大小、范围、浸润深度等,并可以同时发现颈部转移的淋巴结,对手术或放疗有重要参考价值。

附 喉癌的 TNM 分期(2002 年国际抗癌联盟第 6 版)

T(tumor)分级:原发肿瘤

声门上区

T_{is}:原位癌

T_1:肿瘤局限于声门上一个亚区,如喉室、杓状软骨、舌骨上会厌、舌骨下会厌、杓会厌皱襞的喉面。声带活动正常。

T_2:肿瘤侵犯相邻声门上亚区,或相邻声门区,或相邻喉外结构如舌根、会厌谷、梨状窝内侧壁黏膜,声带未固定。

T_3:肿瘤局限于喉内,声带固定;或侵犯下列结构之一:环后区、会厌前间隙、舌根深部。

T_{4a}:肿瘤侵犯甲状软骨板和(或)侵及喉外组织,如气管,包括舌外肌在内的颈部软组织、带状肌、甲状腺、食管。

T_{4b}:肿瘤侵及椎前间隙,包括颈总动脉,或侵及纵隔结构。

声门型

T_{is}:原位癌

T_1:肿瘤局限于声带(可以侵犯前联合或后联合),声带活动正常。

T_{1a}:肿瘤局限于一侧声带。

T_{1b}:双侧声带受限。

T_2:肿瘤向声门下和(或)声门上侵犯,和(或)半声带运动受限。

T_3:肿瘤局限在喉,伴声带固定。

T_{4a}:肿瘤侵犯甲状软骨板和(或)侵及喉外组织,如气管,包括舌外肌在内的颈部软组织、带状肌、甲状腺、食管。

T_{4b}:肿瘤侵及椎前间隙,侵及纵隔结构或包裹颈总动脉。

声门下区

T_{is}:原位癌

T_1:肿瘤局限于声门下区。

T_2:肿瘤侵及声带,声带运动正常或受限。

T_3:肿瘤局限于喉内,伴声带固定。

T_{4a}:肿瘤侵犯甲状软骨板和(或)侵及喉外组织,如气管,包括舌外肌在内的颈部软组织、带状肌、甲状腺、食管。

T_{4b}:肿瘤侵及椎前间隙,侵及纵隔结构或包裹颈总动脉。

N(nodes)分级:区域淋巴结

N_x:区域淋巴结有无转移无法评估。

N_0:无区域淋巴结转移。

N_1:同侧单个淋巴结转移,最大直径≤3cm

N_{2a}:同侧单个淋巴结转移,最大直径>3cm,但≤6cm

N_{2b}:同侧多个淋巴结转移,最大直径均≤6cm

N_{2b}:双侧或对侧淋巴结转移,最大直径均≤6cm

N_3:同侧或对侧淋巴结转移,最大直径均>6cm

M(metastasis)分级:远处转移

M_x:远处转移无法评估

M_0:无远处转移

M_1:有远处转移

喉癌分期

0 期	$T_{is}N_0M_0$
Ⅰ期	$T_1N_0M_0$
Ⅱ期	$T_2N_0M_0$
Ⅲ期	$T_3N_0M_0$,$T_1N_1M_0$,$T_2N_1M_0$,$T_3N_1M_0$
ⅣA 期	$T_{4a}N_0M_0$,$T_{4a}N_1M_0$,$T_1N_2M_0$,$T_2N_2M_0$,
	$T_3N_2M_0$,$T_{4a}N_2M_0$
ⅣB 期	$T_{1-4}N_3M_0$,$T_1N_1M_0$,$T_{4n}N_{1-3}M_0$
ⅣC 期	$T_{4b}N_{1-3}M_1$

【治疗要点】　应采取手术与放疗相结合的综合治疗。

1. 手术治疗　为主要的治疗手段。对于不同部位、不同范围的肿瘤,应采取不同的手术方法。其原则是在彻底切除肿瘤的基础上,尽量保留喉内外正常组织,以利于喉功能的修复与重建。随着对喉部胚胎发育、解剖、病理学研究的深入和手术方法的改进,喉部分切除术成为主要的手术方法,全喉切除只适用于某些少数情况。

(1)喉部分切除术:应根据肿瘤的生物学行为特点及喉部的解剖分区进行切除。①声门区癌肿:视其范围大小可行声带切除术、垂直侧前位喉部分切除术、垂直侧前位喉次全切除术等,注意声门旁间隙的切除。喉腔缺损可应用局部黏膜、会厌下拉、单蒂或双蒂带状肌肌筋膜瓣、甲状软骨外软骨膜、颈前皮瓣等整复。②声门上区癌肿:可行声门上喉部分、次全或扩大切除术等,对于舌根受累而被切除者,可利用带状肌肌筋膜瓣延长舌根进行整复。③单纯声门下区癌肿:极少见,可以切除后用局部组织修补,但此区癌肿多累及声门区,一般应行喉大部或次全切除术。

(2)全喉切除术:主要适用于无法行喉部分切除术者、放疗后复发者等。

颈廓清术的应用:T_3、T_4 期声门型喉癌,无论颈部有无肿大淋巴结,均应行选择性或改良根治性颈廓清术;对于声门上型喉癌,无论颈部有无肿大淋巴结,均应至少行双侧选择性或改良根治性颈廓清术;声门下喉癌一般发现较晚,除常规颈廓清外,应注意对气管旁淋巴结的清扫。

2. 放疗 亦为治疗喉癌的重要手段。其最大优点在于能有效保留喉功能。对于早期声门型喉癌,单纯放疗效果较好,但对于其他类型的喉癌疗效不佳,因此放疗主要应用于与手术结合的综合治疗中,可以分为术前放疗与术后放疗两种。

(1)术前放疗:4~5 周后进行手术。其优点是可使肿瘤缩小,提高切除率,并减轻症状;缺点为可能影响伤口愈合,形成咽瘘。需注意手术中应以放疗前的肿瘤范围进行切除,而不能以放疗后的肿瘤范围来确定安全界限。

(2)术后放疗:随手术技巧、修复方法的改进,术后放疗应用增多。视切缘是否有肿瘤残余、肿瘤恶性程度而定,伤口愈合后 1~2 周即可进行。术后放疗并非仅作为切除不够的补救办法,所有 T_3、T_4 及颈淋巴结有转移患者术后均应放疗,可以提高患者生存率、减少复发。

3. 化疗　早期喉癌极少有远处转移,而手术、放疗都能取得满意疗效,无需化疗,对于晚期喉癌虽可缩小病灶、防止扩散,但全身副作用大,疗效亦不肯定,因此化疗多作为一种姑息治疗或综合治疗中的辅助部分。

4. 生物治疗　目前生物治疗技术尚不成熟。

【处方】

处方 1　放疗

术前放疗　一般照射剂量为 45Gy,休息 2 周后手术

和(或)　术后放疗　一般照射剂量为 45～50Gy,一般在术后 4 周创口愈合牢固后开始

和(或)　根治性放疗　高剂量:一般照射剂量不超过 70Gy/(6～7)周

处方 2　常用的最有效的化疗方案为 FP 方案(顺铂/氟尿嘧啶)

(1)生理盐水　500ml

　　顺铂　80～100mg/m² 　静脉滴注　第 1 日

或 (2)生理盐水　500ml

　　顺铂　30mg/m² 　静脉滴注　第 1～3 日

(3)5%葡萄糖　500ml

　　氟尿嘧啶　100mg/m² 　持续静脉滴注第 1～4 日,每 3 周重复一次

处方 3　PFC 方案

(1)生理盐水　500ml

　　顺铂　80～100mg/m² 　静脉滴注　第 1 日

或 (2)生理盐水　500ml

　　顺铂　30mg/m² 　静脉滴注　第 1～3 日

(3)生理盐水　500ml

　　亚叶酸钙　200mg/(ml·d) 　静脉滴注　第 1～4 日

（4）5％葡萄糖　500ml

氟尿嘧啶　500mg/m² 持续静脉滴注　第1～4日

处方4　PC或DC方案

（1）5％葡萄糖　500ml

紫杉醇　135mg/m² 静脉滴注（持续3小时）　第1日

或（2）5％葡萄糖　250ml

多西他赛　100mg/m² 静脉滴注（持续1小时）第1日

（3）生理盐水　500ml

顺铂　75mg/m² 静脉滴注　第1日

处方5　PFB方案

（1）生理盐水　500ml

顺铂　80～100mg/m² 静脉滴注　第1日

或（2）生理盐水　500ml

顺铂　30mg/m² 静脉滴注　第1～3日

（3）生理盐水　10～20ml

博来霉素　10mg/m² 持续静脉注射　第1日及第8日用

（4）5％葡萄糖　500ml

氟尿嘧啶　100mg/m² 持续静脉滴注　第1～4日

处方6　生物及基因治疗

常采取的策略主要有6种，即基因置换，基因补偿，基因失活，免疫基因治疗，活化前体药物治疗，耐药基因治疗。

重组人P53腺病毒注射液（今又生）　在放射治疗前72小时开始瘤内注射。每周1次，4周为1疗程。根据病情，可使用1～2疗程。

【注意事项】

1. 喉癌的发病可能与吸烟、饮酒、病毒感染、环境因素、放射线、性激素、微量元素缺乏等有关，常为多种致病因素协同作用的结果。

2. 声门上癌(包括边缘区)早期、原发于会厌喉面或喉室的肿瘤、跨声门癌等由于肿瘤深在而隐蔽,早期症状不明显,间接喉镜检查常不易发现,纤维喉镜仔细检查可早期发现病变,应高度重视。

3. 喉癌发生颈淋巴结转移的早晚与肿瘤的原发部位、肿瘤的分化程度以及患者对肿瘤的免疫力有密切关系。一般而言,肿瘤分化越差,患者免疫力越低,则颈淋巴结转移越早。肿瘤所在部位淋巴管越丰富,颈淋巴结转移率越高。

4. 手术治疗是喉癌的主要治疗手段。原则是根据肿瘤的部位、范围、患者的年龄及全身情况选择适当的术式。目前主张在彻底切除癌肿的前提下,尽可能保留或重建喉的功能,以提高患者的生存质量。

5. 喉切除后常用的发音重建方法包括:食管发音法、人工喉和电子喉、食管气管造瘘术等。

第 39 章

气管异物

　　气管、支气管异物又称气道异物，多见于儿童，男性多于女性。按异物来源可分为外源性与内源性两类，按异物性质可分为植物性、动物性、矿物性及化学合成品 4 类。较大的异物易停留于气管内，较小者则进入各级支气管内，且右侧多于左侧，可引起呛咳及呼吸困难甚至危及生命，因此，气管异物是耳鼻咽喉科的急症，需要及时处理。

【诊断要点】

1. 异物吸入史。

2. 有典型的阵发性呛咳、吸气性呼吸困难及发热的临床症状。

3. 临床表现

（1）一般情况下，气管异物因异物刺激呼吸道黏膜而发生呛咳（有时咳出血液）、气喘、呼吸困难和异常呼吸声。

（2）异物阻塞气管，或位于气管隆嵴而使两侧主支气管通气受到严重障碍者，可发生严重呼吸困难甚至窒息。当呼气时异物随气流向上冲撞声带，张口咳嗽时可听到撞击声；有时尚可听到哮喘样喘鸣声及拍打气管声。

（3）若异物过喉而入支气管内，可出现一段长或短的无症状期，而后根据异物阻塞的部位和程度，可出现发热，引起炎症、肺不张、肺气肿及气胸等并发症。

【治疗要点】

1. 待一般情况好转,炎症消退,并发症已控制后再行异物取出术。

2. 保守治疗:有时在临床上有些气管异物可暂作观察,不必急于冒险取出,如大头针较细,常进入较小的支气管,一般可无症状,可被组织包裹或腐烂后被咳出,因此可作保守观察治疗,不必急于开胸。

【处方】

处方1　控制感染

生理盐水　250ml

头孢孟多酯　20～80mg/(kg·d)　静脉滴注　每日2次

或 生理盐水　250ml

头孢曲松钠　20～80mg/(kg·d)　静脉滴注　每日2次

处方2　糖皮质激素

地塞米松　0.2～0.4mg/(kg·d)　肌内注射或静脉滴注,7日后减量

或 地塞米松大剂量(首次0.5～1mg/kg)冲击3日,后改为0.2～0.4mg/(kg·d)维持,1周后停药

【注意事项】

1. 气管支气管异物若不及时诊治,预后严重。

2. 气管支气管异物是一种完全可以预防的疾病。教育儿童勿将玩具含于口中玩耍;儿童及成人吃饭时细嚼慢咽,勿高声谈笑;重视全身麻醉及昏迷患者的护理,是否有义齿及松动的牙齿等,都可以有效预防本病。

第40章

食管异物

食管异物的发生与年龄、性别、饮食习惯、进食方式、食管有无病变、精神、神志状态等诸多因素有关。儿童多因口含玩物等不良习惯引起。而老年人多因咀嚼功能差、咽感觉迟钝，义齿使用不便或松脱所致。

【诊断要点】

1. 病史　大多数患者能主诉明确的异物误入史或自服史。但应详细了解异物的种类、性质、异物史的时间和有无并发症状，如发热、吐血。查体间接喉镜有时可见梨状窝处有分泌物潴留。

2. 临床表现

(1)吞咽困难:如为较小异物，仍可进食少量流质食物。如异物较大、尖锐或合并感染，可出现吞咽困难或张口流涎。

(2)吞咽疼痛:为食管异物的主要症状，在吞咽时疼痛加重。

(3)呼吸道症状:幼小儿童如异物较大、位于颈段食管，向前压迫气管可出现呼吸困难。

3. 食管异物的 X 线诊断　对可显影的食管异物，可做颈、胸部正侧位 X 线片。对不显影的食管异物可吞服少许钡棉絮检查，以明确异物是否存留和确定位置。

4. 食管镜检查　食管镜检查既可确定诊断，又可钳取异物，是最为确切、有效的诊疗手段。

【治疗要点】　应及早行食管镜检查取异物术。

1. 食管镜下行过程中应始终与食管管腔保持一致，避免盲目暴力通过。检查中应注意观察食管的管壁,有无黏膜充血、肿胀、溃疡、狭窄、新生物等,退出镜管时再复查一遍。

2. 进入食管后,由于压迫食管后壁,可以引起呼吸困难,全麻应用气管插管可以防止呼吸不畅。

【处方】

处方 1　抗感染治疗

生理盐水　250ml

头孢曲松钠　20～80mg/(kg・d)　静脉滴注　每日2 次

处方 2　支持治疗

复方氯化钠注射液(林格液)　500～1000ml　静脉滴注每日 1 次

或 5%～10%果糖注射液　500ml　静脉滴注(缓慢)　每日1～2 次

【注意事项】

1. 食管异物时有食管本身的疾病如食管狭窄或食管肿瘤等引起。

2. 食管异物常见嵌于食管入口处,其次为食管中段第二狭窄处,发生于下段者较为少见。

3. 异物嵌于食管某一部位后,食管局部黏膜产生炎症反应,进而形成食管周围炎、纵隔炎或脓肿等;极少数病例逐渐破溃进入气管而形成气管食管瘘,进入胸腔则可并发气胸或脓胸,如破溃至主动脉号或其他大血管则可引起大出血死亡。

4. 食管穿孔后,吞咽下空气经穿孔外溢,进入颈部皮下组织或纵隔内,致颈部皮下气肿或纵隔气肿,处理及时如无明显感染时,可逐渐自行吸收。

5. 尖形、粗糙不规则异物或嵌顿于食管时间较长异物,可发生食管破裂穿孔,致炎症向外扩散引起食管周围炎症。

6. 食管中段异物嵌顿,病变累及主动脉或锁骨下动脉等大血管,引起致命性大出血。

7. 异物嵌顿压迫食管壁致管壁坏死,累及气管、支气管时,可并发气管食管瘘。

8. 非尖形异物长期存留于食管内可并发支气管炎、支气管肺炎、肺不张、支气管扩张及肺脓疡等,原因多为食管分泌物逆流入气管或形成气管食管瘘等所致。

第41章

耳先天性畸形

先天性耳前瘘管

先天性耳前瘘管为胚胎期形成耳廓的第一、第二鳃弓的小丘样结节融合不良或第一鳃沟封闭不全所致。原基在发育过程中融合不良或第一鳃裂封闭不全所致，是临床上很常见的一种先天性外耳疾病。国内抽样调查，其发病率达1.2%，单侧与双侧发病比例为4∶1，女性多于男性。瘘管的开口很小，多位于耳轮脚前，少数可在耳廓三角窝或耳甲腔部，瘘管为一狭窄盲管，可穿过耳轮脚或耳廓部软骨，深至耳道软骨部与骨部交界处或乳突骨面，部分有分支。管壁为复层鳞状上皮，管腔内常有脱落上皮等混合而成的鳞屑，有臭味，并常存在慢性炎症所致的纤维化，管腔可膨大成囊状，感染时有脓液潴留，形成脓肿，管周有炎症浸润。其病理变化与皮样囊肿相似，但后者无上述皮肤的附件组织。

【诊断要点】

1. 患者一般没有症状，偶尔局部发痒，检查时见耳轮脚与耳屏皮肤间有一个小凹，为瘘管的外口，挤压时可有少量白色皮脂样物，有微臭。感染时，局部红肿、疼痛、溢脓液，重者周围组织肿胀，皮肤可以破溃，形成漏孔。排脓后，炎症消退，可暂时愈合，但常反复发作，形成瘢痕，发生部位多见于耳屏前上方发际附近，瘘管深长者，可影响耳道软骨部及耳廓，一般不波及耳后沟及耳道骨部。

2. 按其瘘口位置与瘘管走向,要与第一鳃瘘相鉴别。先天性耳前瘘管的反复感染可形成耳前局部脓肿,少数患者还可因感染延伸到外耳道或乳突部而成耳后脓肿,易误诊为乳突炎。急性感染及溃疡不愈时,要与一般疖肿或一般淋巴结炎和淋巴结核溃疡相鉴别。

【治疗要点】 无症状者可不作处理。局部瘙痒、有分泌物溢出者,宜行手术切除。有感染者行局部抗感染治疗,脓肿形成应切开引流,应在炎症消退后行瘘管切除术。对反复感染用药物治疗难以控制者也可以在急性期手术,这样不仅可以缩短感染病程,而且可以减少反复感染的次数和患者的痛苦。治疗以彻底清除瘘管组织为原则,手术切除为主,务必将瘘管一次彻底切除,否则感染复发,局部瘢痕增多,使再次手术困难。

手术切除方法:对于可以配合的成人,手术可在局部浸润麻醉下进行,小儿可在基础麻醉加局部麻醉下进行。术前用钝头针向瘘管内注入亚甲蓝或甲紫液作为标志,注药不宜过多,注射后稍加揉压,将多余染料擦净,以免污染手术创面。在瘘口处做梭形切口,顺耳轮脚方向延长,沿瘘管走行方向分离,直至显露各分支的末端,术中用探针引导,凡亚甲蓝着色或未着色的管壁及瘢痕组织均予以全部切除。手术野必须清晰,以免瘘管组织残留。若有炎症,肉芽组织可一并切除,手术创面应以碘酒涂布。皮肤缺损过大,可在刮除肉芽之后植皮或每天换药处理,待创面二期愈合。

【处方】

广谱抗生素静脉滴注,已切开引流脓液者进行细菌培养及药敏试验,再调整用药

(1)生理盐水 100ml

头孢唑林 0.5～1g 静脉滴注 每日2～3次 持续7～10日

或(2)头孢丙烯 1g 口服 每日1次 持续7～10日

或　(3)头孢呋辛　0.5g　口服　每日 2 次　持续 7～10 日

【注意事项】

1. 耳前瘘管感染可反复发作,脓肿形成需切开引流,反复切开引流的患者,瘘管切除不易彻底,容易残留复发。

2. 急性感染期一般不进行瘘管切除术,但感染持续不愈时,只能在感染状态下手术。

3. 手术前瘘管内注入亚甲蓝有利于清楚瘘管走向以彻底切除。注药前要将瘘管内分泌物挤出或冲洗出来,才能使亚甲蓝注入充分。

4. 如瘘管从未感染过并且无任何症状,可不进行手术。

5. 瘘管内不断有干酪样分泌物溢出,容易继发感染,建议手术切除,也可以观察,保持瘘管口清洁,定期碘伏消毒瘘管口,避免感染。

第42章

耳创伤

一、耳廓外伤

耳廓暴露于头颅两侧,为身体最易因意外受伤的部位,而且头面部创伤也多容易波及耳廓而形成复合伤,战争中耳部创伤占耳鼻咽喉创伤中的 40% 以上。耳廓创伤多为机械性损伤,包括挫伤、撕裂伤、切割伤,尚有部分为烧伤和冻伤。由于耳廓缺少皮下组织,如并发感染极易造成耳廓畸形且修复不理想,从而影响外形和功能。

【诊断要点】

1. 临床表现

(1)耳廓创伤有许多合并颅脑损伤,首先要排除是否合并颅脑损伤及骨折。仔细询问创伤的方式(车祸、跌伤、钝器伤、利器伤等)、创伤轻重,受伤当时及到接诊期间有无意识障碍,排除颅脑损伤后方可进行耳廓创伤的治疗。

(2)挫伤:为钝器打击、擦伤或挤压伤所致。轻者仅表现为耳廓皮肤红肿或擦伤,重者为耳廓血肿,表现为皮肤紫红色或暗红色,触痛,囊性感,积血可位于皮下或软骨膜下。

(3)撕裂伤:创口大小不一且不规则,软骨破碎,边缘不齐,如出血不止,可能伤及动脉(颞浅动脉或耳后动脉)。

(4)切割伤:伤口多比较规整,软骨暴露。包括全耳廓离断、耳廓缺损。

（5）烧伤：包括火烧伤、开水烫伤、放射线烧伤及腐蚀剂烧伤等。多为头面部及全身烧伤的一部分，首诊多为整烫科。

（6）冻伤：耳廓皮下组织少，血供差，极易发生冻疮，继发感染坏死。急性期表现为皮肤充血肿胀，触痛明显；慢性期可出现皮肤破溃、感染、软骨坏死；缓解期痒感明显。

2．辅助检查　头颅 CT 及 MR：疑合并颅脑损伤的患者需行CT 或 MR 检查。

【治疗要点】

1．耳廓血肿　穿刺抽血，加压包扎。

2．撕裂伤　清创缝合。

3．抗生素　预防感染。

4．完全离断　早期行高压氧治疗。

【处方】

处方 1　抗生素，用于耳廓血肿

　　头孢丙烯　1g　口服　每日 1 次　持续 7～10 日

　或 头孢呋辛　0.5g　口服　每日 2 次　持续 7～10 日

处方 2　撕裂伤，使用抗革兰阴性杆菌为主的广谱抗生素。伤口无污染，口服抗生素；伤口污染，静脉使用抗生素

　　（1）头孢丙烯　1g　口服　每日 1 次　持续 7～10 日

　或（2）头孢呋辛　0.5g　口服　每日 2 次　持续 7～10 日

　或（3）生理盐水　100ml

　　头孢曲松钠（罗氏芬）　1.0 g　静脉滴注　每日 2 次

7 日

　或（4）生理盐水　250ml

　　左旋氧氟沙星注射液（左克）　0.2 g　静脉滴注　每日 2

次　7 日

　或（5）0.2%甲硝唑注射液　100ml　静脉滴注　每日 2 次

7 日

【注意事项】

1. 耳廓血肿:穿刺前须严格消毒,抽出积血后加压包扎 48小时。

2. 清创:①伤口污染,先给予过氧化氢溶液清洗伤口,再以碘伏彻底消毒后清创缝合。②清创时需彻底清除伤口内污物,避免残留异物。③伤口已感染(轻),清创时要将已坏死的软骨组织清除,但皮肤组织尽量保留。④伤口严重感染,已形成化脓性耳廓软骨炎,清除死骨后,伤口不予缝合,抗生素敷于伤口上,加压包扎。⑤清创缝合后伤口需每天换药,随时观察伤口情况,以避免继发感染,造成耳廓畸形。⑥如已有耳廓缺损畸形,先行伤口缝合,再二期进行整形。

3. 软骨已暴露,伤口处理干净后,碘伏浸泡消毒;软骨已破碎,破碎的软骨不予保留。

4. 耳廓离断

(1)耳廓部分离断:早期(<4 小时)将离断部分清洗消毒后放入抗菌液中或生理盐水中浸泡半小时后,与耳廓对位缝合。如离断时间较长,超过 4 小时则无法成活。缝合伤口时尽可能对位整齐,以避免畸形。

(2)全耳廓离断:处理同部分离断,缝合后外耳道口需放置硅胶管 3~6 个月以免造成外耳道狭窄。

(3)耳廓离断:断耳成活率不高,需事先向患者交代清楚。

(4)耳廓离断清创缝合后立即行高压氧治疗可增加断耳的成活率。

5. 其他:合并外耳道撕裂伤,外耳道皮肤损伤多不缝合,需将外耳道皮肤贴附平整,填塞外耳道,既可止血,又可防止外耳道狭窄。外耳道口处皮肤撕裂多有软骨暴露,需予以缝合。

二、鼓膜创伤

鼓膜位于外耳道深部,因其甚薄而易受损伤。外伤包括直接外伤,如异物刺伤、灼伤、颞骨骨折累及鼓膜等;间接外伤,如爆震、掌击耳部等。

【诊断要点】

1. 鼓膜破裂时,可发生耳痛、耳聋、耳鸣,偶伴短暂眩晕。症状于数日后逐渐减退,少数可遗留耳聋及耳鸣。

2. 擤鼻时可感觉耳内有气体溢出。

3. 如伴随内耳损伤,可出现眩晕、恶心或混合性耳聋。

4. 检查可见外耳道有少许鲜血流出。

5. 如有颅底骨折,则血量较多。血液可经咽鼓管流入鼻咽部而从口中吐出。若有水样液流出,示有脑脊液耳漏。

6. 耳镜检查可见鼓膜上有血痂或瘀斑,鼓膜穿孔多呈不规则裂孔形,如发生感染而化脓,则穿孔变为圆形。

7. 直接外伤引起的穿孔一般位于鼓膜的后下方,间接外伤引起者多位于前下方。

8. 听力检查示,单纯鼓膜破裂,听力损失较轻;爆震引起者常呈混合性耳聋,如迷路同时受震荡,则可发生严重耳聋。

【治疗要点】

1. 干燥疗法:消毒外耳道并取出异物,以消毒棉球轻塞外耳道口。

2. 外耳道内禁止冲洗及滴药,嘱患者暂勿擤鼻。

3. 可于伤后 3～4 日用酚甘油棉片、硅橡胶薄膜或透明玻璃纸贴于鼓膜上,一周后观察愈合情况。

4. 2～3 周后未愈合者,可反复进行贴补。鼓膜穿孔小者多能自愈。

5. 中耳已发生化脓性感染者,须加强全身抗感染治疗及局部清洁。观察确知未伴有内耳外伤或颞骨骨折,亦可用洗耳药及滴耳药。

6. 已发生化脓性感染者,全身应用抗生素,局部可按化脓性中耳炎原则用药。外伤时局部有污物进入者,须使用破伤风抗毒素。

7. 无感染者,鼓膜多能自行愈合;4~6周后仍未愈合或大穿孔不易愈合时,可行鼓膜修补术。

8. 有耳鸣、耳聋发生则试用改善内耳微循环及促进神经细胞生长的药物。

【处方】

口服广谱抗生素预防感染

　　头孢丙烯　　1g　　　口服　　每日1次　　持续7~10日

　　或 头孢呋辛　　0.5g　　口服　　每日2次　　持续7~10日

【注意事项】

1. 外伤性鼓膜穿孔要与中耳炎致穿孔相区别,外伤所致穿孔为不规则形,穿孔边缘见血迹;而中耳炎穿孔为圆形或类圆形,边缘无血迹。

2. 如果外耳道出血较多,清理检查外耳道,有无外耳道新裂伤,同时需排除颞骨骨折,收集外耳道血液进行检验以排除脑脊液耳漏。若无脑脊液耳漏,外耳道碘仿纱条填塞或膨胀海绵填塞止血。若脑脊液耳漏,不建议外耳道填塞以避免逆行感染。

3. 鼓膜创伤可伴听骨链损伤,常见砧镫关节脱位,少部分为镫骨脚弓骨折。听骨链损伤有时受伤时并未发现,鼓膜愈合后听力不恢复应考虑为听骨链有损害,手术探查方能确定。听骨链完全分离时,纯音测听气导损失一般>50dB,骨导正常。

三、内耳损伤和后天性畸形

(一)声损伤性耳聋

声损伤性耳聋为长期反复或一次较长时间强大噪声暴露引起的感音神经性聋。声作用于内耳,外毛细胞首先受损,内毛细胞因缺血而退变,Corti器的细胞和纤维发生变性,引起听力下降。

【诊断要点】

1. 临床表现

(1)早期出现耳部不适及耳鸣,耳鸣为双侧持续性高调,耳聋为进行性加重。

(2)外耳道及鼓膜正常,纯音测听呈感音神经性聋,典型听力图为卡哈切迹,有重振现象,听力损失频率逐渐向语频发展。

(3)损害程度与噪声强度、暴露时间、频率、频谱宽窄及是否为脉冲噪声或噪声是否伴随震动均有关。此外个体之间差异较大。

(4)急性声损伤系指受一次噪声刺激所造成的听力损伤。多由爆炸、火器发射或其他突发的巨响引起。常伴剧烈耳鸣、耳痛和眩晕。

(5)长期暴露于强噪声环境,还可引起大脑皮质、交感神经系统、心脏、内分泌及消化系统等组织器官的功能紊乱。

2. 多为一次强爆炸声导致听力突然下降,或长期在一定强度噪声暴露下听力缓慢减退。

3. 轻度听力减退,在返回安静环境后能完全恢复,称听觉适应。

4. 噪声暴露时间久者听力下降明显,而脱离噪声环境后能完全恢复称听觉疲劳,其听力损失称为暂时性阈移。

5. 脱离噪声环境很久听力仍不能恢复者称永久性阈移,临床上称为噪声性聋。

6. 听力损失在噪声暴露前15年较快,以后则渐趋平缓,罕有发展成全聋者。

7. 有明确噪声暴露史。噪声强度及暴露时限超过国家规定的卫生标准。

【治疗要点】

1. 控制噪声,加强个人防护,以减少噪声危害。

2. 加强卫生监护,就业前行听力检查,对噪声敏感者,避免在强噪声环境中工作。对接触噪声者,定期检查听力。

3. 对急性声损伤者,及时给予改善内耳微循环及有利于细胞代谢的药物。噪声所引起的其他系统症状多出现于听力损伤后。因此,采取措施保护听力。

【处方】

改善内耳微循环及有利于细胞代谢的药物

5%葡萄糖　250ml

银杏叶注射液(金纳多)　105mg　静脉滴注　每日 1 次

(二)颞骨骨折

颞骨骨折常见于头颅外伤,多同时伴有危及呼吸和循环的脑部伤害,处理上要注意全身情况。

【诊断要点】

1. 纵行骨折较常见,约占 70%。骨折缝起自颞骨鳞部,经外耳道后上壁、中耳顶壁,沿颈内动脉管,至棘孔附近。

2. 纵行骨折主要损害外耳道皮肤和鼓膜,中耳结构和听骨明显移位。面神经鼓室段和垂直段常受伤。常无内耳损害。

3. 横行骨折较少见,骨折缝起自颅后窝枕骨大孔、颈静脉孔,横向岩锥、内耳道,至破裂孔和棘孔附近。

4. 横行骨折缝通过骨迷路,常有耳蜗、前庭和面神经的损伤。

5. 混合性骨折多见于头颅多发性骨折,使外耳、鼓室和迷路同时受损,兼有中耳和内耳症状。

6. 颞骨 CT 扫描可判断骨折类型。

7. 临床表现

(1)皮肤撕裂可造成外耳道出血,以纵行骨折者多见,大出血者较少。

(2)骨壁塌陷或下颌骨关节突嵌入外耳道前壁,可引起外耳道闭塞。

(3)出血亦可通过咽鼓管自口腔或鼻腔流出,并发脑膜破裂则有脑脊液耳漏。

（4）单纯横行骨折，一般无外耳道出血，但可发生鼓室积血。

（5）纵行骨折呈传导性聋或混合性聋，横行骨折呈感音神经性聋，混合性骨折常呈混合性聋。中耳积液加重耳聋。

（6）横行骨折常发生严重眩晕，纵行骨折一般无持续性眩晕。可有损伤后的眩晕，是由迷路外的原因所造成。

（7）前庭功能检查纵行骨折者的测验结果常属正常，间有轻度减退。横行骨折者一般示前庭功能消失。

（8）横行骨折面瘫发生率约为 50％，且多为永久性；纵行骨折者面瘫率约 20％。

【治疗要点】

1. 初期因呼吸和循环中枢受到危害，治疗要点如下。

（1）维持呼吸道通畅，吸净分泌物，改善颅内缺氧，必要时做气管切开术。

（2）维护循环系统的功能，控制出血和休克，注意补液和输血，解除颅内压升高等。

2. 中期治疗过程中应严格防止感染，加强耳部消毒，严格无菌操作，清除耳道积血或污物，隔绝一切外来感染，并全身使用抗菌药物，防止颅内和迷路内化脓性并发症。

3. 病程后期，在全身情况基本康复后的主要治疗是设法恢复听觉和面神经功能，如整复听骨链、鼓膜修补和面神经修补术等。

【处方】

处方 1　采用可透过血脑屏障的抗生素

（1）生理盐水　100ml

　　头孢曲松钠（罗氏芬）　1.0 g　静脉滴注　每日 2 次

7 日

（2）万古霉素　1～2g/d　静脉滴注　分 2 次

处方 2　神经营养剂

　　甲钴胺（弥可保）1mg　静脉注射　每日 2 次

处方3 糖皮质激素

生理盐水　100ml

地塞米松　10mg　静脉滴注　每日1次

【注意事项】

1. 首先要仔细询问病史、受伤方式及部位,伤后有无意识障碍尤为重要。随时注意患者的生命体征。

2. 脑脊液耳漏患者不得行外耳道填塞,外耳道出血量多不止危及生命除外,避免剧烈咳嗽。脑脊液耳漏患者卧床2~3周后多可自行停止,如不停止可行手术修补。

3. 面瘫患者要确定是完全性或是不完全性,不完全性多为纵行骨折所致,非手术治疗可完全恢复。完全性面瘫多不能恢复,需进行神经损伤定位,多需要手术探查。迟发性面瘫,进行面神经兴奋试验,6天内显示90％变性,则需手术治疗。

4. 传导性聋急性期多行内科治疗,3个月后可行鼓膜成形或中耳探查。感音性聋采用非手术治疗,治疗越早恢复概率越大。横行骨折所致的感音性聋一般为永久性。

第43章

耳部非特异性炎性疾病

一、外耳炎性疾病

（一）外耳道炎

外耳道炎是由细菌感染或其他因素所致的外耳道皮肤甚至是皮下组织的弥漫性炎症，又称弥漫性外耳道炎。据估计，本病年患病率约为 0.4%，约 10% 的人群一生中曾患此病。外耳道炎的发生与温度、湿度有密切关系，温暖、潮湿的热带与亚热带地区患病率较高；外耳道狭窄、耳道皮肤损伤或局部抵抗力降低时易发病；有变应体质、贫血和糖尿病者易反复发作。同一患者的外耳道分泌物中常常培养出多种细菌，常见致病菌为金黄色葡萄球菌、链球菌、铜绿假单胞菌和变形杆菌等，临床上分为急性和慢性两类。

【诊断要点】

1. 临床表现

（1）诱因：挖耳、游泳进水、慢性化脓性中耳炎、外耳湿疹及糖尿病病史等。

（2）急性外耳道炎：常有耳内灼热、发痒、疼痛。炎症较重者局部疼痛较剧，可伴耳周淋巴结肿大、发热等症状。分泌物堵塞外耳道可致传导性听力下降。

（3）慢性外耳道炎：主要症状为耳部不适、耳闷和痒感，常有少量分泌物，听力可稍减退。

2. 体格检查　急性时检查见外耳道皮肤呈弥漫性充血、肿胀、表皮糜烂,分泌物先为浆液性,继而为脓性。慢性时检查见外耳道皮肤充血或增厚,可覆有痂皮,伴鼓膜浑浊、增厚,标志不清。

3. 鉴别诊断　注意与外耳道疖、外耳道湿疹、坏死性外耳道炎鉴别。

【治疗要点】

1. 全身治疗　急性期应用抗生素控制感染,耳痛剧烈者予镇静止痛药物,慢性者可口服维生素 A 辅助治疗。

2. 局部治疗　清洁外耳道,去除脓痂,促使外耳道干燥和引流通畅,并处于酸化环境。根据不同情况局部用药。

3. 其他　积极治疗化脓性中耳炎等局部感染病灶,加强某些相关疾病的诊治,如贫血、慢性肾炎、糖尿病等。

【处方】

1. 全身用药

处方 1　抗生素:适用于急性外耳道炎,口服或静脉滴注广谱抗生素,根据病情选择以下方案中的一种;若进行药敏试验,则根据药敏试验结果调整用药

　　　　生理盐水　　100ml

　　　　苯唑西林　　1～2g　静脉滴注　每日 3～4 次　7 日

　　或　生理盐水　　100ml

　　　　头孢唑林　　0.5～1g　静脉滴注　每日 3～4 次　7 日

　　或　头孢丙烯　　1g　口服　每日 1 次　持续 7～10 日

　　或　头孢呋辛　　0.5g　口服　每日 2 次　持续 7～10 日

处方 2　维生素:用于慢性外耳道炎的辅助治疗

　　　　维生素 A 胶丸 2.5 万 U　口服　每日 2 次　14 日　症状改善后逐步减量

2. 局部用药

处方 3　外耳道红肿时

2%～3% 酚甘油　适量　滴耳　每日 3～4 次　至局部红肿

消退

处方4 外耳道肿胀渗液较多时

5％醋酸铝溶液(无效时可改用3％硝酸银或10％鱼石脂甘油) 适量 药液浸泡纱条后塞入外耳道湿敷 每隔2～3小时滴入药液 隔天1次 3～5日

处方5 渗液减少后及慢性外耳道炎时

四环素可的松软膏 适量 涂布于外耳道 每日3次 7～14日

【注意事项】

1. 预防措施:加强个人卫生,改变挖耳习惯,保持耳道干燥,避免脏水入耳,加强对局部感染性疾病和全身慢性病的治疗。

2. 本病常合并真菌感染,如发生于免疫功能低下者,有发展为恶性外耳道炎可能。

3. 定期或不定期清洁外耳道分泌物是本病最有效的治疗方法,轻症患者经此处理后可无需再局部或全身使用药物。

4. 慢性外耳道炎导致外耳道狭窄者,可在炎症痊愈后行外耳道成形术。

(二)外耳湿疹

外耳湿疹是指发生在耳廓、外耳道及其周围皮肤的多形性皮疹,也可为面部和头皮湿疹的一部分。小儿多见,一般分为急性、亚急性、慢性3类。

【诊断要点】

1. 急性湿疹局部剧痒,伴有烧灼感。继发感染,则感疼痛、体温升高。

2. 累及外耳道深部及鼓膜,则有耳鸣和轻度传导性聋。检查见外耳道皮肤红肿、红斑、丘疹、水疱、淡黄色水样分泌物和结痂。

3. 注意与接触性皮炎和脂溢性皮炎鉴别。

【治疗要点】

1. 一般治疗 查找病因并治疗;避免搔抓,禁用刺激性药物。

2. 局部治疗　依"湿以湿治、干以干治"的原则。

(1)比较干燥无渗出液者:涂用 1%～2%龙胆紫、抗生素可的松软膏。少许渗出液者:先涂 2%甲紫液,干燥后用甲紫糊。

(2)较多渗出液者:用 3%过氧化氢液或炉甘石洗剂清洗,再用 3%硼酸。

3. 全身治疗　继发感染时,全身和局部应用抗生素;抗过敏药物;渗液特别多时,可静脉注射 10%葡萄糖酸钙,补充维生素。

【处方】

1. 局部用药

处方 1　急性湿疹渗液较多者:先局部清洗后再湿敷药物

炉甘石洗剂或 3%过氧化氢液　适量　清洗局部渗液及痂皮　每日 2～3 次　直至局部干燥

或 3%硼酸溶液或 5%醋酸铝溶液　适量　局部清洗后湿敷每日 2～3 次　直至局部干燥

处方 2　急性湿疹局部干燥后及亚急性湿疹

氧化锌油或糊剂　适量　局部涂搽　每日 2～3 次　持续 7～15 日

处方 3　慢性湿疹

氧化锌油或糊剂　适量　局部涂搽　每日 2～3 次　持续 15 日(局部痂皮较多者可先用 3%过氧化氢液清洗局部)

2. 全身用药　若继发感染可加用广谱抗生素口服或静脉滴注。

处方 1　抗过敏药物,以下药物可任选一种

枸地氯雷他定片　8.8mg　口服　每晚 1 次(1 周)

或 西替利嗪　10mg　　　　口服　每晚 1 次(1 周)

或 氯苯那敏　4mg　　　　　口服　每日 3 次(1 周)

处方 2　渗液特别多时可加用

10%葡萄糖酸钙　20ml　静脉滴注　每日 1 次　直至渗液明显减少

维生素 C　100mg　口服　每日 3 次

【注意事项】

1. 本病防治措施：保持皮肤清洁干爽、避免受外界刺激，积极治疗中耳感染灶。婴幼儿患者要及时修短指甲以避免局部抓伤。

2. 发病后食物禁忌：忌酒类、辛辣食品（如大葱、大蒜、韭菜、辣椒、胡椒、芥菜、姜、咖喱等）、淡水产品、海鲜等。

3. 发作间歇期，可用 70％乙醇清洁外耳道，保持其干燥。

4. 除异位性皮炎外，婴幼儿外耳湿疹无需忌口。在没有明显证据时，不宜让患儿禁食牛奶、蛋等动物蛋白，以免患儿得不到应有的营养。

(三)耳廓化脓性软骨膜炎

耳廓化脓性软骨膜炎是指耳廓软骨膜的急性化脓性炎症，软骨因血供障碍而逐渐坏死。铜绿假单胞菌和金黄色葡萄球菌为主要致病菌。

【诊断要点】

1. 常有明确病因，如耳廓外伤，外耳及邻近组织感染的扩散以及手术史。

2. 临床表现

(1)起病初期觉耳廓胀痛及灼热感。耳廓红肿、增厚，弹性消失，触痛。

(2)继之红肿加重，持续性剧烈疼痛，烦躁不安，可伴发热，耳廓呈暗红色。

(3)脓肿形成时可见局限性隆起，有波动感。破溃后则有脓液溢出。

(4)病情发展比较迅速，可致耳廓畸形。

3. 注意与复发性多发软骨膜炎鉴别。

【治疗要点】

1. 病因预防。

2. 脓肿未形成应全身应用大剂量有效抗生素；局部用鱼石脂

软膏外敷;脓肿已形成者全麻下清理。

3. 手术治疗,彻底清创,术腔冲洗,术后引流。

【处方】

处方 1

早期全身静脉应用足量抗生素,在药敏试验结果出来之前,以下方案可视情况选择一种(儿童患者酌情减量),此后根据药敏试验结果适当调整用药。第三代头孢菌素与喹诺酮类药物联用,用于症状较重者。

(1)生理盐水　250ml

　　头孢哌酮钠　400mg/kg　　静脉滴注　每日2次　7日

(2)生理盐水　100ml

　　阿米卡星　7.5mg/kg　　静脉滴注　每日2次　7日

或 (3)5%葡萄糖　250ml

　　头孢他啶　2g　　静脉滴注　每日2次　7日

(4)生理盐水　500ml

　　左氧氟沙星　0.4g　　静脉滴注　每日1次　7日

或 半合成青霉素

(5)生理盐水　100ml

　　哌拉西林钠　4g　　静脉滴注　每6小时1次　7日

或 喹诺酮类

(6)5%葡萄糖　500ml

　　环丙沙星　0.4g　　静脉滴注　每日2次　7日

处方 2　早期局部外用药

　　4%醋酸铝　湿敷　　局部涂布　每日2～3次　7日

或 10%鱼石脂软膏　　局部涂布　每日2～3次　7日

【注意事项】

1. 病因预防非常重要。耳郭外伤后应及时清创预防感染;有效控制外耳与邻近组织感染灶;耳部穿刺及手术应严格消毒,注意无菌操作。

2. 早期抗感染 48 小时症状好转者,抗生素至少再用 1 周,切开引流后抗生素疗程不少于 2 周。无细菌培养结果时,建议使用对铜绿假单胞菌有效的广谱抗生素。

3. 脓肿形成前(无波动感)切勿作耳廓切开引流,否则易加速感染扩散。

4. 切开引流术宜在全身麻醉下进行,在耳廓前面行弧形切口,化脓范围已超过耳廓 2/3 时可沿耳轮缘作全切开。术中彻底刮除坏死软骨及肉芽,用庆大霉素或多黏菌素 B 冲洗脓腔,将皮肤粘回创面,对好切口,不予缝合,然后放置多层纱布及适当加压包扎,亦可术腔置入硅胶管,术后每天冲洗至无脓时除管。术后换药时若局部持续红肿,则需再次手术。

(四)外耳道疖肿

外耳道疖肿又称局限性外耳道炎,系外耳道软骨部皮肤毛囊或皮脂腺为葡萄球菌等细菌感染所致。

【诊断要点】

1. 注意详询病史,挖耳为最常见诱因,游泳、外耳道冲洗、外耳道湿疹也可诱发。

2. 糖尿病、内分泌紊乱、慢性便秘等患者易发本病。

3. 临床表现

(1)耳痛为主要症状,可放射至同侧头部。检查见外耳道软骨部皮肤红肿、触痛。疖肿成熟后局部变软,黄白色脓点。

(2)可伴耳前、耳后或耳下淋巴结肿大、压痛。

4. 注意与急性弥漫性外耳道炎、急性乳突炎鉴别。

【治疗要点】

1. 一般治疗　纠正挖耳习惯,避免诱发因素;病因治疗。

2. 局部治疗　疖肿不成熟时用 10% 鱼石脂甘油置于疖肿处;成熟未破时切开引流;成熟破溃时置入抗生素棉条或橡皮引流条。

3. 全身治疗　镇痛药、抗生素等。

4. 物理疗法 适用于早期,局部热敷,红外线或氦氖激光照射。

【处方】

处方 1 口服或静脉滴注广谱抗生素,根据病情选择以下方案中的一种;若进行药敏试验,则根据药敏试验结果调整用药

    生理盐水　　100ml

    苯唑西林　　1～2g　　静脉滴注　　每日 3～4 次　　7 日

或 生理盐水　　100ml

    头孢唑林　　0.5～1g　　静脉滴注　　每日 3～4 次　　7 日

或 头孢丙烯　　1g　　　　口服　　每日 1 次　　持续 7～10 日

或 头孢呋辛　　0.5g　　　口服　　每日 2 次　　持续 7～10 日

处方 2 耳痛剧烈者,在使用抗生素基础上加用镇痛药

    成人:索米痛(去痛片)　　0.5g　口服　每晚 1 次

    (儿童根据体重酌减)

【注意事项】

1. 纠正挖耳及挖鼻习惯,避免脏水进入外耳道,注意处理全身性诱发病因。

2. 未成熟的疖肿禁忌切开,否则可引起感染扩散,招致软骨膜炎。

3. 切开引流时切口应与外耳道纵轴平行,刀尖不可切入太深,以免伤及耳道软骨。

4. 对于反复发作的外耳道疖,要注意寻找并消灭体表皮肤上存在的金黄色葡萄球菌感染灶(如治疗鼻前庭的慢性炎症),并仔细检查有无糖尿病、免疫功能低下等易患因素。

(五)鼓膜炎

鼓膜炎是指发生于鼓膜的急、慢性炎症,既可从外耳道和中耳的急性炎症蔓延而来,也可原发于鼓膜本身而波及其邻近的外耳道深部皮肤。

【诊断要点】 大疱性鼓膜炎又称出血性大疱性鼓膜炎。

1. 主要症状为耳痛,耳内流出淡黄色或血性分泌物,伴耳鸣、耳内闷胀感,轻度听力下降。可伴全身症状。

2. 检查可见外耳道深部皮肤和鼓膜充血。鼓膜后上方疱疹、少许渗出,无穿孔。

3. 大疱性鼓膜炎注意与急性化脓性中耳炎、蓝鼓膜鉴别。

【治疗要点】　大疱性鼓膜炎,大疱未破者可在无菌操作下刺破;已破者可用氧氟沙星滴耳液。耳痛剧烈者可用 1%～2% 利多卡因滴耳,口服抗生素。

【处方】

1. 全身用药

处方 1　抗病毒

　　阿昔洛韦　0.4g　　　口服　每日 3 次　持续 5～7 日

　　或 盐酸伐昔洛韦　0.3g　口服　每日 2 次　饭前空腹服用
持续 5～7 日

处方 2　抗生素

　　头孢呋辛酯　0.25g　　口服　每日 2 次　持续 5～7 日

　　或 头孢丙烯 0.5g　　　口服　每日 1 次　持续 5～7 日

2. 局部用药

处方 3　大疱破裂前

　　2%～3% 酚甘油　　　适量　滴耳　每日 3～4 次

处方 4　大疱破裂后

　　氧氟沙星滴耳液　适量　滴耳　每日 3～4 次 持续 5～
7 日

【注意事项】

1. 本病病因不明,一般认为流感病毒是致病的主要原因。近年来陆续有研究发现,大疱性鼓膜炎的发病除与呼吸道病毒有关外,肺炎双球菌、流感嗜血杆菌、乙型溶血性链球菌及肺炎支原体都可能是致病因素,并且有研究显示 97% 的儿童大疱性鼓膜炎出现进行性的中耳积液,故认为大疱性鼓膜炎不是独立的病种,而是鼓膜对感染的非特异性反应,可视为鼓膜上长有水疱的急性中耳炎或是急性中耳炎的特殊形式。

2. 本病是一种自限性疾病,自然病程1～2周,但积极治疗可促进痊愈、防止并发症、缩短病程。

3. 本病常有剧痛,通常持续1～3日。切开大疱虽能减轻疼痛,但可能将细菌引入疱内,故切开大疱时要慎重,并要注意操作的严格无菌。随着血疱的破裂,患者会出现较短时间的血性耳漏,若分泌物为脓性,则要考虑有细菌混合感染。显著、持续的体温升高提示有可能出现化脓性中耳炎、呼吸道感染或脑膜脑炎等并发症。

4. 少数大疱性鼓膜炎可并发单发性或多发性脑神经损害,可出现感音神经性聋和眩晕,极少数并发脑膜脑炎。出现脑神经损害时,建议加用适量糖皮质激素治疗,并作相应的对症处理。

(六)慢性肉芽性鼓膜炎

肉芽性鼓膜炎是一种特殊类型的外耳道炎,特征性表现为鼓膜外侧面有肉芽组织生长,后者有时可累及外耳道深部。

【诊断要点】

1. 慢性肉芽性鼓膜炎又称特发性慢性鼓膜炎。症状表现为耳内不适或痒,耳流脓但量少且无臭味,一般无听力下降。

2. 检查见鼓膜轻度充血,鼓膜表面和外耳道皮肤有微小颗粒状肉芽或表浅溃疡。

3. 应与慢性化脓性中耳炎相鉴别,乳突X线、颞骨CT可资鉴别。

【治疗要点】

1. 定期清洁外耳道分泌物。

2. 局部给药 抗生素滴耳液加或不加糖皮质激素;细菌培养提示真菌感染者,加用抗真菌制剂。

3. 肉芽组织的处理 对于保守治疗无效的病例,可在手术显微镜下钳取肉芽或用激光对肉芽组织进行汽化。

【处方】

处方 1 适用于单纯细菌感染者

0.3%氧氟沙星滴耳液 5ml(加或不加地塞米松 5mg) 滴耳 2 周以上

处方 2 适用于合并真菌感染者

4%硼酸乙醇滴耳液 适量 滴耳 2 周以上

处方 3 适用于上述治疗无效的弥漫性肉芽生长患者

加用 10%硝酸银 烧灼 每周 1 次

【注意事项】

1. 在肉芽性鼓膜炎的处理中,定期进行外耳道清理和冲洗至关重要。

2. 与外耳道炎相比,肉芽性鼓膜炎治疗疗程更长,至少应在 2 周以上。

3. 不主张局部使用强碱性制剂,后者可对鼓膜纤维层产生腐蚀作用。

4. 如果在处理肉芽过程中(如钳取、激光汽化)导致鼓膜穿孔,建议即刻取颞肌筋膜等进行修复。

5. 约 5%病例可复发。

(七)耳带状疱疹

耳带状疱疹为水痘-带状疱疹病毒引起,侵犯第Ⅷ对脑神经节和面神经的膝状神经节,产生剧烈耳痛、耳聋、眩晕及面瘫。

【诊断要点】

1. 可有前驱症状如全身不适、低热、耳部紧迫感,继之剧烈耳痛。

2. 耳带状疱疹多见于耳廓前方、外耳道和鼓膜表面。初期为淡红色丘疹,以后变成小疱,数日后破溃、融合、结痂。

3. 神经节受累,伴同侧周围性面瘫,味觉及泪液分泌失常。

4. 蜗损害的症状如耳鸣、耳聋等。

5. 前庭受累表现如眩晕、眼震、恶心、呕吐等。

6. 注意与耳单纯疱疹鉴别。

【治疗要点】

1. 常无特效疗法,多可自愈。

2. 对症治疗,如止痛。

3. 可选用抗病毒药物如阿昔洛韦等;若并发感染可用抗生素。

4. 脑神经受损时应予激素治疗,并辅以维生素等。

5. 局部处理应以干燥、保洁、预防感染为原则。

6. 疱疹过大可用空针抽吸后涂拭甲紫溶液。

【处方】

处方 1　抗病毒药物

生理盐水　250ml

阿昔洛韦　5～10mg/kg　静脉滴注　每 8 小时 1 次　7～10日

处方 2　并发感染可用抗生素

生理盐水　250ml

头孢孟多酯　2.0g　静脉滴注　每日 2 次　7～10 日

处方 3　糖皮质激素

生理盐水　100ml

地塞米松　10mg　静脉滴注　每日 1 次　每 3 日逐渐减量

处方 4　出现耳聋时加用改善微循环药物

5％葡萄糖　250ml

银杏叶注射液　70mg　静脉滴注　每日 1 次

(八)外耳道真菌病

外耳道真菌病是外耳道的真菌感染性疾病。多发生在气候温暖、潮湿的地区。耳内进水、滥用抗生素、游泳或挖耳引起外耳道炎症以及伴有全身性慢性疾病等情况下易诱发本病。常见致病菌有曲菌(80％～90％)、青霉菌、毛霉菌及白念珠菌等。

【诊断要点】

1. **临床表现**　耳痒、耳胀、微量耳漏,偶尔耳痛、耳鸣、听力下降。合并细菌感染时可有耳痛、流脓。侵袭性真菌感染者可致瘫。

2. **体格检查**　外耳道及鼓膜上附有各种颜色干痂或霉苔,白色、黄色、灰色或褐色,视致病菌的种类而异;除去苔膜后见患处略充血、肿胀、表面轻度糜烂。部分真菌感染可出现局部肉芽增生。

3. **辅助检查**　将从外耳道取下的苔膜置于载玻片上,加少许10％氢氧化钾溶液,显微镜检可见真菌丝或芽胞状物,亦可作真菌培养来明确诊断。

【治疗要点】

1. **一般治疗**　清洁外耳道,包括清除耳内所有痂皮和分泌物;保持外耳道干燥。

2. **局部治疗**　外用抗真菌制剂。对细菌和真菌混合感染者,可以交替使用抗生素和抗真菌制剂。

3. **全身用药**　重症或侵袭性真菌病患者,尤其是伴有免疫缺陷者,推荐口服或静脉滴注抗真菌药物。

【处方】

处方 1　局部药物治疗

(1)3％水杨酸乙醇　适量　外耳道擦洗　每日2～3次　连续2周以上

(2)可单独使用或在(1)的基础上使用

特比萘芬乳膏　适量　涂布于外耳道　每日2次　持续14日

或 达克宁乳膏　外用

或 霉克软膏　外用

处方 2　全身用抗真菌药物,适合全身真菌病或严重的外耳道真菌病

(1)伊曲康唑　200mg　口服　午饭后和晚饭后各1次　7

日(停药 2 周后按上法再服 1 周)

(2)用于毛霉菌、念珠菌等感染所致重症患者

5%葡萄糖　500ml

两性霉素 B　0.1 mg/(kg·d)静脉滴注　1～3 个月

说明:初始剂量 0.1 mg/(kg·d),隔日 1 次,每次增加 5mg,逐步增至 30～40mg/d 为维持量,一般总量不超过 3.0～4.0 g。

【注意事项】

1. 预防措施:除预防外耳道炎的各项措施以外,避免抗生素及糖皮质激素的滥用。

2. 真菌多为条件致病菌,外耳道真菌致病常见于以下情况:①外耳道上皮有炎症、外伤或有长期中耳炎脓性分泌物刺激;②伴有全身消耗性疾病,应用糖皮质激素、免疫抑制药使机体免疫功能低下或有慢性活动性肝炎、糖尿病、血液病及放、化疗后;③滥用抗生素致菌群失调,破坏了细菌与真菌的生态平衡;④亚热带及热带地区气候温热潮湿,利于真菌的生长繁殖。有以上几种情况需注意外耳道真菌病的可能。

3. 每次局部用药前,先进行外耳道清洗,以求达到最佳效果。患者鼓膜若有穿孔,局部用药时切忌将抗真菌药物涂入中耳腔。

4. 对顽固性耳真菌病患者,应检查是否存在脚癣,如有,应予相应治疗。

5. 本病若合并细菌感染将增加其治疗难度,是否加用抗生素目前尚有争议。有学者推荐真菌、细菌混合感染时暂时不使用抗生素,联合应用 4%硼酸乙醇与酮康唑治疗即能获得较好的效果,这是因为酮康唑在抗真菌感染的同时具有较弱的抗细菌活性。

6. 毛霉菌感染时病情危急,病死率高,宜采取药物与手术的综合治疗,手术时应彻底清除坏死组织。

7. 全身使用抗真菌药物时要注意监测血、尿常规及肝、肾功能。

二、非化脓性中耳炎——分泌性中耳炎

分泌性中耳炎是以中耳积液及听力下降为主要特征的中耳炎性疾病。根据中耳积液产生的机制和液体的性质,其称谓甚多,常见的如渗出性中耳炎、浆液性中耳炎、黏液性中耳炎、卡他性中耳炎、咽鼓管鼓室卡他炎、咽鼓管鼓室炎、非化脓性中耳炎、胶耳等。

【诊断要点】

1. **主要症状**　包括听力下降、耳痛、耳闭塞感和耳鸣。

2. **检查**　见鼓膜内陷,透过鼓膜可见液平面与液中气泡。积液多时鼓膜向外隆凸,活动受限。

3. **诊断性鼓膜穿刺抽出鼓室内积液可获确诊**

4. **听力学检查**　纯音测听为轻度传导性聋。声导抗测试为平坦型(B 型)、鼓室负压型(C 型)。

5. **颞骨 CT 扫描**　可见鼓室内有密度均匀一致的阴影,乳突气房中可见液气面。

6. **患感音神经性聋小儿合并本病时易漏诊**

7. **鉴别诊断**　包括鼻咽癌、脑脊液耳漏、外淋巴漏和胆固醇肉芽肿。

【治疗要点】　清除中耳积液,改善中耳通气引流功能,以及病因治疗为本病的治疗原则。

1. **非手术治疗**

(1)抗生素抗炎治疗,糖皮质激素,促排药物(如欧龙马滴剂)。

(2)麻黄碱(现已少用)或鼻腔局部激素喷鼻(糠酸莫米松或丙酸氟替卡松、布地奈德喷鼻剂及曲安奈德喷鼻剂)。

(3)咽鼓管吹张。

2. **手术治疗**　鼓膜穿刺术、鼓膜切开术、鼓膜置管术、腺样体切除术、扁桃体切除术,必要时鼓室探查术和单纯乳突凿开术。

3. 病因治疗

【处方】

处方 1　糖皮质激素

泼尼松　30～60mg［儿童 1mg/（kg·d）］　口服　每日 1 次 每 3 日逐渐减量

处方 2　促纤毛运动剂

桉柠蒎胶囊　0.3g　　　　　　　口服　每日 2 次　饭前

处方 3　抗生素抗感染

头孢丙烯　0.5g　　　　　　　　口服　每日 1 次　3 日

处方 4　局部用糖皮质激素

丙酸氟替卡松　2 喷　　　　　　喷鼻　每日 1 次

糠酸莫米松　2 喷　　　　　　　喷鼻　每日 1 次

处方 5　鼻腔冲洗

鼻腔冲洗器　2 喷　　　　　　　喷鼻　每日 3～5 次

处方 6　抗组胺药

枸地氯雷他定片　8.8mg　　　　口服　每晚 1 次（1 周）

【注意事项】

1. 一般以 12 周为限,将本病分为急性和慢性两种类型,后者多因急性分泌性中耳炎未得到及时与恰当的治疗,或由急性分泌性中耳炎反复发作、迁延转化而来。中耳分泌物黏稠呈胶冻样者,称为胶耳。

2. 特别重视口、鼻、咽的检查,以及早发现并处理相关部位的疾病,如鼻-鼻窦炎、鼻息肉、鼻中隔偏曲、先天性腭裂、鼻咽部肿瘤、扁桃体和腺样体肥大等。成人迁延不愈的分泌性中耳炎尤应检查有无鼻咽癌存在。

3. 临床上,以耳闷为首发症状就诊者颇多,其中不少纯音听阈正常、鼓室图为 A 型的患者被误诊为分泌性中耳炎而予以不必要的药物治疗,应引起高度重视。

4. 业已证实,单纯口服和鼻腔局部使用糖皮质激素,或合并全身使用抗生素,有助于缩短分泌性中耳炎病程,但这些药物对中耳积液或相关听力损失的长期影响尚待进一步研究。

5. 实际临床工作中,仍有少数专科医生认为,咽鼓管吹张会导致中耳的化脓性感染,因而极力反对行之。事实上,在无明显鼻、鼻咽部急性炎症的情况下,适时并经常性地进行咽鼓管吹张尤其是捏鼻鼓气,对逆转分泌性中耳炎的病理过程,加速病情康复至关重要,不少患者单纯采用该方法即可痊愈。

6. 治疗方案的选择应根据病程、中耳积液性质、患者年龄,以及听力损失的进展情况等因素综合考虑。原则上,对于急性及慢性分泌性中耳炎鼓室积液不甚黏稠者,首选非手术治疗,期间可配合应用鼓膜穿刺术;经上述治疗病情未见好转,听力损失甚至加重者,或鼓室积液黏稠者,可在原有治疗的基础上加做鼓膜切开术;仍然无效者,应及时施行鼓膜置管术。由于小儿对药物治疗、咽鼓管吹张、鼓膜穿刺术等常规治疗的依从性较差,同时考虑到听力损失对儿童语言发育和学习成绩等的潜在影响,因此,对儿童鼓膜置管术的适应证应适当放宽。

7. 部分患者由于未得到及时、有效的治疗,最终演变为粘连性中耳炎,导致永久性听力损失。长期的鼓膜松弛部内陷,可能招致胆脂瘤形成。

三、化脓性中耳炎

(一)急性化脓性中耳炎

急性化脓性中耳炎是中耳性黏膜的急性化脓性炎症。主要致病菌为肺炎链球菌、流感嗜血杆菌、乙型溶血性链球菌及葡萄球菌、铜绿假单胞菌等。致病菌进入中耳的途径包括:①咽鼓管途径;②外耳道-鼓膜途径;③血行感染。

【诊断要点】

1. 临床表现

(1)症状:本病的症状在鼓膜穿孔前后迥然不同。

①全身症状:鼓膜穿孔前全身症状较明显,可有畏寒、发热、怠倦、食欲减退等。

②耳痛:耳深部锐痛或波动性跳痛,可放射至同侧额、颞、顶部,一旦穿孔疼痛顿减。

③耳漏:鼓膜穿孔后耳内有液体流出,初为浆液-血性,以后变为黏液脓性乃至脓性。

(2)耳镜检查:早期鼓膜充血,松弛部和(或)紧张部,鼓膜向外凸。穿孔一般位于紧张部。乳突尖及鼓窦区可能有压痛。

(3)听力检查:呈传导性聋,听力损失可达40～50dB。

2. 应注意与急性外耳道疖鉴别

【治疗要点】 本病的治疗原则为抗感染,利引流,祛病因。

1. 全身治疗 尽早应用足量抗生素。1%麻黄碱滴鼻(一般使用不超过7日),目前多使用副作用较小的鼻腔局部激素喷鼻(糠酸莫米松或丙酸氟替卡松、布地奈德喷鼻剂)。

2. 一般治疗 注意休息,调节饮食,疏通大便。注意支持疗法,必要时用糖皮质激素。

3. 局部治疗

(1)鼓膜穿孔前:2%苯酚甘油滴耳;适时鼓膜切开。

(2)鼓膜穿孔后:0.3%氧氟沙星滴耳液等滴耳。

4. 病因治疗(如急性咽喉炎、急性扁桃体炎、急性鼻窦炎)

5. 注意预防

【处方】

处方1 全身用药:口服或静脉滴注广谱抗生素,根据病情选择以下方案中的一种;若进行药敏试验,则根据药敏结果调整用药

  生理盐水 100ml

  苯唑西林 1～2g 静脉滴注 每日3～4次 7～10日

 或 生理盐水 100ml

  头孢唑林 1g 静脉滴注 每日3～4次 7～10日

或　头孢丙烯　1g　口服　每日1次　7～10日

　　或　头孢呋辛　0.5g　口服　每日2次　7～10日

　　或　克拉霉素　0.25g　口服　每日2次　7～10日

　　或　阿莫西林克拉维酸钾　0.25～0.5g　口服　每日3次
7～10日

处方2　鼓膜穿孔前局部用药

　　2%酚甘油滴耳液　滴耳　每日3～4次　鼓膜穿孔后停
用

　　或 0.3%氧氟沙星滴耳液　耳浴　每日2次　直至炎症消
退(鼓膜穿孔后仍可应用)

处方3　鼓膜穿孔后局部用药

(1)脓液较多时

　　先3%过氧化氢溶液　清洗外耳道

　　继用0.3%氧氟沙星滴耳液　耳浴　每日2次　直至炎症控
制或脓液明显减少

(2)炎症消退、脓液明显减少后

　　3%水杨酸乙醇　　　　　滴耳　每日3次　直至干耳

　　或 3%～4%硼酸乙醇　　　滴耳　每日3次　直至干耳

处方4　鼻腔应用减充血剂

　　1%麻黄碱　滴鼻　每日3次　持续用药不超过7日

　　或 2%盐酸羟甲唑啉雾喷剂　喷鼻　每日2次　持续用药
不超过7日

【注意事项】

　　1.本病治疗原则为控制感染,通畅引流和祛除病因。抗生素
治疗务求彻底,药物用至症状消失后仍可继续数天。过早停药以
及未能恰当处理邻近部位的感染灶,可使炎症反复发作并迁延为
慢性病程。建立良好的引流对全身症状的控制及预防并发症至
关重要。急性化脓性中耳炎主要并发症为急性乳突炎、化脓性迷
路炎和周围性面瘫等。

2. 感染控制后鼓膜穿孔多能自行愈合,经久不愈者可行手术修补。

(二)慢性化脓性中耳炎

指细菌感染中耳乳突腔黏膜、骨膜、骨质后引起的化脓性炎症反应,中耳乳突腔内以白细胞、巨噬细胞、感染的细菌为主构成脓性分泌物。由于炎症介质的存在,刺激黏膜在中耳乳突腔产生纤维肉芽组织并对骨质产生侵蚀,如持续性流脓则为活动期,否则为静止期,部分病例可伴有病灶内上皮组织增生合并形成中耳胆脂瘤。临床常见的鼓膜干性穿孔也列入静止期。常见致病菌以金黄色葡萄球菌最多,铜绿假单胞菌次之。

【诊断要点】

1. 临床表现

(1)耳溢液:耳内流脓可为间歇或持续性,脓量多少不等。上呼吸道感染或经外耳道再感染时,流脓发作或脓量增多,可伴有耳痛,病变由静止期或相对稳定期进入急发期。脓液性质为黏液性或黏脓性,长期不清理可有臭味。炎症急性发作期或肉芽、息肉等受到外伤时可有血性分泌物。

(2)听力下降:患耳可有不同程度的传导性或混合性听力损失。听力下降的程度和性质与鼓膜穿孔的大小、位置、听骨链的连续程度、迷路破坏与否有关。

(3)耳鸣:部分患者有耳鸣,多与内耳受损有关。部分患者的耳鸣与鼓膜穿孔有关,在将穿孔贴补后耳鸣可消失。

2. 查体 鼓膜穿孔是最常见的体征,只要仍存在中耳的感染,穿孔就难以愈合。鼓膜穿孔可分为中央型和边缘型两种,前者指穿孔的四周均有残余鼓膜环绕,无论穿孔位于鼓膜的中央或周边;后者指穿孔的边缘已达鼓沟,该处无残余鼓膜。穿孔可位于鼓膜的紧张部或松弛部,也可两者均受累。不同部位的穿孔,往往与中耳炎的形成机制有一定关系。

3. 听力学检查 表现为不同程度的传导性、混合性或感音神经性听力下降。

4. 影像学检查 颞骨高分辨率 CT 是评价慢性化脓性病变性质及范围的有效工具。通过影像学检查,我们可以了解乳突的汽化程度、听小骨的状态,中耳的各部位及病变的范围。

【治疗要点】 治疗原则为控制感染、通畅引流,清除病灶,恢复听力,祛除病因。

1. 病因治疗 积极治疗引起中耳炎的上呼吸道的病灶性疾病(如慢性鼻窦炎、慢性扁桃体炎)。

2. 药物治疗 根据脓液做细菌培养及药敏试验,选择敏感药物。轻者耳道局部用药,可用 3%过氧化氢溶液或硼酸水清洗,然后用棉签拭净或用吸引器洗净脓液后,方可滴药(如氧氟沙星滴耳液、洛美沙星滴耳液等)。如合并全身症状,需全身应用抗生素。

3. 手术治疗 常用的手术术式如下。

(1)乳突根治术

①单纯乳突切除术:指通过磨开鼓窦及乳突,清除鼓窦、鼓窦入口及乳突气房内的全部病变组织及气房,使中耳病变得以充分引流。

适应证:急性融合性乳突炎,乳突蓄脓,已出现或可疑出现颅内、颅外并发症,应急诊手术;急性化脓性中耳炎经保守治疗 4～6 周无明显好转者;隐匿性乳突炎;急性化脓性中耳炎反复发作,影像学检查提示乳突骨质破坏而未查出原因者,可行乳突切开探查;慢性分泌性中耳炎经鼓膜置管治疗无效,影像学提示乳突气房积液者;成年人特发性血鼓室,病史较长,影像学提示乳突气房积液者;其他手术如人工耳蜗置入术的前置手术。

②经典乳突根治术:指彻底清除中耳乳突内病变组织,并通过切除外耳道后上壁,使鼓室、鼓窦、乳突腔和外耳道形成一永久向外开放空腔的手术。该术式要求搔刮并清除全部中耳传音结构,包括鼓室黏膜、残存的听骨和鼓膜及咽鼓管黏膜等。因术后

听力往往受到明显的损伤且失去重建听力的机会,现已很少使用。

③改良乳突根治术:又称 Bondy 式手术,指切除外耳道后壁,开放乳突、鼓窦,但保留鼓室及咽鼓管的黏膜,对鼓膜及听骨链不予处理。本术式适用于上鼓室胆脂瘤,特别是硬化型乳突胆脂瘤沿着听骨链的外侧向后发展。病变未侵及中鼓室,且听骨链完整者。

④乳突切除伴鼓室成形术:a. 完壁式乳突切除伴鼓室成形术:指清除中耳及乳突腔的胆脂瘤等病变组织,保留外耳道后、上壁的完整性,同期进行听骨链重建和(或)鼓膜成形术以关闭鼓室。因其可经乳突和外耳道两条径路进行病灶的清除,又称为联合径路鼓室成形术。b. 开放式乳突切除伴鼓室成形术:又称改良乳突根治术伴鼓室成形术,指在进行改良乳突根治术的基础上进行鼓室成形术,开放全部气房,彻底清除病灶,切除外耳道后上壁骨质,使鼓窦、乳突腔向外开放,同时保留中耳残存的传声结构。c. 乳突切除术后外耳道重建和鼓室成形术:通过重建外耳道壁以消除陈旧性或同期手术形成的乳突根治术腔,并行鼓室成形术提高听力。

⑤耳道径路上鼓室切开伴外侧壁重建术:该术式不进入乳突腔,通过切除上鼓室外侧壁,必要时切除鼓窦外侧壁,清除病灶,重建听骨链;然后用软骨或骨重建上鼓室外侧壁,以防术后内陷袋形成。

适应证:鼓膜松弛部或紧张部后上的穿孔,影像学提示乳突正常者或乳突硬化者;不明原因的传导性聋,行探查手术。

禁忌证:胆脂瘤侵犯较为广泛,乳突腔内可疑有胆脂瘤等病变。

⑥乳突腔缩窄术:开放式乳突切除术后,会遗留一个较大的乳突腔,导致不少患者术后干耳时间延长,甚至诱发感染。数年之后,术腔内的上皮又可产生大量脱屑,形成痂皮,并进一步引发

炎症,继发胆脂瘤形成。因此,对较大的术腔,需行耳甲腔成形术以扩大外耳道口,保持耳道与术腔合适的通气比例,也可于术中或术后行乳突腔填塞术以缩小或消除宽大的术腔,使外耳道接近正常的大小。目前应用于乳突腔填塞的材料包括自体肌瓣,骨膜瓣,肌肉、脂肪、软骨或骨,生物材料等,各种材料各有优缺点。

适应证:各种开放式乳突术腔;陈旧性乳突根治术腔;乳突根治术后脑脊液漏。

禁忌证:各种耳源性颅内、外并发症;中耳乳突恶性肿瘤;中耳乳突急性炎症,感染气房未完全清除者;胆脂瘤范围广,未能彻底清除者。

中耳乳突手术的最重要目标:一是彻底清除病变,减少炎症或胆脂瘤残留或复发的机会。二是通畅引流,由于在中耳手术中,咽鼓管、上鼓室的前后峡以及鼓窦入口是决定中耳通气系统的3个重要部位,因此在术前和术中需要特殊评估上述3个部位的病变情况。三是功能重建,包括听力重建和外耳道后壁的重建。

目前中耳炎手术在术式的选择上形式多样,各家意见不一。每种术式都有各自的优点和缺点,需要结合患者个体的情况,包括乳突发育情况、病变范围,听力损失情况,咽鼓管功能,患者的经济条件,术后随诊的依从性等进行综合考虑和决策。如何既能保留或恢复中耳的正常结构,又能彻底清除病灶、减少复发;如何有效建立咽鼓管的功能;如何有效治疗中耳的广泛粘连及严重的鼓室硬化,如何提高患者的远期疗效等,都是耳科医生需要思考和解决的问题。个体化地选择适当的手术方式对于患者听功能的康复有极其重要的意义。

(2)鼓膜成形术:鼓膜成形术是通过组织移植技术修复穿孔,恢复鼓膜完整性并提高听力的手术。其作为鼓室成形术的重要内容之一,与其他手术如听骨链成形术等组合构成多种类型的单纯性鼓室成形术,也可与各种类型的乳突切除术构成多种类型的乳突切除伴鼓室成形术。当鼓膜穿孔时,如果鼓膜外侧的鳞状上皮层生长的速度超过了鼓膜中央的纤维层的生长速度,就会使鳞状上皮越过穿孔的边缘,与内层的黏膜层上皮相延续,从而影响了鼓膜的愈合。行鼓膜成形术,就是切除内卷的上皮环,选用适当的修复材料做支架,帮助鼓膜自行修复,从而恢复穿孔处鼓膜的正常结构。常用的移植材料有颞肌筋膜、耳屏软骨膜或软骨、耳廓软骨膜或软骨。

①麻醉方式:全身麻醉或局部浸润麻醉。

②手术径路:耳道径路、耳内径路、耳后径路。

③手术切口:耳内切口、耳道内切口及耳后切口。

④成形方法:a. 外置法:指在切除穿孔内缘上皮环后,去除残余鼓膜外侧的上皮层,将移植物置于鼓膜纤维层的外侧面及相邻的外耳道骨壁上,以修复穿孔。优点:移植物周围依托鼓环的支撑,避免了术后移植物内移或凹陷。缺点:可能残留鼓膜上皮组织,术后发生胆脂瘤;术后鼓膜外移化。b. 夹层法:在纤维层表面分离残余鼓膜的上皮层,将移植组织置于两层之间,适用于中等大小的鼓膜穿孔。优点:既有外置法的充分移植床和良好血供,也使移植物能够固定良好,外移及内陷的危险性减小。缺点:仅适用于鼓环完整的情况,对于松弛部的穿孔,难度较大。c. 内置法:将移植物置于鼓膜内侧面黏膜层的移植床上作为支架,修复穿孔的方法。适用于中小穿孔或亚全穿孔,在伴有乳突气房切除术的鼓室成形术中,也常采用内置法进行鼓膜的修补。

(3)听骨链重建:听骨链重建术指恢复中耳传音结构的方法。随着中耳手术观念的变化,中耳手术已经从单纯清除病变,相清除病变,重建听力的方向发展,因此近半个世纪来听骨链的重建获得了飞跃发展,其作为鼓室成形术的一部分,构成了各种单纯的鼓室成形术及混合型鼓室成形术。

常用的听骨赝复体包括自体材料如听小骨、骨皮质、软骨等,同种异体材料如同种异体听小骨和牙齿,以及人工材料如陶瓷、生物陶瓷、羟基磷灰石、塑料、金属(金、钛合金、白金)、骨水泥等。

①麻醉方式:全身麻醉或局部浸润麻醉。

②手术入路:耳道径路、耳后外耳道径路、乳突和外耳道联合径路、乳突径路、耳内径路。

③常用的手术分型:目前我国采用的听骨链重建手术的手术分型,参考2004年西安会议中鼓室成形术的分型。

Ⅰ型:Ⅰa型:鼓膜成形术:贴片试验气导(听力级)提高到30dB以内,或听力损失在30dB以下,CT检查提示听骨链完整,术中不需探查鼓室和听骨链;Ⅰb型:必须探查鼓室和听骨链,3块听小骨都在,杠杆完整,成形鼓膜和锤骨连接。

Ⅱ型:锤骨柄坏死,移植物贴于砧骨或锤骨头上,形成新鼓膜。

Ⅲ型:Ⅲa:有镫骨上结构,镫骨底板活动,鼓膜和镫骨头或镫骨头上加高的结构连接;Ⅲb型:无镫骨上结构,镫骨底板活动,鼓膜和底板之间用重建的听小骨连接。

Ⅳ型:镫骨底板固定,无论镫骨上结构是否存在,如鼓膜完整,行足板开窗,重建传音系统;如鼓膜穿孔,需修补鼓膜后二期手术。

④手术适应证:a. 作为开放式或闭合式鼓室成形术的一部分,同时一期行听骨链重建;b. 开放式或闭合式鼓室成形术的二期听力重建术;c. 伴有听骨链破坏的不张性中耳炎或粘连性中耳炎;d. 不伴镫骨固定的有明显气、骨导差的鼓室硬化;e. 先天性听骨链畸形;f. 外伤所致听骨链脱位。

⑤手术禁忌证:a. 相对禁忌证:混合型耳聋,骨导比对侧差;自发性鼓膜与镫骨连接,有良好的听力;严重的中耳不张。b. 绝对禁忌证:唯一有听力耳。

【处方】

1. 局部用药

处方1 脓液较多时

(1)先用3%过氧化氢清洗外耳道

继用 0.3％氧氟沙星滴耳液　耳浴　每日 2 次　直至炎症控制或脓液明显减少

（2）炎症消退、脓液明显减少后：

3％水杨酸乙醇　　　滴耳　每日 3 次　直至干耳

或 3％～4％硼酸乙醇　滴耳　每日 3 次　直至干耳

处方 2　鼓室黏膜水肿明显者使用抗生素与糖皮质激素混合液滴耳或耳浴

0.3％氧氟沙星　5ml

地塞米松　5mg　耳浴　每日 2 次

处方 3　鼻腔应用减充血剂

1％麻黄碱　滴鼻　每日 2 次　持续用药不超过 7 日

或 2％盐酸羟甲唑啉喷雾剂　喷鼻　每日 2 次　持续用药不超过 7 日

说明：局部用药方法为，用药前彻底清除外耳道及鼓室内的脓液，滴入 4～6 滴滴耳液，按压耳屏数下，以利药液进入鼓室，耳浴 10～15 分钟，每日 3～4 次。气温低时，为防止冷药水进入耳内引起眩晕，可将滴耳药瓶放在内衣口袋中，使液体温度与体温接近。

2. 全身用药　当中耳有急性炎症时，可口服或静脉应用抗生素，根据病情选择以下方案中的一种；若进行药敏试验，则根据药敏试验结果调整用药。

生理盐水　100ml

苯唑西林　1～2g　静脉滴注　每日 3～4 次　7～10 日

或 生理盐水　100ml

头孢唑林　1g　静脉滴注　每日 3～4 次　7～10 日

或 头孢丙烯　1g　口服　每日 1 次　7～10 日

或 头孢呋辛　0.5g　口服　每日 2 次　7～10 日

或 克拉霉素　0.25g　口服　每日 2 次　7～10 日

或 阿莫西林克拉维酸钾　0.25～0.5g　口服　每日 3 次

7～10日

【注意事项】

1. **局部用药注意事项** ①忌用氨基糖苷类抗生素，以免引起内耳毛细胞变性，导致药物性耳聋；②忌用腐蚀剂；③忌用粉剂，以免阻塞穿孔影响引流；④忌用有色液体，以免组织着色影响检查判断。

2. **长期耳溢液，用药效果不理想原因** ①细菌产生耐药：有条件时应进行脓液细菌培养和药物敏感试验，选用敏感抗生素；②上呼吸道有慢性感染病灶：如腺样体炎、慢性扁桃体炎，慢性鼻窦炎等，应给予积极的治疗；③免疫反应：上呼吸道的变态反应可影响咽鼓管功能；或抗原通过咽鼓管进入中耳致鼓室黏膜水肿，渗出增加；④细菌生物膜形成：细菌生物膜由细菌和自身分泌的胞外基质组成。喹诺酮类、部分第三代头孢菌素和万古霉素等药物能有效杀灭产生生物膜的致病菌，大环内酯类如罗红霉素、克拉霉素可破坏细菌生物膜。抑制细菌多糖蛋白复合物合成，并有调节人体免疫，增强吞噬细胞功能作用，从而有利于其他抗菌药物发挥效用。

3. **肉芽和息肉的处理** 引流通畅时，以局部用药为主。小的肉芽和息肉可用10％～20％的硝酸银烧灼，或在耳内镜下仔细咬除。如果肉芽引起脓液引流不畅，疑有并发症者，应行中耳乳突手术。

4. **手术治疗原则** ①尽可能清除病灶；②注意保护中耳和内耳的结构；③完壁式乳突手术要保障咽鼓管和鼓窦通气，开放式手术要解决中耳引流；④重建中耳传音功能。

四、中耳胆脂瘤

特指后天性胆脂瘤，不包括先天性胆脂瘤。

本病为鳞状上皮组织在中耳、乳突内的生长，其生成机制、病理及转归与慢性化脓性中耳炎不同。胆脂瘤发展过程中可伴有细菌生长,与慢性化脓性中耳炎伴随,其临床处理与中耳炎有相同之处,故仍将其列入中耳炎分类。中耳胆脂瘤发病机制较为公认的学说有:①内陷袋学说;②上皮移行学说;③基底细胞层过度增生说。

【诊断要点】

1. **主要临床表现** 为长期间断性耳流脓,脓液恶臭味,听力下降。

2. **耳镜检查** 主要为鼓膜松弛部内陷、穿孔,紧张部内陷、增厚;或鼓膜边缘穿孔,鼓室内可见胆脂瘤痂皮或肉芽,常伴有脓性分泌物。

3. **听力测试** 一般有较重传导性聋,如病变波及耳蜗,耳聋呈混合性。

4. **颞骨 CT 检查** 对于临床高度怀疑有胆脂瘤的患者行HRCT 检查,可以精确显示胆脂瘤和骨的侵袭。HRCT 可显示软组织结构的范围,听小骨的改变,面神经管、半规管、天盖的骨性异常,另外冠状位 HRCT 扫描可很好地显示面神经管的水平段及膝部,鼓膜上隐窝、前庭窗等结构,对于以上结构的异常,可以提示手术注意,制订相应的手术计划。

【治疗要点】 治疗原则为根除病变组织,预防并发症,重建中耳传音结构。

1. **手术治疗**

(1)上鼓室开放术。

(2)关闭式手术。

(3)开放式手术。

(4)乳突根治术。

2. **病灶冲洗** 适用于以下情况:①由于全身健康状况而拒绝手术;②患者拒绝手术;③对侧耳全聋,患耳是唯一功能耳,术中不具备保存或提高听力的条件;④胆脂瘤与外耳道间有足够的通道,以供冲洗;⑤患者可随诊观察。

【处方】

处方 1　此手术为Ⅱ类切口,术后可予抗生素预防感染治疗

生理盐水　250ml

头孢孟多酯　2.0g　静脉滴注　每日2次

处方 2　出现面瘫等并发症时予糖皮质激素

生理盐水　100ml

地塞米松　10mg　静脉滴注　每日1次　每3日逐渐减量

五、中耳炎后遗症

(一)粘连性中耳炎

粘连性中耳炎是各种急、慢性中耳炎(包括化脓性中耳炎和分泌性中耳炎)愈合不良引起的后遗症。

【诊断要点】

1. 症状:听力下降为主要症状,伴耳闭塞感或闷胀感,尚可有耳鸣、头晕等。

2. 检查:见鼓膜明显内陷,紧张部与鼓室内壁粘连,活动度减弱或消失。鼓膜可浑浊、增厚、出现钙化斑,少数遗留陈旧性穿孔。

3. 少数病例须行鼓室探查术方能最后明确诊断。

4. 听力检查示传导性聋,声反射消失。咽鼓管功能测试提示有不同程度的狭窄。

5. 乳突 X 线和颞骨 CT 见鼓室内阴影,听骨被软组织包绕,乳突气化大多不良。

6. 注意和耳硬化症相鉴别。

【治疗要点】

1. 保守治疗

(1)鼓室注药法。

(2)鼓膜置管。

(3)鼓膜按摩术。

（4）咽鼓管吹张术。

2. 手术疗法　鼓室探查，根据听骨链的病变情况进行不同的处理。

3. 预防　积极治疗化脓性和非化脓性中耳炎，积极治疗影响咽鼓管功能的疾病。

【处方】

无特效药物，早期病变可采取局部给药

α-糜蛋白酶　5mg

氢化可的松　5mg（东菱迪芙　1～2BU）　鼓室内注射　可重复进行

【注意事项】

1. 本病与中耳不张（不张耳）临床上均表现为传导性听力损失、鼓膜内陷及中耳腔容积的极度减小或消除，应注意鉴别。

2. 只要鼓室黏膜缺损，有纤维结缔组织粘连，引起了鼓室膨胀不全和闭塞，妨碍鼓膜和听骨链运动，导致中耳功能障碍和传导性听力下降，即可诊断为粘连性中耳炎。

3. 本病治疗比较困难，主要是咽鼓管功能不良和再粘连的问题难以解决，应根据不同病因及病期分别加以处理。对早期轻症患者，病变尚处于可逆或部分可逆阶段，积极的保守治疗可望减轻粘连或防止粘连加重，达到保存或恢复听力的目的；手术仅适用于耳聋较重的中青年患者，但疗效尚不肯定。

4. 手术方法包括松解粘连、疏通咽鼓管和中耳传音系统的重建等，术毕鼓室内放置硅胶薄膜、可吸收生物材料（如透明质酸膜）或移植黏膜组织，最大限度地防止再粘连。为防止咽鼓管闭塞并确保中耳有一定程度的充气，可同期进行咽鼓管置管和（或）鼓膜置管。有报道术中鼓室内应用巴曲酶及术后早期进行咽鼓管吹张，对防止鼓室的再粘连，从而保持稳定的术后听力有重要作用。

5. 手术中分离听骨链的粘连时可造成内耳损伤，故宜十分谨慎。

(二)鼓室硬化

鼓室硬化是指中耳在长期的慢性炎症愈合后所遗留的中耳结缔组织退行性变。病变一般多见于上鼓室,前庭窗区和听骨周围。

【诊断要点】

1. 临床表现

(1)症状:进行性听力减退,双侧发病者较多。可伴耳鸣,有些患者可无明显症状。

(2)检查:见鼓膜中央性穿孔,大小不等,鼓室内一般均干燥,少数为边缘性穿孔,有脓、肉芽。残余鼓膜浑浊、增厚、钙化斑等,鼓膜及鼓室有硬化病变。

2. 遇有以下情况应怀疑本病:缓慢进行性传导性聋;慢性中耳炎病史;鼓膜干性大穿孔,穿孔缘紧贴于鼓室内;气导听力损失程度与穿孔大小不一致;穿孔贴补试验阴性。

3. 听力检查示传导性聋,少数为混合性聋。声反射消失。咽鼓管通气功能大多良好。

4. 乳突 X 线检查和颞骨 CT 扫描可见乳突多为板障或硬化型。鼓室及听骨周围斑块状阴影,可延及鼓窦入口和鼓窦,骨质无破坏。

5. 须与耳硬化症、粘连性中耳炎鉴别。

【治疗要点】

1. 手术治疗是目前主要的治疗措施。手术目的是清除影响听力的硬化组织,恢复或重建传音结构,以提高听力。若镫骨固定,须先行鼓膜成形手术,二期做镫骨手术。

2. 因各种原因不能手术者,可佩戴助听器。

【处方】 无特殊用药处方。合并中耳感染者按"化脓性中耳炎"处理。

【注意事项】

1. 鼓膜硬化灶的处理:对鼓膜完整者,不妨碍鼓膜活动的硬化灶可不必处理,反之应切开表皮层取出。硬化斑块较大且鼓膜穿孔者,可在鼓膜修补术中剥除。

2. 听骨链硬化灶的处理:硬化灶主要累及听骨链外侧部分且镫骨底板活动者,轻症患者可行单纯病灶清除以恢复听力,病变较重者须切除槌骨头和砧骨,进行听骨重建。硬化灶引起镫骨底板固定者,可在高倍显微镜下仔细剥除病灶,做镫骨切除术和全听骨链重建,单纯的镫骨松动手术往往因再固定而失败;对于病变广泛的病例,由于硬化灶下方的骨质常因缺血而坏死,在试图剥除硬化斑块时有可能损害耳蜗底转,导致感音神经性听力损失的概率远高于其他中耳疾病,故不可强为之。此外,在鼓膜穿孔的病例中,镫骨手术宜分期进行,第一期清理病灶和修补鼓膜,第二期做镫骨切除和听骨链重建。两次手术间隔至少 6 个月。

3. 本病的手术治疗效果文献报道存在很大差异,硬化病灶的继续发展和听骨链再固定可能是远期疗效不佳的主要原因。

第44章

耳部其他疾病

一、耵聍栓塞

外耳道软骨部皮肤具有耵聍腺,分泌淡黄色黏稠液体,称耵聍。耵聍具有保护外耳道皮肤和黏附外物(如尘埃、小虫等)的作用,平时借助咀嚼、张口等运动,耵聍多自行排出。若外耳道耵聍积聚过多,形成团块,阻塞于外耳道内,即称耵聍栓塞。

【诊断要点】 依耵聍栓塞的程度及所在位置而有不同的症状。

1. 耳道未完全阻塞者,多无症状。

2. 阻塞甚者可使听力减退,出现耳闷、耳痛。

3. 若耵聍压迫鼓膜可引起眩晕、耳鸣及听力减退。

4. 耵聍压迫外耳道后壁皮肤,可刺激迷走神经耳支引起反射性咳嗽。

5. 若遇水膨胀时可致听力骤降,应与特发性突聋鉴别。

6. 此外,耵聍可诱发外耳道皮肤糜烂、肿胀、肉芽形成。

7. 检查外耳道可见黄色、棕褐色或黑色块状物所阻塞,不易活动。

【治疗要点】 取耵聍应细致耐心,避免损伤外耳道皮肤或鼓膜。

1. 对可活动、未完全阻塞外耳道的耵聍,可用枪状镊或耵聍钩取出耵聍团块。

2. 较软的耵聍可将其与外耳道壁分离后用枪状镊分次取出。较硬者用耵聍钩从外耳道后上壁将耵聍与外耳道分离出缝隙后，将耵聍钩从耵聍团块中间慢慢钩出，尽量完整取出。首次就诊难以取出者，先滴入5％碳酸氢钠，每天滴4～6次，待软化后可用上述器械或吸引器吸出，也可用外耳道清洗法清除。

3. 已有外耳道炎者，应先控制炎症，再取耵聍。

【处方】

处方1　合并外耳道感染时，按"急性外耳道炎"给予抗生素治疗。口服或静脉滴注广谱抗生素，根据病情选择以下方案中的一种；若进行药敏试验，则根据药敏试验结果调整用药

　　生理盐水　　100ml

　　苯唑西林　　1～2g　静脉滴注　每日3～4次　7～10日

或　生理盐水　　100ml

　　头孢唑林　　1g　静脉滴注　每日3～4次　7～10日

或　头孢丙烯　　1g　口服　每日1次　7～10日

或　头孢呋辛　　0.5g　口服　每日2次　7～10日

处方2　消炎止痛、软化耵聍

　　3％～5％碳酸氢钠溶液　滴耳　每2～4小时1次　2～3日

或　2％酚甘油　滴耳　每2～4小时1次　2～3日

【注意事项】

1. 合并外耳道感染者，一般应先采用抗生素治疗，待感染控制后方可取出。

2. 耵聍栓塞虽为"小病"，有时因感染导致取出困难，并给患者带来极大痛苦。耵聍导致局部感染，后者致剧烈耳痛而影响耵聍取出，如此形成恶性循环，使症状日益加重，部分患者在耵聍外侧的耳道皮肤形成环形肉芽，对于此类患者，为阻断上述恶性循环，通常需在持续抗感染治疗的同时，分多次去除肉芽和耳道耵聍，对于病情较重及欠合作的患者，在局部甚至全身麻醉下进行上述操作是可行的。

3. 有广泛性外耳道皮肤破损的患者,治疗后应至少随访 3 个月,以防继发性外耳道狭窄或闭锁。

二、外耳道异物

外耳道异物种类繁多,可分为动物性(如昆虫、水蛭等)、植物性(如豆类、谷类、小果核等)及非生物性(如小玩具、铁屑、石子、纱条等)。多见于儿童,因小儿玩耍时喜将小物体塞入耳内。成人亦可发生,多系挖耳或外伤时遗留小物体或昆虫侵入等。治疗外耳道或中耳疾病时若不注意,可将纱条、棉花等遗留于外耳道内。

【诊断要点】

1. 外耳道异物史

2. 临床表现

(1)小而无刺激性的异物可长期存留而无任何症状;较大的异物则可引起耳痛、耳鸣、听力下降、反射性咳嗽等。

(2)活昆虫等动物性异物可在耳道内爬行骚动,引起剧烈耳痛和耳鸣;植物性异物遇水膨胀后,可引起植物性炎症和刺激,压迫外耳道,引起胀痛。

(3)异物位置愈深,症状一般愈明显,靠近鼓膜的异物可压迫鼓膜,发生耳鸣、眩晕,甚至引起鼓膜及中耳损伤。

3. 耳镜检查　可明确诊断。

【治疗要点】

1. 圆形光滑的异物,可用异物钩或小刮匙等器械顺空隙越过异物而将其钩出,切勿用镊子夹取,以防将异物推入深部,嵌在峡部或损伤鼓膜。操作中特别是小儿不配合时,应尽量避免损伤外耳道皮肤及鼓膜,异物细小时可用冲洗法排出。

2. 活昆虫等动物性异物,可先滴入甘油或香油将其淹毙,或用 25% 丁卡因、70% 乙醇、对皮肤无毒性的杀虫剂等滴入,使其麻醉瘫痪后用镊子取出或冲洗排出。对飞虫也可试行用亮光诱出。

3. 已泡涨的异物,应先用95%乙醇滴入,使其脱水缩小后再行取出。易碎的异物也可分次取出。不合作的幼年儿童,可在全身麻醉后取出异物。

4. 外耳道有继发感染者,应先行抗感染治疗,待炎症消退后再取出异物,或取出后积极治疗外耳道炎。

5. 异物取出过程中,如外耳道损伤出血,可用碘仿纱条压迫止血,次日取出,涂以抗生素软膏,预防感染。

【处方】

合并外耳道感染时,建议口服或静脉使用抗生素,方法同"急性外耳道炎"。口服或静脉滴注广谱抗生素,根据病情选择以下方案中的一种,若进行药敏试验,则根据药敏试验结果调整用药

生理盐水	100ml			
苯唑西林	1～2g	静脉滴注	每日3～4次	7～10日
或 生理盐水	100ml			
头孢唑林	1g	静脉滴注	每日3～4次	7～10日
或 头孢丙烯	1g	口服	每日1次	7～10日
或 头孢呋辛	0.5g	口服	每日2次	7～10日

【注意事项】

1. 根据不同异物的特点及存留部位采取不同的取出方法。

2. 外耳道异物的常见并发症包括耳道皮肤擦伤、外耳道炎和鼓膜穿孔等。少数情况下,异物进入中耳可损伤听骨链,导致传导性听力损失;耳道纽扣、电池异物的破损泄漏,有可能引起周围组织的坏死和周围性面瘫。

3. 有明显外耳道皮肤破损的患者,异物取出后应加强随访,以防继发性外耳道狭窄或闭锁。

三、外耳道表皮样瘤

原发于外耳道,阻塞于外耳道骨段的含有胆固醇结晶的脱落上皮团块称外耳道表皮样瘤或外耳道胆脂瘤,又称外耳道栓塞性角化病。其组织学结构同中耳表皮样瘤,但常混有耵聍碎屑。

【诊断要点】 病史一般较长,多发生于成年人,男女发病率相等,单侧多见,可侵犯双耳。

1. 症状:与表皮样瘤大小及是否合并感染有关。无继发感染的小表皮样瘤可无明显症状。表皮样瘤较大时,可出现耳内闭塞感、耳鸣、听力下降(阻塞外耳道管径超过 2/3 时)。

2. 继发感染则有耳痛,可放射至头部,剧烈者夜不能眠,耳内流脓或脓血,具臭味。

3. 耳镜检查:耳道深部为白色或黄色表皮样瘤阻塞,其表面被无数层鳞片状物质包裹。外耳道皮肤红肿,可有肉芽。较大的表皮样瘤清除后可见外耳道骨质遭破坏、吸收、骨段明显扩大,软骨段一般无明显改变。鼓膜完整,可充血,内陷。

4. 巨大的外耳道表皮样瘤可破坏外耳道后壁侵犯乳突,广泛破坏骨质,并发表皮样瘤型中耳乳突炎,面神经垂直段、鼓索神经亦可因骨质破坏而直接裸露于病灶下方。感染严重者可并发颈侧脓肿和瘘管。

5. 取表皮样瘤送病检可确诊。

6. 注意和原发于中耳的表皮样瘤、外耳道癌及坏死性外耳道炎鉴别。

7. 检查时可用探针伸入外耳道,必要时做颞骨 CT 扫描。

【治疗要点】

1. 不合并感染的表皮样瘤较易取出,可用 3% 硼酸甘油或5% 碳酸氢钠溶液(合并感染时禁用)滴耳,使其软化后再取。

2. 合并感染时,由于外耳道肿胀,触痛明显,表皮样瘤嵌顿于扩大的外耳道深部,取出较为困难,此时应注意控制感染。但单纯的控制感染很难迅速起效,只有全部清除表皮样瘤后,方能促使炎症吸收。

3. 感染严重、取出困难者,可在全麻下进行,同时全身应用抗生素控制感染,术后应随诊观察,清除残余或再生的表皮样瘤。

4. 外耳道表皮样瘤侵入乳突者应按乳突根治或改良乳突根治术治疗。

【处方】

处方 1　不合并感染的表皮样瘤可使其软化后再取

3％硼酸甘油　　　　　适量　滴耳　每日 2～3 次

或 5％碳酸氢钠溶液　适量　滴耳　每日 2～3 次

处方 2　合并感染时控制感染

(1)生理盐水　250ml

　　头孢孟多酯　2.0g　　　　　　静脉滴注　每日 2 次

(2)氧氟沙星滴耳液　3～5 滴　　　滴耳　每日 2 次

　　洛美沙星滴耳液　3～5 滴　　　滴耳　每日 2 次

第45章

面神经疾病

一、面瘫

面瘫由面神经功能障碍引起,包括中枢性面瘫和周围性面瘫,后者系面神经核或以下的面神经各段损害所致的面肌麻痹。引起面瘫的常见病因有贝尔面瘫、颞骨手术外伤、化脓性中耳炎、颅外伤颞骨骨折、肿瘤和耳带状疱疹等。

【诊断要点】

1. 临床表现

(1)单侧周围性面瘫:面部两侧不对称,患侧额纹消失、不能闭眼、鼻唇沟变浅、口角下垂及鼓腮时漏气等。

(2)双侧周围性面瘫:面部呆板无表情,不能皱眉、闭眼、露齿、鼓腮。

(3)中枢性面瘫:额纹不消失,皱眉闭眼正常,患侧示齿、鼓腮不能,多伴有偏瘫。

2. 为确定面神经损害的部位,应做下列检查

(1)泪液分泌试验:泪液减少或消失提示病变在膝状神经节或其近端。

(2)镫骨肌反射试验:若患侧镫骨肌反射存在,则提示面神经的病变在镫骨肌支远端,镫骨肌反射消失,则提示病变在镫骨肌支近端。镫骨肌反射试验具有客观性和能重复测试性,是较好的检查方法,但测试侧的鼓膜和中耳必须正常才能获得正确的

结果。

(3)味觉试验:青年人的正常阈值为 $20\%\sim40\%$,患侧比健侧大 50% 以上提示味觉减退。试验结果易受个体感觉差异影响,变异较大。老年人和嗜烟酒者结果常不可靠。

【治疗要点】

1. 针对面瘫的病因作出处理。

2. 神经麻痹时应尽早应用血管扩张药、B 族维生素制剂、类固醇激素类药,并辅以针刺、理疗、按摩等。

3. 若检查表明神经已有变性、药物治疗无望时,尽早行面神经减压术。

4. 神经断裂者应行面神经直接或改道吻合术。

5. 面神经功能无法恢复、面肌萎缩者可行各种筋膜悬吊术、升面术、带蒂肌瓣转移术等矫治面部畸形。

【处方】

面神经麻痹时

(1)生理盐水　　100ml　　　　静脉滴注　每日 1 次
　　前列地尔　　10μg　　　　　入壶

(2)5‰葡萄糖　250ml
　　银杏叶注射液　105mg　　静脉滴注　每日 1 次

(3)维生素 B_1　10mg　　　　每日 3 次
　　甲钴胺　0.5mg　　　　　　每日 3 次

(4)生理盐水　　100ml
　　地塞米松　10mg　　　　　静脉滴注　每日 1 次

二、Bell 面瘫

Bell 面瘫指原因不明的单侧、周围性面神经麻痹。患者通常在很短的时间内出现逐渐加重的面瘫,不伴有其他疾病。

【诊断要点】

1. 临床表现　常有病毒感染,寒冷刺激或精神创伤等诱因,起病后迅速出现一侧或周围性面神经麻痹,常伴有眼干燥,味觉减退。

2. 体格检查　双侧面神经支配的肌肉活动不对称,乳突区压痛。

3. 鉴别诊断　本病应与中耳胆脂瘤、腮腺肿瘤、面神经肿瘤小脑脑桥角病变等疾病引起的周围性面瘫相鉴别。

【治疗要点】

1. 非手术疗法　用于临床完全面瘫而面神经电图和面神经兴奋试验提示可逆性病变者和不完全面瘫。

(1)药物治疗:常用的药物有糖皮质激素类药物、抗病毒药物、血管扩张药、脱水药、B族维生素和 ATP 等。

(2)高压氧治疗:可以减轻面神经缺血、缺氧所造成的损害。

(3)物理疗法:红外线和按摩能增进局部血供,保持肌肉张力、防止肌肉萎缩,但并不能够促进面神经功能本身的恢复。

(4)保护角膜:因眼睑不能闭合,局部用药、用眼垫可防止角膜干燥和灰尘损伤。

2. 手术治疗　对于完全性面瘫,且面神经电图和面神经兴奋试验提示不可逆病变者,应及早行面神经减压。在 1～3 个月行面神经减压者,面神经功能恢复的可能性达到 85% 以上。6～12 个月行面神经减压者,仍有一定疗效。

【处方】

处方 1　糖皮质激素

泼尼松　20mg　顿服　剂量以 5mg 递减　每日 1 次 5～10 日

处方 2　抗病毒药物

阿昔洛韦　每次 0.4g　　口服　每日 3 次　共 5 日

处方 3　血管扩张

生理盐水　500ml

脉络宁　20ml　　　　　静脉滴注　每日 1 次

处方 4　脱水药

　　20％甘露醇　250ml　　　　静脉滴注　每 8 小时 1 次

或　复方甘油果糖注射剂　　　静脉滴注　每 12 小时 1 次

处方 5　B 族维生素

　　甲钴铵　0.5mg　　　　　　静脉注射　每日 1～2 次

处方 6　能量合剂

　　5％葡萄糖　500ml

　　ATP　40mg

　　肌苷　0.6g

　　辅酶 A　100U

　　普通胰岛素　8U　　　　　　静脉滴注　每日 1 次

三、Hunt 综合征

　　耳带状疱疹由 Ramsav Hunt 在 1910 年描述并命名为 Hunt 综合征。由于为带状疱疹病毒感染所致，故又名为 herpes zoster oticus，占周围性面瘫的 12％。

　　【诊断要点】

　　1. 临床表现　本病的特征为周围性面瘫伴耳部疱疹出现，带状疱疹病毒侵入膝状神经节。起病时常常出现剧烈耳痛。

　　2. 体格检查　耳甲腔及其周围出现充血伴簇状疱疹，严重时疱疹破溃有黄色渗液，有时外耳道和鼓膜亦被侵及。在疱疹出现后不久，出现同侧周围性面瘫。初期常为非完全性面瘫，但数天至 3 周内逐渐加重而成完全性。有时侵犯到前庭神经核、耳蜗神经核和三叉神经，伴同侧剧痛、眩晕和耳聋；极少数患者合并有第Ⅲ、Ⅳ、Ⅵ和Ⅶ对脑神经瘫痪的症状和体征。

　　【治疗要点】　在确定病变程度后治疗方案同"贝尔面瘫"，但应加用抗生素以防继发性感染。针对带状疱疹病毒可加用干扰素。仅半数 Hunt 综合征需要手术干预，而且面神经减压后面神经功能恢复的程度低于贝尔面瘫，术后恢复期面肌联动的发生率高。

【处方】

处方 1　糖皮质激素

泼尼松　20mg　顿服　每日 1 次　剂量以 5 mg 递减

处方 2　抗病毒药物

阿昔洛韦　每次 0.4g　口服　每日 3 次　5 日

处方 3　血管扩张药

生理盐水　500ml

脉络宁　20ml　静脉滴注　每日 1 次

处方 4　脱水药

20％甘露醇　500 ml　静脉滴注　每日 1～2 次

复方甘油果糖注射剂　250ml　静脉滴注　每 12 小时 1 次

处方 5　B 族维生素

甲钴铵　0.5mg　静脉注射　每日 1～2 次

处方 6　能量合剂等

5％葡萄糖　500ml

ATP　40mg

肌苷　0.6g

辅酶 A　100U

普通胰岛素　8U　静脉滴注　每日 1 次

处方 7　抗生素

生理盐水　100ml

头孢曲松钠　2.0g　静脉滴注　每日 2 次

【注意事项】　带状疱疹病毒引起的面瘫自愈率低,面瘫程度严重,常常为不可逆面瘫。本病预后较贝尔面瘫差,如不经治疗,在完全性面瘫患者中能完全恢复的不到 10％;在不完全面瘫中仅66％患者能完全恢复。

四、半面痉挛

半面痉挛为一侧面部肌肉出现阵发性的不自主抽搐,又称特发性半面痉挛,病理机制是阵发性的面神经异常冲动。

【诊断要点】

1. **睑痉挛** 双眼轮匝肌对称性或单侧的抽搐或痉挛,多见于中老年人,女性多见,单侧睑痉挛可能是面肌痉挛的最早症状。

2. **面肌痉挛** 初起局限于眼睑,继则影响双侧面肌。病情轻者分散注意力可抑制发作,病重者则不受意识控制,疲劳、精神紧张可加重发作。有时伴发三叉神经痛。症状逐渐加重。

【治疗要点】

1. **药物治疗** 卡马西平、苯妥英具有较好的解痉作用。

2. **面神经阻滞**

(1)用80%的乙醇0.5ml注入茎乳孔面神经主干处,可暂时阻断面神经的传导功能,解除痉挛发作,疗效可持续数个月或2～3年,但会出现面瘫,且恢复可能不完全。

(2)肉毒毒素作用于神经末梢的突触前,其作用是防止钙依赖性的乙酰胆碱释放,引起暂时性的神经麻痹,其作用通常维持3～6个月。注射的方法有两种,一种是分别注射在面神经的各分支或口轮角和眼轮匝肌外缘,另一种方法是注射在面神经总干。常用的剂量是20U,注射后会出现不同程度的面瘫,痉挛缓解或者消失,面瘫一般在3个月内恢复。

3. **手术治疗** 对药物和肉毒毒素治疗无效者,可考虑手术治疗。手术治疗主要有神经显微血管减压术,颅内段面神经按摩牵拉或"梳理"术及选择性面神经切断术等。

【处方】 卡马西平 10～20mg 口服 每日3次 一般不超过2周

说明:使用时要注意皮肤过敏和肝功能损害。

【注意事项】 肉毒毒素注射治疗面肌痉挛有复发倾向。

第46章

耳硬化症

　　耳硬化症是在颞骨迷路包囊发生的以海绵样骨形成（或称新骨形成）病灶为特征的疾病。临床表现为传导性聋（因侵犯环韧带而致镫骨固定）、感音神经性聋（少数病变侵犯耳蜗）或混合性聋（两种病变兼有）。

　　【诊断要点】

　　1.临床特征

　　（1）耳聋：呈渐进性，特点为患者不知耳聋开始的确切时间，逐渐加重，女性患者在妊娠期耳聋明显加重。一般双侧受累，但发病可有先后。可有韦氏误听。

　　（2）耳鸣：以低频率耳鸣为主。伴耳蜗病变者，可有高频率耳鸣。

　　（3）有家族史：约半数耳聋患者有家族史。

　　（4）前庭症状：仅少数侵犯前庭的病灶可能产生头晕。

　　2.鼓膜检查：正常或少数透过半透明鼓膜可见鼓膜呈粉红色。这是耳硬化病灶高度活跃（血管丰富）的表现。

　　3.听觉检查结果显示为传导性聋的特征。纯音听力计检查曲线呈现明显的气、骨导差距。晚期则呈现混合性聋的特征。

　　4.测量骨导的同时在外耳道加、减压力，患者不感觉听力有差别。

　　5.高分辨率颞骨CT可以清晰检查出耳硬化灶的部位，这对区别耳硬化症的耳蜗性病变或前庭性病变特别有用。

【治疗要点】

1. 非手术治疗 在海绵样新骨形成的病灶侵犯耳蜗或侵犯前庭而不能手术的耳硬化症患者,可以给予氟化钠治疗。

2. 手术治疗 手术以镫骨切除或部分切除术并安装人工镫骨。因局部原因(前庭封闭过严、面神经下垂或镫骨手术失败)不能完成镫骨手术者,可考虑内耳开窗术。

【处方】 无特殊用药处方。

【注意事项】 耳硬化症为缓慢进行性侵犯骨迷路壁的内耳病变,可致传导性聋及感音神经性聋,目前尚无有效药物可阻止其发展,手术治疗只能改善传导功能,不能阻止病灶的发展,部分进展较快的多病灶者,最后有成为重度感音神经性聋的可能。

第 47 章

感音神经性聋

一、总论

感音神经性聋可分为先天性和后天性,也可分为遗传性和非遗传性。先天性耳聋不完全是遗传性,它可以是胚胎发育期药物、放射线、感染等非遗传因素引起的。后天性耳聋不完全是非遗传性。有些遗传性耳聋后天发病。遗传性耳聋可以分为综合征性和非综合征性。综合征性耳聋通常是遗传性的,也有少数综合征性耳聋属于非遗传性。学龄儿童感音神经性聋中遗传性耳聋最多,约占 50%,胚胎期、围生期和出生后的环境因素如病毒感染等引起的耳聋居次,占 20%～25%,其他 25%～30% 原因不明。遗传性感音神经性聋多数为非综合征性,少数属于综合征性。

二、老年性聋

老年性聋是指因听觉系统老化而引起的耳聋。随年龄增长听力有不同程度的缓进性减退。分为感音性、神经性、代谢性和机械性 4 型。

【诊断要点】

1. 临床表现

(1)老年性聋属感音神经性聋,发病年龄常在 60 岁左右。

(2)进行性听力下降一般双耳同时受累,或一侧较重。

（3）耳鸣呈间歇性或持续终日,多为高调如蝉鸣。少数为搏动性耳鸣。

（4）可伴眩晕,可能与前庭系统老化或椎基底动脉供血不足有关。

（5）老年聋常有重振现象,表现为低声听不到,高声嫌太吵。

2. 纯音测听为感音性聋或混合性聋,但以感音性聋为主,高频下降多见。

3. 耳镜检查鼓膜无特征性改变。纯音测听与言语测听结果不呈比例,以语言听力损失为著。

4. 排除其他致聋疾病。

【治疗要点】 目前尚无有效治疗方法。

1. 改善脑部及内耳循环药物。

2. 本病以预防为主,节制高胆固醇类食物,进行适当体育活动,保持心情舒畅等。

3. 维生素类药物。

【处方】

处方1 扩张血管药物

（1）5％葡萄糖溶液　250ml

　　银杏叶注射液　105mg　静脉滴注　每日1次　10～14日

（2）0.9％氯化钠溶液　100ml

　　前列地尔　10μg　静脉滴注　每日1次　10～14日

或（3）山莨菪碱　5～10mg　肌内注射　每日2次

或（4）倍他司汀　4～8mg　口服　每日3次　连用2～6周

或（5）钙通道拮抗药

　　尼莫地平　40～60mg　口服　每日3次　10日

或　氟桂利嗪　5mg　口服　每晚1次

处方2 降低血液黏滞度

　　10％右旋糖酐40溶液　500ml　静脉滴注　每日1～

2 次

（注意有否过敏反应，对伴眩晕的突聋效果好）

处方 3　抗凝溶纤

（1）0.9％氯化钠溶液　100ml

巴曲酶　10U　静脉滴注　隔日 1 次　一共 5 次（每次用之前需查凝血常规，纤维蛋白原＞1.0g 时才可用）

（2）5％葡萄糖　500ml

尿激酶 2 万 U　静脉滴注　每日 1 次　10 日　治疗期间需复查凝血酶原时间

（3）抗血小板聚集药物

阿司匹林　100mg　口服　每日 1 次

双嘧达莫（潘生丁）　50～100mg　口服　每日 3 次

处方 4　泛影葡胺（30％泛影葡胺皮内实验阴性后用药）

5％葡萄糖　250ml

60％泛影葡胺　首剂 2 ml　静脉滴注　每日 1 次

（每天增加 2 ml，最大剂量为 10 ml，直至听力恢复并稳定为止，一般 10 日左右）

处方 5　糖皮质激素

（1）5％葡萄糖　250ml

地塞米松 10mg　静脉滴注　每日 1 次　每 3 日逐渐减量直至停止

（2）泼尼松　60 mg/d　分 2～3 次　用 4 日　以后每日减 10 mg 至停药

处方 6　改善组织供氧

阿米三嗪萝巴新（都可喜）　10mg　口服　每日 2 次

【注意事项】　衰老是一种自然规律，迄今尚无法使其逆转，老年性聋诊断时要结合全身其他器官衰老情况进行综合分析。

三、突发性聋

72 小时内突然发生的、原因不明的感音神经性听力损失,至少在相邻的两个频率听力下降≥20 dBHL。多单耳发病。男、女发病率无差别,左、右侧发病率无明显差别。发病率有增加趋势。目前根据听力损失累及的频率和程度分为 4 型:

(1)低频下降型:1000 Hz(含)以下频率听力下降,至少 250 Hz、500 Hz 处听力损失≥20 dBHL。

(2)高频下降型:2000 Hz(含)以上频率听力下降,至少 4000 Hz、8000 Hz 处听力损失≥20 dBHL。

(3)平坦下降型:所有频率听力均下降,250～8000 Hz(250 Hz、500 Hz、1000 Hz、2000 Hz、3000 Hz、4000 Hz、8000 Hz)平均听阈≤80dBHL。

(4)全聋型:所有频率听力均下降,250～8000 Hz(250 Hz、500 Hz、1000 Hz、2000 Hz、3000 Hz、4000 Hz、8000 Hz)平均听阈≥81dBHL。

【诊断要点】

1. 临床表现

(1)突然发生的听力下降。听力下降呈感音神经性聋,可在瞬间、几小时或几天内发生。其程度从轻度至全聋,多为单耳,偶有双耳先后或同时耳聋。

(2)耳鸣:多数为嗡嗡声或蝉鸣,可为首发症状。

(3)耳闷胀感。

(4)眩晕或头晕:眩晕常为旋转性,多数患者伴恶心、呕吐、出冷汗。

(5)听觉过敏或重听。

(6)耳周感觉异常(全聋患者常见)。

(7)部分患者会出现精神心理症状,如焦虑、睡眠障碍等,影响生活质量。

2. 耳科检查:包括耳周皮肤、淋巴结、外耳道及鼓膜等。注意耳周皮肤有无疱疹、红肿,外耳道有无耵聍、疖肿、疱疹等。

3. 音叉检查:包括 Rinne 试验、Weber 试验及 Schwabach 试验。

4. 纯音测听:包括 250 Hz、500 Hz、1000 Hz、2000 Hz、3000 Hz、4000 Hz 及 8000 Hz 的骨导和气导听阈。

5. 声导抗检查:包括鼓室图和同侧及对侧镫骨肌声反射。

6. 伴有眩晕时,应进行自发性眼震检查,并根据病史选择性地进行床旁 Dix-hallpike 试验和(或)Roll 试验。

7. 其他听力学检查:如耳声发射、听性脑干反应(ABR)、耳蜗电图、言语测听(包括言语识别阈和言语识别率)等。

8. 影像学检查:包含内听道的颅脑或内耳 MRI,应注意除外听神经瘤等桥小脑角病变;根据病情需要可酌情选择颞骨 CT 检查。

9. 实验室检查:血常规、血生化(血糖、血脂、同型半胱氨酸等)、凝血功能(纤维蛋白原等)、C 反应蛋白等。

10. 病原学检查:支原体、梅毒、疱疹病毒、水痘病毒、HIV 等。

11. 对伴有眩晕需要进一步明确诊断和治疗的患者,应根据其具体情况选择进行前庭和平衡功能检查。

12. 突发性聋首先需要排除脑卒中、鼻咽癌、听神经瘤等严重疾病,其次需除外常见的局部或全身疾病,如梅尼埃病、各种类型的中耳炎、病毒感染如流行性腮腺炎、耳带状疱疹(Hunt 综合征)等。双侧突发性聋需考虑全身因素,如免疫性疾病(自身免疫性内耳病、Cogan 综合征等)、内分泌疾病(甲状腺功能低下等)、神经系统疾病(颅内占位性病变、弥散性脑炎、多发性硬化等)、感染性疾病(脑膜炎等)、血液系统疾病(红细胞增多症、白血病、脱水征、镰状细胞贫血等)、遗传性疾病(大前庭水管综合征、Usher 综合征、Pendred 综合征等)、外伤、药物中毒、噪声性聋等。

【治疗要点】

全聋型、高频下降型、平坦下降型的痊愈率较低,尤应尽早积极治疗。

1. 低频下降型 ①由于可能存在膜迷路积水,故需要限盐,输液量不宜过大,最好不用0.9%氯化钠注射液。②平均听力损失<30 dB者,自愈率较高,可口服给药,包括糖皮质激素、甲磺酸培他司汀、改善静脉回流药物(如马栗种子提取物)等,也可考虑鼓室内或耳后注射糖皮质激素(甲泼尼龙、地塞米松或复方倍他米松等);听力损失≥30 dB者,可采用银杏叶提取物+糖皮质激素静脉给药。③少部分患者采用②的方案治疗无效,和(或)耳闷加重,可给予降低纤维蛋白原(如巴曲酶)及其他改善静脉回流的药物治疗。

2. 高频下降型 ①改善微循环药物(如银杏叶提取物等)+糖皮质激素;②离子通道阻滞药(如利多卡因)对于减轻高调耳鸣效果较好;③可考虑使用营养神经类药物(如甲钴胺等)。

3. 全频听力下降者(包括平坦下降型和全聋型) ①降低纤维蛋白原药物(如巴曲酶);②糖皮质激素;③改善内耳微循环药物(如银杏叶提取物等)。建议尽早联合用药治疗。

【处方】

处方1 低频下降型

(1)0.9%氯化钠注射液 100ml

  地塞米松 10mg 静脉滴注 每日1次 用3日

(2)5%葡萄糖 250ml

  银杏叶提取物注射液 87.5mg 静脉滴注 每日1次 连用10日

处方2 高频下降型

(1)0.9%氯化钠注射液 100ml

  地塞米松 10mg 静脉滴注 每日1次 用3日

(2)5%葡萄糖 250ml

银杏叶提取物注射液105mg 静脉滴注 每日1次 连用10日

(3)0.9％氯化钠注射液 250ml

2％利多卡因 10ml 静脉滴注 连用10日

处方3 平坦下降型和全聋型

(1)0.9％氯化钠注射液 100ml

地塞米松 10mg 静脉滴注 每日1次 用3日

(2)5％葡萄糖250ml

银杏叶提取物注射液 105mg 静脉滴注 每日1次 连用10日

(3)0.9％氯化钠注射液 100ml

巴曲酶 10U 静脉滴注 隔日1次 一共5次(每次用之前需查凝血常规,纤维蛋白原＞1.0g时才可用)

四、中毒性聋

内源性和外源性病因均可致中毒性聋。内源性指体内某些疾病如中毒性肺炎、传染病产生的内毒素致聋。外源性指药物和化学制剂的毒性引起耳蜗中毒性损害造成耳聋,以氨基糖苷类抗生素引起多见。

【诊断要点】

1. 临床表现

(1)应用耳毒性药物或患某些疾病后,出现双耳听力下降。

(2)听力损失开始于高频区,继之波及语频区常为中度或重度耳聋,耳聋多为双侧,对称性感音神经性聋。

(3)耳鸣多属高音调,早期间歇性逐渐发展为持续性。

(4)可伴眩晕、恶心、呕吐、平衡失调等前庭症状。

(5)中毒早期可出现食欲下降,面部及手足麻木感等。

2. 耳镜检查 未发现异常。

3. 听力学检查 示双耳听力下降。

【治疗要点】

1. 在应用氨基糖苷类抗生素或其他耳毒性药物期间,如发现有早期中毒症状应立即停药。

2. 药物治疗维生素、血管扩张药及神经营养药物等。

3. 人工耳蜗植入。

4. 佩戴助听器。

5. 预防:应注意对药物中毒高危人群,包括如下。

(1)肾功能不全者。

(2)已有感音神经性聋者。

(3)应用一种以上中毒药物者。

(4)用药时间较长者。

(5)老年患者。

(6)避免噪声。

【处方】

处方 1　扩张血管药物

(1)5%葡萄糖　250ml

　　银杏叶提取物注射液　105mg　静脉滴注　每日 1 次 10~14 日

(2)0.9%氯化钠注射液　100ml

　　前列地尔　10μg　静脉滴注　每日 1 次　10~14 日

或　氟桂利嗪　5mg　口服　每晚 1 次

处方 2　糖皮质激素

(1)5%葡萄糖　250ml

　　地塞米松　10mg　静脉滴注　每日 1 次　每 3 日逐渐减量直至停止

(2)泼尼松　60 mg/d　分 2~3 次　用 4 日以后每日减 10mg 至停药

处方 3　神经营养药

　　维生素 B_1　10mg　每日 3 次

甲钴胺　0.5mg　每日3次

五、爆震性聋

爆震性聋是一种急性声损伤,由骤发的强烈噪声和间断脉冲噪声造成听力损害。多见于战争时期,现多见于春节燃放爆竹、意外爆炸事件等。90dB 以上噪声损伤内耳,120 dB 以上噪声则可能产生内耳永久性损害。

【诊断要点】

1. 临床表现

(1)听力下降:伤后立即出现,轻者可逐渐恢复,重者可永久性聋。纯音测听示感音神经性聋,合并中耳损害则为混合性聋。

(2)耳鸣:伤后立即出现,与听力下降伴发,耳鸣程度较重,持续时间较长,不易恢复,可为永久性。耳鸣为高调噪声。双侧多见。

(3)耳痛:鼓膜受损患者出现。

(4)头痛:爆震严重者出现。

(5)眩晕:多见于急性期,为一过性,可自行恢复。

(6)许多患者同时伴发颅脑损伤:多有意识障碍,易造成漏诊而延误治疗。

2. 体格检查

(1)鼓膜血管纹和淤血。

(2)鼓膜穿孔:不规则穿孔,穿孔边缘见血迹。

3. 辅助检查　听性脑干诱发电位(ABR)检查排除功能性聋和癔症性聋。

【治疗要点】

1. 鼓膜淤血　不需局部治疗。

2. 鼓膜创伤穿孔治疗　详见"鼓膜创伤"。

3. 听力下降治疗　神经营养药,改善微循环药物,糖皮质激素消除肿胀。

4. 高压氧舱治疗

【处方】

处方 1　神经营养药

甲钴胺（弥可保）　1mg　静脉注射　每日 2 次　10 日

处方 2　血管扩张药

(1)5％葡萄糖　250ml

　　银杏叶提取物注射液（金纳多）　105mg　静脉滴注　每日 1 次

或 (2)0.9％氯化钠注射液　100ml

　　巴曲酶（东菱迪芙）　10BU 静脉滴注（慢滴）　隔日 1 次 3～5 次

处方 3　神经生长因子

　　单唾液酸四己糖神经节苷脂钠（申捷)40mg　静脉滴注 每日 1 次

处方 4　糖皮质激素

　　5％葡萄糖　100 ml

　　地塞米松　10mg　　　　静脉滴注　每日 1 次　3 日

继之 地塞米松　5mg　　　静脉滴注　每日 1 次　3 日

继之 地塞米松　2.25mg　口服　　　每日 1 次　3 日

继之 地塞米松　1.5mg　口服　　　每日 1 次　3 日

或 5％葡萄糖　100ml

　　氢化可的松　300mg　静脉滴注　每日 1 次　3 日

继之 5％葡萄糖　100ml

　　氢化可的松　200mg　静脉滴注　每日 1 次　3 日

继之 5％葡萄糖　100ml

　　氢化可的松　100mg　静脉滴注　每日 1 次　3 日

继之 5％葡萄糖　100ml

　　氢化可的松　50mg　静脉滴注　每日 1 次　3 日

处方 5　静脉用药 1 个疗程,继续服用药物

甲钴胺　0.5mg	口服	每日 3 次
或　银杏叶提取物注射液　40mg	口服	每日 3 次
或　尼麦角林　10mg	口服	每日 3 次
或　倍他司汀　12mg	口服	每日 3 次

【注意事项】

1. 爆震性聋鼓膜创伤和内耳损伤可同时发生,此种情况内耳损伤相对轻些。

2. 鼓膜完整者内耳损伤较重。

3. 从事爆破工作的人员,要做好个人防护耳塞,爆炸时张口呼吸可减轻中耳及内耳损害。

六、噪声性聋

由慢性声损伤引起。长期接受噪声刺激而产生的进行性听觉损害。损害部位在内耳。

【诊断要点】

1. 有明确噪声暴露史。排除其他原因造成的听觉损害。

2. 临床表现

(1) 双耳渐进性听觉减退。

(2) 双耳高调耳鸣。

3. 耳道及鼓膜正常。

4. 纯音测听多呈双侧对称性感音神经性聋。在 3000 ～ 6000Hz 处出现,下降型曲线。

【治疗要点】

1. 目前尚无有效治疗措施,但可以预防。应尽可能脱离噪声环境,并按感音神经性聋治疗。

2. 噪声环境实行工程控制。

3. 使用个人听力保护用品。

4. 定期进行听力检查,以便及早采取有效措施。

【处方】 目前暂无特殊用药处方。

七、自身免疫性内耳病

自身免疫性内耳病是一种进行性、双侧感音神经性聋。在数周至数个月内影响双耳的听力,并常常累及前庭功能。女性多见。首次发作年龄多在 20—50 岁。目前认为可能是由针对内耳的自身抗体和致敏淋巴细胞引起内耳损伤所致。

【诊断要点】

1. 自身免疫性疾病病史,如风湿性关节炎、系统性红斑狼疮、结节性多动脉等。

2. 临床表现

(1)耳聋的特点在任何频率>30dB,3 个月内连续两次测听结果至少有一耳表现出进行性下降。双侧听力减退可以是对称性的,也可为非对称性。

(2)言语识别率较差。

(3)可伴耳鸣及耳内闷胀感,可为波动性。

(4)约一半的患者有前庭失调症状。

3. 鉴别诊断:应与其他耳聋、特别是与发生在 72 小时内并趋于稳定的突发性聋相鉴别。

4. 听力学检查:纯音测听、声导抗测试、脑干听性反应,耳声发射。

5. 影像学检查:CT、MRI。

6. 免疫学检查:全血细胞计数及白细胞分类、类风湿因子、补体水平、循环免疫复合物、反应蛋白、淋巴细胞移动抑制试验、淋巴细胞转化试验及淋巴细胞亚群分析等,有一定参考价值。

7. 红细胞沉降率检测:抗抗体对诊断自身免疫性内耳病有重要价值。

8. 诊断皮质类固醇药物和免疫抑制药有一定效果。

【治疗要点】 目前尚无有效治疗措施,可酌情选用下列方法。

1. 类固醇激素和免疫抑制药。

2. 鼓室内应用类固醇激素。

3. 营养神经和改善内耳循环及能量代谢的药物。

4. 助听器。

5. 人工耳蜗植入。

【处方】

处方 1　长期足量给予糖皮质激素

泼尼松龙　1 mg/(kg·d)　4 周(若听力确有提高,可继续减量治疗,直至维持量约 10mg/d)

处方 2　病情出现反复者,重复前述大剂量,如病情多次反复,则联合应用细胞毒性药

　　环磷酰胺　1~2mg/(kg·d)

或 甲氨蝶呤　每周 7.5~20mg(长期用药时宜密切观察药物反应,确保用药安全)

【注意事项】

1. 本病多见于中年女性。

2. 目前有不少学者认为,梅尼埃病、特发性突聋也是一种免疫介导的内耳病。

3. 自身免疫性内耳病的临床诊断目前仅能依据症状、实验室检查和治疗反应等结果综合判断,若试验治疗有效,可支持诊断。

八、听神经病

听神经病是一种有特殊临床表现的听力损伤,这类患者的言语识别率不成比例地低于纯音听阈;脑干诱发电位严重异常,内听道和桥小脑角影像学检查未见异常。

【诊断要点】

1. **病史**　是诊断的关键。脑炎史,外伤史,煤气中毒史。

2. **遗传史**

3.临床表现

(1)发病年龄 3 岁以前的婴幼儿和 20 岁左右的年轻人。

(2)双耳(大多数)或一耳(少数)进行性感音神经性听力减退;听到说话声,听不清说什么;听力损失多双侧对称;少数伴耳鸣;少数诉头晕,非旋转性。

(3)伴发疾病斜视、视网膜色素上皮病变、视神经萎缩、进行性神经性肌萎缩等系统性神经病;末梢神经病,表现和症状是多相的,有的数年以后才表现出末梢神经病。

4.听力学检查

5.影像学检查 CT、MRI。

6.前庭功能检查 有眩晕主诉者行检查。

7.神经学检查 脑神经和外周神经检查。

8.鉴别诊断 和其他原因引起的感音神经性聋相鉴别,尤其是与听神经瘤相鉴别。

【治疗要点】 目前尚无有效治疗方法,下列方法可供选择。

1.药物:营养神经和改善内耳循环及能量代谢的药物,可试用皮质类固醇试验治疗。

2.试配助听器,部分患者可能有帮助。

【处方】

糖皮质激素治疗

泼尼松 40~60mg 早晨口服 每日 1 次 连续 30 日(如听力提高和言语识别率提高,则继续维持 1~2 个月后逐渐减量,总疗程 3~6 个月)

【注意事项】 由于本病的病因、病变部位及病理改变等诸多问题尚待探索,故即便在诊断成立后,亦应对病例进行长期的随诊观察。

第48章

眩 晕 症

人体的平衡是在中枢神经系统主导下,由前庭系统、本体感觉系统及视觉系统的相互协调与配合来维持,其中前庭系统在维持机体平衡中起主导作用。3个系统的器质性或功能性改变可引起头晕,只有前庭外周感受器和前庭神经病变才引起旋转性眩晕,又称真性眩晕,即患者睁眼时感外物沿一定的平面和方向旋转,闭眼时感自身沿同一平面与方向旋转。简言之,眩晕是机体对空间定位障碍而产生的自身或外物运动错觉。耳源性眩晕占眩晕疾病的 60% 以上。一般人群中 5%～10% 曾患过短暂眩晕症。

耳源性眩晕有下列主要特征。

1. 眩晕为突发性、旋转性,持续时间随病因而不同,多可自然缓解。

2. 眩晕较剧烈,常伴有耳部症状,如耳鸣、耳聋等。

3. 剧烈的眩晕,常伴自主神经症状,如恶心、呕吐、出汗、面色苍白、血压偏低等。但无意识障碍、无其他神经系统病症。

4. 眩晕发作期有自发性眼震,为旋转性或水平旋转性。有快、慢相。发病初期眼震向患侧,后期转向健侧。眼震强度多为Ⅰ～Ⅲ度。眩晕程度与眼震强度一致,各项前庭反应协调一致。

5. 前庭功能检查变温试验可显示病侧前庭功能减退、前庭重振现象。很少有优势偏向。

一、梅尼埃综合征

梅尼埃综合征的特点为反复发作旋转性眩晕、波动性感音性聋、耳鸣和耳内胀满感。病因尚不明，可能与自身免疫、感染、外伤、自主神经功能紊乱及先天性前庭水管与内淋巴囊发育不全等有关。基本病理学改变为膜迷路积液。多为单耳发病，累及双耳者10%～15%。发病以青、中年人居多。性别差异不显著。

【诊断要点】

1. 临床表现

(1)眩晕：突发剧烈旋转性眩晕，持续数十分钟至数小时，几小时后缓解。伴自主神经反射症状，如恶心、呕吐、面色苍白等。常伴耳鸣、耳聋、耳内胀满感。睁眼或转头时症状加重。眩晕时神志清醒，眩晕常反复发作，但间歇期无眩晕。

(2)耳聋：为感音神经性聋。早期多为低频听力下降，呈波动性。眩晕发作间歇期听力有所恢复，但随着发作次数的增多，听力损害逐渐加重。怕听强声，即听高频强声时感刺耳难忍，有复听即同一纯音听成两个不同的声音。

(3)耳鸣：初为持续低调耳鸣如吹风声，久之则为高音调耳鸣如蝉鸣声。耳鸣在眩晕发作前或发作时加重，间歇期减轻，但不完全消失。

(4)耳胀满感：发作期患侧头部或耳内可有胀满、闭塞、沉闷感。偶有耳灼痛感。

2. 梅尼埃病的特殊临床表现类型

(1)前庭积液型：突发剧烈旋转性眩晕，伴自主神经反射症状，但不伴有耳鸣及耳聋，可有耳内胀满感。变温试验反应减退。

(2)耳石危象：突然倾倒而神志清醒，可伴眩晕。

(3)发作时先出现耳鸣及听力下降，当眩晕发作后，耳鸣和听力障碍自行缓解。

3. 四联征：反复发作旋转性眩晕、波动性听力减退、耳鸣和耳胀满感。合并自主神经症状。眩晕发作持续数十分钟至数小时即缓解。

4. 眩晕发作时神志清醒。除前庭和耳蜗神经外,无其他脑神经受损征象。

5. 听功能检查:听力曲线早期多呈低频听力受损,晚期呈平坦型或下降型。重振试验阳性。耳声发射检查,早期可示耳蜗功能受损。听性脑干反应检测排除蜗后病变。

6. 前庭功能检查:发作时有平衡功能障碍,自发水平旋转性眼震和位置性眼震。检查,自发眼震可持续数日。各项前庭眼动反射示外周病变。变温试验,患耳反应减退。

7. 梅尼埃综合征阳性约1/3患者,膜迷路积液活动期或膜迷路(球囊)与镫骨足板间有粘连形成,外耳道减压时出现眩晕和眼震。

8. 甘油试验阳性:服50%甘油盐水,服后1小时、2小时及3小时复测听力。3个频率听阈下降10～15dB及以上为阳性。服甘油后耳蜗电图SP/AP比值减小,耳声发射由无到有,也可判断为阳性。呋塞米试验阳性率较高于甘油试验。

9. 颞骨CT及MRI检查排除由炎症、外伤、肿瘤、发育畸形等所致的相关眩晕疾病,如迟发性内淋巴积液、大前庭水管综合征及蜗后病变如听神经瘤等。

【治疗要点】 该病病因机制不明,主要以调节自主神经功能、改善内耳循环及减轻膜迷路积液为主的药物治疗及心理治疗。保守疗法无效,眩晕致残,听力恶化者应手术治疗。

1. 药物治疗 眩晕发作期应静卧休息,解除顾虑,行心理治疗。限制水摄入,坚持低盐饮食,呕吐重者,必要时输液。

(1)前庭神经抑制药:常用地西泮、苯海拉明、异丙嗪、地芬尼多等。

(2)血管扩张及抗组胺药:常用倍他司汀或甲磺酸倍他司汀、桂利嗪及阿米三嗪萝巴新等。亦可静脉滴注川芎嗪或磷酸组胺等。

（3）利尿脱水药：常用氯噻酮、乙酰唑胺，口服甘油或尿素亦有效。镇吐药：可用吩噻嗪类衍生物、三甲氧苯酰胺。呕吐重者可用氯丙嗪。

（4）钙离子阻滞药：可用氟桂利嗪等。

（5）免疫疗法：部分患者有自身免疫表现者，可口服泼尼松或地塞米松及环磷酰胺，逐渐减量，持续 3～6 个月。为避免全身用药副作用，亦可采取鼓膜切开置管或鼓膜穿刺连续鼓室内注射地塞米松。

2. 手术治疗　眩晕发作频繁，长期保守治疗无效，选择手术治疗。

（1）保存听力的手术：①颈交感神经切断术：能改善耳蜗微循环，不影响听力。②内淋巴囊减压和分流术：有应用听力且听力波动者，首选内淋巴囊减压术。也可置管行内淋巴囊-乳突腔分流术或内淋巴囊-蛛网膜下腔分流术。眩晕减轻或消失率均为70%～80%。内淋巴囊减压术简单、安全，不影响听力。内淋巴囊及内淋巴管发育不全者手术无效。③膜迷路切开术：将内淋巴引入外淋巴。有球囊造瘘术及经圆窗耳蜗球囊分流术。眩晕消失率达 70%～80%。手术影响听力，只适用于听力差或老年患者。④前庭神经切断术：有颅中窝径路、经乳突与迷路径路、经耳蜗径路、经迷路后径路、经乙状窦后径路切断前庭神经。眩晕消失率达 95%～100%。缺点是手术较复杂，有一定的并发症。

（2）破坏性手术：适用于眩晕发作频繁、听力受损严重及单侧耳病变者。①化学性迷路切除术：基于氨基糖苷类抗生素选择性破坏前庭感觉上皮及抑制内淋巴分泌的作用，采用微量硫酸链霉素。经外半规管迷路灌注术：庆大霉素鼓室灌注术或经圆窗微导管灌入术。眩晕控制率达 90%以上，但易损伤听力。应严格掌握适应证、用药量及停药指征。②迷路切除术：经外耳道或经乳突完全切除半规管及前庭器。术后全聋，眩晕控制率可达 100%，前庭代偿取决于术前前庭功能水平、年龄及前庭锻炼。

【处方】

处方 1　前庭神经抑制药

甲磺酸倍他司汀　6～12mg　口服　每日 3 次

处方 2　抗胆碱能药

山莨菪碱　5～10mg　肌内注射或静脉注射　每日 1 次

处方 3　扩张血管药

氟桂利嗪　5mg　口服　每晚 1 次

处方 4　利尿药

呋塞米　20mg/d　每天 2 次(注意监测血钾)

【注意事项】

1. 临床上具备 3 个典型症状者(即发作性眩晕、耳鸣、听力下降三联征),其诊断并不困难。仅有眩晕而无听力下降和耳鸣,或有耳鸣、听力下降而无眩晕者,需继续观察;同时,反复精确的听力学检查有可能发现患者尚未觉察到的听力下降;诊断时应进一步仔细排除其他疾病,而不宜轻率地诊断为"前庭型梅尼埃病"或"耳蜗型梅尼埃病"。

2. 梅尼埃病除了有典型症状外,还有一些特殊临床表现需引起注意,比如 Tumarkin 耳石危象(突然倾倒而神志清楚)和 Lermoyez 发作(先出现耳鸣听力下降,在 1 次眩晕发作后,耳鸣、眩晕自行缓解消失)。

二、前庭神经(元)炎

前庭神经(元)炎的特征是突发重度眩晕,而无耳蜗及其他神经受损。病因可能主要为病毒感染,其次是细菌病灶感染、中毒、前庭血管自主神经功能失调及脑血管疾病等。病理学表现为前庭神经节及其中枢与末梢神经元、半规管和椭圆囊的神经变性。多发于 30—50 岁,男女发病率相近。

【诊断要点】

1. 临床表现

(1)发病前可有上呼吸道感染史,偶有小范围流行史。

(2)突然发生重度旋转性眩晕,伴恶心、呕吐等自主神经症状。眩晕持续数日或数周。

(3)有平衡障碍及眼震,半数患者有自发性眼震,快相向健侧。位置性眼震,多为方向固定型。

(4)无耳鸣、耳聋及中枢神经系统病症。

(5)少数慢性型可反复发作眩晕、平衡障碍及不稳感。

2. 耳镜及常规听力检查正常。但扩展高频测听,1000Hz以上可能有受损。

3. 前庭功能检查,患侧功能严重减退或丧失。一侧半规管轻瘫或全瘫;方向优势向健侧。

4. 眼震检查,半数有自发性眼震和位置性眼震。

5. 鼻、鼻窦、咽部可有感染病灶。

6. 发病期脑脊液蛋白含量增高。血清病毒抗体可增高。

【治疗要点】

1. 抗病毒感染或细菌感染,治疗病灶。

2. 前庭神经抑制药如地西泮、地芬尼多。

3. 神经营养药,如维生素 B_1、甲钴胺等。

4. 血管扩张药。

5. 急性期可适当用类固醇激素。

6. 心理治疗:解释此病预后好,一般在3~4周缓解,鼓励前庭锻炼,促进恢复。

7. 手术治疗:药物治疗无效,持久眩晕,可考虑前庭神经切断术。

【处方】

处方1 抗组胺药

苯海拉明　12.5~25mg　口服　每隔4~6小时

处方 2　抗胆碱能药

山莨菪碱　5～10mg　肌内注射或静脉注射　每日 1 次

处方 3　糖皮质激素

泼尼松　20mg　顿服　剂量以每 3 日 5mg 递减

处方 4　抗病毒药

阿昔洛韦　每次 0.4g　口服　每日 3 次　5 日

【注意事项】

1. 对于急性眩晕,临床上首先要确定是外周病变还是中枢病变,一些中枢病变引起的急性眩晕如小脑出血或梗死可危及生命,需要尽早干预。

2. 眼震(电)图对于该疾病并非必要,因在急性期自发性眼震等客观体征有助于病变定侧,且患者也难以耐受检查。血清学分析或培养不能证实病毒感染与眩晕之间的关系。如果伴有一侧听力损失,应考虑内耳相关的疾病如迷路炎、迷路梗死和外淋巴漏等,梅尼埃病也可只有眩晕的症状,但发作很少超过 4～5 小时,眩晕反复发作,并伴有听力下降。如果第 Ⅷ 对脑神经病变,甩头试验可出现阳性反应,但此时会出现外侧脑干受累的其他相关体征(如 Horner 综合征、Wallenberg 综合征、面部麻木、半侧共济失调和构音困难)。如果眩晕起病突然,并有脑卒中的危险因素,或新近出现伴眩晕的剧烈头痛,以及有相关的神经症状和体征应行头颅 MRI 检查。

3. 检查包括全身物理检查、耳科学检查、神经系统检查、听力学检查、前庭功能检查及必要的影像学实验室检查。其中冷热试验是确定患耳的主要检查方法。

三、良性阵发性位置性眩晕

良性阵发性位置性眩晕,又称耳石症或壶腹嵴帽积石。其是在某一特殊头位时出现短暂眩晕,常伴眼震,甚至恶心呕吐。病理学表现是耳石器病变,椭圆囊斑上耳石(碳酸钙)脱落,沉积于后半规管或水平半规管壶腹嵴顶,头位改变时由于耳石的重力影响,导致眩晕。耳石器发生病变的原因可能为头部外伤、迷路震荡、病毒性迷路炎、自发退行变性、中耳炎症或中耳手术影响、前庭系统血供不足及某些药物毒害作用。此病应区别于中枢病变(如第Ⅳ脑室肿瘤、小脑疾病等)引起的非良性位置性眩晕。

【诊断要点】

1. 临床表现

(1)突然发病:取某一激发头位(患耳朝下)即出现旋转性或摇晃性眩晕,一般持续 30 秒左右。改变头位后眩晕减轻或消失。

(2)眩晕时可伴恶心,重者呕吐。无耳鸣、耳聋及不稳感症状。

(3)眩晕发生同时出现位置性眼震。

2. 位置试验:特定头位出现眩晕及眼震,潜伏期 5～10 秒,持续约 30 秒。改变头位后眼震消失。反复试验,反应有疲劳性。

3. 听功能检查及变温试验反应正常。

4. 无中枢神经系统症状及病症。

【治疗要点】

1. 避免出现眩晕的头位或体位。

2. 眩晕重者服前庭神经抑制药。

3. 血管硬化、供血不足者用血管扩张药。

4. 心理治疗:解释此病为良性过程,有自限性,可以治愈。并鼓励前庭锻炼习服。

5. 耳石复位疗法:用规范方法,通过改变头位,使沉积的耳石从壶腹嵴顶松脱,复位到椭圆囊斑上。患者自己执行治疗,每 3 小时一次,直至眩晕停止。

6. 以上治疗 1 年无效,症状持续,影响工作和生活,可行手术治疗。

(1)后壶腹神经切断术:通过外耳道鼓室径路,在圆窗龛后方深处切断后壶腹神经,使后壶腹嵴失神经支配,消除眩晕,但易损伤听力。偶可发生脑脊液漏。

（2）后半规管或水平半规管栓塞术：目的是限制半规管管腔内淋巴液流动,壶腹嵴不感受在后半规管或水平半规管平面头部活动的刺激,但仍具有传入迷路冲动的功能。半规管栓塞术手术效果好,一般不影响听力,并发症少,平衡功能代偿较快。

【处方】

处方 1　前庭神经抑制药

甲磺酸倍他司汀　6～12mg　口服　每日 3 次

处方 2　抗胆碱能药

山莨菪碱　5～10mg　肌内注射或静脉注射　每日 1 次

处方 3　扩张血管药

氟桂利嗪　5mg　口服　每晚 1 次

【注意事项】

1. 病史的特征性极为重要,间歇期无异常发现,结合病史、Hallpike 变位性眼震试验、听力学等检查可确诊,但试验最好在发作期进行。

2. 注意与中枢性位置性眼震、前庭神经炎、梅尼埃病等所致眩晕相鉴别。

3. 虽然良性阵发性位置性眩晕是一种有自愈倾向的疾病,但其自愈的时间有时可达数个月或数年,严重时可致工作能力丧失,故应尽可能进行治疗。

四、颈性眩晕

颈性眩晕是指颈椎及其有关软组织发生器质性或功能性变化所引起的以眩晕为主的综合征。

【诊断要点】

1. 临床表现　病史与症状:眩晕多为运动错觉性眩晕,多在颈部运动时发生,时间短暂。

2. 体络检查

(1)颈神经根压迫症状：手及臂发麻，感觉异常，无力，致持物不自主地坠落。

(2)颈扭曲试验及颈性眼震检查：可呈阳性。

3. 辅助检查　影像学检查：X 线、CT、MRI 及椎动脉造影检查。

【治疗要点】

1. 病因治疗。

2. 应用抑制眩晕症状的药物治疗。

【处方】

处方 1　前庭神经抑制药

甲磺酸倍他司汀　6～12mg　口服　每日 3 次

处方 2　抗胆碱能药

山莨菪碱　5～10mg　肌内注射或静脉注射　每日 1 次

处方 3　扩张血管药

氟桂利嗪　5mg　口服　每晚 1 次

【注意事项】　需对血管性颈性眩晕与颈椎功能障碍进行区别，并与椎基底动脉缺血性眩晕相区别。老年人因颈部疾病致椎动脉受压而出现颈性眩晕，虽较少见，但也有可能引起症状。

第49章

颈部先天性疾病

一、先天性颈侧瘘管

先天性鳃裂瘘管为较常见的胚胎发育异常。在咽部和颈部皮肤均有开口的称为完全性瘘管；只有一个开口通向咽部或颈部皮肤的称为不完全性瘘管，或称为窦道。瘘管可发生恶变而成为鳃裂癌。

(一)第一鳃裂瘘管

临床上较少见。其外瘘口多位于下颌角的后下方，靠近胸锁乳突肌上端的前缘、舌骨以上平面的颈侧皮肤上，内瘘口位于外耳道的软骨部或耳廓的前方或后方、鼓室及咽鼓管。瘘管在咽鼓管的下面、腭帆张肌的后面、颈动脉或茎突咽肌的前面走行，有的靠近面神经走行。

【诊断要点】

1. 临床表现：主要表现为耳内流脓，继发感染可出现疼痛、发热等症状。

2. 压迫下颌角后下方有包块，耳内分泌物增多。

3. 经瘘口行 X 线碘油造影，可明确诊断。

【治疗要点】

1. 非手术治疗　可用碘酒等涂在瘘管的瘘口处，以及用25％水杨酸钠冲洗瘘管。这些方法主要用于不适合或暂缓手术患者临时性的处理。

2.手术治疗 有条件者应行手术切除。

【处方】 术前无特殊用药处方,手术切口为Ⅱ类,可酌情给予抗生素抗感染治疗。

0.9%氯化钠注射液 250ml

头孢孟多酯 2.0g 静脉滴注 每日2次

(二)第二鳃裂瘘管

临床上较常见。外口多位于胸锁乳突肌前缘的中、下1/3交界处。外瘘口穿通颈阔肌、沿颈动脉鞘上行,穿过颈内、外动脉之间,经舌咽神经、茎突咽肌和舌下神经的浅面,到扁桃体窝上部,内口位于此处。

【诊断要点】

1.临床表现:第二鳃裂瘘管在胸锁乳突肌前缘有瘘口,瘘口很细。有时该处有少量分泌物,继发感染后出脓。患者常觉口内有臭味。

2.经瘘口行X线碘油造影,可明确诊断。

【治疗要点】

1.非手术治疗 可用碘酒等涂在瘘管的瘘口处,以及用25%水杨酸钠冲洗瘘管。这些方法主要用于不适合或暂缓手术患者临时性的处理。

2.手术治疗 有条件者应行手术切除。

【处方】 术前无特殊用药处方,手术切口为Ⅱ类,可酌情给予抗生素抗感染治疗。

0.9%氯化钠注射液 250ml

头孢孟多酯 2.0g 静脉滴注 每日2次

(三)第三鳃裂瘘管

第三鳃裂瘘管较少见。外瘘口位于胸锁乳突肌前缘的下部,与第二鳃裂瘘管的外口位置相似。瘘口穿过颈阔肌的深面、穿过颈内动脉的后面,沿迷走神经的浅面上行,跨过舌下神经,内瘘口位于梨状窝。

【诊断要点】

1. 临床表现：第三鳃裂瘘管在胸锁乳突肌前缘下部有瘘口，瘘口很细。有时该处有少量分泌物，继发感染后出脓。患者常觉口内有臭味。

2. 经瘘口行 X 线碘油造影，可明确诊断。

【治疗要点】

1. 非手术治疗　可用碘酒等涂在瘘管的瘘口处，以及用 25％水杨酸钠冲洗瘘管。这些方法主要用于不适合或暂缓手术患者临时性的处理。

2. 手术治疗　有条件者应行手术切除。

【处方】　术前无特殊用药处方，手术切口为Ⅱ类，可酌情给予抗生素抗感染治疗。

0.9％氯化钠注射液　250ml

头孢孟多酯　2.0g　静脉滴注　每日 2 次

二、先天性颈侧囊肿

先天性鳃裂囊肿为较常见的胚胎发育异常。多因胚胎发育过程中，鳃裂闭合受阻所致。两端均有开口者称瘘管，只在一端见开口称不完全瘘管或窦道，若两端均无开口，则发展演化为囊肿。

【诊断要点】

1. 临床表现：主要表现为颈部无痛性包块，常位于下颌角后下方。有时向内突向咽侧壁。囊肿如伴发感染，则肿块迅速增大、疼痛、淋巴结肿大及发热等。

2. B 超可提示肿块为囊性肿块。CT 及 MRI 可显示囊肿位置及其与颈动脉和颈静脉等的关系。

【治疗要点】　鳃裂囊肿的治疗主要是手术切除，务必将囊肿切除干净，防止复发。

【处方】　无特殊用药处方。

三、甲状舌管囊肿和瘘管

甲状舌管囊肿和瘘管是甲状舌管未退化或未完全退化消失而产生的。可发生于自舌盲孔至胸骨上切迹之间的任何部位。

甲状舌管瘘管的内口位于舌盲孔,外瘘口在颈前正中线上或稍偏一侧。囊肿位于舌骨下方时,连接囊肿和舌盲孔之间的瘘管可经舌骨前、舌骨内或舌骨后走行,以从舌骨后走行者多见。

【诊断要点】

1. 临床表现:甲状舌管囊肿较小时可无自觉症状,囊肿增大时可有舌内发胀、咽部异物感,发音不清,吞咽不适。检查可发现在颈中线或稍偏一侧有圆形的肿物,表面光滑,质韧有弹性,与皮肤无粘连,可随吞咽上下活动。

甲状舌管瘘管的外口常位于颏下与甲状软骨之间的颈前正中线上或稍偏一侧。瘘口有分泌物外溢,如有继发感染则有脓液外溢。

2. 甲状舌管囊肿或瘘管可根据其发生的部位和辅助检查[颈部超声和(或)颈部 CT]作出诊断。囊肿可行穿刺抽出透明、黄色、微浑浊或黏稠的液体。瘘管可行碘油造影 X 线摄片检查显示瘘管的行径,有助于手术彻底切除。

3. 鉴别诊断

(1)皮样囊肿:为先天性囊肿,位于颈前正中,囊肿与皮肤粘连,不随吞咽上下运动。

(2)颏下淋巴结结核:可有邻近组织如牙周、下颌、下唇等处的炎症,肿块质地较硬,有压痛,不随吞咽上下运动。

(3)异位甲状腺:多位于舌根处,少数位于喉前正中者易误认为甲状舌管囊肿,超声及放射性核素[131]I 检查可作出鉴别诊断。应特别注意颈前正常位置上有无甲状腺组织。

【治疗要点】 甲状舌管囊肿或瘘管的治疗主要是手术切除。

术中应将囊肿或瘘管彻底切除干净，包括切除舌骨中部软骨，以防术后复发。

　　【处方】　手术切除囊肿及瘘管。无特殊用药处方。

第50章

颈部炎症性疾病

一、颈淋巴结结核

颈淋巴结结核中医称为"瘰疬",多见于儿童和成年人,30岁以上者比较少见,结核分枝杆菌多由口腔(龋齿)或扁桃体侵入,在侵入部位临床上多无结核病变可见。少数继发于肺或支气管的结核病变。

【诊断要点】

1. 临床表现:颈部一侧或两侧有多个大小不等肿大的淋巴结,一般位于颌下及胸锁乳突肌的前、后缘或深面。初期,肿大的淋巴结都互相分离,可移动,较硬,无疼痛;病变继续发展,发生淋巴结周围炎,淋巴结与皮肤及周围组织发生粘连,各淋巴结也可以互相粘连,融合成团,形成不易推动的结节性肿块;晚期,淋巴结经干酪样变,液化而成寒性脓肿,继之破溃,形成不易愈合的窦道或溃疡,排出混有豆腐渣样碎屑的稀薄脓液。多无显著的全身症状,少数患者可有低热、盗汗、食欲缺乏、消瘦等全身中毒表现。

2. 胸部X线摄片可发现有无肺结核。

3. 对小儿患者,结核菌素试验有助于本病的诊断。

4. 若与慢性颈淋巴结炎、恶性淋巴瘤、颈部转移性癌等鉴别有困难,淋巴结穿刺或淋巴结切除行病理学活组织检查可明确诊断。

【治疗要点】

1. 全身治疗　加强营养,适当休息和应用抗结核药物,如口服异烟肼,连服半年至 2 年;链霉素肌内注射。若全身中毒症状显著,加服对氨基水杨酸钠或利福平。

2. 局部治疗　按结核病的不同阶段采用各种不同方法。①病变局限、病灶孤立或为数不多,容易推动,则手术切除一期愈合;②已形成寒性脓肿而尚未穿破者,可行穿刺抽脓,从脓肿周围正常皮肤处进针,尽量抽尽脓液,然后向脓腔内注入异烟肼溶液或链霉素溶液作冲洗,并留适量在脓腔内,每周 2 次;③寒性脓肿溃破形成瘘管或窦道,可行刮除术,细心将结核病变组织全部刮除,伤口不加缝合,用链霉素溶液换药。如经多次刮除和换药仍长期不愈者,可考虑手术切除。

【处方】

处方 1　适用于单纯颈淋巴结结核治疗

异烟肼　0.1g　口服　每日 3 次　疗程 1~2 年

处方 2　如有全身中毒症状或身体其他部位有活动性结核病变者,选用结核化疗方案之一

(1)2RHZ/4RH 方案

　　利福平(R)　0.45g　　口服　每日 1 次　6 个月

　　异烟肼(H)　0.3g　　口服　每日 1 次　6 个月

　　吡嗪酰胺(Z)　0.5g　口服　每日 3 次　2 个月

或 (2)2ERHZ4RH 方案

　　乙胺丁醇(E)　0.75g　口服　每日 1 次　2 个月

　　利福平(R)　0.45g　　口服　每日 1 次　6 个月

　　异烟肼(H)　0.3g　　口服　每日 1 次　6 个月

　　吡嗪酰胺(Z)　0.5g　口服　每日 3 次　2 个月

或 (3)2SRHZ/4RH 方案

　　链霉素(S)　0.75~1.0g　肌内注射　每日 1 次　2 个月

　　利福平(R)　0.45g　　口服　每日 1 次　6 个月

异烟肼(H)　0.3g　　口服　每日1次　6个月

吡嗪酰胺(Z)　0.5g　　口服　每日3次　2个月

或 (4)2SRHZE/6EH 方案

链霉素(S)0.75～1.0g　肌内注射　每日1次　2个月

利福平(R)　0.45g　　口服　每日1次　6个月

异烟肼(H)　0.3g　　口服　每日1次　6个月

吡嗪酰胺(Z)　0.5g　　口服　每日3次　2个月

乙胺丁醇(E)0.75g　口服　每日1次　6个月(后6个月)

【注意事项】　本病应与颈部慢性淋巴结炎、颈部原发性及转移性恶性肿瘤鉴别,必要时做淋巴结穿刺或切除活检。对于穿刺或临床诊断为颈淋巴结结核的患者,即在常规抗结核治疗的同时,尽早切除肿大的淋巴结,清除所有坏死物质,伤口缝合,置引流,伤口一期愈合率70%以上,不能一期愈合者,伤口换药,治愈率达98%以上。

二、颈部淋巴结炎

颈部淋巴结炎的感染来源于上呼吸道感染、口腔感染和皮肤损伤与感染。临床上颈部淋巴结炎可表现为急性炎症过程,也可以表现为慢性炎症过程,而以后者更为常见。颈部慢性淋巴结炎因头部器官或上呼吸道的慢性感染灶所致的继发感染外,也可由急性淋巴结炎迁延而来。致病菌以溶血性链球菌多见,但其急性发作常为金黄色葡萄球菌混合感染。

【诊断要点】

1. 患者有慢性扁桃体炎、龋齿、中耳炎等头面部慢性感染性疾病病史,或有急性淋巴结炎反复发作病史。

2. 临床表现

(1)颈部淋巴结轻度增大,质韧,压痛不明显,常累及一组淋巴结。除个别患者偶尔的低热外,一般无全身症状。

（2）当急性发作时,淋巴结突然增大、疼痛、周围皮肤红肿,压痛明显。

3. 应作耳、鼻、咽、喉、口腔及头面部仔细检查,以排除这些部位肿瘤性病变的存在。一旦怀疑肿瘤转移引起的淋巴结肿大,应行颈淋巴结穿刺或活检以明确诊断。

【治疗要点】　颈部慢性淋巴结炎常是慢性扁桃体炎、龋齿、中耳炎等慢性感染的继发症,清除这些慢性感染后,局部淋巴结病变常可逐渐消退,无需特殊治疗。如果反复急性发作或形成脓肿,则进行手术治疗。

【处方】

处方 1　切开引流口服抗菌药物治疗,可选用下列之一

青霉素类:阿莫西林　0.5g　　　口服　每日 3 次

或 头孢菌素类:头孢氨苄　0.5g　　口服　每日 3 次

或 头孢拉定　0.5g　　　　　　　口服　每日 3 次

或 头孢克洛　0.25g　　　　　　　口服　每日 3 次

或 头孢呋辛　0.25g　　　　　　　口服　每日 2 次

或 大环内酯类:罗红霉素　0.15g　口服　每日 2 次

或 克拉霉素　0.25g　　　　　　　口服　每日 3 次

或 喹诺酮类:左氧氟沙星　0.1g　　口服　每日 3 次

处方 2　静脉滴注抗菌药治疗,可选用下列之一

0.9%氯化钠注射液　250ml

青霉素　320 万 U　　　　静脉滴注　每日 2 次(皮试)

或 0.9%氯化钠注射液　250ml

头孢孟多酯　2.0 g　　　静脉滴注　每日 2 次

或 0.9%氯化钠注射液　250ml

头孢哌酮舒巴坦　2.25g　静脉滴注　每日 2 次

或 0.9%氯化钠注射液　250ml

克林霉素　0.6g　　　　　静脉滴注　每日 2 次

或 左氧氟沙星　0.2g　　　静脉滴注　每日 2 次

【注意事项】 本病应与颈淋巴结结核、恶性淋巴瘤、转移性恶性肿瘤鉴别，必要时做淋巴结穿刺或切除活检或摘除病变淋巴结。

第51章

颈部外伤

一、颈部闭合性损伤

(一)喉部钝挫伤

为颈部遭受外来暴力直接打击,如拳击、交通事故、工伤事故、钝器打击、扼伤等。来自正前方的外力损伤较重,此时,头或颈部处于相对固定状态,外力由前向后将喉部推挤到颈椎上,常造成甲状软骨中部及上角处骨折,环状软骨骨折较少见,但可发生环甲关节及环杓关节脱位。

【诊断要点】

1. 临床表现

(1)颈及喉部疼痛:随发声、吞咽、咀嚼、咳嗽而加重,疼痛可放射至耳部。

(2)声音嘶哑及失声:因声带、室带充血,肿胀,软骨脱位,喉返神经损伤。

(3)咳嗽咯血:挫伤刺激而引起咳嗽,喉黏膜破裂致咯血。

(4)呼吸困难:喉黏膜出血、水肿或喉软骨断裂均可造成喉狭窄,双喉返神经损伤可引起吸气性呼吸困难。出血较多,血液流入下呼吸道,引起呼吸喘鸣,重则可引起窒息。

(5)颈部皮下气肿:喉软骨骨折、黏膜和软骨膜破裂的严重喉挫伤,咳嗽时空气易于进入喉部组织,甚至扩展到纵隔,出现呼吸困难。

(6)休克:严重喉挫伤(喉气管离断)可导致外伤性或出血性休克。

2.专科检查　喉镜检查:常见喉部黏膜水肿、血肿、声门狭窄变形。若有喉软骨骨折,有时声带呈固定不动。颈前部皮肤有肿胀和瘀斑。若引起皮下气肿,可扪及捻发音。颈部触诊可有压痛。若有软骨骨折,可触及软骨碎片。颈部正侧位片:可显示喉骨折部位、气管损伤情况。胸部 X 线片可显示是否有气胸及纵隔气肿。颈部 CT 对诊断舌骨、甲状软骨及环状软骨骨折、移位及喉结构的变形极有价值。

【治疗要点】

1.一般治疗　适合于仅有软组织损伤,无咯血、无喉软骨移位或骨折及气道阻塞的喉挫伤。应减少喉部活动、减少吞咽动作。严重者应予鼻饲饮食。给予止痛药和止咳药,应用抗生素及糖皮质激素。严密观察患者呼吸及皮下气肿的变化情况,作好气管切开准备。

2.气管切开术　有喉软骨骨折、喉黏膜水肿、出血、出现明显吸气性呼吸困难者,应行气管切开术。极危急情况下,可行气管插管术或环甲膜切开术,但要尽快施行标准的气管切开术。

3.喉成形术　适用于喉挫伤严重、喉软骨破碎移位、喉腔狭窄者。尽量保留碎裂的软骨,仔细复位,喉腔内可安置硅橡胶喉模,以不锈钢丝固定,扩张喉腔,以防喉狭窄,术后 3 个月左右取出喉模继续随访。

【处方】　给予止痛药和止咳药,应用抗生素及糖皮质激素。

处方 1　糖皮质激素

　　0.9%氯化钠注射液　100ml

　　地塞米松 10mg　　　　　静脉滴注　每日 1 次

处方 2　静滴抗菌药治疗,可选用下列之一

　　0.9%氯化钠注射液　250ml

　　青霉素　320 万 U　　　　静脉滴注　每日 2 次(皮试)

或 0.9%氯化钠注射液　250ml

头孢孟多酯　2.0g　　　　静脉滴注　每日2次
　或 0.9%氯化钠注射液　250ml
　　头孢哌酮舒巴坦　2.25g　静脉滴注　每日2次
　或 0.9%氯化钠注射液　250ml
　　克林霉素　0.6g　　　　　静脉滴注　每日2次
　或 左氧氟沙星　0.2g　　　　静脉滴注　每日2次
　　处方3　止痛药
　　0.9%氯化钠注射液　100ml
　　氟比洛芬酯 50mg　　　　　静脉滴注　必要时

(二)气管闭合性损伤

　　气管闭合性损伤虽不多见,但如不及时处理可导致呼吸困难或形成创伤性气管狭窄,后果严重。

　　常见的原因有汽车意外、各种颈部外伤、运动伤、拳击伤和勒伤等。当直接钝力作用于颈部时,将气管软骨等结构挤压于颈椎的椎体上,导致环状软骨骨折或环状软骨与气管分离。各种原因导致的气管支气管内气压明显增高,可发生气管破裂。环状软骨骨折或气管的损伤常合并喉返神经损伤,严重者喉返神经可完全撕裂,造成永久性功能障碍。

　　【诊断要点】

　　1. 临床表现

　　(1)气管受伤处疼痛,吞咽时和头部转动时加重。

　　(2)声带水肿和喉部血肿而引起声嘶。

　　(3)咳嗽和咯血。

　　(4)喉水肿、血肿形成、气管环间撕脱及分离均可出现呼吸困难、缺氧、发绀。

　　(5)空气由喉气管内创口进入软组织,发生颈部皮下气肿,咳嗽可加重气肿,气肿常较广泛,严重者可合并纵隔气肿和气胸。

　　2. 颈部损伤后,出现上述症状应怀疑气管损伤的可能。要详细询问受伤经过,了解损伤机制,严密注意症状和体征的变化,并进行一系列检查以早期诊断创伤部位、范围和程度。

（1）一般检查：注意患者的意识、呼吸变化，颈部受伤部位有无压痛及皮下气肿。

（2）X线检查：透视可发现有无皮下气肿、气胸、纵隔气肿。喉气管CT可准确地了解病变的部位和范围。

（3）内镜检查：如病情需要，且无内镜检查禁忌证者，可进行直达喉镜、气管镜等检查，以观察腔内病变的范围和程度。

【治疗要点】 治疗原则是维持呼吸道通畅，修复受损组织，防止气管狭窄的形成。根据受伤的程度和部位，进行以下治疗。

1. 一般治疗：如患者无呼吸困难，可采取保守治疗并密切观察。进行颈部冷敷，并酌情应用抗生素及肾上腺皮质激素。

2. 气管切开：轻度呼吸困难，应清除咽部分泌物，并输氧观察。如呼吸困难或皮下气肿呈进行性加重，以及同时伴有喉软骨骨折，应行低位气管切开术，保持呼吸道通畅。

3. 如有气管裂伤，可用1号丝线行间断缝合，线结扎在腔外。气管修补完毕后，可用周围的带状肌做一肌筋膜瓣覆盖在裂口之上。可根据情况在喉内放置丁形硅胶管。如颈部气管缺损较大，可以切除重度破坏的3～4个软骨环，充分游离，行端端吻合术，吻合时应注意气管腔内黏膜的完整性，以防肉芽组织形成。手术后全身应用有效抗生素，为了减少肉芽组织与瘢痕形成，可用肾上腺皮质激素10天左右。

【处方】

处方1 口服抗菌药物治疗，可选用下列之一

青霉素类：阿莫西林 0.5g 口服 每日3次

或 头孢菌素类：头孢氨苄 0.5g 口服 每日3次

或 头孢拉定 0.5g 口服 每日3次

或 头孢克洛 0.25g 口服 每日3次

或 头孢呋辛 0.25g 口服 每日2次

或 大环内酯类：罗红霉素 0.15g 口服 每日2次

或 克拉霉素 0.25g 口服 每日3次

或 喹诺酮类：左氧氟沙星 0.1g 口服 每日3次

处方2 静滴抗菌药治疗,可选用下列之一

    0.9％氯化钠注射液 250ml

    青霉素 320万U 静脉滴注 每日2次(皮试)

或 0.9％氯化钠注射液 250ml

    头孢孟多酯 2.0g 静脉滴注 每日2次

或 0.9％氯化钠注射液 250ml

    头孢哌酮舒巴坦 2.25g 静脉滴注 每日2次

或 0.9％氯化钠注射液 250ml

    克林霉素 0.6g 静脉滴注 每日2次

或 左氧氟沙星 0.2g 静脉滴注 每日2次

【注意事项】 闭合性创伤由于皮肤无伤口,伤后一段时间症状及体征不明显,往往容易忽视,颈部钝器伤后,颈前气管处皮肤肿胀、淤血、压痛明显,咳嗽及咳血,有皮下气肿发生,伴或不伴呼吸困难,均应高度警惕有气管创伤;若明确气管软骨骨折、移位、粉碎性损伤或气管完全离断者应予以早期一期修复。

(三)咽及食管闭合性损伤

咽及食管外伤均可分为外部伤和内部伤两大类。外部伤在颌、颈部均有开放性或闭合性损伤,而内部伤则为异物经口腔进入后所致。

闭合性损伤常因外力将咽、食管挤压于坚硬的颈椎上;高压气流冲入咽部及食管使其内压升高;或食管被强烈牵拉,超过食管本身的弹性,均可引起黏膜破裂或撕伤。

【诊断要点】

1. 临床表现

(1)局部疼痛往往非常明显,吞咽时加重,患者常因疼痛将颈部固定于某一位置,唾液不能咽下而外溢。

(2)可吐带血的唾液或呕血。

(3)如下咽及食管穿孔,气体、唾液与食物可经裂孔进入颈深筋膜间隙,可发生颈深部感染和纵隔感染、气肿而出现呼吸困难。

2. 颈部外伤后出现上述症状。

3. X线可见纵隔增宽及空气阴影。钡剂透视可显示食管裂口的位置。

【治疗要点】 治疗的原则是积极预防感染,早期缝合裂孔。

1. 一般治疗 应予禁食,给予鼻饲全流食。必要时给予静脉高营养。有效止血。如出血较多,情况危急时,可行颈外动脉结扎。对于较大的血肿以致影响呼吸时,可在严格消毒的情况下,穿刺将血肿中的积血吸出,以免影响呼吸道的通畅。保持呼吸道通畅至关重要,必要时应行气管切开术。同时注意全身情况的纠正:输血、输液、给氧、抗休克、镇静止痛等。

2. 手术治疗 咽及食管黏膜较大撕裂者,在清创后可争取做早期缝合。然后放置良好的引流。如有组织缺损不能完全关闭伤口时,可在大部分伤口缝合以后,利用周围的软组织(黏膜瓣或黏膜肌瓣)修补缺损处。术后绝对禁食,输液维持营养,应用有效抗生素预防感染。如有感染,应尽早切开,充分引流,分二期缝合。

【处方】

处方 1　补充电解质,抗感染

(1)5%葡萄糖氯化钠溶液　1500～2000 ml

　　10%氯化钾　20～30ml　静脉滴注　每日 1 次

(2)5%葡萄糖氯化钠溶液　250ml

　　地塞米松　10～20 mg　静脉滴注　每日 1 次(疑有穿孔时禁用)

(3)0.9%氯化钠注射液　250ml

　　头孢拉定　2.5 g　静脉滴注　每日 2 次

处方 2　用于禁食患者,补充电解质,抗感染

(1)全胃肠道外营养(TPN)

(2)5％葡萄糖氯化钠溶液　250ml

地塞米松　10～20 mg　静脉滴注　每日 1 次(疑有穿孔时禁用)

(3)0.9％氯化钠注射液　250ml

头孢拉定　2.5 g　静脉滴注　每日 2 次

(4)盐酸布桂嗪(强痛定)　100mg　肌内注射　必要时

(四)舌骨骨折

舌骨骨折较少见。常因交通事故、工伤、运动场上的互相撞击及打架斗殴的拳击伤等引起。舌骨骨折易发生在舌骨体,往往同时伴有甲状软骨和环状软骨的骨折。

【诊断要点】

1．临床表现

(1)颈部疼痛和肿胀为其主要症状,伸舌时疼痛明显。

(2)吞咽困难,吞咽疼痛所致。

(3)检查颈上部舌骨部位可触及骨擦感,有时在吞咽时可听到骨擦音。间接喉镜检查可见声门上区水肿,或有血肿,有时可见会厌撕裂。

2．根据外伤史、伤后出现的症状及检查所见,不难诊断。间接喉镜、直接喉镜及纤维喉镜检查有助于发现喉内受损的情况。

3．喉 CT 扫描不仅可了解舌骨及喉部其他软骨的损伤部位和程度,还可显示软组织损伤的情况。

【治疗要点】

1．一般治疗:喉部轻度钝挫伤或舌骨骨折而无移位者,无需特殊治疗。可让患者休息、少讲话,进流质或软食。给予止痛、止咳及消炎药物。喉水肿明显时可给予类固醇类药物。

2．喉梗阻的处理:若患者出现呼吸困难,应行气管切开。

3．舌骨仅有轻度骨折而无移位者,可不必处理。如发生移位者,可将骨折片去除,不必复位。

【处方】

处方 1　给予止痛、止咳及消炎药物

(1)0.9％氯化钠注射液　　100ml

　　　氟比洛芬酯　50mg　静脉滴注　必要时

(2)肺力咳合剂　15ml　每日 3 次

处方 2　喉水肿明显时可给予类固醇类药物

　　0.9％氯化钠注射液　　100ml

　　地塞米松　10mg　静脉滴注　每日 1 次　每 3 日逐渐

减量

二、颈部开放性损伤

颈部开放性损伤可伤及喉软骨、软骨间筋膜并穿通喉内。开放性喉外伤多易累及颈动脉及颈内静脉,发生大出血,枪弹伤则易形成贯穿伤,且可伤及食管及颈椎。其常见的病因为刀、枪、炮、弹片及刺刀等引起的切伤、刺伤及裂伤等;工矿爆破或车间工作时为碎片击中;交通事故中,破碎挡风玻璃及铁器等撞伤等。

【诊断要点】

1. 症状

(1)出血:出血多来自喉动脉,常较严重。若颈动脉、颈内动脉被切断破裂,易发生休克而死亡。

(2)皮下气肿:皮下气肿多因咳嗽时胸腔压力增高,空气由喉黏膜裂口进入颈部软组织而发生颈部皮下气肿。

(3)呼吸困难:由喉软骨骨折、黏膜出血、肿胀所致。吸气时出现喉喘鸣声,同时伴有吸气性呼吸困难,严重时因喉梗阻而危及生命。

(4)声嘶:多因损伤声带、喉黏膜水肿、环杓关节脱臼或喉返神经损伤所致。

(5)吞咽困难和疼痛:多因外伤穿通咽部、梨状窝或食管上端所致。

2．体征

（1）伤口情况：注意观察颈部伤口大小、形态、深浅及数目，严重咽喉外伤可见唾液从伤口流出。由伤口可见咽壁、喉内组织及裸露的血管及神经。

（2）喉镜检查：可见喉黏膜水肿、充血，喉腔变窄，喉结构变形，声带固定或外移。声门裂缩小或声门闭合不全等。

3．出血、呼吸困难及休克被称为是颈部开放性外伤的 3 个危急现象。

4．伤口检查和喉镜检查有助于明确受伤的部位和器官及其严重程度。

5．颈部 X 线摄片及 CT 扫描可以了解喉部软骨骨折及软组织肿胀情况，以及喉腔和气管的通畅程度等。

【治疗要点】

1．急救处理

（1）保持呼吸道通畅，必要时做气管切开术。

（2）预防休克，应立即测量脉搏和血压。若已发生休克，快速静脉输入葡萄糖液、高分子右旋糖酐和全血，以纠正休克。

（3）检查伤口，清洗，消毒，寻找出血点，妥善结扎出血血管。

（4）给予抗生素和止血药物，注射破伤风抗毒素。

2．手术修复

（1）咽喉浅表伤：伤后时间短、无污染者，用 0.9％氯化钠注射液或过氧化氢反复清洗伤口，清创，将筋膜、肌肉、皮下组织、皮肤逐层缝合。有可能污染者，彻底清创后延期缝合。

（2）咽喉切伤及贯通伤：应尽量保留受损的喉软骨并按解剖关系将黏膜、软骨、肌肉逐层对位缝合。如有咽食管瘘，将其周边黏膜严密缝合，防止咽瘘。必要时喉腔内置硅橡胶喉模并加以固定，防止喉狭窄。

（3）如有颈部异物，应于术中取出。在关闭咽喉部裂口前，于直视下插入鼻饲管，以减少吞咽动作，有利于伤口的恢复。

【处方】

处方 1 静滴抗菌药治疗,可选用下列之一

　　0.9％氯化钠注射液　　250ml

　　青霉素　320 万 U　　　静脉滴注　每日 2 次(皮试)

或 0.9％氯化钠注射液　　250ml

　　头孢孟多酯　2.0 g　　静脉滴注　每日 2 次

或 0.9％氯化钠注射液　　250ml

　　头孢哌酮舒巴坦　2.25g 静脉滴注　每日 2 次

或 0.9％氯化钠注射液　　250ml

　　克林霉素　0.6g　　　　静脉滴注　每日 2 次

或 左氧氟沙星　0.2g　　　静脉滴注　每日 2 次

处方 2　破伤风毒素　1500U　肌内注射(皮试)

处方 3　休克的抢救:立即扩容,根据血压、血浆外渗及心功能情况,选择下列药物

(1)20％人血白蛋白　100ml　静脉滴注　立即

或 (2)平衡盐液　1000 ml

　　地塞米松　30mg　静脉滴注(快速)　立即

和(或) 低分子右旋糖酐　500ml　静脉滴注　每日 1 次

和(或) 5％葡萄糖氯化钠溶液　500ml　静脉滴注　每日 2 次

和(或) 10％葡萄糖　500ml　静脉滴注　每日 1 次

　　难治性休克:除上述处理外,还需下列治疗

　　新鲜血浆　200ml　静脉滴注　每日 1 次

和(或) 5％碳酸氢钠　250ml　静脉滴注　每日 1 次

和(或) 20％甘露醇　250ml　静脉滴注(快速)　每日 1 次

和(或) 0.9％氯化钠注射液　20ml

　　呋塞米　40mg　静脉注射　每日 1 次

和(或) 5％葡萄糖　20ml

　　毛花苷丙　0.4mg　静脉注射(缓慢)　每日 1 次

或 5％葡萄糖　20ml

毒毛花苷 K   0.25mg   静脉注射(缓慢)   每日 1 次

和(或) 间羟胺(阿拉明)10mg

多巴胺 20mg   静脉滴注   根据血压调整滴速   立即

或 5％葡萄糖   250ml

山莨菪碱   30mg   静脉滴注   立即

或 5％葡萄糖   250ml

异丙肾上腺素   1mg

酚妥拉明(苄胺唑林)   10 mg   静脉滴注   立即

【注意事项】 颈部开放性损伤主要危险为出血、休克、窒息、截瘫及昏迷等。急救处理应执行创伤复苏 ABC 原则,即首要注意气道、出血和循环状况。急诊喉气管探查及一期喉气管成形术:术中注意咽部及食管瘘孔的缝合、气管的修复,软骨支架及撕裂的黏膜尽量保留,支架有明显损伤缺损可用舌骨带状肌瓣或胸锁乳突肌锁骨膜瓣修复,缝合前喉腔内放置喉模扩张,以预防喉气管腔瘢痕性狭窄所致功能障碍。

三、颈部神经损伤

正常时,通过喉运动神经的支配,喉肌发生相应的收缩,声带可处于各种适应于喉生理功能需要的位置,喉的运动神经受损伤而发生麻痹时,声带将发生变位,使其运动能力受到一定限制。

引起喉运动神经损伤的常见原因:甲状腺手术,尤其是再次手术,引起喉返神经损伤者最多。其他颈部创伤、颅底骨折等引起者较少见。

(一)喉上神经麻痹

【诊断要点】

1. 有喉部外伤或甲状腺手术史。

2. 症状:发声低弱无力、音量小、音调低、音域变窄。如伴有感觉神经损伤时可有误吸现象。

3. 检查:可见患侧声带略松弛、缩短、边缘呈波浪形,但外展和内收仍正常。

4. 动态喉镜下见声带振动波减弱,不对称或不协调。

5. 喉肌电图示喉肌运动单位数量减少,振幅减低或不协调。

【治疗要点】

1. 一般治疗　言语发声训练,可以增加喉外肌的作用。

2. 药物治疗　改善局部血液循环,消除充血、水肿,促进神经功能恢复。常用药物有维生素 B_1,肌内注射,每日 1 次。维生素 B_{12},肌内注射,每日 1 次。血管扩张药如丹参、烟酸等。

【处方】

处方 1　营养神经药物

维生素 B_1　1.0mg　肌内注射　每日 1 次

维生素 B_{12}　100μg　肌内注射　每日 1 次

处方 2　血管扩张药

丹参　10～15g　每日 1 次

处方 3　类固醇激素

泼尼松 5mg　口服　每日 1 次

(二)喉返神经麻痹

【诊断要点】

1. 单侧喉返神经麻痹时有声音嘶哑,发音易疲劳或破裂声,喉镜下见声带位于旁正中位。后期因有对侧声带代偿作用而发音好转,发音时可见健侧杓状软骨推挤于患侧前方,用力吸气时健侧声带极度外展,患侧不动。

2. 双侧喉返神经麻痹时,起病急者,患者主要症状为吸气性呼吸困难,有窒息感,发音尚好,喉镜检查可见双侧声带处于正中位。发病后期或不是突然起病者,患者有发音嘶哑无力,说话费力,不能持久。可有活动后呼吸困难。喉镜下见双声带位于旁正中位,边缘松弛,随呼吸上下扑动。

3. 有喉部外伤或甲状腺手术史。

4. 动态喉镜下见声带振动波减弱,振幅小,振动速度减慢。

5. 喉肌电图示麻痹声带出现纤颤电位、多相电位、高振幅电位等。

6. X 线检查包括胸腔、纵隔、颅底和颈静脉孔摄片,寻找引起喉返神经损伤的原因。

【治疗要点】

1. 一般治疗　言语发声训练,可以增加健侧声带的代偿功能及喉外肌的作用。

2. 药物治疗　改善局部血液循环,消除充血、水肿,促进神经功能恢复。

3. 物理治疗　超短波、微波、音频治疗等。

4. 手术治疗

(1)单侧喉返神经麻痹:因可逐渐由健侧声带功能所代偿,患者可无明显症状,一般无需手术治疗。如代偿不满意或对某些特殊职业的患者,可考虑行改善发音功能的手术,如声带内注射自体脂肪、声带内移术等。

(2)双侧声带麻痹:如有严重呼吸困难,可立即行气管切开,日后经观察 3～6 个月若无好转,可行改善呼吸或改善发音的手术,包括:①神经吻合术:喉返神经端端吻合术、喉返神经与膈神经或割裂膈神经、迷走神经吻合术等;②舌下神经肌移植术;③颈襻分支选择性对喉内肌收缩与外展肌的神经再支配手术等。

【处方】　目前暂无特殊用药处方。

四、颈部异物

咽部及食管异物是耳鼻咽喉科常见的急症之一,易被发现和取出,如处理不当,常延误病情,甚至异物进入颈部,引起发生严重并发症。异物的种类众多,可分为动物类、植物类、金属类和化学类 4 类。而容易进入颈部的异物多为尖的或粗糙不平的异物,如鱼骨鱼刺、铁钉、别针、发夹、义齿等。当异物穿过黏膜层、黏膜肌层,可引起穿孔、咽部脓肿、颈间隙感染、皮下脓肿、食管周围炎、食管周围脓肿、纵隔感染等。

【诊断要点】

1. 病史：患者有异物误咽史，了解异物的种类和形状非常重要。

2. 疼痛症状因异物的种类和刺入部位不同而异，常觉咽喉刺痛，吞咽时加剧，患者能指出疼痛所在部位。

3. 吞咽困难取决于异物的大小、形状、性质和异物所造成的梗阻程度。完全梗阻者，吞咽困难汤水难下，多在吞咽后立即出现恶心、呕吐。异物较小者，刺挂于咽或食管腔，仍能进流质或半流质。

4. 当异物穿破咽或食管形成颈间隙感染时，颈部肿胀，呼吸困难。

5. 以压舌板检查口咽或间接喉镜检查可发现异物。如异物刺入、刺伤咽部组织可有淤血、血肿等。时间较长时刺入处周围组织常有炎症表现。食管异物常有梨状窝积液。异物所致的颈部间隙感染可发现颈部肿胀明显，在颈外扪及明显的触痛区。当形成纵隔脓肿时，有胸骨上凹隆起，上纵隔影加宽，当食管穿孔后可出现纵隔气肿、气胸、皮下气肿等体征。

6. X线诊断：鱼刺或尖细的金属异物刺入食管壁，吞咽钡棉球可见钡球挂阻，金属异物可清晰显影，非金属异物亦可见到钡剂的阻挡以及食管蠕动异常。

【治疗要点】

1. 口咽部异物，可用镊子夹出。

2. 位于下咽部的异物，可在间接喉镜或直接喉镜下取出。

3. 食管异物可经食管镜取出。

4. 异物已进入颈部，并已发生咽部感染者，应先用抗生素控制感染，再取出异物。已有咽旁或咽后脓肿形成者，颈口或颈侧切开排脓，取出异物。

【处方】 发生颈部感染者应用抗生素抗感染治疗

0.9％氯化钠注射液　250ml

头孢孟多酯　2.0g　静脉滴注　每日2次

第52章

颈部肿块

颈部肿块以发生自甲状腺和淋巴结者居多。颈部也是先天性畸形、肿块的好发部位。颈部的邻区,上方为口腔底、舌根,下方为锁骨下区、胸膜尖及纵隔等,这些邻区发生肿块,亦甚易波及颈部。在颈部肿块中,大多数为肿瘤,其中以恶性居多,而在恶性肿瘤中又以淋巴结转移癌占大多数。

一、颈部良性肿瘤

(一)涎腺混合瘤

涎腺分大小两类:大涎腺有 3 对,即腮腺、颌下腺及舌下腺。小涎腺分布在唇、颊、舌、硬腭及鼻腔等处的黏膜下层。大涎腺中,腮腺是最常见的发病部位,舌下腺少见。小涎腺肿瘤倾向于恶性,腭和口颊处最常见。

【诊断要点】

1. 临床表现

(1)腮腺混合瘤生长缓慢,自几年到几十年,通常在耳垂下或前方出现无痛性肿块。

(2)颌下腺混合瘤则在颌下三角区域出现肿块,表面光滑或呈结节状,推之能活动。

(3)来自小涎腺的混合瘤,可发生于口腔各部,常发生于硬软腭交界处。

2. 根据病史、临床表现及涎腺造影,可作出初步诊断。

3. 不主张术前作活检,因有损伤神经、增加肿瘤种植的危险,建议行细针穿刺细胞学检查或术中冷冻切片检查。

4. 涎腺造影对区别腮腺和颌下腺肿瘤的性质有一定帮助。

【治疗要点】

1. 腮腺混合瘤行腮腺浅叶、深叶或保留面神经的腮腺全叶切除术,不主张行肿瘤剔除术。

2. 颌下腺混合瘤行颌下腺切除术。

【处方】 手术治疗为主,暂无特殊用药处方。

(二)神经源性肿瘤

一般认为神经鞘膜瘤起源于神经鞘膜的施万细胞,在肿瘤内很少或不出现神经纤维,有完整的被膜。神经纤维瘤、丛状神经纤维瘤与神经纤维瘤病则起源于神经鞘膜内的施万细胞与成纤维细胞,可发生于任何神经,均无被膜,可恶变。神经源性肿瘤多发于 40—50 岁。

【诊断要点】

1. 临床表现

(1)一般症状:早期常无症状,随着肿瘤长大,局部出现无痛肿块,肿块可见于颈部或突入咽腔。压迫神经后,可出现感觉异常、疼痛或其他症状,疼痛可放射到受侵神经的分布区。

(2)耳鼻部症状:肿瘤向上、向内长大时,可压迫咽鼓管,引起听力减退、耳鸣、鼓室积液,或慢性化脓性中耳炎。如肿瘤压迫后鼻孔,则可出现鼻塞、闭塞性鼻音或化脓性鼻窦炎等症状。

(3)咽喉气管的症状:当肿瘤压迫咽喉气管时,可引起语音改变,吞咽障碍,声音嘶哑,气管受压向健侧移位和呼吸困难等症状。

(4)脊髓与脊髓神经受压症状:肿瘤如起源于颈脊神经,可以沿椎间孔向外扩展,也可以自颈部沿椎间孔长入脊髓腔内。这两种情况均可形成"哑铃"状的肿瘤。脊髓神经后根被侵犯时,将出现感觉障碍;如肿瘤压迫脊神经前根,则发生运动障碍;脊髓受压时,则出现单瘫、截瘫或四肢瘫痪。

（5）颈静脉孔综合征起源于颈静脉孔或翼腭窝附近的神经源性肿瘤,向上生长达颈静脉孔,或直接起源于Ⅸ、Ⅹ、Ⅺ对脑神经,均可出现以上各脑神经的瘫痪症状。

2. 肿瘤为椭圆形或圆形,表面光滑,与皮肤无粘连,可沿颈部前后、左右(沿神经纵轴)活动,但上下活动差,或不能活动。肿瘤不随吞咽动作而上下移动,触压肿瘤时,可激发放射性疼痛、刺痛、触电感或麻木感。如肿瘤起源于迷走神经,压之可出现咳嗽、气短、心律改变等症状。

3. 肿瘤常发生在颈深部,可将颈总动脉、颈内外动脉向前外或后外侧移位,出现异位动脉的轮廓与搏动。肿瘤突向咽腔,引起咽腔黏膜隆起,一般色泽正常,可见少数舒张的血管。

4. 颈部 X 线摄片或 CT 检查可了解肿瘤范围、周围骨质有无破坏、椎间孔有无扩大。

5. 活组织检查法:一般不必进行活组织检查。必要时可做穿刺活检,或在手术中做冷冷切片检查。

【治疗要点】　手术切除是治疗神经源性肿瘤的有效方法。

1. 颈侧切开途径　可在直视下进行,从而减少颈部血管神经损伤的机会,亦便于止血,为多数病例所选择。

2. 口内途径　肿瘤主要向口咽突出且范围不大者,可选择从口内途径作肿瘤摘除。

【处方】　手术治疗为主,暂无特殊用药处方。

二、腮腺恶性肿瘤

腮腺恶性肿瘤多来源于腺体或腺管上皮细胞,占所有腮腺肿瘤的 20%～25%。发病年龄以 30－40 岁多见,男女差别不大。腮腺恶性肿瘤以黏液表皮样癌、腮腺混合瘤恶变、腺癌、乳头状囊腺癌、腺样囊性癌等较常见,还有少数转移癌及肉瘤。

【诊断要点】

1. 腮腺恶性肿瘤早期呈圆形或结节肿块,质硬,呈浸润生长,发生粘连固定时则不能移动,常觉疼痛。

2. 低度恶性肿瘤发展较慢,有时早期推之尚活动,很难与良性肿瘤区别。

3. 如累及嚼肌、翼肌或颞颌关节,可出现不同程度的张口困难,甚至牙关紧闭。

4. 如肿瘤发生于腮腺深层,则多向咽部及软腭突出,引起颈部及耳部疼痛,听觉减退,并可能引起吞咽及呼吸困难。

5. 如皮肤受累,将形成溃烂,出血,呈菜花状肿物。

6. 肿瘤发展到一定时期,可发生颈部淋巴结转移,或循血行转移至肺、骨及其他器官。

7. 腮腺导管造影显示导管系统中断或有点片状碘油滞留影像等。

8. 穿刺细胞学检查或术中冷冻切片检查。

【治疗要点】 腮腺恶性肿瘤以手术治疗为主,根据临床分期行腮腺癌根治术或联合根治术,必要时补充术后放疗。

【处方】

处方 1 FP 方案

氟尿嘧啶 $1000mg/m^2$ 静脉滴注(持续) 第 1～4 日

顺铂(CDDP) $100mg/m^2$ 静脉滴注 第 1 日

3 周重复,其有效率为 11%～75%,疗效差异的原因与是否为初治、给药方式等有关。其中,以氟尿嘧啶持续静滴 96～120小时(4～5 日)疗效最好,亦最安全。

处方 2 BP 方案

顺铂(CDDP) $100mg/m^2$ 静脉滴注 第 1 日

博来霉素(BLM) $10mg/m^2$ 肌内注射或静脉滴注 第 3～7 日

3～4 周重复,其有效率为 50%～70%

处方 3　TP 方案

吡柔比星（THP）　50mg/m^2　静脉滴注　第 1 日

CDDP　100mg/m^2　静脉滴注　第 1 日

3 周重复,其有效率为 70%

处方 4　PP 方案

紫杉醇（PTX）　35～40 mg/m^2　静脉滴注　第 1 日、第 8 日、第 15 日

顺铂（CDDP）　100mg/m^2　静脉滴注　第 1 日

3 周重复,其有效率为 70% 以上

第53章

甲状腺和甲状旁腺疾病

一、多发性结节性甲状腺肿

甲状腺中出现两个以上的肿块称之为多发性结节性甲状腺肿,又可称为无毒性结节性甲腺肿,胶性结节性甲状腺肿或良性无毒性甲状腺肿,约占甲状腺疾病的1/3。

【诊断要点】

1. 临床表现

(1)结节性甲状腺肿的病程漫长,严重流行区,患者5—6岁起甲状腺就开始增大,且无性别上的差别,10岁以后剧增,20—29岁达高峰,此时女性多于男性2~3倍,40岁以后发病率逐渐下降。

(2)肿块增大到一定程度可不再继续增大,久病者甲状腺可肿大下垂于颈下胸骨前。

(3)甲状腺结节突然增大,伴有疼痛和局限性压痛,常为内出血引起,3~4日后症状缓解,2~3周后恢复到原来大小。

(4)20%左右的患者可出现甲状腺功能亢进症状。

(5)肿块不对称或伸入胸骨后可引起压迫症状,喉返神经可被牵拉挤压,气管、食管、大血管可受压推移,导致喉部异物感、吞咽困难、咳嗽、呼吸困难、声嘶喘鸣等症状。

2. 甲状腺多发结节,病期长,无功能亢进症状。

3. X线检查可确定气管、食管受压程度和有无向胸骨后延伸。

4. 吞钡透视、摄片可确定食管受压移位变形的程度。

5. 喉镜检查了解双侧声带活动情况,判断喉返神经是否受压或受侵。

【治疗要点】

1. 地方性甲状腺肿的早期,腺体略呈弥漫性增生肿大,尚未形成结节时,每日服碘化钾或复方碘溶液,治疗3～6个月。

2. 手术治疗指征

(1)巨大的甲状腺肿影响美观,妨碍工作者,引起气管、食管或深部大静脉压迫症状者。

(2)较大的结节性甲状腺肿,并发功能亢进或有恶变可疑者。

【处方】

左甲状腺素 L-T$_4$　50μg　口服　每日1次

或 甲状腺素片　40mg　口服　每日1次　3～6个月

二、甲状腺腺瘤及甲状腺恶性肿瘤

正常甲状腺组织中出现的单个结节,可为囊肿、腺瘤、结节性甲状腺肿中的一个最突出的结节,或为恶性肿瘤。单个结节是否为恶性肿瘤,与年龄及性别有关,青年和老年人患恶性结节的机会较多,中年女性则以良性腺瘤为多见。单个结节的恶性肿瘤发病率也与采取手术治疗的指征是否严格有关,综合文献报道,单个结节经手术证实为恶性的发病率最低为10%,最高可达30%。

(一)甲状腺腺瘤

甲状腺腺瘤是最常见的甲状腺良性肿瘤,病理上可分为滤泡状和乳头状囊性腺瘤两种,前者较常见,腺瘤有完整的包膜;后者少见,常不易与乳头状腺癌区别。多为单发的,有完整的包膜,瘤细胞形态单一,由于腺瘤不断增大挤压周围组织,周围组织有受压的现象,由于退行性变出现坏死、纤维化、钙化、出血和单个或多囊腔。

【诊断要点】

1. 根据组织学特征,腺瘤可分为胚胎型、胎儿型、滤泡型、嗜酸细胞瘤细胞型及乳头型。甲状腺腺瘤生长缓慢,患者常于无意中发现颈前区肿块,很少发生吞咽或声嘶。腺瘤内出血可致肿瘤突然增大,局部疼痛等不适。患者可出现短暂的甲亢症状,甲状腺摄碘量也受抑制。

2. 颈部未触及肿大淋巴结。

3. 甲状腺扫描表现为冷结节、温结节或热结节。

4. 细针穿刺细胞学检查对诊断有一定帮助。

【治疗要点】

1. 临床诊断为单个、实性、冷结节或温结节者应行手术治疗。

2. 手术切除范围应包括患侧甲状腺全叶及峡部。

【处方】 暂无特殊用药处方。

(二)甲状腺恶性肿瘤

甲状腺癌约占头颈部恶性肿瘤的 1/3,不同病理类型的甲状腺癌,其临床表现差异很大。常见的病理类型有:①乳头状腺癌。②滤泡状腺癌。③髓样癌。④未分化癌。⑤其他(淋巴瘤、鳞癌、肉瘤等)。

【诊断要点】

1. 常见临床表现

(1)甲状腺肿大或结节,为常见症状,早期发现甲状腺内有坚硬的结节,可随吞咽上下移动。

(2)压迫症状:当肿瘤增大至一定程度时,常可压迫气管,使气管移位,并有不同程度的呼吸障碍症状。当肿瘤侵犯气管时,可产生呼吸困难或咯血;当肿瘤压迫食管,可引起吞咽障碍;当肿瘤侵犯喉返神经时,可出现声音嘶哑。

(3)颈淋巴结肿大:最常见部位是颈深上、中、下淋巴结。甲状腺癌由于其病理类型不同,临床表现也有不同。

(4)乳头状腺癌:在甲状腺癌中最常见,占 60%～70%,女性和 40 岁以下患者较多。恶性度低,病程发展缓慢,从发现肿块到就诊时间,5 年以上者占 31.8%。肿瘤多数位于一侧甲状腺,单发,少数多发。颈淋巴结转移具有发生率高、出现早、范围广、发展慢、囊性变等特点。预后好。

(5)滤泡性腺癌:占甲状腺癌的 15%~20%,可见于任何年龄,平均年龄较乳头状腺癌高,多见于中年女性。恶性程度较高,易发生远处转移,以血行转移为主,初诊时伴随远处转移者可达 33%,常见部位是肺和骨。原发瘤一般较大,多为单侧。淋巴结转移一般较迟发生,故多为较晚期的表现。

(6)髓样癌:占甲状腺癌的 5%~10%,较少见,起源于滤泡旁细胞。临床上,甲状腺髓样癌可分为散发性和家族性。患者大多数以甲状腺肿块而就诊,病程 10 天至 20 年,部分以颈淋巴结肿大而就诊。大多数患者无特殊不适,部分患者可有吞咽障碍、声嘶、咳嗽、呼吸困难等症状,少数患者有远处转移症状。家族性多累及双侧甲状腺,而散发性常仅累及一叶甲状腺。患者可有腹泻、面部潮红和多汗等类癌综合征或其他内分泌失调的表现。

(7)未分化癌:未分化癌是一种高度恶性的肿瘤,约占甲状腺癌的 8%。发病以老年人居多,平均年龄一般在 60 岁以上。病情进展迅速为其最主要的临床特征,甲状腺肿块很快累及邻近组织器官而出现声嘶、咳嗽、吞咽困难及颈部疼痛等症状。颈部淋巴结转移率高,通常淋巴结可被甲状腺原发癌瘤所累及包绕,故临床上多不易触及。常发生血道转移。

2. 临床检查发现甲状腺肿物,需注意其位置、形态、大小、质地、单发或多发、表面是否光滑、活动程度,颈部淋巴结有无肿大、声活动等情况。如有下列表现者,应考虑为甲状腺癌:①男性与儿童患者,癌的可能性大,儿童期甲状腺结节 50% 为癌。②产生压迫症状,如声嘶、呼吸困难、吞咽障碍等。③肿瘤活动受限或固定,不随吞咽上下移动。④肿瘤硬实,表面粗糙不平。⑤颈淋巴结肿大。

3. 细针穿刺细胞学检查:原发灶或颈淋巴结的穿刺活检常可得到确诊。对伴有颈淋巴结肿大的患者,可行颈淋巴结活检或冷冻切片检查。

4. X线检查:①颈部正侧位片:可显示甲状腺肿瘤内钙化(砂粒体)或气管受压和移位情况。②吞钡检查:有助于了解食管是否受累。③胸部X线片检查:能发现上纵隔和肺的转移。④骨照片:可发现骨转移灶(一般为溶骨性),多先有骨膜反应,严重时出现病理性骨折。⑤B超检查对早期甲状腺癌的筛选有一定帮助。

5. 同位素扫描检查:有助于判定甲状腺肿瘤的性质,了解有无远处转移或异位甲状腺。

6. 磁共振检查:了解肿瘤与肿物组织、器官的关系,有无颈淋巴结肿大。

7. 甲状腺球蛋白测定,血清降钙素测定。

【治疗要点】

1. 手术治疗是治疗甲状腺癌的主要手段

(1)甲状腺腺叶加峡部切除术:甲状腺肿瘤位于一侧腺叶时,行一侧腺叶加峡部切除术,当肿瘤侵犯至对侧时,应做对侧甲状腺次全切除术或甲状腺全切除术。

(2)甲状腺癌联合根治术:适用于甲状腺癌伴颈淋巴结转移患者。

2. 外放射治疗仅适用于下列情况　分化型甲状腺癌术后颈总动脉或气管、食管壁的残留病灶。未分化癌不能手术切除者。部分晚期病例或严重器质性患者的姑息治疗。

3. 放射治疗　主要用来治疗分化型甲状腺癌的转移灶。

4. 内分泌治疗　分化型甲状腺癌术后常规采用甲状腺素预防和治疗复发及转移灶。

5. 化学治疗　目前尚缺乏有效的药物,对甲状腺未分化癌可试用以多柔比星为主的方案。

【处方】

处方 1　左甲状腺素片(L-T$_4$)　25～50μg　口服　每日 1 次(隔 2～3 周增加 25μg　口服　每日 1 次,维持量 75～200μg　口服　每日 1 次)

处方 2　甲状腺素片　15～30mg　口服　每日 1 次,逐渐增至 60～120mg　口服　每日 1 次)

说明:应用甲状腺素的剂量应根据血清促甲状腺激素(TSH)的水平适当调整,TSH 浓度以控制在 0.4～1.0 mU/L 为要。

【注意事项】

1. 有下列情况应怀疑甲状腺癌　①儿童甲状腺结节 50％为恶性,青年男性的单发结节;②甲状腺实质性结节、短期内增长迅速;③甲状腺结节形态不规则,质硬或随吞咽上下移动度差或固定病变同侧有质硬肿大的淋巴结;④出现颈部淋巴结肿大;⑤侵及喉返神经致声嘶;⑥肿瘤侵及喉、气管、食管甚至侵及颈总动脉(非压迫);⑦超声及 CT 发现甲状腺结节内钙化(尤其微钙化)。细针穿刺细胞学检查可帮助诊断,细针穿刺细胞学(FNA)敏感性和特异性分别为 89％和 92％,80％以上的结节具有诊断作用。

2. 高分化侵袭性甲状腺癌　侵犯喉、气管、血管等器官者采用削下术(Shave-off),所有瘤体肉眼下切净;保留重要器官的功能;肿瘤侵及喉、气管范围广、深者,根据情况切除部分喉气管,行端端吻合、胸锁乳突肌锁骨膜瓣或胸大肌皮肌骨膜瓣等修复。

3. 未分化癌　局限者尽量手术切除,不能切除者气管切开,术后放疗及化疗。恶性病变,发现后尽早治疗。甲状腺切除后需应用替代治疗,保持患者轻度甲状腺功能亢进状态,抑制 TSH 以抑制肿瘤生长。定期查甲状腺球蛋白(TG),以监测肿瘤复发。